实用
药品检验技术

主　编　钟瑞建
副主编　王　栋　万　勇　罗跃华
　　　　周国平　杨毅生
编　者（按姓氏笔画排序）
　　　　万　勇　万林春　王　栋
　　　　王庆全　龙白坚　付辉政
　　　　朱碧君　刘　宁　刘绪平
　　　　许　妍　杨毅生　罗跃华
　　　　周国平　钟瑞建　段和祥
　　　　章　红　程奇珍

中国医药科技出版社

内 容 提 要

本书结合我国药品质量控制特点、药品监管需要、医药产业发展现状及药品检验技术体系要求,细化药品检验方法的基本原理、操作方法、注意事项、记录方式和结果判定等内容,配合大量的检验实例分析和图谱,具科学性、实用性和实践性。本书适用于药品研究工作者、药品检验机构、药品生产及经营单位、医院制剂室检验人员,是一部指导药品检验人员从事药品检验工作的工具书。

图书在版编目(CIP)数据

实用药品检验技术 / 钟瑞建主编. —北京:中国医药科技出版社,2018.3
ISBN 978-7-5214-0165-3

Ⅰ. ①实… Ⅱ. ①钟… Ⅲ. ①药品检定 Ⅳ. ①R927.1

中国版本图书馆 CIP 数据核字(2018)第 064397 号

责任编辑 何红梅 王 梓
美术编辑 陈君杞
版式设计 易维鑫

出版 中国医药科技出版社
地址 北京市海淀区文慧园北路甲 22 号
邮编 100082
电话 发行:010-62227427 邮购:010-62236938
网址 www.cmstp.com
规格 710×1000mm ¹/₁₆
印张 36¼
字数 637 千字
版次 2018 年 3 月第 1 版
印次 2018 年 3 月第 1 次印刷
印刷 北京盛通印刷股份有限公司
经销 全国各地新华书店
书号 ISBN 978-7-5214-0165-3
定价 **118.00 元**

前言

随着我国医疗服务体系的不断完善，保证药品的安全、有效、质量可控是其中的重中之重。药品检验是药品质量控制的关键环节，贯穿药品的研发、生产、流通、使用等整个生命周期过程。国家药品检验技术的水平一定程度上反映了一个国家医药产业发展现状、药品质量控制水平以及对药品的监管能力。

《中国药典》是国家药品标准体系的核心，是药品质量控制的法定标准，在我国上市的药品均应按其规定的方法进行检验。自1953年《中国药典》第一版颁布以来，至今已经颁布了十版，结合原国家食品药品监督管理总局标准形成了我国的药品标准体系，即以药典为核心的药品检验技术体系，使药品质量及其可控性不断提高，药品的安全性和有效性也进一步得到了保障。

本书是一线药品检验专业人员实践操作经验积累而成的智慧结晶，在兼顾我国药品质量控制特点、药品监管需要以及医药产业发展现状的同时，结合药品检验技术体系要求，细化药品检验方法的基本原理、操作方法、注意事项、记录方式和结果判定等内容，并配合大量的检验实例分析和图谱，力求内容科学、严谨、系统，叙述准确、精练、易懂，兼具科学性、实用性和适用性，特别适合药品研究工作者、药品检验机构、药品生产及经营单位、医疗机构检验人员阅读使用，是一部指导药品检验人员从事药品检验工作的工具书。

本书在内容上共分十二章，其中第一至第三章，主要阐述了药品检验基础知识、药品质量标准、药品检验的工作程序、实验室的安全知识、误差与有效数字、药品检验基本操作技术；第四至第八章，主要阐述了常用的药品检验检测方法，包括化学分析法、光谱分析法、色谱分析法、生物检查法和显微鉴别法；第九至第十二章，主要阐述了中药、化学原料药、药用辅料以及制剂的检验。

本书虽然经过多次审读，因编写水平所限，疏漏之处在所难免，恳请读者批评指正，以便本书再版时修正。

编　　者
2018 年 2 月

目录

第一章 | 绪　论

第一节　药品检验基础知识

一、药物和药品

我国最早的"药"字见于金文，《说文解字》训释为"治病草也"，明确提出"药"乃治病之物，并以植物类居多。"尝百草之滋味，一日而遇七十毒"的传说，生动形象地反映了人们认识药物的过程。古人通过反复积累，从无意识的偶然体验，到有意识的试验、观察，逐步形成了最初的药物知识，代代相传，几千年来，随着医药事业的发展，逐渐形成了我国传统的药学，对中华民族的生存繁荣发挥了重要作用。鸦片战争前后，西药经西方传教士逐渐传入我国，使药的含义增加了新的内容。

现在，药物是指能影响机体生理、生化和病理过程，用以预防、诊断、治疗疾病和计划生育的化学物质。

《中华人民共和国药品管理法》（以下简称《药品管理法》）规定"药品，是指用于预防、治疗、诊断人的疾病，有目的地调节人的生理功能并规定有适应证或者功能主治、用法用量的物质，包括中药材、中药饮片、中成药、化学原料药及其制剂、抗生素、生化药品、放射性药品、血清、疫苗、血液制品和诊断药品等。"

药品是一种特殊的商品，药品的质量优劣，既直接影响预防和治疗的效果，又密切关系到人民健康与生命安危，因此必须保证有严谨的药品质量标准和科学合理的检验方法，同时必须对药品质量进行全面控制，在药品生产、贮存、经营、使用各环节进行严格监管。

二、药品检验的职能和要求

1. 药品检验　药品检验是指根据药品质量标准，对药物的组成、理化性质、真伪、纯度、安全性及有效成分的含量（效价）等进行测定，并判断该药品的质量是否符合规定的一种技术活动。药品检验的目的，在于判定药品的真伪、掺杂和品质的优劣，是保证人民用药安全有效的评价药品质量的重要手段，也是贯彻实施《药品管理法》和执行国家药品标准的重要环节。药品检验对象包括原辅料、包装材料、中间产品、成品及工艺用水等。

开展药品检验必须达到以下三点基本要求：

（1）要有足够数量的、符合检验岗位要求的检验人员；

（2）要有可靠而完善的检测条件和手段；

（3）要有现行有效的检验标准和检测方法。

2. 药品检验的职能

（1）保证的职能　是药品检验最基本、最重要的职能。通过对原辅料、中间产品以及成品的检验和判定，保证不合格的原辅料不投入生产使用，不合格的中间产品不流入下道工序，不合格的产品不出厂。

（2）预防的职能　是通过检验获得大量的数据和信息，经过分析整理，及时发现质量变化的规律，为质量控制和质量的改善提供依据，防止可能出现的质量问题，消除质量隐患。

（3）报告的职能　是为使领导层和有关职能部门及时而正确地掌握药品生产过程、贮藏保管过程、流通使用过程的质量状态，质量检验部门必须将检验结果和数据经过整理和分析，形成质量信息并向有关领导和职能部门报告，以便采取改进和监控措施，以保证和提高药品质量。

3. 药品检验的要求　药品检验的基本任务就是通过检验对被检药品的质量水平做出公正的、科学的、准确的评价和判定。药品直接关系到人民的身体健康与生命的安危，药品检验必须确保工作质量，保证检验结果准确可靠。为达到这一目的，药品检验工作有以下基本要求。

（1）公正性　公正性即原则性，这是对药品检验工作最基本的要求，也是药品检验人员最基本的职业道德。药品检验人员必须严格执行质量法规和技术标准，严格执行检验制度，做到有法必依，执法必严，是非分明，一切按规章制度办事，客观地、实事求是地判定，绝不能感情用事，也不能因为外界的干扰而左右检验的结果。

（2）准确性　要通过科学的检验方法、精密的检测设备和较高的检测水平，保证药品检验结果的准确性。药品检验人员必须确保提供的检验数据可靠，即在同一条件下能重复，在一定条件下能再现。药品检验工作的准确性取决于药品检验人员的高度责任心、严谨的科学态度和对检验业务的精益求精。

（3）权威性　药品检验部门的权威性是其职能决定的。药品检验工作必须在坚持原则性、公平性的前提下，保证检验结果的准确可靠。药品检验人员要以认真负责的工作态度、科学严谨的工作作风和准确无误的工作结果，树立起药品检验工作的权威性。

三、药品检验机构

药品监督管理部门设置或者确定的药品检验机构，承担依法实施药品审批和药品质量监督检查所需的药品检验工作。药品生产企业、药品经营企业以及医疗机构等也设有相应的药品质量检验部门。

1. 药品检验机构分类

（1）法定药品检验机构　我国法定药品检验机构的设置一般有 3 个层次：国务院药品监督管理部门设置的中国食品药品检定研究院，省级药品监督管理部门设置的省级药品检验机构，市级药品监督管理部门设置的市级药品检验机构。有的省份如：河南省、山东省，县级药品监督管理部门还设置了县级药品检验机构。

法定药品检验机构必须依法保证检验的科学公正，以适应药品质量管理的需要。

（2）其他药品检验机构　如药品生产企业的质量检测部门，药品经营企业的检测室，医疗机构的检测部门，第三方检测机构等。这些机构为保证药品质量、保障人民用药安全起到了一定的作用。

2. 药品检验机构的质量保证体系　药品检验机构应建立质量保证体系，制订实验室管理制度和标准操作规程，以确保药品检验全过程的工作质量，所涉及的方面有：检测过程质量保证，检测环境与仪器设备质量保证，标准物质、实验动物、试剂试药等实验耗材质量保证，检验人员技术素养保证等。

3. 药品检验机构的实验室要求　药品检验机构的实验室条件应满足工作任务的要求，有完善的实验仪器设备和设施。仪器设备的种类、数量、各种参数，应能满足所承担的药品检验、复核、仲裁等的需要，仪器的量程、精度与分辨率等能满足被测药品标准技术指标的要求。用于放射性药品及菌毒种、疫苗检验的实验室，应有相适应的安全保护设施。

第二节　药品质量标准

把反映药品质量特性的技术参数、指标明确规定下来，形成技术文件，就是药品质量标准。它是评定药品质量的法定依据，是检验药品是否合格的尺度。药品标准是国家对药品质量及检验方法所做的技术规定，是药品生产、流通、使用、检验和监督管理部门共同遵循的法定依据。法定药品标准具有法律效力，我国《药品管理法》指出："药品必须符合国家药品标准"。

符合质量标准，才能保证疗效；不符合质量标准，不仅不能保证疗效，而且直接危及患者的生命安全。只有合格的药品才能使用，生产、销售、使用不符合药品质量标准的药品是违法的行为。

一、药品标准分类

药品标准可分为国家药品标准、地方药品标准和企业内控标准。

1. 国家药品标准　国家药品标准是指由国务院药品监督管理部门颁布的《中华人民共和国药典》（以下简称《中国药典》）、部（局）颁标准、药品注册标准和其他药品标准。国家药品标准为法定的强制性标准。

《中国药典》是药品标准的主体，是共同遵守的法定基本要求。《中国药典》的品种收载原则为临床常用、疗效确切、工艺成熟、质量可控的药品，其来源为部（局）颁标准和药品注册标准。

新中国成立以来，我国已出版了十版《中国药典》，分别是 1953、1963、1977、1985、1990、1995、2000、2005、2010 和 2015 年版。《中国药典》2015年版经第十届药典委员会执行委员会审议通过，由原国家食品药品监督管理总局批准颁布，自 2015 年 12 月 1 日起实施，为 1949 年来的第十版药典。该版药典由一部、二部、三部和四部构成，收载品种总计 5608 种，其中新增 1082 种。一部收载药材和饮片、植物油脂和提取物、成方制剂和单味制剂等；二部收载化学药品、抗生素、生化药品以及放射性药品等；三部收载生物制品；四部收载通则（包括制剂通则、检定方法、标准物质、试剂试药和指导原则）、药用辅料。

《红外光谱集》和《中国药品通用名称》为药品标准的法定补充标准；《国家药品标准工作手册》为制定与修订药品标准的指导和规范原则；《中药材薄层色谱彩色图谱集》《中药材显微鉴别彩色图鉴》和《中华人民共和国药典临床用药须知》等系列丛书可作为执行药品标准的重要参考。

2. 地方药品标准　地方药品标准是指由省、自治区、直辖市药品监督管理部门颁布的药品标准。它包括省、自治区、直辖市药品监督管理部门制定的中药材标准、中药饮片炮制规范、医疗机构制剂标准。

由于全国实际使用的中药材、中药饮片品种大大超过《中国药典》、部（局）颁标准所收载的范围，为控制中药材的质量、规范中药饮片的炮制，保证人民用药安全有效，促进中医药事业的发展，有 20 余个省、自治区、直辖市药品监督管理部门制定和批准了地方中药材标准、中药饮片炮制规范。

医疗机构制剂标准系指医疗机构本单位临床需要、市场没有供应的品种，经所在地省、自治区、直辖市药品监督管理部门批准，并发给制剂批准文号时所附的标准。

地方药品标准为法定的强制性标准，其制定应符合《中国药典》的要求。

3. 企业内控标准 药品生产企业为确保药品质量,根据药品生产控制、本身特点等制定的内部药品质量标准,称为企业内控标准。它只在本单位的质量控制上有约束力而并非法定标准,并且这些内部质量标准要高于法定标准。

法定药品标准应是药品可供使用的最低质量标准,药品的合格与否应以此作为裁定依据。法定药品标准中规定的检测方法,可以允许生产企业在日常的常规检验中以比较简便的方法替代,但必须按照《中国药典》2015 年版有关规定,经过认真的试验对比,确保达到法定方法的质控要求,而在产生质量问题裁定时,则必须以法定标准中规定的方法为准。

二、药品标准内容

药品标准基本包括以下内容。

1. 中药材 名称、来源(加工)、性状、鉴别、检查、浸出物、含量测定、性味与归经、功能与主治、用法与用量、注意、贮藏等。

2. 中药饮片 名称、来源、炮制、性状、鉴别、检查、浸出物、含量测定、性味与归经、功能与主治、用法与用量、注意、贮藏等。

3. 植物油脂 名称、性状、鉴别、检查、指纹图谱/特征图谱、含量测定、贮藏、制剂等。

4. 提取物 名称、制法、性状、鉴别、检查、浸出物、指纹图谱/特征图谱、含量测定、贮藏、制剂等。

5. 天然药物

(1)有效部位 名称、制法、性状、鉴别、检查、指纹图谱/特征图谱、含量测定、贮藏、制剂等。

(2)有效成分 名称、结构式、分子式与分子量、性状、鉴别、检查、含量测定、贮藏等。

6. 中成药 名称、处方、制法、性状、鉴别、检查、含量测定、功能与主治、用法与用量、规格、贮藏等。

7. 化学药品 药品通用名称、结构式、分子式与分子量、来源或有机药物的化学名称以及含量或效价的限度规定、处方、制法(多组分药物)、性状、鉴别、检查、含量(或效价)测定、类别、规格、贮藏、原料对应的制剂等。

8. 生物制品 药品通用名称、来源及用途、基本要求(生产检定用设施、原料及辅料、水、器具、动物等应符合凡例有关要求等)、制造(生产用细胞、毒种、原液、半成品、成品等)、检定[鉴别、外观、物理或化学检定、生物学检定(包括效价测定、无菌、热原、异常毒性等)、保存、运输及有效期、使用说明(仅限预防类)]。

三、国外药典

常用的国外药典有英国药典（BP）、美国药典（USP）、日本药局方（JP）、德国药典（DAP）、欧洲药典（EP）以及联合国世界卫生组织（WHO）的国际药典（Ph. Int），国际药典对各国药典并无法律约束力，只是建议各国编纂药典时参考。

第三节 药品检验工作程序

一、一般原则

药品检验人员必须对人民健康有高度的责任感和严谨的科学态度。努力确保检验结果公平、公正、科学、可靠，为人民用药安全有效做出自己应有的贡献。在工作中，应做到细心、耐心、专心。检验前，应全面了解有关供试品的质量标准、检验方法和仪器设备的使用方法及注意事项。对供试品应仔细审查其代表性、真实性，明了其检验目的。对供试品的标签（包括品名、批号、规格等）、包装、数量、取样方法、外观性状等作全面的检查。

凡《中国药典》中收载的药品，原则上按《中国药典》规定的方法进行检验，如因仪器设备条件等限制，而采用其他方法时，对其精密度和准确度等必须与《中国药典》要求相符。有异议时，则以《中国药典》方法为主。《中国药典》以外收载的药品，则按部（局）所颁标准、药品注册标准等进行检验。

进口药品的检验由口岸药品检验所承担，口岸药品检验所应当按照《进口药品注册证》（或者《医药产品注册证》）载明的注册标准对进口药品进行检验。

二、工作程序

（一）取样

取样时应注意样品的真实性和代表性。样品是均匀的，且来源可靠，后按批取样。若设包装总件数为 X，当 $X \leqslant 3$ 时，每件取样；当 $3 < X \leqslant 300$ 时，按 $\sqrt{X} + 1$ 件随机取样；当 $X > 300$ 时，按 $\dfrac{\sqrt{X}}{2} + 1$ 件随机取样。

中药材、中药饮片的取样按《中国药典》2015 年版四部通则 0211 "药材和饮片取样法"规定执行。

取样时应填写取样记录，内容应包括：取样日期、样品名称、样品编号、规格、批号、数量、地点、来源、包装、必要的取样说明、取样人签名等。

（二）检验

药品检验工作程序基本上按照质量标准项目的先后顺序按部就班地进行，即：性状→鉴别→检查→含量测定，一些中药品种（如植物油脂、提取物）还有指纹图谱/特征图谱，含量测定一般是在其他项目检验合格后进行检测。

1. 性状 性状项下记载药品的外观、臭、味、溶解度以及物理常数等，在一定程度上反映药品的质量特性。

（1）外观是对药品的色泽和外表感官的规定。

（2）溶解度是药品的一种物理性质。

（3）性状的物理常数包括相对密度、馏程、熔点、凝点、旋光度、折光率、黏度等；其测定结果不仅对药品具有鉴别意义，也可反映药品的纯度，是评价药品质量的主要指标之一。

药材的性状还应详细描述药材的外形、大小、色泽、外表面、质地、断面、气味等。

2. 鉴别 鉴别项下规定的试验方法，系根据反映该药品某些物理、化学或生物学等特性所进行的药物鉴别试验，不完全代表对该药品化学结构的确证。

鉴别包括经验鉴别、显微鉴别和理化鉴别。显微鉴别中的横切面、表面观及粉末鉴别，均指经过一定方法制备后在显微镜下观察的特征。理化鉴别包括物理、化学、光谱、色谱等鉴别方法。

通常，某一项鉴别试验，如官能团反应、焰色反应，只能表示药物的某一特征，绝不能将其作为判断的唯一依据。因此，药品的鉴别不只由一项试验就能完成，而是采用一组（二个或几个）试验项目全面评价一个药品，力求使结论正确无误。如苯甲酸的鉴别除用三氯化铁试液显色外，还需用红外光吸收图谱与对照品的图谱进行对照。

3. 检查 检查项下包括反映药品的安全性与有效性的试验方法和限度、均一性与纯度等制备工艺要求等内容；对于规定中的各种杂质检查项目，系指该药品在按既定工艺进行生产和正常贮藏过程中可能含有或产生并需要控制的杂质（如残留溶剂、有关物质等）；改变生产工艺时需另考虑增修订有关项目。

对于生产过程中引入的有机溶剂，应在后续的生产环节予以有效去除。除正文已明确列有"残留溶剂"检查的品种必须对生产过程中引入的有机溶剂依法进行该项检查外，其他未在"残留溶剂"项下明确列出的有机溶剂或未在正文中列有此项检查的各品种，如生产过程中引入或产品中残留有机溶剂，均应按通则"残留溶剂测定法"检查并应符合相应溶剂的限度规定。

供直接分装成注射用无菌粉末的原料药，应按照注射剂项下相应的要求进行检查，并应符合规定。

各类制剂，除另有规定外，均应符合各制剂通则项下有关的各项规定。

4. 含量测定 含量测定项下规定的试验方法，用于测定原料及制剂中有效成分的含量（效价），一般可采用化学、仪器或生物测定方法。

根据药品质量标准规定，评价药品的质量一般主要是鉴别、检查与含量测定三个方面，必须全面考察，若有一个方面不符合规定要求，则该药品为不合格。

（三）记录

记录应完整、无缺损页，记录必须真实、简明、具体，宜用钢笔或规定可用笔书写，字迹清晰、色调一致，一般不得涂改（如发现记录有误，可用单线划去并保持原有的字迹可辩，不得擦抹涂改；并应在修改处签名或盖章）。记录内容应包括供试品名称、批号、规格、数量、供试品来源、取样方法、取样日期或收样日期、包装情况、检验目的、检验项目、检验方法与依据、检验日期、报告日期，记录正文中应有检验中观察到的现象、简要的检验过程、检验数据、结果、结论及处理意见，最后应有检验者和复核者签章等。

复核者对记录内容、计算正确与否负责，属检验错误与由检验者负责。

（四）报告

报告应完整、无缺页损角，字迹清晰，色调一致；并应注意文字简洁，内容全面。报告一般包含的内容和顺序如下：供试品名称、批号、规格、数量、来源、外观性状、包装情况、检验目的、检验项目、检验依据、取样日期或收样日期、报告日期、标准规定、检验结果（按药品质量标准检验项目排序）、检验结论。

检验结论必须明确、肯定、有依据。

报告书上必须有检验者、授权签字人签章，并加盖检验机构检验专用章。通常，法定检验机构的报告书还应有资质认定标志。

原始记录和报告应妥善保存至规定时间，以便备查。

第四节 实验室安全知识

在药品检验工作中，常接触到有腐蚀性、毒性或易燃烧易爆炸的试剂试药；在实验室中也有各种电气设备，如使用不慎易发生危险。为了避免事故的发生，检验人员对各种试剂试药和电气设备的性能应充分了解，并且熟悉一般安全知识。实验室应制定相关安全操作制度，工作人员应严格遵守。下面介绍一般实验室中可能发生的危险和防范措施以及高压气瓶的存放、安全使用。

一、防火

实验室中失火原因通常是使用或蒸馏易燃液体不谨慎，或电器电线有故障。下面是预防失火的措施。

（1）易燃烧物质不宜大量存放于实验室中，应贮存在密闭容器内并放于阴凉处。

（2）加热低沸点或中沸点等易燃液体，例如乙醚、二硫化碳、丙酮、苯、乙醇等最好是用水蒸气加热，至少用水浴加热，并时时察看检查，不得离开操作岗位。切不能用直火或油浴加热，因为它们的蒸气是极易着火的。

（3）在工作中使用或倾倒易燃物质时，注意要远离火源。

（4）身上或手上沾有易燃物质时，应立即清洗干净，不得靠近火源，以免着火。

（5）易燃液体的废液应设置专用贮器收集，不得倒入下水道，以免引起燃爆事故。

（6）磷与空气接触，易自发着火，宜贮存在水中；金属钠暴露于空气中能自发着火，与水能起猛烈反应、着火，应贮存于煤油中。

（7）定期检查电路是否安全。

（8）实验室的所有工作人员应熟悉灭火器的使用。

二、防爆

（1）乙醚在室温时的蒸气压很高，乙醚和空气或氧气混合时能产生爆炸性极强的过氧化物，在蒸馏乙醚时应特别小心。

（2）无水高氯酸与还原剂和有机化合物（如纸、炭、木屑等）接触能引起爆炸，能自发爆炸，高氯酸的水溶液如常用 $60\% \sim 70\%$ 浓度，则没有危险。

（3）下列物质混合，都可能发生爆炸：高氯酸与乙醇；金属钠或钾与水；高锰酸钾与浓硫酸、硫黄或甘油；硝酸钾与醋酸钠；高氯酸盐或氯酸盐与浓硫酸；磷与硝酸、硝酸盐、氯酸盐；氧化汞与硫黄。

（4）当抽滤或真空操作时所用抽滤瓶壁要厚，以免抽滤瓶受压过大而炸碎伤及身体。

（5）易发生爆炸的操作不得对着人进行，必要时操作人员应戴好面具或设置防护挡板。

（6）使用可燃性气体如氢气、乙炔等作为仪器的气源时，气瓶及仪器管道的接头处不能漏气，以免漏气后与空气混合发生爆炸。

三、有腐蚀性、毒性的试剂试药处置

（1）硫酸、盐酸、硝酸、冰醋酸、氢氟酸等酸类物质皆有很强的腐蚀力，能烫伤皮肤产生剧烈的疼痛，甚至发炎腐烂。应特别注意勿使酸溅入眼中，严重的能致眼睛失明。酸也能损坏衣物。盐酸、硝酸、氢氟酸的蒸气对呼吸道黏膜及眼睛有强烈的刺激作用，导致发炎溃疡，因此在倾倒上述酸类时应在通风橱中进行，或戴上防护眼镜和经水或苏打溶液浸湿的口罩。稀释硫酸时，应谨慎地将浓酸渐渐倾注水中，切不可把水倾注浓酸中。

被酸烫伤时可用大量冷水冲洗，然后用 20%碳酸钠溶液洗拭。被氢氟酸烫伤时，先用大量冷水冲洗，后用 5%碳酸钠溶液洗拭，再以甘油与氧化镁糊（2:1）的湿纱布包扎。

（2）氢氧化钠、氢氧化钾等碱类物质，均能腐蚀皮肤及衣服；浓氨水的蒸气能严重刺激黏膜及伤害眼睛，使流泪并患各种眼疾。被碱类烫伤时，立即用大量冷水冲洗，然后用 2%硼酸或醋酸溶液冲洗。

（3）浓过氧化氢能引起烫伤，可用热水或硫代硫酸钠溶液处理。

（4）苯酚有腐蚀性，使皮肤呈白色烫伤，应立即将其除去，否则引起局部糜烂，治愈极慢。处理方法：可用大量水冲洗，然后用 70%乙醇溶液-1mol/L 氯化铁溶液（4:1）冲洗。

（5）溴能严重刺激呼吸道、眼睛及烧伤皮肤。烧伤处用 25%氨溶液-松节油-95%乙醇溶液（1:1:10）处理。

（6）氰化钾、三氧化二砷、升汞、黄磷或白磷皆有极毒，应有专人专柜保管。切勿误入口中，使用后应立即洗手，盛放器皿也要洗净。剧毒物品使用后，应按规定进行安全处理后排放，以免造成污染。

（7）苯、汞、乙醚、三氯甲烷、二硫化碳等试剂应贮存在密闭容器中，放于低温处，因为长期吸入其蒸气会引致慢性中毒。硫化氢气体具有恶臭及毒性，应在通风橱中使用。

四、用电安全

实验室中由于电线、电器损坏，或线路安装不妥，或使用不慎，或工作人员缺少用电常识，易发生触电事故或火灾。实验室中应重视用电安全，一般应注意以下方面。

（1）定期检查电线、电器有无损坏，绝缘是否良好，电线和接头有无损坏。

（2）实验室的电器应装有地线和保险开关，应该选用三孔插座。

（3）使用电器时，先应搞清楚使用方法，不可盲目地接入电源。

（4）使用烘箱和高温炉时，必须确认自动控制温度装置可靠。同时还需人工

定时监测温度，以免温度过高。

（5）不要将电器放置在潮湿处，禁止用湿手或沾有食盐溶液和无机酸的手去使用电器，也不宜站在潮湿的地方使用电器。

（6）修理电器前，必须关闭总电门，拔开保险丝。

（7）正确操作闸刀开关，使闸刀处于完全合上或完全拉断的位置，不能若即若离，以防接触不良打火花。禁止将电线头直接插入插座内使用。

（8）电源或电器的保险丝烧断时，应先查明原因，排除故障后再按原负荷换上适宜的保险丝。

（9）对电气知识不熟悉者，切不可冒失地去修理、安装电器。

五、气瓶的安全使用

1. 气瓶内装气体的分类

（1）压缩气体临界温度低于−10℃的气体，经加高压压缩，仍处于气态者称压缩气体，如氧、氮、氢、空气、氩、氦等。这类气体钢瓶若设计压力大于或等于12MPa（125kg/cm²）称高压气瓶。

（2）液化气体临界温度高于或等于−10℃的气体，经加高压压缩，转为液态并与其蒸气处于平衡状态者称为液化气体。临界温度在−10℃至70℃者称高压液化气体，如二氧化碳、氧化亚氮。临界温度高于 70℃，且在 60℃时饱和蒸气压大于0.1MPa 者称低压液化气体，如氨、氯、硫化氢等。

（3）溶解气体单纯加高压压缩，可产生分解、爆炸等危险性的气体，必须在加高压的同时，将其溶解于适当溶剂，并由多孔性固体物充盛。在 15℃以下压力达 0.2MPa 以上，称为溶解气体（或称气体溶液），如乙炔。

从气体的性质分类可分为剧毒气体，如氟、氯等；易燃气体，如氢、乙炔等；助燃气体，如氧、氧化亚氮等；不燃气体，如氮、二氧化碳等。

2. 气瓶的储存

（1）气瓶储存室应专用，并有专人负责管理，具备防爆的照明、通风设施，保持干燥，避免阳光直射和雨水浸淋。其设置应满足《建筑设计防火规范》的有关规定。

（2）气瓶储存室内不得有敞开式的地沟、暗道，严禁明火（含电火花），远离其他热源。

（3）盛装易发生聚合反应或分解反应气体的气瓶，必须根据气体的性质控制气瓶储存室内的温度。

（4）空瓶与实瓶应分开放置，并有明显的区分标志。不同气瓶里的气体相互接触后能引起燃烧、爆炸或产生有毒物质的应分室存放和使用，并在附近配备防毒用具和灭火器材。

（5）气瓶必须在期限内使用完毕或送检。

（6）除符合上述规定外，气瓶的管理还必须做到以下几点。

① 放置整齐，戴好瓶帽，用钢瓶架或其他防止倾倒的固定装置固定，不得横放；

② 不与易燃、易爆、有毒等危险化学品混存，并避开各种放射源；

③ 有气体泄漏的气瓶不得进入实验室；

④ 存放数量以不影响工作为准，尽量少存；

⑤ 不宜在实验室内存放的气瓶，应移入气瓶储存室。

3. 气瓶的搬运

（1）气瓶搬运前，操作人员必须了解瓶内气体的名称、性质和搬运注意事项，并备齐相应的工具和防护用品。

（2）检查所搬气瓶各部件标牌是否完好，关紧阀门，确保没有泄漏。

（3）装上防震垫圈，旋紧安全帽，用气瓶专用小推车搬运，严禁使用叉车、翻斗车或铲车搬运。不得与化学品混装混运。

（4）装卸气瓶时应轻装轻卸，禁止采用抛、滑、摔、滚、碰等方式，以免因野蛮操作引发事故。禁止手执气瓶开关阀搬运。

（5）装车后应采用适当的办法固定，避免途中滚动、碰撞。

4. 气瓶的使用

（1）使用前须进行安全状况检查，对所盛装的气体进行确认，不符合安全技术要求的严禁入库和使用。

（2）使用时须加装与之相适应的减压器，严格按照操作规程正确使用气瓶。

（3）气瓶内气体不得用尽，必须留有剩余压力或重量，压缩气体气瓶剩余压力应不小于 0.05Mpa（表压）；液化气体气瓶应留有不少于 0.5%～1.0%规定充装量的剩余气体。

（4）可燃性气体以及可能造成回流的使用场合，必须配置防止倒灌的装置，如单向阀、止回阀、缓冲罐等。

（5）不得对气瓶体进行电焊引弧，不得进行焊接修理、挖补等工作，不得擅自更改气瓶的钢印和颜色标记。

（6）不得使用已报废或超过使用期限的气瓶。

（7）防止曝晒气瓶，严禁敲击、碰撞气瓶。

（8）使用气瓶者须经过岗前培训。学生操作时应有指导教师在场，严格按照操作规程进行。指导教师有责任把可能发生的危险和应急措施告知学生。

（9）气瓶需要报废的，必须交由具有专业资质的机构进行处置，不得私自处置。

第二章 | 误差与有效数字

第一节 误 差

在药品检验中，错误的检验结果会直接影响药品的质量和用药效果，甚至危及人民的健康和生命安全。

由于受检验方法、仪器设备、环境条件、试剂试药以及检验人员主观因素等限制，使检验结果不可能和真实值完全一致，即使技术娴熟的检验人员，用最精密的仪器和最好的方法，对一份试样进行多次测定，也不可能得到完全一致的检验结果。例如，目前国际上公认氢原子量测得的最精确值为 1.00794±0.00007，表明仍有误差，这说明检验过程中的误差是客观存在的。因此要求检验人员在进行检验时不仅要准确测定样品，而且还要对检验结果进行正确的评价，判断检验结果的准确性（可靠性），了解检验过程中误差产生的原因及其表示方法，尽可能将误差减到最小，提高检验结果的准确度。

一、误差

在检验过程中，测量值与真实值之间的差称为误差。测量值大于真实值时为正误差；测量值小于真实值时为负误差。真实值是个可以接近而不可达到的理论值。工作中常把纯化学试剂的理论含量作为真实值，而实际上并无绝对纯的试剂。也常把有经验的人用最可靠的方法，对试样进行多次检验所得的平均结果作为真实值（该试样称为标准试样），实际上这些真实值也都带有一定的误差。

根据误差的性质和产生的原因，可将误差分为系统误差和偶然误差两类。

（一）系统误差

系统误差又称为可测误差。它是由于检验过程中某些固定因素所引起的误差，对检验结果的影响比较固定，在同一条件下进行重复测定，会重复地出现，使测定结果偏高或偏低。因此系统误差的大小与正负是可以测定和估计的，也可以设法减小或加以校正。

产生系统误差的原因通常有以下四个方面。

1. 方法误差 是由于检验方法本身固有的特性所致，由分析系统的化学或物理化学等性质所决定。无论操作者如何熟练小心，这种误差总是难以避免。例如使用重量法测定，由于沉淀的溶解造成损失、共沉淀和因吸附某些杂质而产生误差；在滴定测定时，滴定终点与化学计量点不相符，以及反应不能定量完成或者有副反应等原因都会产生系统误差。为了得知某检验方法的误差，可用标准品作对照试验，以求得该方法的误差。对误差较大的检验方法，应寻找新的方法加以改正。

2. 仪器误差 是由于仪器不够准确而引起的误差。如天平两臂不等长、灵敏度低、砝码本身的重量不准或滴定管、量瓶、移液管等刻度不够准确而引起的误差。因此这些仪器在使用前应予以校准，求出其校准值来克服这些误差。

3. 试剂误差 是由于试剂或水中含有微量杂质或干扰物质而引起的误差。可用更换试剂的办法来克服，也可用"空白试验"的方法求得误差的大小，并加以校正。

4. 操作误差 是由于检验人员操作不当而引起的误差。例如使用没有代表性的试样；沉淀条件控制不当；对滴定终点颜色变化的判断不够灵敏，总是偏深或偏浅；滴定管读数偏高或偏低等导致测定结果产生的误差。操作误差，其数值因人而异，但对某一检验人员来说基本上有一定值。操作误差可通过进行对照试验或者经有操作经验的检验人员校正而减免。

在同一测定中，以上四种误差可能同时存在。

（二）偶然误差

偶然误差又称为随机误差，是由于某些偶然因素引起的。如测量过程中的环境、温度、湿度及大气压的细微变化，仪器性能的细微波动等，其影响有时大、有时小、有时正、有时负，方向不定，致使几次重复测定结果不相符。产生偶然误差的因素一般难以察觉，也难以控制。但在消除系统误差后，在同样条件下进行多次测定，则可发现偶然误差完全符合统计规律，即绝对值相近而符号相反的误差以同等的概率出现。小偶然误差出现的概率大，大偶然误差出现的概率小，偶然误差为零的概率最大，因此它们之间常能互相完全抵消或部分抵消。所以可以通过增加平行测定的次数，便可减免测定过程中这种误差；也可通过统计方法估计出偶然误差值，并在测定结果中予以正确表达。

除系统误差和偶然误差外，还有一种误差称为"过失误差"。这种误差是由于检验人员操作不正确，粗心大意而造成的，例如加错试剂、看错刻度、读错砝码、溶液溅失、记录及计算错误等。因此，只要在检验工作中认真细致严谨，遵守操作规程，养成良好的实验习惯，过失误差是完全可以避免的。这类误差严格说来，应算作责任事故，是不允许存在的，不列入误差讨论范畴。在检验工作中，对于明显属于过失引起的错误测定结果，应该舍弃。

（三）误差的表示方法

1. 准确度与误差 检验结果的准确度是指测定值与真实值符合的程度。误差是指测定值与真实值之间的差值。准确度的高低用误差的大小来衡量，误差越小，准确度越高；误差越大，准确度越低。例如，一个物体的真实重量是 10.5562g，某人称重为 10.5566g，另一人称重为 10.5563g。前者的绝对误差为 0.0004g，后者的绝对误差为 0.0001g，所以后者称重比前者更准确，或者说后者结果比前者结果的准确度高。

误差常用绝对误差和相对误差来表示。

（1）绝对误差 绝对误差（E）是指测定值（X）与真实值（T）之差，即

$$E = X - T$$

当测定值大于真实值时，误差为正值，反之，误差为负值。

在说明一些仪器测量的准确度时，用绝对误差概念明确。如万分之一分析天平的称量误差是±0.0001g，50ml 滴定管的读数误差是±0.01ml，这些都是用绝对误差来表示的。但是，绝对误差不能说明误差在测定结果中所占的比例。

例 2-1 称取某药物的质量为 3.5234g，真实值为 3.5233g，则

其绝对误差为：$E_1 = 3.5234g - 3.5233g = +0.0001g$

如称量另一药物的质量为 0.3523g，真实值为 0.3522g，则

其绝对误差为：$E_2 = 0.3523g - 0.3522g = +0.0001g$

两次测定绝对误差相同，但误差在测定结果中所占的比例并未反映出来。

（2）相对误差 相对误差（RE）是指绝对误差占真实值的百分率，即

$$RE = \frac{E}{T} \times 100\%$$

检验结果的准确度常用相对误差来表示。

例 2-2 称取某药物的质量为 3.5234g，真实值为 3.5233g，则

其相对误差为：$RE_1 = \frac{0.0001}{3.5233} \times 100\% = +0.0028\%$

如称量另一药物的质量为 0.3523g，真实值为 0.3522g，则

其相对误差为：$RE_2 = \frac{0.0001}{0.3522} \times 100\% = +0.028\%$

由上面 2 个例子可知，测定的绝对误差虽然相同，但由于被测物质的质量不同，相对误差就不相同。当称重的量大时，相对误差小，准确度高。反之，称重

的量小时，相对误差大，准确度低。所以用相对误差来比较各种情况下测定结果的准确度就更为确切。

2. 精密度与偏差 在检验工作中，真实值是客观存在的，但却无法测得。一般是采用标准的或可靠的分析方法对试样进行多次测定，将多次测定值的平均值作为"真实值"，以此作为检验结果，用测定值与多次测定平均值的差值大小来衡量测定值的精密度。

精密度是指用相同的方法对同一试样进行多次测定，各测定值彼此接近的程度。它们越接近就越精密。

通常真实值是不知道的，所以在检验工作中，经常采用多次检验结果的算术平均值作为真实值，并与各个测定的数值进行比较，这样得到的误差、相对误差、相对平均值分别称为偏差、相对偏差、相对平均偏差。偏差表示分析测定的重现性。偏差越小，说明测定结果的精密度越高，所以偏差的大小是衡量精密度高低的尺度。

（1）绝对偏差 绝对偏差是指测定值与多次测定平均值之差。偏差越大，精密度越低。

若令 $\bar{x}$ 代表一组平行测定的平均值，则单个测定值 x_i 的绝对偏差 d 为

$$d = x_i - \bar{x}$$

d 值有正有负。

（2）相对偏差 相对偏差是绝对偏差占平均值的比率，即

$$相对偏差（\%）= \frac{d}{\bar{x}} \times 100\%$$

（3）平均偏差 平均偏差是各个偏差绝对值的平均值，即

$$\bar{d} = \frac{\sum_{i=1}^{n} |x_i - \bar{x}|}{n}$$

二、准确度与精密度的关系

系统误差是检验工作中误差的主要来源，它影响检验结果的准确度；偶然误差则影响检验结果的精密度。如何从准确度和精密度两方面来衡量结果的好坏呢？现以打靶为例来说明。

例2-3 甲、乙、丙3人打靶（图2-1），各发3枪。

甲的3个弹着点（图中以"△"表示）靠近靶心而且密集，说明准确度和精密度都好，系统误差和偶然误差都小。

乙的 3 个弹着点（图中以"+"表示），虽密集，但平均弹着点距靶心较远，说明存在系统误差。

丙的 3 个弹着点（图中以"○"表示）较散，且离靶心较远，说明准确度和精密度都较差。

从这个例子我们可以得到以下结论：

（1）精密度高，准确度不一定高；

（2）在消除系统误差的前提下，精密度高，准确度也会高；

（3）精密度差的，准确度不大可能高，故精密度好是准确度高的前提。

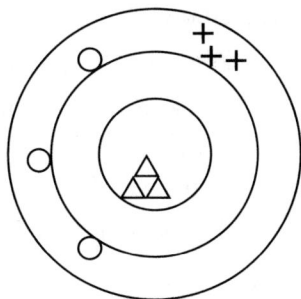

图 2-1　准确度与精密度关系示意图

三、提高检验结果准确度的方法

要想得到准确的检验结果，涉及许多因素。首先要在操作、读数、记录及计算等环节不发生差错，即要绝对避免发生过失误差，尽可能减少系统误差和偶然误差，才能提高检验结果的准确度。下面简要介绍一些减免误差的主要方法。

（一）选择合适的分析方法

各种分析方法的准确度和灵敏度是不同的。例如，在常量化学分析中，重量分析法和滴定分析法的灵敏度虽然不算高，但对高含量组分的测定，能获得比较准确的结果，相对误差可达到 0.2%；而它们对低含量、微量或痕量组分的测定，常常测不出来，根本谈不上准确度。用高灵敏度的仪器分析法测定常量组分时，结果并不十分准确，但对测定微量或痕量组灵敏度较高，尽管相对误差较大，但因绝对误差不大，也能符合准确度的要求。

另外，选择分析方法时，还要考虑与被测组分共存的其他物质的干扰问题。

总之，必须综合考虑分析对象、试样情况以及对检验结果的要求等，选择合适的分析方法。

（二）增加平行测定的次数

在消除系统误差的前提下，测定次数越多，平均值越接近于"真实值"。因此，增加测定次数可以减少偶然误差。对同一试样，一般要求平行测定 3～5 次，便可以得到较准确的检验结果。

（三）减小测量误差

为保证检验结果的准确度，应尽量减小各步的测量误差。

例如，在重量分析中要设法减小称量误差。一般分析天平的称量误差为0.0001g，用减重法称量两次，可能引入的最大误差是0.0002g。为了使称量的相对误差小于0.1%，试样重量就不能小于0.2g。

又如，在滴定分析中要设法减小滴定管的读数误差。一般滴定管读数有0.01ml的误差，一次滴定需读两次数，可能造成的最大误差是0.02ml。为使滴定时的相对误差小于0.1%，消耗滴定液的体积就必须在20ml以上，以减小误差。

不同的检验工作要求不同的准确度，对测量准确度的要求应与分析方法准确度的要求相适应。

例如，用比色法测定某药物的含量，假设方法的相对误差为2%，则在称取0.5g试样时，称量的误差不大于0.5g的2%，即0.01g，因此没有必要像重量法和滴定法那样强调称准至0.0001g。但是为使称量误差可以忽略不计，最好将称量的准确度提高约一个数量级，即可称准至0.001g。

（四）消除测定过程中的系统误差

在检验工作中，常常发现几次测定的结果非常接近，看起来精密度很好，但是当其他检验人员或改用其他可靠的方法进行检查时，就会发现结果有严重的系统误差，甚至因此造成严重的差错。引起系统误差的原因很多，通常可根据具体情况，采取以下措施来消除系统误差。

1. 空白试验　由试剂不纯或器皿引入的杂质所造成的系统误差，一般可通过做空白试验来扣除。所谓空白试验，就是在不加试样的情况下，按照与分析试样完全相同的分析方法和步骤进行操作，所得到的结果称为"空白值"。从试样检验结果中减去"空白值"后，这样可以消除或减少由溶剂及器皿带入杂质引起的系统误差，得到更接近于真实值的检验结果。

2. 校准仪器　由于仪器不准确引起的系统误差，可以通过校准仪器来减少其影响。例如砝码、天平、移液管、滴定管和量瓶等。在精确分析时，必须先进行校准，并在计算结果时采用校正值。

3. 对照试验　对照试验是发现系统误差的有效方法。用已知的溶液代替试样溶液，在同样条件下进行测定称为对照试验。利用对照试验可以检验试剂是否失效或反应条件是否正常。常用的有标准品对照法和标准方法对照法。

标准品对照法是用已知准确含量的标准试样（或纯物质配成的试液）当作试样与待测试样按同样的方法进行分析，并与之对照。

标准方法对照法是用可靠的标准方法与所选用的方法，同时对同一试样进行分析对照。若测定结果相同，则说明所选用的方法可靠。

4. 回收试验　在无标准试样又不宜用纯物质进行对照试验时，可以向试样中加入已知量的被测组分，然后用与测定试样完全同样的方法进行对照试验。由检验结果中被测组分的增大值与加入量之差，便能估计出分析的误差，并对检验结果加以校正。

第二节 有效数字与运算规则

在药品检验工作中，为了得到准确的检验结果，不仅要准确测量，还要正确记录和计算。正确的记录是指正确记录数字的位数，因为数字的位数不仅表示数的大小，也反映测量的准确程度。有效数字是指在检验工作中能够测量到的有实际意义的数值，其最后一位数字是估计的、不确定的。

一、有效数字

1. 有效数字的定义 有效数字是由所有的可靠数字和最后一位不确定数字组成的数值。最后一位数字的欠准程度通常只能是上下差 1 单位。

例 2–4 用 50ml 的滴定管，当刻度读数是 23.45ml 时，这个数中前三位数字是准确值，最后一位数字"5"因滴定管没有刻度是估计值，欠准确，称为可疑数字，其可疑程度为 0.01ml，我们不应记录成 23.5ml 或 23.450ml。如果记录成 23.5ml，说明 0.01ml 这一位没有仔细读数，会影响检验结果的准确性；若记录成 23.450ml，则说明第五位数字是可疑值，可疑程度为 0.001ml，这与滴定管的实际情况不相符。

2. 有效数字的位数 有效数字的位数是指确定可疑数字的位置。这个位置确定后，其后面的数字均为无效数字。可疑数字的位置可以是十进位的任何数位，用 10^n 来表示：n 可以是正整数，如 $n=1$，$10^1=10$（十数位）；$n=2$，$10^2=100$（百数位）……。n 也可以是负整数，如 $n=-1$，$10^{-1}=0.1$（十分位）；$n=-2$，$10^{-2}=0.01$（百分位）……。

3. 有效数字的位数与测量相对误差的关系

例 2–5 在分析天平上称得某药物的质量为 0.5180g，表示该药物的实际质量是 0.5180g±0.0001g，它的相对误差是

$$\frac{0.0001}{0.5180} \times 100\% = 0.02\%$$

如果少一位有效数字，就表示该药物的实际质量是 0.518g±0.001g，其相对误差是

$$\frac{0.001}{0.518} \times 100\% = 0.2\%$$

由例 2-5 可知，第二种的称量准确度比第一种的低 10 倍，表明该药物不是用万分之一的天平称量的，而是用千分之一的天平称量的。在称量仪器准确度的范围内，有效数字的位数越多，测量越准确。但超过测量准确度的范围，取过多的数字位数，也是毫无意义的。

4. 有效数字中"0"的意义 "0"在有效数字中有两种意义，一种是作为数字定位，另一种是有效数字。如果数字中有"0"，在确定有效数字的位数时，应分析具体情况才能确定数据中哪些"0"是有效数字，哪些"0"不是有效数字。

例 2-6 见表 2-1。

表 2-1 有效数字中"0"的意义

2.0006g	五位有效数字
0.6000g、20.05%、6.325×10^3	四位有效数字
0.0450g、2.57×10^3	三位有效数字
0.0045g、0.50%	二位有效数字
0.8g、0.005%、5×10^2	一位有效数字

在 2.0006g 中的三个"0"和 0.6000g 中的后三个"0"，都是有效数字；在 0.0045g 中的"0"只起定位作用，不是有效数字；在 0.0450g 中，数字前面的"0"起定位作用，最后一位"0"是有效数字。这些数值的最后一位数字，都是可疑数字。

因此，在记录测量数据和检验结果时，应根据所用仪器的准确度和应保留的有效数字，只允许最后一位数字是"可疑数字"的原则下进行记录和计算。例如用感量百分之一的扭力天平称取某药物的质量时，由于该天平只能称准到 0.01g，如称取某药物的质量是 5.3g，应记录为 5.30g，而不能记录为 5.3g 或 5.300g。

在药品检验工作中，还经常会遇到 pH 值的读数和记录等，如 pH=11.02。它们的有效数字的位数仅取决于小数点后面数字的位数，其整数部分只表明该数的方次。pH=11.02，表明 $[H^+]=9.6 \times 10^{-12}$mol/L，有效数字是两位，而不是四位。

二、有效数字修约规则

在大多数情况下，测量数据本身并非是最终要求的结果，而是需要再经过一系列运算后，才能获得所需的数据。在计算一组准确度不等（即有效数字位数不同）的数据前，应按照确定的有效数字的位数，将多余的数字舍弃，舍弃多余数字的过程称为"数字修约"或"数字整化"，其遵循的规则为 GB/T 8170—2008《数值修约规则与极限数值的表示和判定》，通常称为"四舍六入五成双"法则，具体可归纳为表 2-2。

表 2-2　有效数字修约规则和实例

修约规则	实例	
	修约前数字	修约后数字（保留小数点后一位数）
四要舍	15.5462	15.5
六要入	38.4756	38.5
五后有数要进位	2.0521	2.1
五后没数看前方		
（1）前为奇数就进位	0.5500	0.6
（2）前为偶数全舍光	0.6500	0.6
	2.0500	2.0（0 视为偶数）
不论舍去多少位，不得连续修约，应作一次修约处理	12.54546	12.5（不要 12.54546→12.5455→12.546→12.55→12.6）

在运算过程中，为了减少舍入误差，可多保留一位有效数字（不修约），在计算出结果后，再按照修约规则，将结果修约至应有的有效数字的位数。特别在运算步骤长、涉及数据多的情况尤其需要。

三、有效数字运算规则

1. 加减法　几个数相加减时，它们的和或差的有效数字的保留位数，应该以各数中小数点后位数最少（即绝对误差最大）的数据为准。这样，结果的绝对误差才与各数中绝对误差最大的那个数相适应。

例 2-7

$$0.0131+15.64+1.0596=$$

上述三个数中，15.64 是小数点后位数最少的，其绝对误差最大，故应以 15.64 为准，其他两个数也应保留到小数点后第二位，这样三个数相加后，它们的和也只能保留到小数点后第二位。

即：
$$0.01+15.64+1.06=16.71$$

2. 乘除法　几个数相乘除时，所得的积或商的有效数字的保留位数，应以各数中所含有效数字的位数最少（即相对误差最大）的数据为准。这样，结果的相对误差才与各数中相对误差最大的那个数相适应。

例 2-8　0.0131、15.64 和 1.05962 三个数相乘之积的有效数字的保留，应以 0.0131 为依据，确定其他数据的位数，修约后进行计算。上述三个数的相对误差分别为

$$\frac{0.0001}{0.0131} \times 100\% = 0.8\%$$

$$\frac{0.01}{15.64} \times 100\% = 0.06\%$$

$$\frac{0.00001}{1.05962} \times 100\% = 0.0009\%$$

上述三个数据中，0.0131 有效数字位数最少，它的相对误差最大，故应以此数据为准将其余两个数据修约成三位有效数字后再相乘。

即 $\quad\quad\quad\quad\quad\quad\quad$ 0.0131×15.6×1.06=0.217

3. 对数运算 在对数运算中所取对数的位数应和真数的有效数字的位数相等。

4. 表示准确度或精密度 表示准确度或精密度时，在通常情况下，有效数字取一位即可，最多取两位。

四、有效数字的运算在药品检验中的应用

1. 正确记录测量数据 在万分之一的分析天平上称量某药物的质量时，必须记录到小数点后四位有效数字。例如，16.3500g 不能记录为 16.35g，也不能记录为 16.350g；在读取滴定管数值时，必须记录到小数点后第二位，如流出溶液的体积恰为 15ml 时，应记录为 15.00ml。

2. 测量结果准确度的要求 根据要求正确称取试样用量和选择相应的仪器。

例 2-9 一般分析天平的称量误差为万分之一，即绝对误差为 0.0001g。为了使称量时的相对误差（准确度）在 0.1%以下，试样称取量应取多少克才能达到上述的准确度呢？

计算如下

$$相对误差 = \frac{绝对误差}{试样重} \times 100\%$$

$$试样重 = \frac{0.0001}{0.1\%} \times 100\% = 0.1（g）$$

所以试样称取的质量不能低于 0.1g。如果称取试样质量在 1g 以上时，选用千分之一天平进行称量，准确度也可以达到 0.1%的要求。

计算如下

$$相对误差 = \frac{0.001}{1} \times 100\% = 0.1\%$$

3. 正确表示检验结果 由甲乙二人用同样的方法同时测定某药物的含量，称

取试样 0.3000g 进行测定。甲方报告本药物的含量为 0.240，乙方报告该药物的含量为 0.2445。其中乙方报告的结果是正确的，因为

甲方检验结果的准确度：

$$\frac{\pm0.001}{0.240}\times100\% = \pm0.4\%$$

乙方检验结果的准确度：

$$\frac{\pm0.001}{0.2445}\times100\% = \pm0.04\%$$

试样称取的准确度：

$$\frac{\pm0.0001}{0.3000}\times100\% = \pm0.03\%$$

乙方检验结果的准确度和试样称取的准确度一致，甲方检验结果的准确度不符合试样称取的准确度，所以甲方的报告没有意义。

第三章 | 药品检验基本操作技术

第一节 玻璃仪器及其洗涤与使用技术

一、玻璃仪器

药品检验时会大量使用玻璃仪器，这是因为玻璃具有很高的化学稳定性、热稳定性，很好的透明度，一定的机械强度和良好的绝缘性能。玻璃原料来源方便，并可以用多种方法按需要制成各种不同形状的产品。

（一）按用途分类

1. 量器类 是刻有较精密刻度、用来容量度量的玻璃仪器。一般指量筒、量杯、容量瓶、滴定管、移液管、刻度吸管等。

2. 容器类 是用于盛放化学物质的玻璃仪器，又分为可加热和不可加热两种。可加热容器类玻璃仪器一般指烧杯、烧瓶、试管等。不可加热容器类玻璃仪器一般指离心管、比色管、试剂瓶以及各种玻璃槽等。

3. 其他类 是具有特殊用途的玻璃仪器，如：漏斗、分液漏斗、砂芯滤器、干燥器、滴管、冷凝器、蒸馏头、洗瓶、研钵等。

（二）按精密程度分类

1. 非精密玻璃仪器 这类玻璃仪器精确度不高，常用于一般溶液配制、定性试验、溶解物质以及盛装或贮存溶液等。如：烧杯、锥形瓶、烧瓶、洗瓶、称量瓶、试剂瓶、滴瓶、量筒、量杯、漏斗、分液漏斗、试管、比色管等。

2. 精密玻璃仪器 这类玻璃仪器主要为容量分析时使用的精密容量器具。如：容量瓶、滴定管、移液管、刻度吸管等。

实验室常用玻璃仪器的名称、规格、用途见表3–1。

表 3-1 实验室常用玻璃仪器

名称	规格	主要用途	使用注意事项
烧杯	5ml、10ml、25ml、50ml、100ml、150ml、200ml、300ml、400ml、500ml、600ml、800ml、1000ml、2000ml、3000ml、5000ml 等	配制溶液，溶解处理样品	加热时应置于石棉网上，使其受热均匀，一般不可烧干
锥形瓶	50ml、100ml、250ml、500ml、1000ml 等	加热处理试样和容量分析滴定	除同烧杯要求外，磨口锥形瓶加热时要打开瓶塞，非标准磨口要保持原配瓶塞
碘量瓶	具配套的磨口塞，规格有 50ml、100ml、250ml、500ml、1000ml 等	碘量法或其他生成挥发性物质的定量分析	同锥形瓶
圆（平）底烧瓶	50ml、100ml、250ml、500ml、1000ml 等	加热及蒸馏液体	一般避免直火加热，隔石棉网或各种加热浴加热
圆底蒸馏烧瓶	125ml、250ml、500ml、1000ml 等	蒸馏，也可作少量气体发生反应器	同圆（平）底烧瓶
凯氏烧瓶	25ml、50ml、100ml、250ml、500ml、1000ml 等	消解有机物质	置石棉网上加热，瓶口方向勿对向自己及他人
洗瓶	50ml、100ml、250ml、500ml、1000ml 等	装纯化水洗涤仪器或装洗涤液洗涤沉淀	
量筒、量杯	5ml、10ml、25ml、50ml、100ml、250ml、500ml、1000ml 等	粗略地量取液体的体积	不能加热，不能在其中配制溶液，不能在烘箱中烘烤，操作时要沿壁加入或倒出溶液
容量瓶	10ml、25ml、50ml、100ml、250ml、500ml、1000ml 等	配制准确体积的标准溶液或待测溶液	非标准的磨口塞要保持原配，漏水的不能用，不能在烘箱中烘烤，不能用直火加热，可水浴加热
滴定管（常量、微量、半微量）	1ml、2ml、3ml、4ml、5ml、10ml、25ml、50ml、100ml 等	微量、半微量、常量容量分析滴定操作；分酸式和碱式	旋塞要保持原配，漏水的不能使用，不能加热，不能长期存放碱液，碱式滴定管不能盛放与橡胶管反应的滴定液
移液管	1ml、2ml、3ml、5ml、10ml、15ml、25ml、50ml、100ml 等	准确地移取一定体积的液体	不能加热，上端和尖端不可磕破
刻度吸管	0.1ml、0.2ml、0.25ml、0.5ml、1ml、2ml、5ml、10ml、15ml、25ml、50ml 等	准确地移取各种不同体积的液体	同移液管
称量瓶	矮形：35mm×25mm、40mm×25mm、50mm×30mm 高形：25mm×40mm、30mm×50mm	矮形用作测定干燥失重或在烘箱中烘干基准物；高形用于称量基准物、样品	不可盖紧磨口塞烘烤，磨口塞要原配

续表

名称	规格	主要用途	使用注意事项
细口瓶、广口瓶	30ml、60ml、125ml、250ml、500ml、1000ml、2000ml 等	细口瓶用于存放液体试剂；广口瓶用于装固体试剂；棕色瓶用于存放见光易分解的试剂	不能加热；不能在瓶内配制在操作过程放出大量热量的溶液；磨口塞要保持原配；放碱液的瓶子应使用胶塞，以免日久打不开
滴瓶	30ml、60ml、125ml 等	装需滴加的试剂	不能加热；不能在瓶内配制在操作过程放出大量热量的溶液；磨口塞要保持原配；放碱液的瓶子应使用胶塞，以免日久打不开
漏斗	50ml、60ml、75ml、90ml、120ml、150ml 等	长颈漏斗用于定量分析，过滤沉淀；短颈漏斗用作一般过滤	不能用直火加热
分液漏斗（滴液、球形、梨形、筒形）	50ml、60ml、100ml、150ml、250ml、500ml 等	分开两种互不相溶的液体；用于萃取分离和富集（多用梨形）；制备反应中加液体（多用球形及滴液漏斗）	磨口旋塞必须原配，漏水的漏斗不能使用
试管（普通试管、离心试管）	外径（mm）×长度（mm）表示：12×100、13×100、10×750、15×80、12×75、25×200 等；刻度试管：10ml、15ml、20ml、25ml、50ml 等	定性分析检验离子；离心试管可在离心机中借离心作用分离溶液和沉淀	硬质玻璃制的试管可直接在火焰上加热，但不能骤冷；离心管只能水浴加热
（纳氏）比色管	10ml、25ml、50ml、100ml 等	比色、比浊分析	不可直火加热；非标准磨口塞必须原配；注意保持管壁透明，不可用去污粉刷洗
冷凝管（直形、球形、蛇形），空气冷凝管	200mm、300mm、400mm、500mm、600mm、800mm、1000mm 等	用于冷却蒸馏出的液体，蛇形管适用于冷凝低沸点液体蒸汽，空气冷凝管用于冷凝沸点150℃以上的液体蒸汽	不可骤冷骤热；注意从下口进冷却水，上口出水
抽滤瓶	250ml、500ml、1000ml、2500ml、5000ml 等	抽滤时接受滤液	属于厚壁容器，能耐负压；不可加热
表面皿	40mm、45mm、50mm、60mm、90mm、100mm、120mm、180mm 等	盖烧杯及漏斗等	不可直火加热，直径要略大于所盖容器
研钵	40mm、60mm、90mm、150mm、200mm 等	研磨固体试剂及试样等用；不能研磨与玻璃作用的物质	不能撞击；不能烘烤
干燥器	内径为150mm、180mm、210mm、240mm、300mm 等	保持烘干或灼烧过的物质的干燥；也可干燥少量制备的产品	底部放变色硅胶或其他干燥剂；盖磨口处涂适量凡士林；不可将红热的物体放入，放入热的物体后要时时开盖以免盖子跳起或冷却后打不开盖子

续表

名称	规 格	主要用途	使用注意事项
砂芯玻璃漏斗	35ml、60ml、140ml、500ml 滤板代号 G1～G6	过滤	必须抽滤，不能骤冷骤热，不能过滤氢氟酸、碱等，用毕立即洗净
砂芯玻璃坩埚	10ml、15ml、30ml，滤板代号 G1～G6	重量分析中烘干需称量的沉淀	同砂芯玻璃漏斗
标准磨口组合仪器	2#、4#、6#、8#、16#、24#、32#等不同口径	有机化学及有机半微量分析中制备及分离	磨口处无须涂润滑剂，安装时不可受歪斜压力，要按所需装置配齐购置

二、玻璃仪器的洗涤

在药品检验工作中，洗涤玻璃仪器不仅是一个必须做的实验前的准备工作，也是一个技术性的工作。玻璃仪器特别是精密容量器皿在使用前必须充分洗涤。药品检验所用的玻璃仪器必须是十分洁净的，否则会影响检验结果，严重的甚至导致检验失败。

（一）洗涤剂

（1）洗衣粉、肥皂、去污粉等，广泛用于清洗一般玻璃仪器，可用毛刷刷洗。

（2）酸性和碱性洗液主要用于不能刷洗或毛刷刷不到的玻璃仪器，如：容量瓶、移液管、滴定管、比色管（皿）等。

酸性洗液常用的是铬酸洗液。铬酸洗液具强酸、强氧化性，去污力极强，可反复使用。配制方法：取研细的重铬酸钾 20g，置烧杯中，加水 40ml 使溶解，沿烧杯壁徐徐加入浓硫酸 360ml，边搅拌边慢慢加完浓硫酸，放冷，装入磨口瓶中。

碱性洗液常用的有 5%碳酸钠溶液、磷酸钠溶液、氢氧化钠溶液等，主要用于油腻玷污和有机硅化物玷污的清洗，一般先浸泡，再用水冲洗。强碱性洗液不应在玻璃仪器中停留超过 20 分钟，以免腐蚀玻璃。

（二）洗涤方法

附着在仪器上的污物有尘土、可溶物和不溶物、油污或有机物等。由于一些细长带刻度、磨口的量器不便刷洗，因此洗涤时可根据不同情况选择不同的方法洗涤。洗净的仪器内壁应该被水均匀润湿而不挂水珠。

1. 一般洗涤方法 先用自来水冲洗，再用毛刷刷洗或蘸取洗涤剂刷洗，然后用自来水冲洗干净，最后用纯化水涮洗 2～3 次，洗去自来水带来的杂质，干燥后即可使用。

此法适用于各种非精密玻璃仪器的洗涤，如：烧杯、烧瓶、锥形瓶、试管、试剂瓶等。

2. 铬酸洗液洗涤　适用于沾有油污或较脏并且不便刷洗的量器类玻璃仪器和精密玻璃仪器的洗涤，如：容量瓶、滴定管、移液管、碘量瓶、比色管等。

（1）洗涤方法　先用自来水冲洗，淌干水后，用洗液淌洗或浸泡过夜，再用自来水冲洗干净，最后用纯化水淌洗 2～3 次，洗去自来水带来的杂质，干燥后即可使用。

（2）注意事项　向玻璃仪器中倒入洗液的量为玻璃仪器体积的 1/5，如较脏则应在洗液中浸泡过夜；玻璃仪器要尽量淌干内壁水，以免稀释洗液；洗涤完后将洗液倒回原瓶中；洗液具有很强的腐蚀性，使用时应注意防止溅到皮肤和眼睛；当洗液的颜色由原来的深棕色变为绿色，即重铬酸钾被还原为硫酸铬时，洗液即失效而不能使用，废液应回收，经处理解毒后方可排放。

三、玻璃仪器的使用

玻璃仪器使用是否正确，是产生检验误差的主要原因之一，为使检验结果符合所要求的准确度，必须正确地使用玻璃仪器。检验的准确度，一是取决于玻璃仪器本身是否准确；二是取决于实验者对玻璃仪器能否正确使用。

（一）量器类玻璃仪器的使用

这类玻璃仪器用于定量分析时，必须经过校准后方可使用。校准方法和操作具体见 GB/T 12810—1991《实验室玻璃仪器玻璃量器的容量校准和使用方法》。

（1）玻璃量器不能加热和受热，不能贮存浓酸或浓碱，使用时应按有关的规定进行。

（2）量筒（或量杯）用于量取浓度、体积要求不很准确的溶液，读数时视线要与量筒（或量杯）内溶液凹面最低处保持水平。

（3）容量瓶用于配制浓度体积要求准确的溶液或用作溶液的定量稀释。瓶塞应配套，密封性好，使用前要检查其是否漏水，配制或稀释溶液时，应在溶液接近标线时，用滴管缓缓滴加至溶液的凹面最低处与标线相切。容量瓶不能久贮溶液，特别是碱性溶液。

（4）滴定管是滴定分析时使用的较精密仪器，用于测量在滴定中所用溶液的体积，常量滴定管分酸式和碱式两种。使用前要检查其是否漏水，为了保证装入滴定管标准液的浓度不被稀释，装标准液前要用该标准液洗涤 3 次，将标准液装满滴定管后，应排尽滴定管下部气泡，读数时视线要与溶液凹面最低处保持水平。

（5）移液管用于准确转移一定体积的液体，常量移液管有刻度吸管和胖肚吸管。使用时，洗净的移液管要用吸取液洗涤 3 次，放液时应使液体自然流出，流完后保持移液管垂直，容器倾斜 45°，停靠 15 秒，移液管上无"吹"字时残留于管尖的液体不必吹出，但移液管上有"吹"字时，需将残留于管尖的液体吹出。

（6）玻璃温度计表面应光洁透明，在刻度范围和感温泡上不得有影响读数和强度的缺陷，液柱不得有断柱现象，读数时应平视。勿将温度计作搅拌器使用，感温泡壁容易破损。

（二）容器类玻璃仪器的使用

（1）烧杯主要用于配制溶液，煮沸、蒸发、浓缩溶液，进行化学反应以及少量物质的制备等，加热时应垫以石棉网；也可选用水浴、油浴或沙浴等加热方式，加热时内容物不得超过容积的 2/3，加热腐蚀性液体时应加盖表面皿。

（2）烧瓶用于加热煮沸以及物质之间的化学反应。加热时，应垫以石棉网（圆底烧瓶可直接加热），加热时内容物不得超过容积的 2/3。

平底烧瓶和圆底烧瓶常用于反应物较多的固液反应、液液反应以及一些需要较长时间加热的反应。使用前应认真检查有无气泡、裂纹、刻痕及厚薄不均匀等缺陷。

三角烧瓶反应时便于摇动，在滴定操作中常用作容器。

定碘烧瓶也称具塞烧瓶，主要用于碘量法的测定中，加热时应将瓶塞打开，以免塞子冲出或瓶子破碎，并应注意塞子保持原配。

蒸馏用烧瓶如需安装冷凝器等，应选短颈厚口烧瓶，连接蒸馏烧瓶与冷凝器时，穿过胶塞的支管伸入冷凝器内部分不应少于 4～5cm。

多口烧瓶常用于制取气体或易挥发物质及蒸馏时作加热容器。

（3）试管常用于定性试验，便于操作和观察，可直火加热，内容物加热时不应超过 1/3，不用加热时不要超过 1/2。加热试管内的固体物质时，管口应向下倾斜，以防凝结水回流至试管底部而使试管破裂。

（4）离心管常用于定性分析中的沉淀分离，不能直接加热。

（5）比色管主要用于比较溶液颜色的深浅，对元素含量较低的物质，用目视法作简易快速定量分析。使用时不可加热，要保持管壁尤其管底的透明度。

（6）试剂瓶用于盛装试剂溶液。每个试剂瓶上都必须贴有标签，标明内存试剂溶液的名称、浓度、配制日期、失效日期、配制人等信息。瓶塞和滴管不可调换，应保持原配。使用时瓶塞应倒置在桌面上；使用滴管时不要将溶液吸入胶头，也不要将滴管随意放置。

（7）称量瓶主要用于使用分析天平时称取一定质量的样品，也可用于烘干样品。平时要洗净、烘干，存放在干燥器内以备随时使用。不能用火直接加热，瓶盖不能互换，称量时不可用手直接拿取，应戴手套或垫以洁净纸条。

（三）其他类玻璃仪器的使用

（1）漏斗主要用于过滤操作和向小口容器倾倒液体，可以过滤热溶液，但不得用火直接加热。

（2）玻璃砂芯滤器常与过滤瓶配套进行减压过滤，根据孔径大小不同（滤片号数越大，孔径越小）可过滤不同的物质。使用时应注意避免碱液和氢氟酸的腐蚀，过滤瓶能耐负压，不能加热。

（3）干燥器主要用来保持物品的干燥，也可用来存放防潮的小型贵重仪器和已烘干的称量瓶、坩埚等。使用时应在沿边上涂抹一薄层凡士林以免漏气，开启时，应使顶盖向水平方向缓缓移动。

（4）滴管从试剂瓶中取出后，应保持胶头在上，不可平放或斜放，以防滴管中的试液流入胶头，从而腐蚀胶头，导致污染试剂。用滴管将试剂滴入试管或其他容器时，必须将它悬空地放在管口或容器口的上方，绝对禁止将滴管尖伸入管内或容器内，以防碰壁黏附其他物质。

（5）冷凝管、接管和分馏管与其他仪器配套使用，用于冷凝、分馏操作，使用时注意内外磨口的紧密性，安装、拆卸应按顺序小心操作。

（6）蒸发皿主要用于溶液的蒸发、浓缩和结晶，平时应洗净、烘干。

第二节　药品的取量技术

药品检验需要用各种量器具取用一定量的药品作为供试品，检验中所用的试剂也需要用量器具量取，这些量器具包括天平（主要取用固体物质的量器具）和容量量器具（主要取用液体物质的量器具）。量器具选用得当，使用操作正确，是药品检验结果准确的重要保障。

一、常用普通天平

常用普通天平有台式天平和扭力天平。下面主要介绍台式天平。

台式天平又称托盘天平、架盘天平、台秤，是一种常用衡器（图 3-1）。台式天平依据杠杆原理制成，在杠杆的两端各架有一托盘，一端放砝码，另一端放要称量的物体，杠杆中央装有指针，两端平衡时，两端的质量（重量）相等。

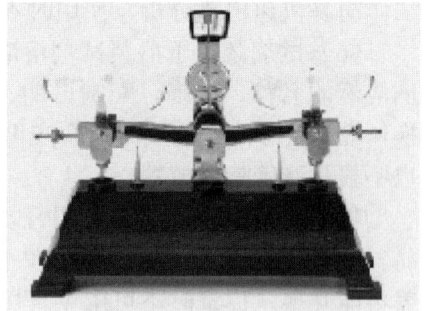

图 3-1　台式天平

台式天平的感量一般为 0.1g 或 0.2g，称量误差为±0.1g 或±0.2g，荷载有 100g、200g、500g、1000g 等。主要适用于精密度要求不高的称量，能迅速地称出物体质量，如做药品鉴别时供试品的称量、一般溶液的配制称量等。

使用注意事项如下。

（1）轻拿轻放仪器，事先把游码移至零刻度线，并调节平衡螺母，使天平左右平衡。

（2）称量物不能直接放在托盘上，应在两个托盘上分别放一张大小相同的称量纸，然后把要称量的物体放在纸上称量。易潮解的或有腐蚀性的物体必须放在玻璃容器（如表面皿、烧杯或称量瓶）里称量。

（3）右放砝码，左放物体。砝码不能用手拿，要用镊子夹取，加砝码应该从大到小，最后移动游码，使用砝码时要轻放轻拿。在使用天平时游码也不能用手移动。

（4）过冷过热的物体不可放在天平上称量，应先在干燥器内放置至室温后再称量。

（5）应经常保持天平干燥、清洁，若不小心把药品或脏物撒于托盘上，应停止称量，将其清除擦净后，方能继续进行使用。

（6）在称量过程中，不可再碰平衡螺母，称量完毕后应将砝码放回砝码盒中，把游码移回零刻度线。

（7）天平及砝码应用软刷拂抹清洁，并保持干燥，在使用期间每隔 3～12 个月必须检查计量性能以防失准，发现托盘天平损坏和不准时应及时检修。

（8）注意加载或去载时避免冲击，称量重量不得超过荷载重量，以免横梁断裂。

二、常用分析天平

（一）电光分析天平

电光分析天平一般由以下部件构成：天平梁、指针、升降旋钮、光幕、空气阻尼器、天平盘、天平橱罩、砝码与圈码。电光分析天平有全机械加码和半机械加码两种。所有砝码全部通过机械加码器加减的称为全自动电光分析天平；而 1g 以下的砝码是通过机械加码器加减的称为半自动电光分析天平（图 3–2）。下面介绍的是半自动电光分析天平。

电光分析天平分度值为 0.0001g（0.1mg），称

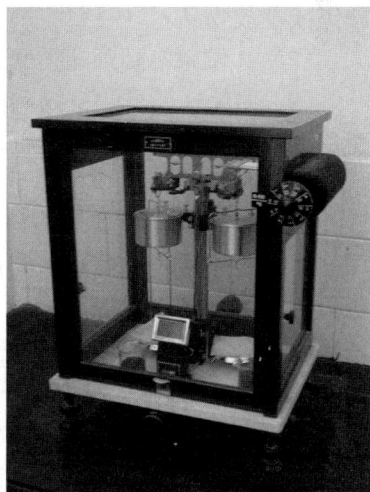

图 3–2　半自动电光分析天平

量误差为±0.1mg，最大载荷为100g或200g，适用于精密度要求较高的精密称量，如定量分析供试品的称量等。

使用注意事项如下。

（1）称量前应检查电源是否接通，天平是否清洁，是否处于水平状态，使用前要预热。

（2）被称物品不得直接放在天平盘上，应放在适当的容器内（或称量纸上）进行称量，易吸潮、易挥发、有腐蚀性或液体样品应盛于带盖称量瓶内称量。

（3）采用直接法称量，在天平称量前必须调节好零点；采用减重称量法，在称量前可不调零点，但要检查天平停点及示值变动是否符合要求。

零点调节方法：首先关闭天平门，再轻轻旋转升降旋钮，光幕出现游动的微分标尺，旋转到底，察看微分标尺上的"0"是否与光幕上的标线重合，如不重合，拨动旋钮下的调零杆，使其重合。若相差较大，需关闭天平，旋动天平梁上的零点调节螺丝，然后拨动调零杆，直到重合，零点即调好。

（4）被称物先放在托盘天平上粗称，然后再放到电光分析天平左盘中央，关左门，根据粗称质量在右盘放置砝码，转动转盘加入圈码至天平平衡，然后将天平开到底，待稳定后，记录数据。砝码的试重原则为：先大后小，中间截取，逐级试重。

（5）当旋钮开关使用时，必须缓慢均匀的转动启闭，过快时会使刀刃急触而损坏，同时由于剧烈晃动造成计量误差。

（6）称量时应适当的估计添加砝码，然后开动天平，按指针偏移方向，加减砝码，至光幕上出现静止到10mg内的读数为止。

（7）在每次称量时，都应将天平关闭，绝对不能在天平处于工作状态时加减砝码或拿放物品。

（8）称量完毕必须让天平复位，并作好天平使用情况登记。

（9）要保持天平的干燥和清洁，天平匣内应放有变色硅胶或其他适宜的干燥剂，并及时更换。

（二）电子分析天平

电子天平是天平中最新发展的一类天平，是药品检验中使用最广泛的天平。

电子天平是利用电子装置完成电磁力的调节，使物体在重力场中实现力的平衡（图3-3）。电子天平具有操作简单，称量速度快，准确度高等优点，具有数字显示、自动调零、自动校准、扣除皮重等功能。

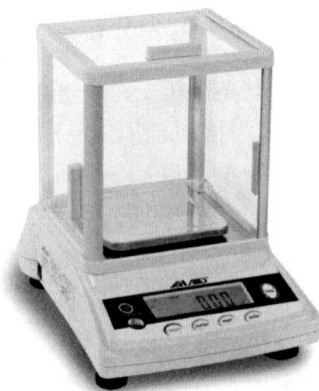

图3-3 电子分析天平

电子天平有常量天平、半微量天平、微量天平和超微量天平等各种类型，可以满足各种精度要求。适用于精密度要求较高的精密称量，如定量分析供试品的称量等。

使用注意事项如下。

（1）电子天平选择的电压档，应与使用地的外接电源电压相符。

（2）电子天平应处于水平状态，开机前首先调好天平的水平，然后接通电源。

（3）电子天平应按说明书的要求进行一定时间的预热。

（4）称量易挥发的或有腐蚀性的物品时，要盛放在密闭的容器内，以免腐蚀和损坏电子天平。

（5）天平室的温度应相对稳定，一般控制在 10～30℃，保持恒温；相对湿度一般在 70%以下。

（6）对电子天平定期进行校准，使其处于最佳称量状态。

（7）天平应放在无震动、无气流、无辐射及不含腐蚀气体的环境中。

（8）天平操作台应使用水泥台或其他防震台。

（9）经常保持天平室的环境卫生，更要保持电子天平的清洁，一旦物品撒落应及时小心清除干净。

三、常用量具

液体物质的量取常用的量器具有量筒（杯）、容量瓶、滴定管、移液管和刻度吸管等。《中国药典》2015 年版"凡例"规定："精密量取"系指量取体积的准确度应符合国家标准中对该体积移液管的精密度要求；"量取"系指可用量筒或按照量取体积的有效位数选用量具。取用量为"约"若干时，系指取用量不得超过规定量的±10%。

（一）量筒和量杯

量筒和量杯是最常用的度量液体体积的玻璃仪器。在检验工作中常用来量取控制化学反应条件的辅助溶液，对量取其体积的准确度要求不高。不同规格的量筒，每小格所代表的液体体积数不同，量筒越大，其精度越小，如：10ml 的量筒，每小格为 0.2ml，500ml 的量筒每小格为 5ml。

量筒必须符合 GB/T 12804—2011《实验室玻璃仪器量筒》要求。

量杯必须符合 GB 12803—1991《实验室玻璃仪器量杯》要求。

使用注意事项如下。

（1）用量筒测量液体的体积时，注入量筒内液体的温度应与量筒上所标明的温度（一般为 25℃）相近。如果温度过高或过低，测量的体积均有误差。测量时，应把量筒放在水平桌面上（用手举起不容易看准确），使眼睛的视线与液体凹面的最低点相切在同一水平面上，所读取的刻度即为液体的体积。

（2）量取液体时，应选用合适的规格，不要用大量筒量取少量液体，也不要用小量筒多次量取体积较大的液体。使用时要防止底部的碰撞，避免损伤。

（3）量筒是厚壁玻璃制品，不能加热，不能用作反应容器。量取体积时，不能在量筒内溶解物质和混合液体。

（二）容量瓶

容量瓶是一种细颈梨形平底的量器，带有玻璃磨口塞或塑料塞，有无色和棕色两种。颈部刻有环形标线，表示在所指定的温度（一般为20℃）下液体充满至标线时，液体的体积恰好等于瓶上所标明的体积。如：标有"20℃ 250ml"字样，表示在20℃时，当瓶中的液体的液面最凹点与颈部标线的刻度相切时，瓶内液体的体积恰好为250ml。

容量瓶是量入式（in-quanity style）计量玻璃仪器，必须符合GB/T 12806—2011《实验室玻璃仪器单标线容量瓶》要求。容量瓶主要是用来把精密称量的物质准确地配制成一定容积的溶液，或将准确容积的浓溶液稀释成准确容积的稀溶液，这种过程通常称为"定容"。

使用注意事项如下。

（1）第一次使用容量瓶时应进行磨口密封性能的检验，密封不好的不能使用。不能将固体直接加入瓶中配制溶液，也不能存储强碱溶液。使用结束，应立即清洗干净，塞上瓶塞，并在瓶口和瓶塞之间夹纸条，以免粘连。

（2）配制溶液时，不能直接将溶质放入容量瓶中进行溶解，应在烧杯中溶解，等待烧杯中溶液的温度恢复到室温时，才能将溶液转移到容量瓶中。这是因为容量瓶的容积是在20℃时标定的，而绝大多数物质溶解时都会伴随吸热或放热的发生，引起温度的升降，从而影响到溶液的体积，使所配制溶液的物质的量浓度不准确。

（3）定容以后的容量瓶在反复振荡、颠倒后，会出现容量瓶中的液面低于容量瓶刻度线的情况，这时不能再向容量瓶中滴加蒸馏水。因为部分液体在浸润容量瓶磨口时有所损失导致的。

（4）瓶体不能用来加热或烘烤。

（5）不要用容量瓶长期存放配好的溶液。配好的溶液如果需要长期存放，应该转移到干净的磨口试剂瓶中。

（三）滴定管

滴定管是用于准确测量放出液体体积的细长玻璃仪器，为量出式（ex-quantity style）计量玻璃仪器，必须符合GB/T 12805—2011《实验室玻璃仪器滴定管》

要求。

滴定管按容积不同分为常量、半微量及微量滴定管。常量滴定管中最常用的是容积为 50ml 的滴定管，这种滴定管上刻有 50 个等分的刻度（单位为 1ml），每一等分又分 10 格（每格为 0.1ml），最小刻度间可估读到 0.01ml，因此读数可达小数点后两位，测量误差为±0.02ml。

滴定管分为碱式滴定管和酸式滴定管。对于易见光分解的溶液，应采用棕色滴定管。还有一种滴定管为通用型滴定管，带聚四氟乙烯旋塞。

1. 碱式滴定管 碱式滴定管的下端配有橡胶管、玻璃球、尖嘴玻管，用以盛放碱溶液和碱性溶液。主要用于中和滴定及其他滴定实验。一般用无色或棕色玻璃制成。

使用时，用拇指和示指轻轻往一边挤压玻璃球外面的橡皮管，使套在玻璃球外面的橡皮管松弛，管内形成隙缝，溶液即可流出。

使用注意事项如下。

（1）一般不宜用于对橡皮管有腐蚀作用的溶液。

（2）使用前应先检查滴定管是否漏水、尖嘴玻管中是否有气泡。

（3）滴定时，右手握住锥形瓶，并不断划同心圆作圆周振荡，眼睛注意观察溶液颜色的变化。

（4）滴定管用毕后，倒去管内剩余溶液，用水冲洗干净，并装入蒸馏水至刻度以上，用大试管套在管口上。这样，下次使用前可不必再用洗液清洗。滴定管洗净后也可以倒置夹在滴定管夹上。

（5）长期不用时，胶管应拔下，蘸些滑石粉保存。

2. 酸式滴定管 酸式滴定管的下端配有玻璃磨口旋塞，用于酸性溶液、氧化性溶液或盐类溶液的滴定。玻璃管下端的活塞可控制滴定时液滴的流量和速度，管上的刻度表示滴定时量出溶液的体积数。有棕色和无色两种。

使用注意事项如下。

（1）使用前要先检查滴定管的活塞部位是否漏水、转动是否灵活、是否严格洗净，尖嘴部分不能有气泡。

（2）使用中应按照规定的操作要领：用左手握住活塞，拇指、示指和中指旋动活塞，右手握住锥形瓶，并不断划同心圆作圆周振荡，眼睛注意观察溶液颜色的变化。

（3）滴定管尖嘴的液滴要控制在一滴一滴地滴下，不能形成水流，防止滴入过量。

（4）滴定管用毕后，倒去管内剩余溶液，用水冲洗干净，并装入蒸馏水至刻度以上，用大试管套在管口上。这样，下次使用前可不必再用洗液清洗。滴定管洗净后也可以倒置夹在滴定管夹上。

（5）长期不用时，活塞部分应垫上纸，防止粘连打不开。

（四）移液管和刻度吸管

移液管和刻度吸管都是准确移取一定体积溶液的量器。

1. 移液管 移液管又称单标线吸量管，其中间有一膨大部分（称为球状）的玻璃管，球的上部和下部均为较细窄的管颈，出口缩至很小，以防止过快流出溶液而引起误差。管颈上部刻有一环形标线，表示在一定温度（一般为 20℃）下移出的体积。

移液管必须符合 GB 12808—1991《实验室玻璃仪器单标线吸量管》要求。

移液管按精度的高低分为 A 级和 B 级，A 级为较高级，B 级为较低级。标准中规定移液管的容量允差如表 3–2 所示。

表 3–2　移液管的容量允差

标称容量（ml）		1	2	5	10	15	20、25	50	100
容量允差（ml）	A 级	±0.007	±0.010	±0.015	±0.020	±0.025	±0.030	±0.050	±0.080
	B 级	±0.015	±0.020	±0.030	±0.040	±0.050	±0.060	±0.100	±0.160

2. 刻度吸管 刻度吸管是具有分刻度的玻璃管，两端直径较小，中间管身直径相同，可以转移其刻度范围内不同体积的溶液。

刻度吸管必须符合 GB 12807—1991《实验室玻璃仪器分度吸量管》要求。

常用的刻度吸管有 1ml、2ml、5ml、10ml 等规格。有的刻度吸管上标有"吹"字或"blow out"，特别是 1ml 以下的刻度吸管尤其是如此。一般情况下，刻度吸管是用于量取小体积或非整数体积的溶液，如量取 0.1ml、0.2ml 溶液。刻度吸管转移溶液的准确度不如移液管。

3. 使用注意事项

（1）为了减少测量误差，要尽量使用同一支刻度吸管。刻度吸管每次都应从最上面刻度为起始点，往下放出所需体积，而不是放出多少体积就吸取多少体积。

（2）量取整数如 5ml、10ml、20ml、25ml 的溶液时，应选用相应大小的移液管，而不用刻度吸管。

（3）移液管的规格如果是 10ml 的，只能量取 10ml 的溶液。在用移液管移取液体时，留在尖端的残留液不要吹出，因为移液管所指示的体积是根据自然流出的溶液体积来确定的。

（4）移液管和刻度吸管一般不要在烘箱中烘干。

第三节　溶液的配制技术

一、溶液

（一）溶液的定义

　　一种以分子、原子或离子状态分散于另一种物质中构成的均匀而又稳定的体系叫溶液。溶液由溶质和溶剂组成。用来溶解别种物质的物质叫溶剂，能被溶剂溶解的物质叫溶质。溶质和溶剂可以是固体、液体和气体。按溶剂的状态不同，溶液可分为固态溶液（如合金）、液态溶液和气态溶液（如空气）。一般所说的溶液是指液态溶液。水是一种很好的溶剂，由于水的极性较强，能溶解很多极性化合物，特别是离子晶体。因此，水溶液是一类最重要、最常见的溶液。以下讨论的溶液均指水溶液。

　　溶液中溶质和溶剂的规定没有绝对的界限，只有相对的意义。通常把单独存在和组成溶液时状态相同的物质叫作溶剂，如葡萄糖的水溶液，水称为溶剂，葡萄糖称为溶质。如果是两种液体相混溶，把量多的物质称为溶剂，如 20%的乙醇水溶液，水是溶剂，乙醇是溶质；含 20%甲醇的乙醇溶液，甲醇是溶质，乙醇则是溶剂。

　　在药品检验工作中，供试品以及各种反应试剂、指示剂、缓冲液、滴定液、对照液、标准品等都需要配制成一定规格浓度溶液后，方能按照分析方法对药品进行鉴别、检查和含量测定的检验。因此溶液配制是药品检验工作中不可缺少的重要技术之一。

（二）溶液浓度表示方法

　　溶液浓度的表示方法有很多种，药品检验中常用到的是物质的量浓度、百分浓度等。

　　1. 物质的量浓度　物质的量浓度中物质的量使用单位为摩尔（mol）或毫摩尔（mmol），是国际单位制（SI）中的基本单位。

　　浓度是物质的量的导出量，使用它时必须指明基本单元，同一溶液浓度值可因选择的基本单元不同而不同。为了简便，本书中一律采用分子、原子或离子作为基本单元。

　　物质的量浓度可表示为

$$c = \frac{n}{V}$$

式中，c 为溶质的物质的量浓度，mol/L 或 mmol/L，简称摩尔浓度或毫摩尔浓度；

n 为溶质的物质的量，mol 或 mmol；

V 为溶液的体积，L 或 ml。

《中国药典》2015 年版"凡例"规定：滴定液和试液的浓度，以 mol/L（摩尔/升）表示者，其浓度要求需精密标定的滴定液用"×××滴定液（×××mol/L）"表示；作其他用途不需要精密标定其浓度时用"×××mol/L ×××溶液"表示，以示区别。

2. 百分浓度 溶液的百分浓度可表示为

$$c\% = \frac{溶质的质量}{100\text{ml}}$$

即
$$c\% = \frac{m}{V} \times 100\%$$

式中，V 为溶液的体积，L 或 ml；

m 为溶质的质量，g。

百分比用"%"符号表示，系指重量的比例；但溶液的百分比，除另有规定外，系指溶液 100ml 中含溶质若干克；乙醇的百分比，系指在 20℃时容量的比例。此外，根据需要可采用以下符号。

%（g/g）　　　　表示溶液 100g 中含有溶质若干克；

%（ml/ml）　　　表示溶液 100ml 中含有溶质若干毫升；

%（ml/g）　　　 表示溶液 100g 中含有溶质若干毫升；

%（g/ml）　　　 表示溶液 100ml 中含有溶质若干克。

3. 《中国药典》其他相关规定

（1）液体的滴系指在 20℃时，以 1.0ml 水为 20 滴进行换算。

（2）溶液后标示的"（1→10）"等符号，系指固体溶质 1.0g 或液体溶质 1.0ml 加溶剂使成 10ml 的溶液；未指明用何种溶剂时，均系指水溶液；两种或两种以上液体的混合物，名称间用半字线"–"隔开，其后括号内所示的"："符号，系指各液体混合时的体积（重量）比例。

（三）溶液配制有关计算

1. 物质的量浓度的计算 在进行有关计算时，若物质的质量为 m（g），其摩尔质量为 M（g/mol），则物质的量 n 与 m 有如下关系

$$n = \frac{m}{M}$$

溶液浓度以物质的量浓度表示时，配制的时候首先根据欲配制溶液的体积、浓度及溶质的摩尔质量，求出溶液中所含溶质的质量。若是固体物质，可直接称量；如果是液体溶质，则要根据液体的相对密度求出相应的体积，配制原则是溶液稀释前后溶质的物质的量不变。

（1）用固体物质配制溶液 配制前固体物质的物质的量等于配制后溶液中溶质的物质的量，即

$$\frac{m}{M} = c \times V \text{（}M\text{为物质的摩尔质量）}$$

则配制体积为 V 的溶液时，应称取固体物质的质量为

$$m = c \times V \times M$$

式中，m 为溶质的质量，g；

c 为溶质的物质的量浓度，mol/L；

V 为溶液的体积，L；

M 为溶质的摩尔质量，g/mol。

例 3-1 欲配制 0.5mol/L 碳酸钠溶液 500ml，如何配制？

解：已知 $c_{(Na_2CO_3)} = 0.5 mol/L$ ，$V = 0.5L$ ，$M_{(Na_2CO_3)} = 106 g/mol$

$$m_{(Na_2CO_3)} = c_{(Na_2CO_3)} \times V \times M_{(Na_2CO_3)} = 0.5 \times 0.5 \times 106 = 26.5 g$$

配法：称取碳酸钠 26.5g 溶于水中，加水稀释至 500ml，混匀。

（2）用液体试剂配制溶液（稀释法） 用液体试剂配制溶液是将浓溶液稀释成稀溶液，溶液稀释前稀释后溶质的物质的量 n 不变。即

$$(cV)_{浓} = (cV)_{稀} = n$$

配制中应取浓溶液的体积为

$$V_{浓} = \frac{c_{稀} \times V_{稀}}{c_{浓}}$$

式中，$c_{稀}$为欲配制的稀溶液的物质的量浓度，mol/L；

$V_{稀}$为欲配制的稀溶液的体积，ml；

$c_{浓}$为浓溶液的物质的量浓度，mol/L。

例 3-2 用密度 $\rho = 1.69 g/ml$，质量分数 $\omega = 85\%$，浓度为 15mol/L 的浓磷酸，配制成 0.5mol/L 的磷酸溶液 500ml，如何配制？

解：溶液在稀释前后，其中溶质的物质的量不会改变，因而可用下式计算

$$V_{浓} = \frac{c_{稀} \times V_{稀}}{c_{浓}} = \frac{0.5 \times 500}{15} \approx 17 \text{ml}$$

另一算法：

已知 $c_{(H_3PO_4)稀} = 0.5 \text{mol/L}$，$V = 0.5 \text{L}$，$M_{(H_3PO_4)} = 98 \text{g/mol}$，$\rho = 1.69 \text{g/ml}$，$\omega = 85\%$

$$m_{(H_3PO_4)} = c_{(H_3PO_4)稀} \times V_{(H_3PO_4)稀} \times M_{(H_3PO_4)} = 0.5 \times 0.5 \times 98 = 24.5 \text{g}$$

$$V_{(H_3PO_4)浓} = \frac{m_{(H_3PO_4)}}{\rho \times \omega} = \frac{24.5}{1.69 \times 85\%} \approx 17 \text{ml}$$

配法：量取浓磷酸 17ml，加水稀释至 500ml，混匀。

2. 百分浓度的计算　欲配制溶液为 V（ml），百分浓度为 $c\%$，所需溶质的质量 m（g）根据 $c\% = \frac{m}{V} \times 100\%$，得

$$m = V \times c\%$$

（1）用固体物质配制溶液

例 3-3　配制浓度为 0.5% 的氢氧化钠 250ml，应称取氢氧化钠多少克？

解：已知 $V = 250 \text{ml}$，$c\% = 0.5\%$（g/ml）

$$m = V \times c\% = 250 \times 0.5\% = 1.25 \text{g}$$

应称取氢氧化钠 1.25g。

（2）用液体试剂配制溶液

用液体试剂为溶质配制百分浓度的溶液，系将浓溶液稀释成一定浓度稀溶液。由于溶质和溶剂都是液体，所以要计算出量取溶质和溶剂的体积。计算的原则是：稀释前与稀释后溶质的质量不变。

设所取浓溶液中溶质的质量为 m_1，体积为 V_1，密度为 ρ_1，百分浓度为 $c_1\%$，则

$$m_1 = V_1 \times \rho_1 \times c_1\%$$

设配制溶液中溶质的质量为 m_2，体积为 V_2，密度为 ρ_2，质量分数为 $c_2\%$，则

$$m_2 = V_2 \times \rho_2 \times c_2\%$$

$$m_1 = m_2$$

$$V_1 \times \rho_1 \times c_1\% = V_2 \times \rho_2 \times c_2\%$$

$$V_1 = \frac{V_2 \times \rho_2 \times c_2\%}{\rho_1 \times c_1\%}$$

$$c_2\% = \frac{V_1 \times \rho_1 \times c_1\%}{V_2 \times \rho_2}$$

例 3-4　欲配制质量分数为 10% 的盐酸溶液（$\rho_2 = 1.02 \text{g/ml}$）500ml，需溶液浓

度为 37% 的盐酸（ρ_1=1.19g/ml）多少毫升？

解：已知 V_2=500ml，ρ_2=1.02g/ml，c_2%=10%，ρ_1=1.19g/ml，c_1%=37%

$$V_1 = \frac{V_2 \times \rho_2 \times c_2\%}{\rho_1 \times c_1\%} = \frac{500 \times 1.02 \times 10\%}{1.19 \times 37\%} \approx 116\text{ml}$$

需溶液浓度为 37% 的盐酸约为 116ml。

例 3-5 配制稀氨水溶液 250ml（ρ_2=0.96g/ml）时，量取 27% 的浓氨水（ρ_1=0.90g/ml）100ml，问该稀氨水溶液浓度是多少？

解：已知 V_1=100ml，ρ_1=0.90g/ml，c_1%=27%，V_2=250ml，ρ_2=0.96g/ml

$$c_2\% = \frac{V_1 \times \rho_1 \times c_1\%}{V_2 \times \rho_2} = \frac{100 \times 0.90 \times 27\%}{250 \times 0.96} \approx 10.1\%$$

该稀氨水溶液浓度约为 10.1%。

二、试药

（一）试药级别与分类

《中国药典》2015 年版"凡例"规定，药品检验试验中的试药，除另有规定外，均应根据通则试药项下的规定，选用不同等级并符合国家标准或国务院有关行政主管部门规定的试剂标准。不包括各种色谱用的吸附剂、载体与填充剂。

（1）除生化试剂与指示剂外，一般常用的化学试剂分为基准试剂、优级纯、分析纯与化学纯四个级别。

基准试剂（英文标志为 PT，深绿色标签）：作为基准物质，纯度高、杂质少、稳定性好、化学组分恒定，适用于确定未知溶液的准确浓度或直接配制标准溶液，其主成分含量一般在 99.95%～100.0%，杂质总量不超过 0.05%。

优级纯（英文标志为 GR，深绿色标签）：主成分含量高，杂质含量低，适用于精密的科学研究和测定工作，有的可作为基准物质。

分析纯（英文标志为 AR，金光红色标签）：主成分含量略低于优级纯，杂质含量略高，适用于一般的科学研究和重要的测定。

化学纯（英文标志为 CP，中蓝色标签）：其品质较分析纯差，但高于实验试剂，适用于工厂、教学实验的一般分析工作。

（2）在选用上述试剂时可参考下列原则：① 标定滴定液用基准试剂；② 制备滴定液可采用分析纯或化学纯试剂，但不经标定直接按称重计算浓度者，则应采用基准试剂；③ 制备杂质限度检查用的标准溶液，采用优级纯或分析纯试剂；④ 制备试液与缓冲液等可采用分析纯或化学纯试剂。

（二）标准试剂

在药品检验中使用的那些具有已知含量（有的是指纯度）或特性值，其存在量和反应消耗量可作为分析测定度量标准的试剂称为标准试剂。简言之，标准试剂就是衡量其他物质化学量的标准物质。

尽管当前仪器分析广泛应用，但仪器分析法测定的值大部分是物理量，欲将其转化成化学量，也必须使用标准试剂（物质），同时仪器的校正也需要用到标准试剂。

分析数据的好坏与所用的标准试剂质量有密切关系。因此，标准试剂与其他规格的试剂相比，其可靠性更高。

我国习惯上将滴定液用的标准试剂和相当于 IUPAC（国际纯粹与应用化学联合会）的 C 级的 pH 标准试剂称为基准试剂，可见基准试剂是标准试剂中有特殊用途的一类试剂。

（三）常用标准试剂及用途

1. 酸、碱标准试剂　酸、碱标准试剂主要可用于配制定量分析的滴定液、杂质检查的标准液和定性鉴别试验的试剂，也可用于控制化学反应条件及药品处理、分离、掩蔽、调节溶液的酸碱性等操作。

2. 盐类标准试剂　某些盐类试剂可用于配制定量分析的滴定液，大多数可用于配制杂质检查的标准液和定性鉴别的试剂等。

3. 缓冲液　缓冲液主要是用来调节溶液酸碱性，使溶液 pH 始终稳定在一定范围内，以利于化学反应的完成。

4. 指示剂　指示剂用于检查酸碱杂质。在滴定分析中，选用适当的指示剂，借其颜色的变化显示化学计量点的到达而停止滴定。

（四）化学试剂的使用方法

为了保持试剂的质量和纯度，保证实验室人员的人身安全，必须掌握化学试剂的性质和使用方法，制订出安全守则，并要求有关人员共同遵守。

（1）应熟悉最常用化学试剂的性质，如市售酸碱的浓度、试剂在水中的溶解性、有机溶剂的沸点、试剂的毒性及化学性质等。

（2）分装试剂时，固体试剂应装在易于拿取的广口瓶中；液体试剂应盛放在容易倒取的细口瓶或滴瓶中；见光易分解的试剂（如硝酸银、高锰酸钾、碘化钾等）应装在棕色试剂瓶中，并保存于暗处（但见光分解的过氧化氢只能装在不透明的塑料瓶中，并置于避光阴凉处，因为棕色玻璃材质中的重金属离子会加速过氧化氢的分解）；盛放碱液的试剂瓶要用橡皮塞。

（3）要注意保护试剂瓶的标签，它表明试剂的名称、规格、质量，万一掉失应照原样贴牢。分装或配制试剂后应立即贴上标签。绝不可在瓶中装上不是标签指明的物质。无标签的试剂可取小样检定，不能用的要慎重处理，不应乱倒。

（4）取用试剂前，应看清标签。取用时若瓶塞顶是扁平的，可将瓶塞倒置于分析台上，若瓶塞顶不是扁平的，可用示指和中指将瓶塞夹持或放在清洁干燥的表面皿上，严禁将瓶塞横置于分析台上。

（5）对固体试剂应用干净的药勺取用，药勺必须保持干燥、洁净。固体颗粒较大时，应在干净的研钵中研碎，研钵中所盛固体量不得超过研钵体积的1/3。若试剂结块，可用洁净干燥的粗玻璃棒或专用不锈钢药刀将其捣碎后再取。取出试剂后，应立即盖紧瓶塞，以防搞错瓶塞，污染试剂。用过的药勺必须及时洗净。

（6）一般固体试剂可在干净的蜡光纸上称量，具有腐蚀性、强氧化性或易潮解的固体试剂应在玻璃器皿内称量，绝不能用滤纸来称量，称量时若取用过多，应将多取的试剂倒在指定的容器内，供他人使用，绝不能倒回原试剂瓶。

（7）用量筒量取液体试剂时，应用左手持量筒，并以大拇指指示所需体积的刻度处，右手持试剂瓶，注意将试剂瓶的标签握在手心中，逐渐倾斜试剂瓶，缓缓地倒出所需要量试剂，再将瓶口的一滴试剂碰到量筒内，以免液滴沿着试剂瓶外壁流下。然后将试剂瓶竖直，盖紧瓶塞，放回原处，标签向外。读取刻度时，视线与液面应在同一水平面上。若因不慎倒出过多的液体试剂，只能弃去或倒入指定的容器中供他人使用。

（8）从滴瓶中取出少量的试剂时，先提起滴管，使管口离开液面，用手指捏紧滴管上部的橡皮头，以赶出滴管中的空气，然后把滴管伸入滴瓶中，放开手指，吸入试剂，再提起滴管，将试剂滴入容器内。

（9）用滴管将试剂滴入锥形瓶中时，应用左手垂直地拿持锥形瓶，右手的拇指和示指夹住滴管的橡胶头，中指和无名指夹住滴管橡胶头与玻璃管的连接处，将滴管垂直或倾斜拿住，放在锥形瓶口的正上方，滴管口距锥形瓶口约2～3mm，然后挤捏橡胶头，使试剂滴入锥形瓶中。滴管不能伸入锥形瓶内，更不能触及锥形瓶内壁，否则，滴管口很容易沾上锥形瓶内壁的其他溶液，若再将此滴管放回原滴瓶内，则滴瓶内的试剂会被玷污。

三、标准试剂溶液的配制技术

（一）常用酸、碱、盐、缓冲液、指示剂

常用标准试剂分为酸、碱、盐、指示剂和缓冲液等，使用时须配制成一定规格浓度溶液，一般的配制对浓度的准确度要求不高。

1. 常用标准酸、碱试剂 常用标准酸、碱试剂见表3-3。

表 3-3　常用标准酸、碱试剂名称与规格

名称	密度（20℃）	浓度（mol/L）	质量百分浓度（g/ml）
浓盐酸 HCl	1.19	12	36%
浓硝酸 HNO₃	1.42	16	69%
浓硫酸 H₂SO₄	1.84	18	95.6%
浓醋酸 C₂H₄O₂	1.05	17	99.5%
浓磷酸 H₃PO₄	1.69	14.7	85.09%
浓氨水 NH₃·H₂O	0.90	15	25%～27%
氢氧化钠 NaOH（固体）		固体	试液：0.4%或10%

2. 常用标准缓冲液、指示剂　常用标准缓冲液、指示剂见表 3-4、表 3-5。

表 3-4　常用标准缓冲液名称与规格

名称	规格（pH）
邻苯二甲酸盐缓冲液	5.6
枸橼酸盐缓冲液	6.2
氨-氯化铵缓冲液	10.0
硼砂-碳酸钠缓冲液	10.8～11.2
醋酸-醋酸钠缓冲液	3.6
醋酸-醋酸钾缓冲液	4.3
醋酸-醋酸铵缓冲液	6.0（4.6）
磷酸盐缓冲液	2.5
硼酸-氯化钾缓冲液	9.0
乙醇-醋酸铵缓冲液	3.7
巴比妥缓冲液	7.4

表 3-5　常用标准指示剂名称与规格

名称	规格（变色范围 pH）
酚酞	8.3～10.0（无～红）
甲基红	4.2～6.2（红～黄）
甲基橙	3.1～4.4（红～黄）
中性红	6.8～8.0（红～黄）
溴麝香草酚蓝	6.0～7.6（黄～蓝）

续表

名称	规格（变色范围 pH）
石蕊	5～8（红～蓝）
刚果红	3.0～5.0（蓝～红）
铬黑 T	酒红色～纯蓝色
淀粉	中性，与碘显纯蓝色
孔雀绿	0.0～2.0（黄～绿）
钙紫红素	酒红色～纯蓝色

3. 常用标准盐类 常用标准盐类试剂名称与规格见表 3-6。

表 3-6 常用标准盐类试剂名称与规格

名称	规格
碳酸铵 $(NH_4)_2CO_3$	2mol/L
草酸铵 $(NH_4)_2C_2O_4$	0.25mol/L
硫化铵 $(NH_4)_2S$	3mol/L
硝酸银 $AgNO_3$	0.1mol/L
氯化钡 $BaCl_2$	0.25mol/L
铬酸钾 K_2CrO_4	0.5mol/L
高锰酸钾 $KMnO_4$	0.01mol/L
铁氰化钾 $K_3[Fe(CN)_6]$	0.25mol/L
氯化汞 $HgCl_2$	0.1mol/L
醋酸铅 $Pb(Ac)_2 \cdot H_2O$	0.25mol/L
碘化钾 KI	0.5mol/L
硫代乙酰胺 CH_2CSNH_2	5%（g/100ml）
重铬酸钾 $K_2Cr_2O_7$	0.1mol/L
硫酸铜 $CuSO_4$	0.1mol/L
硫化钠 Na_2S	2mol/L

（二）常用标准试剂溶液配制方法

常用的酸、碱、盐、缓冲液、指示剂配制方法具体见《中国药典》2015 年版四部通则 8000 项下，一般只需按照所示方法配制即可。

配制溶液时应注意以下事项。

（1）配制盐类溶液时，如果该固体试剂的组成含有结晶水，其摩尔质量应包括所含结晶水的质量。

（2）若固体溶质的颗粒较大，应先在研钵中研细，以便溶解。注意研钵中容纳的固体溶质不应超过其容量的 1/3。

（3）为了加快溶解速度，常采取边搅拌边加热的措施，但温度不宜过高，加热至固体溶质的残留物不再溶解时为止。搅拌时，应手持搅拌棒并转动手腕，使搅拌棒在溶液中均匀转圈，转动速度不要过快，也不要使搅拌棒碰到烧杯壁上，以免打碎烧杯或在烧杯壁上流下划痕。

（4）用浓酸或浓碱配制溶液时，应注意安全，防止灼伤，切不可将水往浓硫酸中倒。

四、标准浓度溶液的配制技术

（一）常用标准浓度溶液

标准浓度溶液是指准确地确定了溶液中所含元素、离子、化合物或基团浓度的溶液。常将用于定量分析的标准浓度溶液称为滴定液，用作样品替代测试的溶液称为标准试剂溶液。

当用标准浓度溶液测定样品或替代样品进行测试时，得到的结果应该与已知标准溶液的浓度相当或相符，如有效成分含量的测定和杂质的限量检查等。标准浓度溶液还可用来校准仪器，如色度计、分光光度计、pH 计等。不同浓度的标准溶液可以用来绘制校准曲线，从而可以用得到的校准曲线查出测试样品的浓度。常用标准浓度溶液见表 3-7。

表 3-7　常用标准浓度溶液名称、规格及用途

类别	名称	规格	用途
滴定液	氢氧化钠 NaOH	0.1mol/L	有效成分含量测定，杂质限量检查，校准仪器，绘制校准曲线
	盐酸 HCl	0.1mol/L	
	乙二胺四醋酸二钠（EDTA）	0.01mol/L 或 0.05mol/L	
	碘标准溶液	0.1mol/L	
	硝酸银 $AgNO_3$	0.1mol/L	
	亚硝酸钠 $NaNO_2$	0.1mol/L	
	高锰酸钾 $KMnO_4$	0.02mol/L	
	重铬酸钾 $K_2Cr_2O_7$	0.1mol/L	

类别	名称	规格	用途
	标准氯化钠溶液	10μg/ml	
	标准铅溶液	10μg/ml	
标准试剂溶液	标准砷溶液	1μg/ml	杂质限量检查
	标准氯化铵溶液	10μg/ml	
	标准铁溶液	10μg/ml	

（二）标准浓度溶液的配制方法

标准浓度溶液在药品检验中，常用于有效成分含量的测定和药物杂质限量检查等，是一种已知准确浓度的标准溶液。配制时，首先应准确计算出称取溶质的量或量取溶质的体积，且要求溶质的量必须用分析天平精密称定或用规定项下的移液管精密量取。

标准试剂溶液按《中国药典》2015 年版四部通则项下方法进行配制，下面重点介绍滴定液的配制方法。

1. 滴定液的配制 标准滴定溶液的配制方法有直接配制法和间接配制法两种，多用于容量定量分析中。

（1）直接配制法 直接配制法是准确称取一定量的基准物质，以适量溶剂溶解后，定量转移至量瓶中，用溶剂稀释至刻度，充分摇匀。根据称取基准物质的质量和量瓶的容积，即可计算出滴定液的准确浓度。

用直接配制法制备滴定液的物质必须是基准物质。作为基准物质必须具备下列条件：① 纯度高，含量一般要求在 99.9%以上，杂质总含量小于 0.1%。② 物质的组成必须与化学式完全相符（包括结晶水）。③ 物质必须稳定，在配制和贮存时不发生变化，如在空气中不吸湿，加热干燥时不分解，不与空气中氧气、二氧化碳等作用等。④ 物质最好有较大的摩尔质量，可以减少称量误差。⑤ 使用时易溶解。

直接配制法操作简单，但是许多物质不符合基准物质的要求，不能用直接法配制滴定液，而采用间接配制法。

（2）间接配制法 间接配制法是先按需要配制近似浓度的溶液，然后用基准物质或另一种已知浓度的滴定液来确定其准确浓度，这种操作过程称为"标定"，所以间接配制法又称标定法。

大多数的滴定液都是采用这种方法配制。如配制盐酸滴定液（0.1mol/L），配制氢氧化钠滴定液（0.1mol/L），由于盐酸和氢氧化钠都不符合基准物质条件，必须用间接法配制。

2. 滴定液的标定　滴定液的标定方法分为基准物质标定法和滴定液比较法。

（1）基准物质标定法　精密称取一定量的基准物质，溶解后，用待标定的溶液进行滴定。根据基准物质的质量和待标定溶液所消耗的体积，求出该溶液的准确浓度。平行测定 3～4 次，每次浓度相对偏差≤±0.2%时，其平均值为测定结果。其浓度的计算公式为

$$c_T = \frac{t}{a} \times \frac{1000m_A}{V_T M_A}$$

式中，c_T 为滴定液的浓度，mol/L；

t 为基准物质的反应摩尔数；

a 为被测物质的反应摩尔数；

m_A 为被测物质的质量，g；

V_T 为滴定液消耗量，ml；

M_A 为被测物质的摩尔质量，g/mol。

在药品检验中，大多数滴定液如氢氧化钠、盐酸、碘和硫代硫酸钠等均是通过基准物质标定法确定其准确浓度的。

（2）滴定液比较法　准确吸取一定量的待标定溶液，用已知准确浓度的滴定液滴定，反之亦可。根据两种溶液的体积及滴定液浓度计算出待标定溶液的浓度，计算公式为

$$c_A = \frac{c_T \times V_T}{V_A}$$

式中，c_A 为待标定溶液的浓度；

c_T 为已知准确浓度的滴定液浓度；

V_T 为已知准确浓度的滴定液消耗的体积；

V_A 为待标定溶液的体积。

该方法不如基准物质标定法准确度高，是因为引入了两次滴定误差，倘若标准溶液的浓度不准确，更会影响待标定溶液浓度的准确性。因此，标定溶液时应尽量采用基准物质进行直接标定。

（3）注意事项

① 标定时，不论采用哪种方法，都应平行测定 3～4 次，并尽量使标定过程、反应条件和测定物质含量时操作一致，以减少和抵消分析中的系统误差。

② 称取基准物质的质量不应太少，因为每份基准物质都要经过两次称量，如果每次称量都有±0.1mg 的误差，则每份基准物质就可能有±0.2mg 的误差，因此，称取基准物质的质量应不少于 0.2000g，这样才能使称量的相对误差不大于 0.1%。

③ 滴定时使用标准溶液的体积不应太少，否则滴定管读数的相对误差较大。

由于滴定管每次的读数有±0.01ml 的误差，每次滴定的误差就有可能达到±0.02ml，因此使用标准溶液的体积必须控制在 20～30ml 范围内，这样才能使滴定管的读数误差不大于±0.1%。

④ 标定标准溶液时，所使用的量器必要时需进行校正。读取溶液体积时还要考虑温度的影响，一般以 20℃为标准温度，室温偏离 20℃太远，都要加入温度补正值。

（三）标准浓度溶液的贮存

（1）标准浓度溶液应密封贮存，防止水分蒸发，使用前瓶内壁若有少量水珠，应将溶液摇匀，使溶液浓度不发生变化。

（2）对见光易分解、易挥发的不稳定溶液，如：$KMnO_4$、$AgNO_3$、I_2、NaS_2O_3 等标准溶液，应贮存在棕色试剂瓶中，并放置暗处，妥善保存。

（3）对易吸收 CO_2 并能腐蚀玻璃的较浓溶液，如 KOH、NaOH、EDTA 等溶液，最好贮存在聚乙烯塑料瓶中，并在瓶口装碱石灰干燥管，以吸收空气中的 CO_2 和 H_2O。KOH、NaOH 的稀溶液在短时间内也可以贮存于玻璃试剂瓶中，但必须使用橡皮塞塞住瓶口，严禁使用玻璃塞。

（4）由于溶液性质和测定条件的不同，溶液浓度易发生变化，因此，对不稳定的溶液应定期进行复标。

五、供试品溶液的配制技术

在进行鉴别、检查、含量测定的各项检验时，都需将待检药品溶解、稀释或提取、净化制成供试品溶液，使在溶液的状态下，能与试剂充分反应或便于仪器分析。配制方法是根据药品的理化性质以及检测原理、操作方法等，选择适当的溶剂将药品溶解、稀释或提取、净化后，制成所需要浓度的供试品溶液。

配制好的供试品溶液通常应澄清透明，在不影响测定结果的情况下，有时也允许有少量的颜色或沉淀，例如某些片剂做容量定量分析时，赋形剂对测定方法无干扰，可不需要过滤去除不溶性的赋形剂。不同药品，由于理化性质以及制剂不同，取样处理和供试品溶液配制方法各有不同。

此处选择化学原料药、制剂药供试品溶液的配制进行介绍。

（一）化学原料药供试品溶液的配制

由于化学原料药物多数为单一组分，纯度较高，大多数不需要进行繁杂的分离提纯，可直接取样溶解或稀释制成供试品溶液。如用酸碱滴定法测定阿司匹林的含量，取本品约 0.4g，精密称定，加中性乙醇（对酚酞指示液显中性）20ml 溶解后，依法测定含量。

例3-6 用高效液相色谱法测定青霉素钠的含量。取本品适量,精密称定,加水溶解并定量稀释制成每1ml中约含1mg的溶液,作为供试品溶液,精密量取20μl,注入液相色谱仪,依法测定含量。

解:操作中取本品适量,应根据规定配制的供试品溶液的浓度计算。

设配制供试品溶液50ml,应取供试品适量按下式计算

$$m = c \times V = 1 \times 50 = 50mg$$

式中,m 为药品取样量,mg;

c 为配制溶液浓度,mg/ml;

V 为配制溶液体积,ml。

配法:取青霉素钠约50mg,精密称定,置50ml量瓶中,加水溶解并稀释至刻度,摇匀,即得每1ml中约含1mg的供试品溶液。

(二)制剂药供试品溶液的配制

下面分别介绍片剂(固体物质)、注射剂(液体物质)供试品溶液的配制。

1. 片剂供试品溶液的配制 片剂中存在的赋形剂会对有效成分药物的溶解和测定带来干扰,制备供试品溶液时,常常用过滤、萃取等方法进行处理,去除干扰物质,制成便于测定的供试品溶液。

例3-7 盐酸环丙沙星片的含量测定。取本品10片,精密称定,研细,精密称取细粉适量(约相当于环丙沙星0.2g),置200ml量瓶中,加流动相适量振摇使溶解并稀释至刻度,摇匀,滤过,精密量取续滤液5ml,置50ml量瓶中,用流动相稀释至刻度,摇匀,作为供试品溶液,照盐酸环丙沙星项下的方法测定含量。(规格:0.25g)

解:若取本品10片,精密称定重量为2.6597g,应称取约相当于环丙沙星0.2g的细粉,按下式计算

$$细粉取样量 = \frac{平均片重 \times 相当于主药的量}{片剂规格}$$

$$= \frac{2.6597/10 \times 0.2}{0.25} \approx 0.21g$$

即取盐酸环丙沙星片研细后的细粉约0.21g,精密称定,置200ml量瓶中,按上述方法进行配制供试品溶液。

2. 注射剂供试品溶液的配制 注射剂为溶液制剂,若溶剂和其他辅料对测定方法无干扰,可直接取药品注射液作为供试品溶液;若有干扰或注射液中有效成分的量较大时,则需经过蒸干、溶解、稀释等处理后再配制成供试品溶液。用于仪器分析的供试品溶液,常需配制成微量浓度,则注意稀释的倍数与量瓶匹配。

例3-8 氨茶碱注射液的含量测定。精密量取本品适量，加 0.01mol/L 氢氧化钠溶液定量稀释成每 1ml 中约含氨茶碱 10μg 的溶液，依法测定。（规格：2ml：0.125g）

操作中精密量取本品适量，应根据药品的规格、规定制成的溶液的浓度和稀释倍数等计算

$$供试品规格量 = 规定配制的浓度 \times 稀释倍数$$

$$0.125 \times 10^6 = 10 \times 500 \times 25$$

即精密量取氨茶碱注射液 2ml（内含有效成分 0.125g），置 500ml 量瓶中，加 0.01mol/L 氢氧化钠溶液定量稀释至刻度，摇匀，再精密量取稀释液 1ml，置 25ml 量瓶中，加 0.01mol/L 氢氧化钠溶液定量稀释至刻度，即制成每 1ml 中约含氨茶碱 10μg 的供试品溶液。

第四章 | 化学分析法

　　化学分析法是以物质的化学反应为基础的分析方法，常被称为"经典分析法"。化学分析法主要包括重量分析法和滴定分析法，以及试样的处理和一些分离、富集、掩蔽等化学手段。

　　化学分析法通常用于测定相对含量在1%以上的常量组分，准确度相当高（一般情况下相对误差为0.1%～0.2%左右），所用天平、滴定管等仪器设备又很简单，是解决常量分析问题的有效手段。化学分析法大量应用于日常药品检验工作中，它正在向自动化、智能化、一体化、在线化的方向发展，可以与各种仪器分析紧密结合。

第一节　重量分析法

　　重量分析法是通过称取一定重量的样品，将其中待测成分以单质或化合物的形式分离出来，根据单质或化合物的重量及样品的重量，以计算该成分在样品中的含量的定量分析方法。

　　根据样品中待测成分性质的不同，采用的分离方法也不同，重量分析法可以分为沉淀法、萃取法和挥发法。本节主要介绍沉淀法。

一、沉淀法

　　沉淀法是使待测成分以难溶化合物形式从溶液中沉淀出来，经过分离、干燥，根据沉淀的重量以计算该成分的重量，据此计算该成分在样品中的百分含量。

（一）原理

　　在应用沉淀法测定待测成分时，通过加入一种沉淀剂使与待测成分在样品溶液中发生沉淀反应，再将沉淀分离、干燥，根据沉淀的重量和发生的沉淀反应进行计算，从而得到待测成分的含量。

（二）操作步骤

1. 样品的称取和溶解 称取代表性样品适量，如遇到大块样品，应先粉碎，充分混匀后再称取，用适宜的溶剂溶解。

2. 沉淀的制备 样品溶解后，可选择适宜的沉淀剂将待测成分沉淀出来。

3. 沉淀的过滤和洗涤 对于滤过，应根据沉淀的性质和滤过后对沉淀的处理方法来选择滤器。如果沉淀颗粒较细，滤过后只需干燥即能称量的，可采用垂熔玻璃坩埚；若沉淀需高温灼烧，均应采用滤纸滤过，且滤纸需选用定量滤纸。对于洗涤，待沉淀的上清液倒入滤器后，再加适量洗涤用液体，淹没沉淀，充分搅匀，待沉淀下沉，再把上清液倾注滤过，反复操作数次，最后才能将沉淀移入滤器，残留在烧杯、玻璃棒上的沉淀均应洗入滤器。

4. 沉淀的干燥与灼烧 若沉淀只需除去其中水分或一些挥发性物质，则经过坩埚干燥处理即可；若沉淀因组成不确定，干燥后不能称量，则需高温灼烧来获得固定组成的沉淀。

5. 分析结果的计算 待测成分以沉淀形式从样品中分离出来，经过干燥或灼烧，称定重量后，便可计算出待测成分在样品中的百分含量。对于待测成分沉淀是通过转变为某种难溶化合物的情况，需先根据称量形式的重量算出待测成分的重量，再根据样品中待测成分重量计算出待测成分的百分含量，其计算公式为

$$待测成分（\%）=\frac{M_1 \times 待测成分（分子量）的摩尔质量}{M_2 \times 待测成分称量形式的摩尔质量} \times 100\%$$

式中，M_1 为称量形式重量；

M_2 为样品重量。

（三）注意事项

1. 沉淀要有一定的组成 沉淀的称量形式一定要有固定的组成，方可计算分析结果，因此需要选择适合的沉淀反应。

2. 沉淀要完全 要求沉淀的溶解度小，为了使沉淀完全，对于溶解度还不够小的沉淀，加入比理论量过量的沉淀剂，借助同离子效应，达到降低沉淀溶解度的作用。

3. 沉淀要纯净，颗粒要大 此为获得测定结果准确的保证。沉淀中夹杂杂质主要是由于共沉淀现象所致，引起共沉淀的原因主要有表面吸附引起，吸留包夹引起，生成混晶和后沉淀。要想获得颗粒大纯净的沉淀，对晶型沉淀可采取以下措施。

（1）在热的溶液中进行沉淀 温度越高，沉淀吸附的杂质就越少，生成的沉

淀颗粒也就越大。

（2）在稀溶液中沉淀　溶液稀有利于颗粒大的沉淀生成。溶液稀，杂质的浓度也会相对小，沉淀受到污染的程度也相对较小，但稀的程度需要控制恰当，过稀则会因沉淀的溶解而加大误差。

（3）减缓加入沉淀剂的速度　缓缓加入沉淀剂可以避免局部试剂浓度过大，也可使沉淀颗粒大，吸附杂质少。

（4）加入其他试剂　对有的沉淀反应，可通过加入其他试剂，增大沉淀的颗粒，如沉淀硫酸钡时加入盐酸。

（5）沉淀的熟化　将沉淀与溶液一起放置一定时间，放置过程中，小结晶溶解，在大结晶表面重新析出，使结晶长大，吸附杂质减少，这个过程可称之为熟化，也可叫老化，试验中还可用加热的办法缩短放置的时间，同样达到熟化的要求。

（四）检验实例

随着仪器方法在药品检验中的广泛应用，近年来，采用重量分析法测定含量的例子已越来越少。但在药典中，仍有一些含量测定项目采用重量分析法，例如《中国药典》2015 年版一部芒硝中硫酸钠的含量测定、《中国药典》2015 年版二部磷酸哌嗪片中磷酸哌嗪的含量测定。

二、萃取法

利用待测组分在互不混溶的两种溶剂中溶解度的差异，将待测成分用适当的有机溶剂，从样品中萃取出来，然后将萃取溶剂蒸发除去，称量干燥物的重量，根据萃取物的重量以计算待测成分的百分含量的方法。

例如《中国药典》2015 年版一部昆明山海棠片中总生物碱的含量测定、《中国药典》2015 年版二部炔孕酮片中炔孕酮的含量测定。

三、挥发法

若待测成分具有挥发性，或者可以转变为可挥发性的气体，常采用挥发方法进行定量测定。根据测定对象的不同，挥发法可分为间接挥发法和直接挥发法。

如将样品加热或与某种试剂反应，使待测成分生成挥发性物质逸去，然后根据样品减少的重量，计算成分的含量（间接挥发法）；或者采用吸收剂将逸出的挥发性物质吸收，根据吸收剂增加的重量，以计算成分的含量（直接挥发法）。

例如《中国药典》2015 年版二部甲紫溶液中甲紫的含量测定、《中国药典》2015 年版四部二氧化硅中二氧化硅的含量测定。

第二节 滴定分析法

滴定分析法是最早应用于定量分析的重要方法之一，是一种传统的定量分析手段，又称之为容量分析法。它是根据一种已知浓度的试剂（滴定液）和待测物质作用时所消耗的体积，来计算得到待测物质的含量。这一方法是借助滴定技术来实现的，所谓滴定技术，就是将滴定液由滴定管逐滴加到待测物质的溶液中，根据滴定液和待测物质等当量反应的关系，从而计算出待测物质的含量。

在滴定分析中准确确定等当点是至关重要的，但在实际操作中，并不一定要恰好测得等当点，而只是利用指示剂的变色（或滴定液本身颜色的变化），来确定尽可能接近等当点的滴定终点，简称终点，它与等当点不一定能完全吻合，但必须非常接近。

滴定分析法应具备的条件：滴定液与待测物质之间反应要进行完全；要有合适的指示剂确定滴定终点；滴定液的浓度要稳定。

根据滴定液与待测物质发生的反应类型不同，可将滴定分析法分成酸碱滴定法、沉淀滴定法、络合滴定法、氧化还原滴定法等类型，通常通过指示剂或仪器方法（如电位滴定法与永停滴定法）来确定滴定终点。滴定分析一般在水溶液中进行，在非水溶剂中进行滴定的分析方法，称为非水滴定法。

一、酸碱滴定法

（一）概述

利用酸和碱在水溶液中以质子转移反应为基础的滴定分析方法称为酸碱滴定法，又称为中和法。是化学分析中定量分析的常用方法，一般的酸、碱及能与酸、碱直接或间接进行质子转移发生中和反应的物质，几乎都可以用酸碱滴定法进行测定。

（二）原理

酸碱滴定法所依据的反应原理是：$H^+ + OH^- = H_2O$。

中和反应通常不发生任何外观变化，在滴定中须选用适当的指示剂，借其颜色变化显示滴定终点的到达。酸碱滴定法所用的滴定成分是根据所分析溶液的 pH 值来选择适当 pH 值内变色的指示剂，即由酸性到中性变色或由碱性到中性变色的指示剂，当滴入的成分与待测溶液中的成分反应达到或接近中性时，即会显示出颜色变化，从而指示终点。酸碱滴定法中的酸碱指示剂一般是有机弱酸或有机弱碱，它们在溶液中或多或少地发生离解，因酸式及其共轭碱式具有不同的颜色，当 pH 值改变时，指示剂失去质子由酸式转化为碱式，或得到质子由碱式转化为酸式，同时伴随着颜色的变化。在选取指示剂时，应选择在突跃内变色的指示剂，并使指示剂确定的滴定终点（pH_{ep}）尽量接近化学计量点（pH_{sp}）。

（三）检验实例

酸碱滴定法在药品检验中有着广泛的应用，例如《中国药典》2015 年版一部半夏中总有机酸的含量测定、《中国药典》2015 年版二部牛磺酸中牛磺酸的含量测定。

二、沉淀滴定法

（一）概述

沉淀滴定法是以沉淀反应为基础的一种滴定分析方法。沉淀滴定法中沉淀反应必须满足生成沉淀的溶解度要小（一般要求＜10^{-6}g/ml）；反应速度快，且反应定量进行，没有副反应发生；有适当的方法确定终点，吸附现象不影响终点观察等条件。

生成沉淀的反应很多，但符合滴定分析条件的却很少，目前应用最多的是银量法，即利用 Ag^+ 与卤素离子的反应来测定 Cl^-、Br^-、I^-、SCN^- 和 Ag^+。银量法分为三种：铬酸钾指示剂法（又称 Mohr 法）、铁铵矾指示剂法（又称 Volhard 法）、吸附指示剂（又称 Fajans 法）。

（二）铬酸钾指示剂法

1. 原理　用铬酸钾（K_2CrO_4）作指示剂，在中性或弱碱性含 Cl^- 试液中，用硝酸银标准溶液滴定，氯化银先沉淀，当砖红色的铬酸银沉淀生成时，表明 Cl^- 已被定量沉淀，指示终点已经到达。此法方便、准确，应用广泛。

以 $AgNO_3$ 标准溶液测定 Cl^- 为例。

终点前：$Ag^++Cl^-=AgCl\downarrow$ （白色）$K_{sp}=1.8\times10^{-10}$

终点时：$2Ag^++CrO_4^{2-}=Ag_2CrO_4\downarrow$ （砖红色）$K_{sp}=2.0\times10^{-12}$

计量点附近终点出现的早晚与溶液中 $[CrO_4^{2-}]$ 有关：

$[CrO_4^{2-}]$ 过大——终点提前——结果偏低（–TE%）；

$[CrO_4^{2-}]$ 过小——终点推迟——结果偏高（+TE%）。

2. 指示剂用量（CrO_4^{2-} 浓度）　理论计算：在计量点时，溶液中 Ag^+ 物质的量应等于 Cl^- 物质的量。

若计量点时溶液的体积为 100ml，实验证明，在 100ml 溶液中，当能觉察到

明显的砖红色 Ag_2CrO_4 出现时，需用去 $AgNO_3$ 物质的量为 2.5×10^{-6} mol。

实际滴定中：因为 K_2CrO_4 本身呈黄色，按 $[CrO_4^{2-}] = 5.9 \times 10^{-2}$ mol/L 加入，则黄颜色太深而影响终点观察，实验中，采用 K_2CrO_4 浓度为 2.6×10^{-3} mol/L $\sim$ 5.6×10^{-3} mol/L 范围比较理想。

3. 滴定条件

（1）溶液的酸度　通常溶液的酸度应控制在 pH=6.5～10.5（中性或弱碱性），若酸度高，则

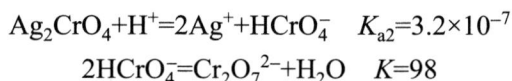

$$Ag_2CrO_4 + H^+ = 2Ag^+ + HCrO_4^- \quad K_{a2} = 3.2 \times 10^{-7}$$
$$2HCrO_4^- = Cr_2O_7^{2-} + H_2O \quad K = 98$$

若碱性太强，则

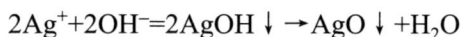

$$2Ag^+ + 2OH^- = 2AgOH \downarrow \rightarrow AgO \downarrow + H_2O$$

当溶液中有少量 NH_3 存在时，则应控制在 pH=6.5～7，因为

$$NH_3^+ + OH^- = NH_3 + H_2O$$
$$NH_3 + Ag^+ = Ag(NH_3)_2^+$$

（2）沉淀的吸附现象　先生成的 $AgCl\downarrow$ 易吸附 Cl^-，使溶液中 $Cl^-\downarrow$，终点提前，滴定时必须剧烈摇动。$AgBr\downarrow$ 吸附更强。

（3）干扰离子的影响　能与 Ag^+ 生成沉淀的阴离子（PO_4^{3-}、AsO_4^{3-}、SO_3^{2-}、S^{2-}、CO_3^{2-}、$C_2O_4^{2-}$），能与 $Cr_2O_7^{2-}$ 生成沉淀的阳离子（Pb^{2+}、Ba^{2+}），在弱碱性条件下易水解的离子（Al^{3+}、Fe^{3+}、Bi^{3+}），大量的有色离子（Co^{2+}、Cu^{2+}、Ni^{2+}），这些离子都可能干扰测定，应预先分离。

（4）滴定对象　该法能测 Cl^- 和 Br^-，但不能测 I^- 和 SCN^-。

（三）铁铵矾指示剂法

用铁铵矾 $[NH_4Fe(SO_4)_2 \cdot 12H_2O]$ 作指示剂的银量法称 Volhard 法。本法又可分为直接滴定法和返滴定法。

直接滴定法（测定 Ag+）：在含 Ag^+ 的酸性试液中，加铁铵矾 $[NH_4Fe(SO_4)_2 \cdot 12H_2O]$ 为指示剂，以 NH_4SCN 为滴定剂，先生成 AgSCN 白色沉淀，当红色络合物 $FeSCN^{2+}$ 出现时，表示 Ag^+ 已被定量沉淀，终点已到达。

返滴定法（测定卤素离子）：在含卤素离子的酸性溶液中，先加入一定量的过量的 $AgNO_3$ 标准溶液，再加指示剂 $NH_4Fe(SO_4)_2$，以 NH_4SCN 标准溶液滴定过剩的 Ag^+，直到出现红色为止。两种试剂用量之差即为卤素离子的量。此法的优点是选择性高，不受弱酸根离子的干扰。但用本法测 Cl^- 时，宜加入硝基苯，将沉淀包住，以免部分的 Cl^- 由沉淀转入溶液。

1. 原理

$$SCN^- + Ag^+ = AgSCN\downarrow（白色）K_{sp} = 1.0 \times 10^{-12}$$

终点时：
$$SCN^- + Fe^{3+} = [FeSCN]^{2+}（红色）K_{稳} = 138$$

终点出现早晚与 Fe^{3+} 大小有关。

2. 滴定条件

（1）溶液的酸度，通常在硝酸的酸性条件下进行。

（2）直接滴定法，测定 Ag^+ 时，$AgSCN^-$ 吸附 Ag^+，近终点时剧烈摇动。

（3）返滴定法，测定 Cl^- 时：

$$Cl^- + Ag^+（过量）= AgCl\downarrow \quad S_{AgCl} = 1.35 \times 10^{-5} mol/L（大）$$

$$Ag^+（剩余）+ SCN^- = AgSCN\downarrow \quad S_{AgSCN} = 1.0 \times 10^{-6} mol/L（小）$$

终点时：$SCN^- + Fe^{3+} = [FeSCN]^{2+}（红）$发生转化作用：

$$AgCl + SCN^- = AgSCN + Cl^-$$

致使 $SCN^-\downarrow$，已生成的 $[FeSCN]^{2+}$ 离解，红色消失，多消耗 SCN^-，造成较大误差，常采取如下预防措施。

① 加入有机溶剂硝基苯、1,2-二氯乙烷、邻苯二甲酸二丁酯等，用力摇动，使 AgCl 表面被有机溶剂覆盖，减少与溶液接触。

② 近终点时，防止剧烈摇动。

③ 加入 $AgNO_3$ 先生成 AgCl 后，先加热至沸使 AgCl 凝聚。

（4）干扰物质　该法因为在 HNO_3 介质中测定，选择性比较高，只有强氧化剂、铜盐和汞盐能与 SCN^- 作用而干扰测定，大量 Cu^{2+}、Ni^{2+}、Co^{2+} 等有色离子存在影响终点观察。因此，滴定前应预先分离或掩蔽。

（四）吸附指示剂法

在中性或弱碱性的含 Cl^- 试液中加入吸附指示剂指示终点，当用 $AgNO_3$ 滴定时，在等当点以前，溶液中 Cl^- 过剩，AgCl 沉淀的表面吸附 Cl^- 而带负电，指示剂不变色。在等当点后，Ag^+ 过剩，沉淀的表面吸附 Ag^+ 而带正电，它会吸附带负电的荧光黄离子，使沉淀表面显示粉红色，从而指示终点已到达。

1. 原理　吸附指示剂大多是有机酸，当被沉淀表面吸附后，结构发生变化，颜色发生变化。

例如，用 $AgNO_3$ 溶液滴定 Cl^-，采用有机酸荧光黄指示剂（HFL）为指示剂。

$$HFL \rightleftharpoons H^+ + FL^-（黄绿色）$$

计量点前：

$$Ag^+ + Cl^- = AgCl（白色）$$

$$AgCl + Cl^- = AgCl \cdot Cl^-$$

计量点后，终点时：

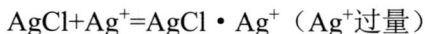

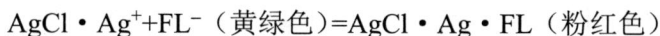

$$AgCl+Ag^+=AgCl \cdot Ag^+（Ag^+过量）$$
$$AgCl \cdot Ag^++FL^-（黄绿色）=AgCl \cdot Ag \cdot FL（粉红色）$$

2. 指示剂的选择 为了使终点颜色变化明显，应用吸附指示剂时需要注意以下几个问题。

（1）吸附指示剂不是使溶液发生颜色变化，而是使沉淀的表面发生颜色变化。因此，应尽可能使卤化银沉淀呈胶体状态，具有较大的表面。为此，在滴定前应将溶液稀释并加入糊精、淀粉等亲水性高分子化合物以形成保护胶体。同时，应避免大量中性盐存在，因为它能使胶体凝聚。

（2）胶体颗粒对指示剂离子的吸附力，应略小于对待测离子的吸附力，否则指示剂将在等当点前变色。但对指示剂离子的吸附力也不能太小，否则等当点后也不能立即变色。滴定卤化物时，卤化银对卤化物和几种常用的吸附指示剂的吸附力的大小次序如下：

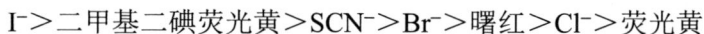

$$I^->二甲基二碘荧光黄>SCN^->Br^->曙红>Cl^->荧光黄$$

因此在测定 Cl^- 时不能选用曙红，而应选用荧光黄为指示剂。

（3）溶液的 pH 应适当，常用的吸附指示剂多是有机弱酸，而起指示剂作用的是它们的阴离子。因此，溶液的 pH 应有利于吸附指示剂阴离子的存在。也就是说，电离常数小的吸附指示剂，溶液的 pH 就要偏高些；反之，电离常数大的吸附指示剂，溶液的 pH 就要偏低些。

（4）指示剂的离子与加入滴定剂的离子应带有相反的电荷。

（5）带有吸附指示剂的卤化银胶体对光线极敏感，遇光易分解析出金属银，在滴定过程中应避免强光照射。

（五）注意事项

（1）用铬酸钾指示剂法，必须在近中性或弱碱性溶液（pH 6.5～10.5）中进行滴定。因铬酸钾是弱酸盐，在酸性溶液中，CrO_4^{2-} 与 H^+ 结合，降低 CrO_4^{2-} 浓度，在等当点时不能立即生成铬酸银沉淀；此法也不能在碱性溶液中进行，因银离子与氢氧根离子生成氧化银沉淀。

（2）应防止氨的存在，氨与银离子生成可溶性 $[Ag(NH_3)_2]^+$ 络合物，干扰氯化银沉淀生成。

（3）铁铵矾指示剂法应在稀硝酸溶液中进行，因铁离子在中性或碱性介质中能形成氢氧化铁沉淀。

（4）为防止沉淀转化（$AgCl+SCN^-=AgSCN+Cl^-$），铁铵矾指示剂法加硝酸银滴定液沉淀后，应加入 5ml 邻苯二甲酸二丁酯或 1～3ml 硝基苯，并强力振摇后再加入指示液，用硫氰酸铵滴定液滴定。

（5）滴定应在室温进行，温度高，红色络合物易褪色。

（6）滴定时需用力振摇，避免沉淀吸附银离子，过早到达终点。但滴定接近终点时，要轻轻振摇，减少氯化银与 SCN^- 接触，以免沉淀转化。

（7）吸附指示剂法，滴定前加入糊精、淀粉，形成保护胶体，防止沉淀凝聚使吸附指示剂在沉淀的表面发生颜色变化，易于观察终点。滴定溶液的 pH 应有利于吸附指示剂的电离，随指示剂不同而异。

（8）吸附指示剂法，沉淀所形成的胶体颗粒对指示剂离子的吸附力应略小于对待测离子的吸附力。

（9）滴定时避免阳光直射，因卤化银遇光易分解，使沉淀变为灰黑色。

（10）有机卤化物的测定，由于有机卤化物中卤素结合方式不同，多数不能直接采用银量法，必须经过适当处理，使有机卤素转变成卤离子后再用银量法测定。

（六）检验实例

例如，《中国药典》2015 年版一部红粉的含量测定、《中国药典》2015 年版二部二巯丁二钠的含量测定。

三、配位滴定法

（一）概述

利用形成化合物的反应进行容量分析方法，称为配位滴定法，又称为络合滴定法。能够用于络合滴定的反应，必须具备下列条件。

（1）形成的络合物要相当稳定，否则不易得到明显的滴定终点；

（2）在一定反应条件下，络合数必须固定（即只形成一种配位数的络合物）；

（3）反应速度要快；

（4）要有适当的方法确定滴定的计量点。

配位滴定法中常用的有银氨配离子法、汞量法及氨羧络合剂法。氨羧络合剂法为目前最常用的配位滴定法，本节重点阐述该方法。

（二）氨羧络合剂法

在络合反应中，提供配位原子的物质称为配位体，即络合剂。简单配位络合剂存在分级络合现象，除了 CN^-（与 Ag^+）、Hg^{2+}（与 Cl^-）等极少数反应外，一般不适合作滴定剂。目前螯合剂应用较多，特别是氨羧络合剂中的 EDTA 应用最为广泛。

1. EDTA 的性质　EDTA 即乙二胺四乙酸，其分子结构式为：$(HOOC-CH_2)_2N-$

CH$_2$–CH$_2$–N(CH$_2$–COOH)$_2$，常用 H$_4$Y 表示。乙二胺四乙酸是一种白色结晶粉末，无毒，不吸潮。在水中难溶。在 22℃时，每 100ml 水中能溶解 0.02g，难溶于醚和一般有机溶剂，易溶于氨水和 NaOH 溶液中，生成相应的盐溶液。能与许多金属离子形成稳定的螯合物。由于 EDTA 在水中的溶解度小，通常将其制成二钠盐，即 EDTA 二钠盐，常以 Na$_2$H$_2$Y$_2$H$_2$O 形式表示，目前实际应用的氨羧络合剂都是 EDTA 的二钠盐。因此，从狭义上说，氨羧络合剂法是用 EDTA 二钠作为滴定液的滴定分析法，常简称为 EDTA 滴定法。

当 H$_4$Y 溶解于酸度很高的溶液中，它的两个羧基可再接受 H$^+$而形成 H$_6$Y^{2+}，这样 EDTA 就相当于六元酸，在溶液中存在六级离解平衡，其离解平衡常数分别为：K_{a1}=10$^{-0.90}$、K_{a2}=10$^{-1.6}$、K_{a3}=10$^{-2.0}$、K_{a4}=10$^{2.67}$、K_{a5}=10$^{-6.16}$、K_{a6}=10$^{-10.26}$。

在任何水溶液中，EDTA 总是以 H$_6$Y^{2+}、H$_5$Y$^+$、H$_4$Y、H$_3$Y$^-$、H$_2$Y^{2-}、H$_3$Y^{3-}、Y$_4^-$等 7 种形式存在。它们在水溶液中的分布状况取决于溶液的 pH。

2. EDTA 与金属离子络合的特点

（1）EDTA 具有广泛的络合能力。由于 EDTA 分子中含有氨氮和羧氧配位原子，前者易与 CO^{2+}、Ni^{2+}、Zn^{2+}、Cu^{2+}等金属离子络合，后者几乎能与所有高价金属离子络合，因此 EDTA 基本能与元素周期表中大部分金属离子络合，应用范围较广，也正因为如此，它的选择性较差。

（2）EDTA 与金属离子络合生成的络合物相当稳定，因为 EDTA 络合物中，形成了多个五元环，因此稳定性很高。

（3）除少数高价金属离子（如 Co^{6+}）外，绝大多数金属离子与 EDTA 形成 1:1 的络合物，没有分级络合现象，这给络合滴定结果的计算提供了方便。

（4）EDTA 与金属离子形成易溶于水的络合物，使滴定可以在水溶液中进行，而且反应速度大部分也较快，这为络合滴定提供有利条件。

（5）EDTA 与无色金属离子生成无色的络合物，与有色金属离子形成颜色更深的络合物。对于前者，有利于用指示剂确定终点；对于后者，要控制其浓度勿过大，否则使用指示剂目测终点时比较困难。

3. 金属指示剂 在络合滴定中，通常利用一种能与金属离子生成有色络合物的显色剂来指示滴定过程中金属离子浓度的变化，这种显色剂称为金属指示剂。

金属指示剂的作用原理：金属指示剂是一种有机染料（HIn），在适当的条件下，能与某些金属离子形成与染料本身颜色不同的有色络合物：

$$M+In \rightleftharpoons MIn$$

颜色甲 　　颜色乙

随着 EDTA 的加入，金属离子 M 逐步被络合，当滴定到反应计量点附近时，溶液中金属离子浓度逐渐降低，加入的 EDTA 进而夺取 MIn 络合物中的金属离子

M，使指示剂游离出来，引起溶液的颜色变化，从而指示滴定终点的到达。

$$MIn+Y \rightleftharpoons MY+In$$

颜色乙 　　　 颜色甲

有些金属指示剂还具有酸碱指示剂的性质：

$$HIn \rightleftharpoons In^- + H^+$$

酸色 　　　 碱色

因此，金属指示剂只能在其他颜色与 MIn 有明显区别的范围内使用。

终点时溶液的颜色应是 MY 和 In⁻（或 HIn）的混合色。若 MY 无色，则显示游离离子指示剂的颜色。

4. 金属指示剂具备的条件及使用注意事项

（1）金属指示剂具备的条件

① 金属指示剂、金属离子和金属指示剂形成的络合物（MIn）颜色应有明显区别，这样终点颜色变化才明显。

② 指示剂络合物（MIn）的稳定性要恰当。它既要有足够的稳定性，又要比该金属离子与 EDTA 形成的络合物（MY）的稳定性低。如果稳定性太低，就会提前出现终点，而且变色不敏锐；如果稳定性太高，就会使终点拖后，而且有可能滴入 EDTA 后不能夺出其中的金属离子，显色反应失去可逆性，得不到滴定终点。

③ 指示剂与金属离子的反应应灵敏、迅速，有良好的变色可逆性。

④ 指示剂以及指示剂和金属离子形成的络合物应易溶于水，如果生成胶体溶液或沉淀，则会影响颜色反应的可逆性，使变色不明显，终点拖长。若发生这种情况，可加入有机溶剂或加热予以解决。

⑤ 金属指示剂应比较稳定，便于贮存和使用。有些金属指示剂本身放置空气中易被氧化破坏，或发生分子聚合作用而失效，为此，可用中性盐混合配成固体混合物贮存备用。也可以在金属指示剂溶液中，加入防止其变质的试剂。如在铬黑 T 溶液中加三乙醇胺等。

（2）金属指示剂使用注意事项

① 溶液中有些离子，如 Cu^{2+}、Co^{2+}、Ni^{2+} 等能与指示剂发生不可逆反应，而使指示剂"阻塞"或"封闭"，可在滴定前加掩蔽剂除去。

② 在滴定过程中，尤其是在碱性介质中，有些指示剂易被空气氧化，可加入羟胺、抗坏血酸等还原剂进行保护。

③ 如终点前后两种颜色区别不明显，可加一些能产生颜色互补效应的惰性染料。

5. 金属指示剂的选择　在化学计量点附近，被滴定金属离子的 pM 发生突跃，因此要求指示剂能在此区间内发生颜色变化，并且指示剂变色的 $pM'_{终点}$ 尽量与化学计量点的 $pM'_{计量点}$ 一致，以减少终点误差。指示剂变色点金属离子浓度应为

$$pM'_{终点}=lgK'_{MIn}$$

此式表明，在络合滴定中，选择指示剂时，应尽量使指示剂的 lgK'_{MIn}（考虑指示剂的酸效应系数）与 $pM'_{终点}$ 一致，至少应在化学计量点附近的 $pM'_{计量点}$ 突跃范围以内，否则会产生较大误差。

6. 滴定的方式

（1）直接滴定法　是络合滴定中最基本的方法，将待测物质处理成溶液后，调节酸度，加入指示剂（有时还需要加入适当的辅助络合剂及掩蔽剂），直接用 EDTA 标准溶液进行滴定，然后根据消耗的 EDTA 标准溶液的体积，计算试样中待测组分的含量。

（2）返滴定法　是将待测物质制成溶液，调好酸度，加入过量的 EDTA 标准溶液，再用另一种标准金属离子溶液，返滴定过量的 EDTA，算出两者的差值，即是与待测离子结合的 EDTA 的量，由此就可以算出待测物质的含量。这种滴定方法，适用于无适当指示剂或与 EDTA 不能迅速络合的金属离子的测定。

作为返滴定法的金属离子，它与 EDTA 络合物的稳定性要适当。既应有足够的稳定性以保证滴定的准确度，一般又不宜比待测离子与 EDTA 的络合物更为稳定。否则在返滴定的过程中，它可能将待测离子从其络合物中置换出来，造成测定结果偏低。

（3）置换滴定法　利用置换反应生成等物质的量的金属离子或 EDTA，然后进行滴定的方法，称为置换滴定法。即在一定酸度下，往待测试液中加入过量的 EDTA，用金属离子滴定过量的 EDTA，然后再加入另一种络合剂，使其与待测定离子生成一种络合物，这种络合物比待测离子与 EDTA 生成的络合物更稳定，从而把 EDTA 释放（置换）出来，最后再用金属离子标准溶液滴定释放出来的 EDTA。根据金属离子标准溶液的用量和浓度，计算出待测离子的含量。这种方法适用于多种金属离子存在下测定其中一种金属离子。

（4）间接滴定法　有些金属离子（如 Li^+、Na^+、K^+、Rb^+、Cs^+、W^{6+}、Ta^{5+} 等）和一些非金属离子（如 SO_4^{2-}、PO_4^{3-}等），由于不能和 EDTA 络合或与 EDTA 生成的络合物不稳定，不便于络合滴定，这时可采用间接滴定的方法进行测定。

（三）检验实例

例如，《中国药典》2015 年版一部石决明中碳酸钙的含量测定、《中国药典》2015 年版二部硫酸镁的含量测定。

四、氧化还原滴定法

（一）概述

氧化还原滴定法是以氧化还原反应为基础的滴定分析方法。氧化还原反应的本质在于反应物质间发生了电子的转移，失去电子的物质为还原剂，接受电子的物质为氧化剂。反应中氧化剂得到的电子数和还原剂失去的电子数应相等。

反应式表示为

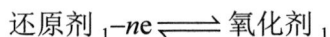

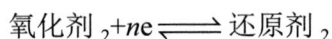

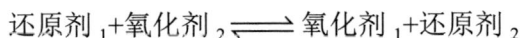

$$还原剂_1 - ne \rightleftharpoons 氧化剂_1$$

$$氧化剂_2 + ne \rightleftharpoons 还原剂_2$$

$$还原剂_1 + 氧化剂_2 \rightleftharpoons 氧化剂_1 + 还原剂_2$$

氧化还原滴定法是将一些氧化剂或还原剂配制成一定浓度的滴定液，使用它们来测定可以被它们氧化或还原的物质的浓度。适用于配制滴定液的氧化剂有高锰酸钾、碘、碘酸钾、重铬酸钾、溴酸钾、硫酸铈等；还原剂有草酸钠、硫代硫酸钠等。由于这些氧化剂或者还原剂的性质不同，使用条件不同，因此应用范围亦不同。氧化还原滴定法习惯上是按照氧化剂的名称而分为高锰酸钾法、碘量法、碘酸钾法、重铬酸钾法、溴酸钾法、硫酸铈法等。按照各个氧化还原滴定法终点指示剂的不同，可以分为以下四类氧化还原滴定法的指示剂。

1. 氧化还原指示剂 在进行氧化还原滴定的时候，溶液的氧化势一直改变，在计量点附近改变得最快，并产生了氧化势的突跃，因此某些在氧化势突变范围内能产生可逆颜色变化的物质，即可作为指示剂来指示滴定的终点。这种指示剂叫氧化还原指示剂，如邻二氮杂菲、邻二氮杂菲亚铁、中性红、亚甲蓝、二苯胺等。

2. 自身指示剂 利用滴定液自身过量一滴时所呈的颜色以指示终点者，称为自身指示剂。在高锰酸钾法中，$KMnO_4$ 滴定液在计量点后，极微过量的 MnO_4^- 离子，能使溶液显淡红色，指示终点。在碘量法中，有时也可利用有机溶剂相中碘的紫色消失来判断终点。

3. 专一指示剂 这一类指示剂与滴定液或待测物质作用，产生特殊颜色。例如碘量法中常用淀粉作指示剂，当有 I^- 存在时，碘与淀粉呈显著蓝色。当碘被完全还原后，蓝色消失，故可用来指示终点。

4. 不可逆指示剂 此类指示剂，在计量点后与微过量的滴定液作用，被氧化破坏而颜色消褪，以指示终点。如溴酸钾法中应用甲基红、甲基橙等作为指示剂由红色变为无色。因这种反应是不可逆的，故称此种指示剂为不可逆指示剂。

（二）高锰酸钾法

1. 原理 高锰酸钾法是用高锰酸钾滴定液进行反应的氧化还原法。

反应式：$MnO_4^- + 8H^+ + 5e \rightleftharpoons Mn^{2+} + 4H_2O$

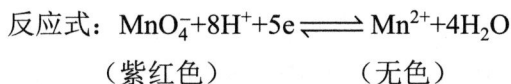

（紫红色）　　　　　（无色）

终点判定：用自身指示剂

终点前（Mn^{2+}无色）→终点后（MnO_4^-紫红色）

$KMnO_4$ 在强酸中溶液中，氧化能力最强，且还原产物 Mn^{2+} 几乎无色。

2. 滴定条件

（1）必须在强酸中进行，因为滴定反应消耗大量的 H^+，酸度不足，$KMnO_4$ 会被还原为 MnO_2。

（2）酸度的调节，最好用 H_2SO_4，因为 HNO_3 也有氧化性，HCl 中的 Cl^- 具有还原性，可被 $KMnO_4$ 氧化。

（3）因为 Mn^{2+} 是自身催化剂，因此开始滴定时要慢，后来可以不断加快。

（三）碘量法

碘是一个较弱的氧化剂，能与较强的还原剂作用获得电子而被还原成 I^-，而 I^- 是一个中等强度的还原剂，能与一般氧化剂作用成 I_2，利用 I_2 的氧化剂作用与 I^- 的还原作用来测定药品含量的方法，均称为碘量法。它们的电子得失，可分别用下式表示：

$$I_2 + 2e \rightarrow 2I^-$$

$$2I^- - 2e \rightarrow I_2$$

碘量法可分为直接碘量法和间接碘量法。

1. 直接碘量法

（1）滴定反应

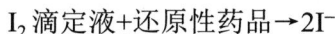

$$I_2 滴定液 + 还原性药品 \rightarrow 2I^-$$

（2）终点判定

① 过量：滴 I_2 液与淀粉（KI 液）生成蓝色吸附物。

② 用碘本身是淡黄色来判断。

（3）滴定条件

① 只能在中性、酸性、弱碱性条件下进行。碱性过强有如下副反应发生

$$I_2 + 2OH^- \rightarrow I^- + IO^- + H_2O$$

$$3IO^- \rightleftharpoons 2I^- + IO_3^-$$

② 滴定反应在冷溶液中，避免曝光和长时间放置。原因是曝光和放置时间较

长，碘离子会被氧气氧化，反应如下

$$4I^- + O_2 + 4H^+ \rightarrow 2I_2 + 2H_2O$$

2. 间接碘量法

（1）置换碘量法

$$氧化性药品 + I^- \rightarrow I_2（过量的 KI）$$
$$I_2 + 2S_2O_3^{2-} \rightarrow S_4O_6^{2-} + 2I^-$$

滴定液：硫代硫酸钠滴定液–标定用基准物质重铬酸钾。

终点判断：淀粉指示剂（近终点时加入）。

（2）剩余碘量法

$$强还原性药品 + I_2 \rightarrow 2I^-（过量）$$
$$I_2（剩余） + 2S_2O_3^{2-} \rightarrow S_4O_6^{2-} + 2I^-$$

滴定液：碘滴定液+硫代硫酸钠滴定液。

终点判断：淀粉指示剂（近终点时加入）。

（3）间接碘量法的滴定条件

① 只能在弱酸性、中性、弱碱性条件下进行。酸性太强，$Na_2S_2O_3$ 会分解成 SO_2 和 S。

$$Na_2S_2O_3 + 2H^+ \rightleftharpoons H_2SO_3 + S$$
$$\downarrow$$
$$H_2O + SO_2 \uparrow$$

碱性太强，I_2 和 OH^- 反应生成 IO^-，IO^- 不稳定，很快会自身氧化还原成 IO_3^- 和 I^-。

$$I_2 + 2OH^- \rightarrow I^- + IO^- + H_2O$$
$$3IO^- \rightleftharpoons 2I^- + IO_3^-$$

② 增大 KI 的量，提高 I^- 的浓度，以降低 $I_2/2I^-$ 电对的氧化势，使反应完全。另外还能防止 I_2 的挥发性。

③ 滴定时，特别是置换碘量法，必须在碘量瓶中进行。

（四）溴酸钾法与溴量法

1. 溴酸钾法 溴酸钾在酸性溶液中呈氧化剂，易与某些还原性物质作用而生成溴化物。

$$BrO_3^- + 6H^+ + 6e \rightleftharpoons Br^- + 3H_2O$$

利用溴酸钾滴定法（一般采用 0.01667mol/L）在酸性溶液中（1.5～2.0mol/L

的盐酸），直接滴定还原性物质的方法，称为溴酸钾法。当滴定恰到计量点，溶液微量过剩的 BrO_3^- 便与反应生成的 Br^- 作用产生 Br_2，反应如下

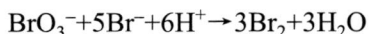

$$BrO_3^-+5Br^-+6H^+\rightarrow 3Br_2+3H_2O$$

溶液中溴的黄色可指示终点，但不够灵敏，因此常加入甲基红、甲基橙等来指示终点，原理为微量的溴将甲基红或甲基橙在酸性溶液中的呈色结构破坏而成无色。

2. 溴量法 有些物质不能直接被溴酸钾氧化，但却能与过量的溴发生定量反应。在实际工作中因溴易挥发，故常配成定量的溴酸钾与过量的溴化钾混合溶液。滴定时在样品溶液加入一定量的酸。则 $KBrO_3$ 和 KBr 反应生成定量的 Br_2；生成的溴再与待测物质反应，待反应完全后，加入过量的 KI 使与溶液中剩余量的 Br_2 作用，析出与溴等计量的碘，然后再用 $Na_2S_2O_3$ 滴定液滴定析出的 I_2，以淀粉为指示剂，蓝色消失即为终点。根据 $KBrO_3$ 与 $Na_2S_2O_3$ 两种滴定液的用量，便可以算出待测物质的含量。这种利用 $KBrO_3$ 和 KBr 在酸性溶液中生成 Br_2 以与待测物质作用的容量分析方法，称为溴量法。

反应如下

$$BrO_3^-+5Br^-+6H^+\rightarrow 3Br_2+3H_2O$$

$$Br_2+2KI\rightarrow I_2+2KBr$$

$$I_2+2S_2O_3^{2-}\rightarrow 2I^-+S_4O_6^{2-}$$

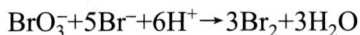

溴量法的反应条件如反应温度、时间、溴的过量程度都会影响溴代反应。

（五）硫酸铈法

硫酸铈（四价铈）是强氧化剂，起氧化作用时自己还原成三价铈。
反应如下

$$Ce^{4+}+e\rightarrow Ce^{3+}$$

四价铈是黄色的，而三价铈是无色，因此在某些滴定中，可借本身颜色变化来判断终点，但因浓度太稀，淡黄色不易判断，灵敏度不高。通常用邻二氮菲亚铁作指示剂。铈量法只能在酸性溶液中应用，在中性或碱性溶液中会水解形成碱式高铈盐。

用硫酸铈作氧化滴定液的优点是：① 硫酸铈滴定液十分稳定，长时间放置和短时间加热都不会引起浓度的变化；② 可在盐酸溶液下直接测定还原剂，Cl^- 并不干扰；③ 硫酸铈与大部分有机物（如蔗糖、淀粉）在滴定条件下几乎不起作用，因此可以直接测定某些制剂含量。

（六）检验实例

例如，《中国药典》2015 年版一部云芝中总糖的含量测定、《中国药典》2015 年版二部硫酸亚铁的含量测定。

五、非水滴定法

（一）概述

非水滴定法是指在非水溶剂中进行的滴定分析方法。一些很弱的酸或碱以及某些盐类，在水溶液中进行滴定时，没有明显的滴定突跃，难于掌握滴定终点；另外还有一些有机化合物，在水中溶解度很小，因此，以水作溶剂的滴定分析受到一定的限制。所以，滴定分析法逐渐采用了各种非水溶剂（包括有机溶剂与不含水的无机溶剂）作为滴定分析的介质，不仅能增大有机化合物的溶解度，而且能改变物质的化学性质（例如酸碱性及其强度），使在水中不能进行完全的滴定反应能够顺利进行。

非水滴定法除有酸碱滴定外，还有氧化还原滴定、络合滴定及沉淀滴定等，而在药品检验中，以非水溶液酸碱滴定分析法用得最为广泛，这里主要对该法进行介绍。

（二）原理

1. 酸碱质子理论　在非水滴定中，按照酸碱质子理论，凡能提供质子的物质称为酸，凡能接受质子的物质称为碱，酸和碱是互为共轭的关系

$$A \rightleftharpoons H^+ + B$$

$$\text{酸} \qquad \text{碱}$$

其中，酸或碱可以是分子，也可以是阳离子或阴离子。

例如

$$HCl \rightleftharpoons Cl^- + H^+$$

$$\text{酸} \qquad \text{碱} \quad \text{质子}$$

$$NH_4^+ \rightleftharpoons NH_3 + H^+$$

$$\text{酸} \qquad \text{碱} \quad \text{质子}$$

2. 溶剂的分类　非水溶剂按其酸碱性的不同，可分为以下几类。

（1）酸性溶剂　有机弱碱在酸性溶剂中可显著地增强其相对碱度，最常用的酸性溶剂为冰醋酸。

（2）碱性溶剂　有机弱酸在碱性溶剂中可显著地增强其相对酸度，最常用的

碱性溶剂为二甲基甲酰胺。

（3）两性溶剂　兼有酸、碱两种性能，最常用的为甲醇。

（4）惰性溶剂　这一类溶剂没有酸、碱性，如三氯甲烷等。

3. 溶剂对酸碱强度的影响　酸碱的强弱，不仅决定于酸碱本身，也决定于溶剂的性质。不同的酸溶解在相同的溶剂中，供给 H^+ 的能力愈大者，酸性就愈强，如盐酸和醋酸，在水溶液中，盐酸供给质子的能力强，而醋酸供给质子的能力弱，所以盐酸是强酸，醋酸是弱酸。同一种酸在不同溶液中，溶剂接受质子的能力愈大者，酸性愈强，如醋酸在乙二胺中接受质子能力较在水中大，所以醋酸在乙二胺溶剂中酸性强，而在水中酸性弱。

弱酸类化合物在碱性溶剂中可以增强它的相对酸度而成强酸，弱碱类化合物在酸性溶剂中也可以增强它的相对碱度而成强碱。非水溶液酸碱滴定就是利用这一原理，选择适当的溶剂和滴定液（即标准溶液）就可以进行滴定。

例如可以把在水溶液中显弱碱性的胺类，溶解在冰醋酸中以增强其碱性，而后用高氯酸的冰醋酸溶液进行滴定，其反应式如下

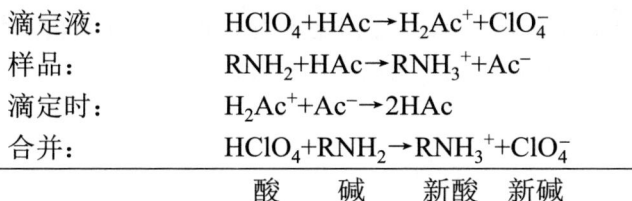

滴定液：　　　　$HClO_4 + HAc \rightarrow H_2Ac^+ + ClO_4^-$

样品：　　　　　$RNH_2 + HAc \rightarrow RNH_3^+ + Ac^-$

滴定时：　　　　$H_2Ac^+ + Ac^- \rightarrow 2HAc$

合并：　　　　　$\underline{HClO_4 + RNH_2 \rightarrow RNH_3^+ + ClO_4^-}$

　　　　　　　　　酸　　　碱　　　新酸　　新碱

（三）非水滴定条件的影响

1. 溶剂的选择　在非水滴定中，溶剂的酸碱性是非常重要的条件，它直接影响滴定反应的完全程度。因此对于酸的滴定，溶剂的酸性愈弱愈好，通常选用碱性溶剂或惰性溶剂；对于碱的滴定，溶剂的碱性愈弱愈好，通常采用酸性溶剂或惰性溶剂。此外，所选用的溶剂还应满足以下要求。

（1）溶剂应能溶解试样及滴定反应的产物；一种溶剂不能溶解时，可采用混合溶剂。

（2）溶剂应有一定的纯度，黏度小，挥发性低，易于回收，价廉，安全。

2. 滴定剂的选择

（1）酸性滴定剂　在非水介质中滴定碱时，常用 $HClO_4$–HAc 作滴定剂。它是由 70%～72%$HClO_4$ 水溶液配成的，其中 $HClO_4$ 带来的水分必须除去，一般通过加入一定量的乙酸酐来除去。若滴定伯胺或仲胺等易于乙酰化的样品，要避免加入过量的乙酸酐，否则会破坏它的碱性，使滴定无法进行。$HClO_4$–HAc 滴定剂一般用邻苯二甲酸氢钾作为基准物质进行标定。

滴定反应为

$$
\text{（邻苯二甲酸氢钾）} + HClO_4 \rightleftharpoons KClO_4 + \text{（邻苯二甲酸）}
$$

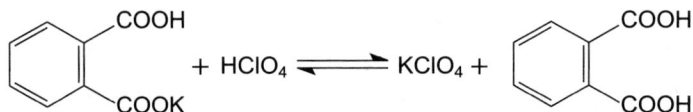

以甲基紫或结晶紫为指示剂。

（2）**碱性滴定剂** 最常用的滴定剂为醇钠、醇钾，碱金属氢氧化物和季铵碱（如氢氧化四丁基铵）的苯甲醇溶液。季铵碱的优点是碱性强度较大，滴定产物易溶于有机溶剂。标定碱的基准物质常用苯甲酸，指示剂多用百里酚蓝、偶氮紫等。

碱性滴定剂在贮存和使用时，必须注意防水和 CO_2。

3. 滴定终点的检测 检测滴定终点的方法很多，最常用的有电位法和指示剂法。

电位法一般以玻璃电极或锑电极为指示电极，饱和甘汞电极为参比电极，通过绘制滴定曲线来确定滴定终点。

用指示剂检测滴定终点时，关键在于选用合适的指示剂。关于指示剂的选择，一般是通过经验方法来确定，即在电位滴定的同时，观察指示剂颜色的变化，从而可以确定何种指示剂与电位滴定终点相符合。

（四）测定法

《中国药典》2015 年版四部通则 0702 收载的非水溶液滴定法有两种。

1. 第一法 除另有规定外，精密称取供试品适量（约消耗 0.1mol/L 高氯酸滴定液 8ml），加冰醋酸 10～30ml 使溶解，加各品种项下规定的指示剂 1～2 滴，用高氯酸滴定液（0.1mol/L）滴定。终点颜色应以电位滴定时的突跃点为准，并将滴定的结果用空白试验校正。

若滴定供试品与标定高氯酸滴定液时温度差别超过 10℃，则应重新标定；若未超过 10℃，则可根据下式将高氯酸滴定液的浓度加以校正

$$
N_1 = \frac{N_0}{1 + 0.0011(t_1 - t_0)}
$$

式中，0.0011 为冰醋酸的膨胀系数；

t_0 为标定高氯酸滴定时的温度；

t_1 为滴定供试品时的温度；

N_0 为 t_0 时高氯酸滴定液的浓度；

N_1 为 t_1 时高氯酸滴定液的浓度。

供试品如为氢卤酸盐，除另有规定外，可在加入醋酸汞试液 3～5ml 后，再进行滴定（因醋酸汞试液具有一定毒性，故在方法建立时，应尽量减少使用）；供试

品如为磷酸盐，可以直接滴定；硫酸盐也可直接滴定，但滴定至其成硫酸氢盐为止；供试品为硝酸盐时，因硝酸可使指示剂褪色，终点极难观察，遇此情况应以电位滴定法指示终点为宜。

电位滴定时用玻璃电极为指示电极，饱和甘汞电极（玻璃套管内装氯化钾的饱和无水甲醇溶液）或银–氯化银电极为参比电极，或复合电极。

2. 第二法 除另有规定外，精密称取供试品适量（约消耗 0.1mol/L 碱滴定液 8ml），加各品种项下规定的溶剂使溶解，再加规定的指示液 1～2 滴，用规定的碱滴定液（0.1mol/L）滴定。终点颜色应以电位滴定时的突跃点为准，并将滴定的结果用空白试验校正。

在滴定过程中，应注意防止溶剂和碱滴定液吸入大气中的二氧化碳和水蒸气，以及滴定液中溶剂的挥发。

电位滴定时所用的电极同第一法。

（五）注意事项

（1）高氯酸有腐蚀性，配制时要注意防护，并应将高氯酸先用冰醋酸稀释，在搅拌下缓缓加入醋酐。如高氯酸滴定液颜色变黄，即说明高氯酸部分分解，不能使用。

配制高氯酸滴定液和溶剂所用的冰醋酸，或非水滴定用的其他溶剂，含少量水分时，对滴定突跃和指示剂变色敏锐程度均有影响，因此，常加入计算量的醋酐，使与水反应后生成醋酸，以除去水分。

1mol 水（18.02g）与 1mol 醋酐（102.09g）反应，每 1g 水需加醋酐（相对密度 1.082）的体积为

$$\frac{102.09}{18.02 \times 1.082} \approx 5.24ml$$

高氯酸含量为 70%，相对密度为 1.75，配 1000ml 高氯酸滴定液（0.1mol/L）取高氯酸 8.5ml，除去其中水分，应加醋酐的体积为

$$\frac{102.09 \times 8.5 \times 1.75 \times 30\%}{18.02 \times 1.082} \approx 23ml$$

为避免高氯酸滴定液（0.1mol/L）中有过剩的醋酐，应测定含水量后加醋酐，并使配成的高氯酸滴定液含水量为 0.01%～0.20%。

（2）配制甲醇钠滴定液（0.1mol/L）。称取金属钠时，应先将其表面的无金属光泽的氧化物切除干净，置已知重量的煤油中称取，切碎后分次放入甲醇中，放入前应用滤纸将其表面煤油尽量吸干。配制时，由于甲醇与金属钠反应，放出大量热，反应剧烈，故宜将无水甲醇置于冰浴中冷却，分次加入金属钠；切金属钠时要谨慎操作，决不能让金属钠屑与水接触，以免爆炸燃烧，为了防止羧酸类待

测定物在苯中形成缔合物和适当降低溶剂的极性，故常采用甲醇–苯混合溶剂；对甲醇–苯的水分限度有一定的要求，但用一级试剂，则不必经过脱水，可直接配制。甲醇钠滴定液（0.1mol/L）应于临用前标定。

（3）供试品一般宜用干燥样品，含水分较少的样品也可采用在最后计算中除去水分的方法。对含水量高的碱性样品，应干燥后测定，必要时也可加适量醋酐脱水，但应注意避免试样的乙酰化。

（4）指示剂不宜多加，以 1～2 滴为宜，指示终点的颜色是由电位滴定突跃来确定。

（5）滴定操作应在 18℃以上室温进行，因冰醋酸流动较慢，滴定到终点后应稍等一会再读数。

（6）电位滴定用玻璃电极为指示电极，使用前在冰醋酸中浸泡过夜；甘汞电极为参比电极。实验用过的甘汞电极与玻璃电极先用水或与供试品溶液互溶的溶剂清洗，再用与水互溶的溶剂清洗，最后用水洗净保存；玻璃电极可浸在水中保存备用，供试品溶液中如含有醋酐时应尽量减少玻璃电极与之接触的时间，并要及时清洗，避免玻璃电极的损坏。

（7）用全自动滴定仪时，装置中储备滴定液部分应避光。

（六）检验实例

例如，《中国药典》2015 年版一部环维黄杨星 D 的含量测定、《中国药典》2015 年版二部二羟丙茶碱的含量测定。

第五章 | **光谱分析法**

　　光谱分析法是基于物质与电磁辐射作用，测定由物质内部发生量子化的能级之间跃迁而产生吸收、发射或散射的波长和强度，进行定性、定量和结构分析的方法。

　　根据物质与辐射相互作用的性质，一般可分为发射光谱法、吸收光谱法、散射光谱法三种类型。

　　根据辐射作用的物质对象不同，可分为原子光谱和分子光谱两大类。原子光谱法是由气态原子或离子的外层或内层电子在不同能级间跃迁而产生的光谱，属于这类分析方法的有原子发射光谱法、原子吸收光谱法、原子荧光光谱法、火焰光度法、电感耦合等离子体原子发射光谱法等。分子光谱法是由分子外层电子跃迁或分子内部振动、转动能级跃迁而产生的光谱，属于这类分析方法的有紫外–可见分光光度法、红外分光光度法、荧光分光光度法、核磁共振波谱法等。

　　质谱法是在离子源中将分子解离成气态离子，测定生成离子的质量和强度，进行定性和定量分析的一种常用谱学分析方法。严格地讲，质谱法不属于光谱法范畴，但基于其谱图表达的特征性与光谱法类似，故通常将其与光谱法归为一类。

第一节　紫外–可见分光光度法

　　紫外–可见分光光度法是基于分子外层电子跃迁产生的吸收光谱进行分析的方法，它属于分子光谱。该方法是根据物质分子对波长为 $190 \sim 800nm$ 这一范围的电磁波的吸收特性所建立起来的一种定性、定量和结构分析方法，在药品检验中主要用于药品的鉴别、检查和含量测定。

一、基本原理

　　由于许多药物结构中具有吸收紫外或可见光的基团，或这些基团能与某些试剂、离子等发生颜色反应，从而很容易被检测，用适宜的溶剂制成适当浓度的溶液在特定的波长处测定吸光度或吸收光谱即可进行定性或定量分析，紫外-可见分光光度法在药品检验中被广泛应用。

二、紫外-可见分光光度计

（一）紫外-可见分光光度计的结构

其基本结构都是由光源、单色器、吸收池、检测器、信号处理及显示器五部分组成。

1. 光源 光源的作用是提供激发能量，使待测分子产生吸收，它是一种有光谱特性的器件，理想的光源应满足：在仪器工作波长范围内有足够的辐射强度和良好的稳定性；辐射光是连续的，其强度不随波长的变化而发生明显的变化；具有较长的使用寿命。

常用的光源有热辐射光源和气体放电光源。热辐射光源用于可见区，如钨灯和卤钨灯，使用的波长范围在 360～2500nm。这类光源的辐射能量与施加的外部电压有关，为保证钨丝灯光强度稳定，需采用稳压电源供电。气体放电光源用于紫外区，如氢灯和氘灯。它们可在 160～400nm 范围内产生连续光源。氘灯的灯管内充有氢的同位素氘，发光强度比相同功率的氢灯约高 2～5 倍，目前应用较为广泛。

2. 单色器 单色器是将光源辐射的连续光分出所需波长的单色光的光学装置，是仪器的核心部件，其性能直接影响光谱带宽、测定的灵敏度、选择性和工作曲线的线性范围。单色器通常由色散元件、狭缝和透镜系统组成，常用的色散元件有棱镜和光栅。早期的仪器多用棱镜，光源经棱镜分光后的光谱，分布是不均匀的，长波长区域分布较密，短波长区域分布较稀，因此近年来的商品仪器大多采用可获得分布均匀的连续光谱的光栅作为色散元件。

3. 吸收池 吸收池又称比色皿，用于盛放样品，一般有玻璃和石英两种材质。用光学玻璃制成的吸收池，因玻璃在紫外光区有吸收，所以只能用于可见光区。用熔融石英（氧化硅）制成的吸收池，适用于紫外光区和可见光区。因为吸收池材料的吸光特性以及吸收池的光程长度等对分析结果都有影响，因此，在高精度的分析测定中，用作盛放空白溶液和供试品溶液的吸收池，应具有相同的厚度和相同的透光率。常用吸收池厚度为1cm。

4. 检测器 检测器又称光电转换器，它的功能是检测透过吸收池的光信号，并将光信号转变成可测量的电信号。常用的检测器有光电管、光电倍增管。对检测器的要求主要有：分辨率高、灵敏度高、响应速度快、动态范围宽、光敏元的几何精度高、光谱响应范围宽等。

5. 信号处理及显示器 它的作用是放大信号并以适当方式指示或记录下来。

由于透过试样后的光很弱，所以射到光电管产生的电流很小，因此需要放大才能测量出来，放大后的信号可以直接输入记录式电位计。常用的有数字显示、荧光屏显示、微型计算机等。

（二）紫外-可见分光光度计的类型

根据光路系统分为单光束分光光度计、双光束分光光度计和双波长分光光度计。

1. 单光束分光光度计　采用一个单色器，获得选定波长的一束单色光，通过改变参比池和样品池的位置，使其依次进入光路，轮流进行空白溶液和供试品溶液的测量。该仪器的结构简单，操作方便，对光源发光强度的稳定性要求较高，适用于测定特定波长的吸收，进行定量分析。

2. 双光束分光光度计　双光束仪器，从光源发出的光经单色器分光后，再经旋转折光器分成两束，交替通过参比池和样品池，测得的是透过供试品溶液和参比溶液的光信号强度之比。双光束仪器克服了单光束仪器由于光源不稳引起的误差，并且可以对全波段进行扫描。

3. 双波长分光光度计　它是由同一光源发出的光被分成两束，分别经过两个单色器，得到两个不同波长的单色光，由折光器并束，使其在同一光路交替通过同一吸收池，由光电倍增管检测信号，得到的信号是两波长吸光度之差。该仪器的主要特点如下：不需参比液，克服了电源不稳而产生的误差，灵敏度高、选择性高；对混浊试样进行测定时，可消除背景吸收；适当选择波长，简化混合组分同时测定过程；可测定导数光谱。

三、操作方法

紫外-可见分光光度法不仅可用于有机化合物的定性分析和结构分析，而且可以进行定量分析及测定某些化合物的物理化学常数等，在药学领域中主要用于有机化合物的分析和药物杂质限量检测等。

（一）定性分析

每一种化合物都有自己的特征吸收光谱，测出未知物的紫外-可见吸收光谱，可以对该未知物做出定性鉴别。

结构完全相同的化合物应具有完全相同的吸收光谱，不同的有机化合物则有不同的吸收光谱。因此，利用紫外光谱对有机化合物进行定性鉴别的依据就是各化合物吸收光谱的形状、吸收峰的数目、吸收峰的波长位置和相应的吸收系数等光谱数据。一般有如下三种。

1. 比较吸收光谱曲线的一致性　两个化合物如果相同，则其吸收光谱应完全一致。比较吸收光谱曲线法就是利用这一特性，在完全相同的测定条件下，分别测定相同浓度的供试品溶液与对照品溶液，然后比较吸收光谱图是否完全一致。

2. 比较吸收光谱特征数据的一致性 除吸收光谱曲线的形状外，吸收峰的数目以及最大或最小吸收波长的位置和相应的摩尔吸收系数，也是进行定性鉴别的依据。其中，最大吸收波长 λ_{max} 或最小吸收波长 λ_{min} 及相应的最大摩尔吸收系数 ε_{max} 是定性鉴别的主要参数。具有不同或相同吸收基团的不同化合物，可有相同的 λ_{max}（或 λ_{min}）值。但它们的分子量不同，所以 ε 存在差别。

3. 比较吸光度比值的一致性 有些化合物不止一个吸收峰，可用在不同吸收峰处测得吸光度的比值作为鉴别的依据。

（二）定量分析

1. 对照品比较法 在相同条件下配制供试品溶液和对照品溶液，在选定波长处，分别测定其吸光度，根据 Lambert–Beer 定律 $A=Ecl$，计算供试品溶液中被测组分的浓度。因对照品溶液与供试品溶液中被测组分是同一种物质，在同一台仪器及相同实验条件下测定，故吸收系数 E 和液层厚度 l 均相等，因此

$$\frac{A_{对}}{A_{样}} = \frac{c_{对}}{c_{样}}$$

式中， $A_{对}$、 $A_{样}$ 分别为对照品和供试品的吸光度值；

$c_{对}$、 $c_{样}$ 分别为对照品和供试品的浓度（以 mg/ml 计）。

即

$$c_{样} = \frac{A_{样} \times c_{对}}{A_{对}}$$

但需要注意，应用对照品比较法时，供试品溶液与对照品溶液的浓度越接近，误差越小。

2. 吸收系数法 许多药物的吸收系数可以从有关手册或文献中查到，《中国药典》也收载了多种药物的百分吸收系数，可根据供试品溶液所测得的吸光度求出被测药物浓度。

3. 标准曲线法 是药品检验工作中最常用的一种分析方法。首先配制 5～7 个不同浓度的对照品溶液，在相同的条件下分别测定其吸光度值，以浓度 c 为横坐标，吸光度 A 为纵坐标，绘制标准曲线或线性回归方程。在同一条件下测定试样溶液的吸光度，根据标准曲线或线性回归方程计算出被测组分的浓度。

该方法对仪器的要求不是很高，简便易行，在药品检验中应用较广泛。

四、注意事项

（1）当吸收池中装入同一溶剂，在规定波长处测定各吸收池的透光率，如透光率相差在 0.3%以下者可配对使用，否则必须加以校正。

（2）取吸收池时，手指拿毛玻璃面的两侧。装样品溶液的体积以池体积的 4/5 为度，使用挥发性溶液时应加盖，透光面要用擦镜纸由上而下擦拭干净，检视应无残留溶剂，为防止溶剂挥发后溶质残留在吸收池的透光面，可先用醮有空白溶剂的擦镜纸擦拭，然后再用干擦镜纸拭净。吸收池放入样品室时应注意每次放入方向相同。

（3）测定前应先检查所用的溶剂在测定供试品所用的波长附近是否符合要求，可用 1cm 石英吸收池盛以空气为空白溶剂（即参比光路中不放置任何物质）测定其吸光度，应符合表 5–1 规定。

表 5–1　以空气为空白测定溶剂在不同波长处的吸光度的规定

波长范围（nm）	220～240	241～250	251～300	300 以上
吸光度	≤0.4	≤0.2	≤0.1	≤0.05

每次测定时应采用同一厂牌批号、混合均匀的同批溶剂。

（4）除各品种项下已有注明者外，供试品溶液的吸光度在 0.3～0.7 之间为宜，吸光度读数在此范围误差较小，并应结合所用仪器吸光度线性范围，配制合适的读数浓度。

（5）测定时除另有规定者外，应在规定的吸收峰±2nm 处，再测几点的吸光度，以核对供试品的吸收峰位置是否正确，并以吸光度最大的波长作为测定波长，除另有规定外吸光度最大波长应在该品种项下规定的波长±2nm 以内，否则应考虑试样的同一性、纯度以及仪器波长的准确度。

（6）用于制剂含量测定时，应注意供试液与对照液的 pH 是否一致，如 pH 对吸收有影响，则应调节溶液的 pH 一致后再测定吸光度。

五、在药品检验中的应用

（一）定性分析

紫外–可见分光光度法在药品检验中的应用非常广泛。例如，比较吸收光谱曲线的一致性：醋酸可的松、醋酸泼尼松的最大吸收波长$\lambda_{\max}$ 均为 238nm，吸收系数（$E_{1cm}^{1\%}$）分别为 375～405、373～397，几乎完全相同，但它们的吸收曲线有一定的差别，据此鉴别它们。比较吸收光谱特征数据的一致性：萘哌地尔在 283nm 的波长处测定吸光度，吸收系数（$E_{1cm}^{1\%}$）为 220～234。比较吸光度比值的一致性：维生素 B_2 在 267nm、375nm 与 444nm 的波长处有最大吸收，375nm 波长处的吸光度与 267nm 波长处的吸光度的比值应为 0.31～0.33，444nm 波长处的吸光度与 267nm 波长处的吸光度的比值应为 0.36～0.39。

（二）定量分析

紫外–可见分光光度法在药品含量测定中的应用也很多，如采用对照品比较法的有阿魏酸哌嗪片、奋乃静片、依托咪酯注射液的含量测定。采用吸收系数法的有西咪替丁片、阿昔莫司胶囊、硫酸罗通定注射液的含量测定。采用标准曲线法的有人工牛黄中胆酸、胆红素的含量测定，小儿七星茶口服液中总黄酮的含量测定，心悦胶囊中西洋参茎叶总皂苷的含量测定。

第二节 红外分光光度法

红外分光光度法在药物鉴别、纯度检测、定量分析等方面起着重要作用。红外光谱分析技术因操作便利、快速无损、无污染，在药材真伪鉴别、中药活性成分定量分析、药品生产过程在线控制、药品质量无损快速筛查等方面的优点尤为突出。

一、基本原理

红外分光光度法是利用物质对红外线的特征吸收而建立起来的光谱分析法，主要研究在振动中伴随有偶极矩变化的化合物。因此，除了单原子和同核分子如 Ne、He、O_2、H_2 等之外，几乎所有的有机化合物在红外光谱区均有吸收。除光学异构体，某些高分子量的高聚物以及在分子量上只有微小差异的化合物外，凡是具有不同结构的两个化合物，一定不会有相同的红外光谱。

通常红外吸收带的波长位置与吸收谱带的强度，反映了分子结构上的特点，可以用来鉴定未知物的结构组成或确定其化学基团；而吸收谱带的吸收强度与分子组成或化学基团的含量有关，可用以进行定量分析和纯度检测。由于红外光谱分析特征性强，气体、液体、固体样品都可测定，并具有用量少，分析速度快，不破坏样品的特点。因此，红外分光光度法不仅与其他许多分析方法一样，能进行定性和定量分析，而且该法是鉴定化合物和测定分子结构的最有效方法之一。

分子的振动能量比转动能量大，当发生振动能级跃迁时，不可避免地伴随有转动能级的跃迁，所以无法测量纯粹的振动光谱，而只能得到分子的振动-转动光谱，这种光谱称为红外吸收光谱。波长范围约为 0.75～300μm，根据仪器技术和应用不同，习惯上又将红外光区分为三个区域。

（1）近红外光区（0.75～2.5μm） 近红外光区的吸收带主要是由低能级电子跃迁、含氢原子团（如 O–H、N–H、C–H）伸缩振动的倍频吸收等产生的。该区的光谱可用来研究稀土和其他过渡金属离子的化合物，并适用于水、醇、某些高分子化合物以及含氢原子团化合物的定量分析。

（2）中红外光区（2.5～40μm） 绝大多数有机化合物和无机离子的基频吸收带出现在该光区。由于基频振动是红外光谱中吸收最强的振动，所以该区最适于进行红外光谱的定性和定量分析。同时，由于中红外光谱仪最为成熟、简单，而且目前已积累了该区大量的数据资料，因此它是应用极为广泛的光谱区。通常，中红外光谱法又简称为红外光谱法。

（3）远红外光区（40～300μm） 该区的吸收带主要是由气体分子中的纯转动跃迁、振动-转动跃迁、液体和固体中重原子的伸缩振动、某些变角振动、骨架振动以及晶体中的晶格振动所引起的。由于低频骨架振动能很灵敏地反映出结构变化，所以对异构体的研究特别方便。此外，还能用于金属有机化合物（包括络合物）、氢键、吸附现象的研究。但由于该光区能量弱，除非其他波长区间内没有合适的分析谱带，一般不在此范围内进行分析。

二、红外分光光度计

红外分光光度计分为色散型和傅里叶变换型两种红外光谱仪。

色散型红外光谱仪的组成部件与紫外-可见分光光度计相似，但对每一个部件的结构、所用的材料及性能与紫外-可见分光光度计不同。它们的排列顺序也略有不同，红外光谱仪的样品是放在光源和单色器之间，而紫外-可见分光光度计的样品是放在单色器之后。目前，色散型红外光谱仪基本上已经退出了历史舞台。

傅里叶变换型红外光谱仪由三部分组成：红外光学台（光学系统）、计算机和打印机，其中红外光学台由红外光源、光阑、干涉仪、样品室、检测器以及各种红外反射镜、氦氖激光器、控制电路板和电源组成，其工作原理是光源发出的辐射经干涉仪转变为干涉光，通过试样后，包含的光信息经过数学上的傅里叶变换解析成普通的谱图。

干涉仪是傅里叶变换型红外光谱仪光学系统中的核心部分，仪器的最高分辨率和其他性能指标主要由干涉仪决定。干涉仪的内部包括动镜、定镜和分束器三个部件。光源发射的光通过分束器将光线分为两束。一部分光束射向动镜，另一部分光束在分束器表面反射，射向固定镜，射向动镜和固定镜的光束再反射回来，在分束器界面上透射和反射，组成一束干涉光。

三、操作方法

要得到一张高质量的光谱图，除了有性能优良的仪器，选用合适的制样方法，制样技术或制样技巧也是非常重要的。相同的样品采用相同的制样方法，不同的操作者制备的样品，测试得到的光谱可能会差别非常大。因此，对于红外光谱分析测试工作者，掌握制样技巧非常重要。药品检验中，通常采用的制样技术主要有压片法、糊法、膜法、溶液法、衰减全反射法和气体吸收池法等。

1. 压片法 压片法是一种传统的红外光谱制样方法，是一种简单易行的方法，现在仍然是红外光谱实验室常用的制样方法。固体粉末样品不能够直接用来压片，必须用稀释剂稀释，研磨后才能压片。这是因为粉末样品粒度大，不能压出透明的薄片，红外光散射严重。即使能压出透明的薄片，由于样品用量多，会出现红外光全吸收的现象，不能得到正常的红外光谱图。

取供试品约 1～1.5mg，置玛瑙研钵中，加入干燥的溴化钾或氯化钾细粉约200～300mg（与供试品的比约为 200:1）作为分散剂，充分研磨混匀，置于压片模具中，制成供试片，目视检测，片子应呈透明状，其中样品分布应均匀，并无明显的颗粒状样品。

使用前，溴化钾应研磨并经 200 目过筛，120℃干燥 4 小时，放磨口瓶中并置干燥器内保存备用。由于溴化钾极易吸水，当发现磨口瓶中的溴化钾粉末已结成团块时，应重新干燥后再用。对氯化钾的要求同溴化钾。

2. 糊法 取供试品约 5mg，置玛瑙研钵中，粉碎研细后，滴加少量液状石蜡或其他适宜的糊剂，研成均匀的糊状物，取适量糊状物夹于两个窗片或空白溴化钾片（每片约 150mg）之间，作为供试片，另以溴化钾约 300mg 制成空白片作为补偿。亦可用专用装置夹持糊状物。制备时应注意尽量使糊状样品在窗片间分布均匀。

3. 膜法 参照上述糊法所述的方法，将能形成薄膜的液体样品铺展于适宜的盐片中，使形成薄膜后测定。若为高分子聚合物，可先制成适宜厚度的高分子薄膜，直接置于样品光路中测定。熔点较低的固体样品可采用熔融成膜的方法制样。

4. 溶液法 将供试品溶于适宜的溶剂中，制成 1%～10%浓度的溶液，灌入适宜厚度的液体池中测定。常用溶剂有四氯化碳、三氯甲烷、二硫化碳、正己烷、环己烷及二氯乙烷等。选用溶液应在被测定区域中无吸收或仅有中至弱的吸收，且与样品间的相互作用应尽可能小。

5. 气体吸收池法 测定气体样品需使用气体吸收池，常用气体吸收池的光路长度为 10cm。通常先把气体吸收池抽空，然后充以适当压力（约 50mmHg）的供试品测定。也可用注射器向气体吸收池内注入适量的样品，待样品完全气化后测定。

6. 衰减全反射法（ATR） 取供试品适量，均匀地铺展在衰减全反射棱镜的底面上，使紧密接触，依法录制反射光谱图。本法适用于纤维、高分子聚合物等难粉碎的样品。

试样的制备方法：除另有规定外，用作鉴别时应按照国家药典委员会编订的《药品红外光谱集》第一卷（1995）、第二卷（2000）、第三卷（2005）、第四卷（2010）及第五卷（2015）收载的各红外光谱图所规定的制备方法制备。具体操作技术可参见《药品红外光谱集》的说明。用作晶型、异构体限度检查或含量测定时，试样的制备和具体测定方法均按各品种项下有关规定操作。

四、注意事项

红外光谱在药品检验中，主要用于定性鉴别和物相分析。定性鉴别时，主要着眼于供试品光谱与对照光谱全谱谱形的比较，即首先是谱带的有与无，然后是各谱带的相对强弱。若供试品的光谱图与对照光谱图一致，通常可判定两化合物为同一物质（只有少数例外，如有些光学异构体或大分子同系物等）。若两光谱图不同，则可判定两化合物不同。但下此结论时，须考虑供试品是否存在多晶现象，纯度如何，以及其他外界因素的干扰。采用固体样品制备法，如遇多晶现象而使实测光谱与标准光谱有差异时，一般可按照《药品红外光谱集》中所载重结晶处理法或与对照品平行处理后测定。但如对药用晶型有规定时，则不能自行重结晶。

药物制剂经提取处理并依法绘制光谱，比对时应注意以下四种情况。

（1）辅料无干扰，待测成分的晶型不变化，此时可直接与原料药的标准光谱进行比对。

（2）辅料无干扰，但待测成分的晶型有变化，此种情况可用对照品经同法处理后的光谱比对。

（3）待测成分的晶型无变化，而辅料存在不同程度的干扰，此时可参照原料药的标准光谱，在指纹区内选择 3～5 个不受辅料干扰的待测成分的特征谱带作为鉴别的依据。鉴别时，实测谱带的波数误差应小于规定值的 $\pm 5 cm^{-1}$（0.5%）。

（4）待测成分的晶型有变化，辅料也存在干扰，此种情况一般不宜采用红外光谱鉴别。

其他影响常可通过修改制样技术而解决。由于各种型号的仪器性能不同，试样制备时研磨程度的差异或吸水程度不同等原因，均会影响光谱的形状。因此，进行光谱比对时，应考虑各种因素可能造成的影响。

五、在药品检验中的应用

压片法在药品检验中应用最为广泛，大部分化学原料药都用红外光谱鉴别，一般都是本品的红外光吸收图谱应与对照（或对照品）的图谱一致。如伏立康唑、异卡波肼、盐酸头孢甲肟等。也有很多制剂有红外光谱鉴别项目，如达那唑胶囊、盐酸异丙嗪片、盐酸阿莫地喹片等。

糊法有棕榈氯霉素、棕榈氯霉素（B 型）片等。

膜法有丙二醇、甘油等。

钆贝葡胺注射液采用的是衰减全反射法（ATR）。

第三节　原子吸收分光光度法

原子吸收分光光度法是测量物质所产生的蒸气中原子对电磁辐射的吸收强度的一种仪器分析方法，在微量元素的分析、有机成分的分析、元素价态分析和其他杂质限量检测方面发挥着重要作用。

一、基本原理

原子吸收分光光度法是基于气态的基态原子外层电子对紫外光和可见光范围的相对应原子共振辐射线的吸收强度来定量被测元素含量为基础的分析方法，是一种测量特定气态原子对光辐射的吸收的方法。它是利用气态原子可以吸收一定波长的光辐射，使原子中外层的电子从基态跃迁到激发态的现象而建立的。由于各种原子中电子的能级不同，将有选择性地共振吸收一定波长的辐射光，这个共振吸收波长恰好等于该原子受激发后发射光谱的波长，由此可作为元素定性的依据，而吸收辐射的强度可作为定量的依据。现已成为无机元素定量分析应用最广泛的一种分析方法。

在通常的原子吸收测定条件下，原子蒸气中基态原子数近似等于总原子数。在原子蒸气中（包括被测元素原子），可能会有基态与激发态存在。根据热力学的原理，在一定温度下达到热平衡时，基态与激发态的原子数的比例遵循 Boltzman 分布定律。

二、原子吸收分光光度计

（一）仪器结构

原子吸收分光光度计由光源、原子化器、单色器和检测系统等组成。

1. 光源　光源的功能是提供待测元素的特征共振谱线。对光源的基本要求是：光强度大、谱线窄、稳定性好、光谱纯度高、使用寿命长。空心阴极放电灯是能满足上述各项要求的理想的锐线光源，应用最广。

2. 原子化器 原子化器的作用是提供足够的能量，将试样中待测元素转变为所需的基态原子蒸气（即气态基态原子），常用的有火焰原子化器、石墨炉原子化器、氢化物发生原子化器及冷蒸气发生原子化器四种类型。

（1）**火焰原子化器** 火焰原子化包括两个步骤：将试样溶液变成细小雾滴；使雾滴接受火焰供给的能量形成基态原子。火焰原子化器有两种：一种是试液直接喷入的全消耗型原子化器，这种原子化器结构简单，使用较安全，常用于燃气燃烧速度快，试样溶剂具有可燃性的样品分析，但火焰不稳定，噪声大，有效吸收光程短。另一种是预混合型原子化器，它包括雾化器、雾化室和燃烧器三大部分，这种原子化器是将试液雾化后再喷入火焰，它具有火焰稳定、噪声低等优点，是目前应用较广泛的原子化器。下面主要介绍预混合型原子化器。

雾化器是关键部件，其作用是将试液雾化，使之形成直径为微米级的气溶胶。雾化室的作用是使较大的气溶胶在室内凝聚为大的溶珠沿室壁流入泄液管排走，使进入火焰的气溶胶在混合室内充分混合均匀以减少它们进入火焰时对火焰的扰动，并让气溶胶在室内部分蒸发脱溶。燃烧器最常用的是单缝燃烧器，其作用是产生火焰，使进入火焰的气溶胶蒸发和原子化。因此，原子吸收分析的火焰应有足够高的温度，能有效地蒸发和分解试样，并使被测元素原子化。此外，火焰应该稳定、背景发射和噪声低、燃烧安全。

原子吸收测定中最常用的火焰是乙炔-空气火焰，此外，应用较多的是氢气-空气火焰和乙炔-氧化亚氮高温火焰。乙炔-空气火焰燃烧稳定，重现性好，噪声低，燃烧速度不是很大，温度足够高（约 2300℃），对大多数元素有足够的灵敏度。氢气-空气火焰是氧化性火焰，燃烧速度较乙炔-空气火焰高，但温度较低（约 2050℃），优点是背景发射较弱，透射性能好。乙炔-氧化亚氮火焰的特点是火焰温度高（约 2955℃），而燃烧速度并不快，是目前应用较广泛的一种高温火焰，用它可测定 70 多种元素。

（2）**石墨炉原子化器** 由电热石墨炉及电源等部件组成。其功能是将供试品溶液干燥、灰化，再经高温原子化使待测元素形成基态原子。一般以石墨作为发热体，炉中通入保护气，以防氧化并能输送试样蒸气。

（3）**氢化物发生原子化器** 由氢化物发生器和原子吸收池组成，可用于砷、锗、铅、镉、硒、锡、锑等元素的测定。其功能是将待测元素在酸性介质中还原成低沸点、易受热分解的氢化物，再由载气导入由石英管、加热器等组成的原子吸收池，在吸收池中氢化物被加热分解，并形成基态原子。

（4）**冷蒸气发生原子化器** 由汞蒸气发生器和原子吸收池组成，专门用于汞的测定。其功能是将供试品溶液中的汞离子还原成汞蒸气，再由载气导入石英原子吸收池进行测定。

3. 单色器 其功能是将所需的共振吸收线与邻近干扰线分离。由于采用锐线光源，吸收值测量采用峰值吸收测定法。

4. 检测系统　由光电元件、放大器和显示装置等组成。光电元件作用是将经过原子蒸气吸收和单色器分光后的微弱信号转变成电信号，常用光电倍增管；放大器的作用是将光电倍增管输出的电信号放大。

（二）原子吸收分光光度计的类型

1. 单光束原子吸收分光光度计　结构简单，价格便宜，便于维护，光能量损失少，灵敏度高。缺点是易受光源强度变化的影响，灯预热时间长，分析速度慢。

2. 双光束原子吸收分光光度计　该仪器原理是由光源发射的共振线分成两束，一束光作为测定光通过原子化器，另一束光作为参比光不通过原子化器。两束光交替进入单色器，随后被检测器分别检测，给出两光束的信号差值。

3. 多波道原子吸收分光光度计　是采用多个单色器和检测系统，使用多元素空心阴极灯，同时测定多种元素，并自动进行背景校正。

三、操作方法

1. 标准曲线法　这是最常用的基本分析方法。配制一组合适的标准样品，在最佳测定条件下，由低浓度到高浓度依次测定它们的吸光度 A，以吸光度 A 对浓度 c 作图。在相同的测定条件下，测定未知样品的吸光度，从 $A-c$ 标准曲线上用内插法求出未知样品中被测元素的浓度。

2. 标准加入法　当无法配制组成匹配的标准样品时，使用标准加入法是合适的。分取几份等量的被测试样，其中一份不加入被测元素，其余各份试样中分别加入不同已知量 c_1、c_2、c_3······c_n 的被测元素，然后，在标准测定条件下分别测定它们的吸光度 A，绘制吸光度 A 对被测元素加入量 c_i 的曲线。如果被测试样中不含被测元素，在正确校正背景之后，曲线应通过原点；如果曲线不通过原点，说明含有被测元素，截距所相应的吸光度就是被测元素所引起的效应。外延曲线与横坐标轴相交，交点至原点的距离所相应的浓度 c_x，即为所求的被测元素的含量。应用标准加入法，一定要彻底校正背景。

四、注意事项

操作者在使用仪器前必须仔细阅读操作说明书，熟悉操作步骤，了解仪器的基本结构和水、电、气管路及开关；点火前应打开排风扇，仪器排液管的水封中应注满水；点火前先通助燃气，再通燃料气，熄火时先关燃料气，后关助燃气，使用 N_2O 作助燃气时，须切换到空气状态方可点火和熄火，同时应更换燃烧头；空心阴极灯电流不得大于 10mA，空心阴极灯和氘灯的能量计指针应位于蓝色区；操作者离开仪器时，必须熄灭火焰。实验完毕离开实验室前检查水、电、气开关。

五、在药品检验中的应用

原子吸收分光光度法在药品检验中应用非常广泛，如龙牡壮骨颗粒中钙的测定，益气维血颗粒中铁的测定，注射用头孢他啶中碳酸钠的测定，肝素中钠的测定，明胶中铬的测定等。

第四节 质谱法

质谱法是按离子的质荷比大小分离而实现物质的成分和结构分析的分析方法，并且能准确给出被测分子的质量信息。具有灵敏度高、分析速度快、选择性高、应用范围广等特点，在药品的定性和定量检测方面，已成为药品检验和研究中十分重要的检测手段。

一、基本原理

质谱法是使待测化合物产生气态离子，再按质荷比（m/z）将离子分离、检测的分析方法，检测限可达 $10^{-15} \sim 10^{-12}$mol/L 数量级，根据质谱峰的位置、强度等信息进行定性、定量和结构分析。上述离子在电场和磁场的作用下，按照其质荷比的大小依次排列而成的图谱称为质谱，所用的仪器称为质谱仪。质谱中的每个峰代表一种质荷比的离子，峰的位置表示该离子的质量，质量最大的峰代表待测物质的分子离子（分子失去一个电子之后形成的离子），其余的峰代表分子的碎片离子（分子被击碎失去一个电子之后形成的离子），碎片离子可能是带电荷的离子、同位素离子、重排离子、多电荷离子、亚稳离子、离子与分子相互作用产生的离子等，峰的强度代表该种离子的相对多少（也称相对丰度）。因此，可以用质谱来确定物质的分子量、推测待测物质的结构、测定分子中卤素原子个数等。

质谱法的特点有：试样用量少：一般分析试样仅需 1μg 甚至更少，检出限可达 10^{-14}g；分析速度快：一般几秒钟就可以完成一个复杂试样的分析；分析范围广，可对气体、液体、固体进行分析；灵敏度高、精密度好。

二、质谱仪

质谱仪主要有单聚焦和双聚焦两大类型。

（一）仪器结构

一般由进样系统、离子源、质量分析器、检测器、记录系统及计算机系统构成。进样系统把被测物送入离子源；离子源把试样物质分子电离成离子；质量分离器把这些离子按质荷比大小顺序分离开来；检测系统按顺序检测离子流强度；记录系统将信号记录并打印；这些均由操作者指令计算机来完成，其过程可简单描述为：轰击试样→带电荷的碎片离子→电场加速获得动能→磁场分离→检测器记录。

1. 进样系统

（1）直接进样系统　适用于单组分、有一定挥发性的固体或高沸点液体试样。进样时将试样置于坩埚中，放进可加热的套圈内，通过真空隔热阀将直接进样杆插入到真空离子源附近，快速加热升温使试样挥发并进入离子源使离子化。加热的温度一般可达 300～400℃，此方法测定的物质，其相对分子量可达 2000 左右，且所需的试样量很少，一般为几微克。

（2）色谱法进样　这是质谱分析中最常用的进样方法，适用于多组分分析。其原理是将多组分试样先经色谱法分离成单一组分，分离后的组分依次通过色谱仪与质谱仪之间的"接口"进入到质谱仪中被检测。"接口"的作用主要是除去色谱仪中流出的大量流动相，并将被测组分导入高真空的质谱仪中。例如，目前比较成熟的应用技术有气相色谱–质谱联用、高效液相色谱–质谱联用、超临界流体色谱–质谱联用、毛细管电泳–质谱联用。

2. 离子源　离子源的作用是提供能量使试样分子电离，并进一步得到各种离子。在质谱仪中要求离子源产生的离子强度大、稳定性好、质量歧视效应小。质谱仪的离子源种类很多，其原理各不相同，下面简单介绍几种常见的离子源。

（1）电子轰击离子源（EI）　是目前应用最广泛、技术最成熟的一种离子源，主要用于挥发性试样的分析。其工作原理为：气化后的试样分子进入离子源中，受到炽热灯丝发射的电子束的轰击，生成包括正离子在内的各种碎片离子，其中正离子在推斥电极的作用下离开离子源进入加速区被加速和聚集成离子束，而阴离子、中性碎片则被离子源的真空泵直接抽走，不进入加速器。电子轰击离子源的电子能量常为 70eV。

（2）化学电离离子源（CI）　先在离子源中送入反应气体（如 CH_4），反应气体在电子轰击下电离成离子，反应气体离子和试样分子碰撞发生离子–分子反应，最后产生试样离子。

（3）快原子轰击离子源（FAB）或快离子轰击离子化（LSIMS）　不需要对试样加热，易得到稳定的分子离子峰，适合热不稳定、难气化的有机化合物的分析，可检测分子量较大的有机化合物如多肽、核苷酸、有机金属配合物等。其工作原理为：将试样溶解在黏稠的基质中，再将其涂布在金属靶上，直接插入离子源中，用经加速获得较大动能的惰性气体离子对准靶心轰击，轰击后快原子的大量动能以各种方式消散，其中一些能量导致试样蒸发和电离，最后进入质量分析器被检测。

（4）基质辅助激光解吸离子化（MALDI） 将溶于适当基质中的供试品涂布于金属靶上，用高强度的紫外或红外脉冲激光照射，使待测化合物离子化。基质辅助激光解吸离子化主要用于分子质量在 100 000 以上的生物大分子分析，适宜与飞行时间分析器结合使用。

（5）电喷雾电离（ESI） 是近年来发展起来的一种使用强静电场的软电离技术。其工作原理为：使试样溶液发生静电喷雾并在干燥气流中（接近大气压）形成带电雾滴。随着溶剂不断蒸发，液滴不断变小，表面电荷密度不断增大从而形成强静电场使试样分子电离，并从雾滴表面"发射出来"。

（6）大气压化学离子化（APCI） 原理与化学离子化相同，但离子化在大气压下进行。流动相在热及氮气流的作用下雾化成气态，经由带有几千伏高压的放电电极时离子化，产生的试剂气态离子与待测化合物分子发生离子–分子反应，形成单电荷离子，正离子通常是（M+H）$^+$，负离子则是（M–H）$^-$。大气压化学离子化能在流速高达 2ml/min 下进行，常用于分析分子质量小于 1500 的小分子或弱极性化合物，主要产生的是（M+H）$^+$或（M–H）$^-$离子，很少有碎片离子，是液相色谱–质谱联用的重要接口之一。

（7）大气压光离子化（APPI） 与大气压化学离子化不同，大气压光离子化是利用光子使气相分子离子化。该离子化源主要用于非极性物质的分析，是电喷雾离子化、大气压化学离子化的一种补充。大气压光离子化对于试验条件比较敏感，掺杂剂、溶剂及缓冲溶液的组成等均会对测定的选择性、灵敏度产生较大影响。

3. 质量分析器 质量范围、分辨率是质量分析器的两个主要性能指标。质量范围指质量分析器所能测定的质荷比的范围；分辨率表示质量分析器分辨相邻的、质量差异很小的峰的能力。虽然不同类型的质量分析器对分辨率的具体定义存在差异，高分辨质谱仪通常指其质量分析器的分辨率大于 10^4。

（1）单聚焦质量分析器 主要根据离子在磁场中的运动行为，将不同的离子分开。

扇形磁场分析器是离子源中产生的离子经加速电压（V）加速，聚焦进入扇形磁场（磁场强度 B），在磁场的作用下，不同质荷比的离子发生偏转，按各自的曲率半径（r）运动：

$$m/z = B^2 r^2 / 2V$$

改变磁场强度，可以使不同质荷比的离子具有相同的运动曲率半径（r），进而通过狭缝出口，到达检测器。扇形磁场分析器可以检测分子量高达 15000 的单电荷离子。当与静电场分析器结合、构成双聚焦扇形磁场分析器时，分辨率可达到 10^5。

（2）四极杆质量分析器 由四根平行的金属杆组成，被加速的离子束穿过对准四极杆之间空间的准直小孔，通过在四极上加上直流电压和射频电压，在极间形成一个射频场，离子进入此射频场后，会受到电场力作用，只有合适 m/z 的离子才会通过稳定的振荡进入检测器。

（3）离子阱分析器　四极离子阱（QIT）由两个端盖电极和位于它们之间的环电极组成。端盖电极处在低电位，而环电极上施加射频电压（RF），以形成三维四极场。选择适当的射频电压，四极场可以储存质荷比大于某特定值的所有离子。采用"质量选择不稳定性"模式，提高射频电压值，可以将离子按质量从高到低依次射出离子阱。挥发性待测化合物的离子化和质量分析可以在同一四极场内完成。通过设定时间序列，单个四极离子阱可以实现多级质谱（MS^n）的功能。

线性离子阱（LIT）是二维四极离子阱，结构上等同于四极质量分析器，但操作模式与三维离子阱相似。四极线性离子阱具有更好的离子储存效率和储存容量，可改善的离子喷射效率及更快扫描速度和较高的检测灵敏度。

离子阱分析器与四极杆分析器具有相近的质量上限及分辨率。

（4）飞行时间分析器（TOF）　具有相同动能、不同质量的离子，因飞行速度不同而实现分离。当飞行距离一定时，离子飞行需要的时间与质荷比的平方根成正比，质量小的离子在较短时间到达检测器。为了测定飞行时间，将离子以不连续的组引入质量分析器，以明确起始飞行时间。离子组可以由脉冲式离子化（如基质辅助激光解吸离子化）产生，也可通过门控系统将连续产生的离子流在给定时间引入飞行管。

飞行时间分析器的质量分析上限约15000，离子传输效率高（尤其是谱图获取速度快），质量分辨率大于 10^4。

（5）离子回旋共振分析器（ICR）　在高真空（$\sim 10^{-7}$Pa）状态下，离子在超导磁场中作回旋运动，运行轨道随着共振交变电场而改变。当交变电场的频率和离子回旋频率相同时，离子被稳定加速，轨道半径越来越大，动能不断增加。关闭交变电场，轨道上的离子在电极上产生交变的电流。利用计算机进行傅里叶变换，将电流信号转换为频谱信号，获得质谱。

待测化合物的离子化和质量分析可以在同一分析器内完成。离子回旋共振分析器的质量分析上限大于 10^4 道尔顿，分辨率高达 10^6，质荷比测定精确到千分之一，可以进行多级质谱（MS^n）分析。

（6）串联质谱（MS–MS）　串联质谱是时间上或空间上两级以上质量分析的结合，测定第一级质量分析器中的前体离子（precursor-ion）与第二级质量分析器中的产物离子（product-ion）之间的质量关系。多级质谱实验常以 MS^n 表示。

产物离子扫描（product-ion scan）是指在第一级质量分析器中选择某 m/z 的离子作为前体离子，测定该离子在第二级质量分析器中、一定的质量范围内的所有碎片离子（产物离子）的质荷比与相对强度，获得该前体离子的质谱。

前体离子扫描（precursor–ion scan）是指在第二级质量分析器中选择某 m/z 的产物离子，测定在第一级质量分析器中、一定的质量范围内所有能产生该碎片离子的前体离子。

中性丢失扫描（neutra–loss scan）是指以恒定的质量差异，在一定的质量范围内同时测定第一级、第二级质量分析器中的所有前体离子和产物离子，以发现能产生特定中性碎片（如 CO_2）丢失的化合物或同系物。

选择反应检测（selected–reaction monitoring，SRM）是指选择第一级质量分析器中某前体离子 $(m/z)_1$，测定该离子在第二级质量分析器中的特定产物离子 $(m/z)_2$ 的强度，以定量分析复杂混合物中的低浓度待测化合物。

多反应检测（multiple–reaction monitoring，MRM）是指同时检测两对及以上的前体离子–产物离子。

4. 检测器（MSD） 由收集器和放大器组成，离子流到达收集器后能够产生与离子流的丰度成正比的信号，利用现代的电子技术，能灵敏、精确地测量这种离子流并得到信号，然后将此信号放大并记录下来，就可以得到质谱图。

（二）质谱图与常用术语

1. 质谱图 常见的质谱图为棒图，是以摄谱方式获得的质谱图，以质荷比 m/z 为横坐标，纵坐标为离子的相对丰度（又称为相对强度）。其中最强离子的强度定为 100%，称为基峰。以此最强峰的高度去除其他各峰的高度，所得分数百分比即为各离子的相对丰度。一定的化合物，各离子强度是一定的，因此，质谱具有化合物的结构特征。

2. 离子类型

（1）分子离子 有机化合物分子在电子轰击下失去一个电子所形成的离子称为分子离子，相应质谱峰称为分子离子峰。分子离子峰一般出现在质谱图的最右侧。分子离子是化合物失去一个电子形成的，因此，分子离子的质量就是化合物的分子量。所以，分子离子在化合物质谱解析中具有特殊的意义。

（2）碎片离子 分子离子发生化学键的断裂和重排所产生的各种离子均称为碎片离子，其相对丰度随其稳定性的增强而增大。

（3）同位素离子 大多数元素都是由具有一定自然丰度的同位素组成。这些元素形成化合物后，其同位素就以一定的丰度出现在化合物中。因此在质谱图中会出现比主峰高 1 个以上质量数的小峰。把含有同位素的离子称为同位素离子，相应的质谱峰称为同位素离子峰。

三、操作方法

质谱图可以给出有机化合物结构的若干信息，质谱图的解析一般从高质量数的峰开始。先确定分子离子峰，以便确定分子量，用同位素丰度法或精密质量法确定分子式，最后根据主要碎片离子推测分子结构式。当然，结构式的最终确证要采用 UV、IR、NMR、MS 综合分析。随着标准质谱图的不断丰富，特别是质谱信息库的建立，这种应用将会更加方便、快速。目前已经广泛应用于"合成药物、抗生素及其有关物质鉴定""中药和天然药品检验""药物代谢动力学及代谢物研究"等方面。现就质谱法在分子量、分子式的测定和结构推测方面做简要介绍。

解析步骤：首先，用质谱图确定分子量，关键是识别和解析分子离子峰。一般说来质谱图分子离子峰常出现在质谱图的最右边。一般认为分子离子峰的质荷比即为分子量。其次，当知道有机化合物的分子量后，可根据质谱图所提供的信息，来确定其分子式。确定分子式有两种方法，即同位素丰度法和由高分辨率质谱仪提供的精密质量法。

四、注意事项

（一）流动相或载气的要求

1. 液相色谱–质谱　流动相应避免使用非挥发性添加剂、无机酸、金属碱、盐及表面活性剂等试剂。色谱流动相一般选择质谱级或色谱纯级甲醇、乙腈、异丙醇；水应充分除盐，如超纯水或多次石英器皿重蒸水。流动相的添加剂，如甲酸铵、乙酸铵、甲酸、乙酸、氨水、碳酸氢铵应使用色谱纯试剂，慎用三氟乙酸。挥发性酸、碱的浓度应控制在 0.01%～1%（体积比），盐的浓度最好保持在 20mmol/L 以下。

2. 气相色谱–质谱　应选用高纯氦气作为载气，使用前须确定所用毛细管柱是否是 MS 专用柱。

（二）样品准备

所有样品必须用 0.22μm 的滤膜过滤，盐浓度高的样品应预先进行脱盐处理，高浓度和离子化浓度很强的样品容易在管道残留形成污染、难以消除，未知样品分析时应遵循浓度宁稀勿浓、由低到高的规律，不同品牌、型号的质谱仪的灵敏度也不相同，实际进样时应该充分考虑所用条件、参数、离子检测模式等是否合适。

（三）离子源的要求

根据待测样品的性质选择合适的离子源、检测离子的极性和模式及参数。在开机前完成离子源的更换和安装。

（四）流速的选择

应根据离子化方式的不同，选择导入离子源的液体流速，并采用恰当的接口参数辅助流动相挥发，减少对质谱的污染，提高检测灵敏度。尽管电喷雾离子化可在 1μl/min～1ml/min 的流速下进行，大气压化学离子化允许的流速可达 2ml/min，常规 ESI 分析的适宜流速为 0.1～0.3ml/min，APCI 为 0.2～1.0ml/min。色谱分离因采用质谱专用柱，当使用较大的流动相流速时，需在色谱柱后对洗脱液分流，仅将一定比例的液体引入离子源分析。

（五）样品分析

在进行样品分析前，应先优化液相色谱条件，实现混合样品的良好分离。

1. 定性分析 单级质谱分析通过选择合适的扫描参数来测定待测物的质谱图。串联质谱分析则选择化合物的准分子离子峰，通过优化质谱参数，进行二级或多级质谱扫描，获得待测物的质谱。高分辨质谱可以通过准确质量测定获得分子离子的元素组成，低分辨质谱信息结合待测化合物的其他分子结构的信息，可以推测出未知待测物的分子结构。

2. 定量分析 采用选择离子检测（STM）或选择反应检测（SRM）、多反应检测（MRM）等方式，通过测定某一特定离子或多个离子的丰度，并与已知标准物质的响应比较，质谱法可以实现高专属性的定量分析。外标法和内标法是质谱常用的定量方法，内标法具有更高的准确度。质谱法所用的内标化合物可以是待测化合物的结构类似物或稳定同位素标记物。

（六）维护保养

（1）实验过程中，切勿用肥皂泡检查气路，包括在检查自己的气路时也一定要与质谱接口断开（非常重要，很多质谱都因为操作者采用肥皂泡检漏使得四极杆污染无法继续使用）。

（2）一般情况下，质谱要保持正常运行状态，除非 15 天以上不用仪器，方可关闭。因为质谱需要一定时间稳定（24 小时以上），频繁开关对真空泵的寿命会有影响。在预知停电的情况下，请提前关掉质谱仪。

（3）要经常观察泵油颜色，当变成黄褐色时应立即更换。如果仪器使用频繁且气体比较脏，则要求至少半年更换一次，加入泵油的量不超过最上层液面。

（4）散热过滤网应定期进行清洗（每两个月清洗一次），在夏天没有空调的房间使用时尽量打开上盖，以防影响仪器散热。

（5）毛细管在不与外部仪器连接时，不要直接放置在脏的桌面上，尽量悬空放置；毛细管内部的过滤器要定期清洗，在拆装过程中注意不要丢失部件。

（6）在仪器运输过程中，如果有油泵，需要放出泵油（若干净可进行收集以后继续使用）、卸掉 RF 射频头，单独运输。

五、在药品检验中的应用

质谱法目前主要应用在药材检验中，如阿胶、龟甲胶、鹿角胶的鉴别，千里光中阿多尼弗林的测定，川楝子、苦楝皮的含量测定。

第五节　其他光谱分析法

一、荧光分光光度法

荧光分光光度法属于光化学分析法。

（一）基本原理

荧光分光光度法是一种利用某些物质的荧光光谱特性来进行定性或定量的分析方法。某些物质具有光致发光现象，即它们可以吸收电磁辐射，然后又重新发射出相同或较长波长的辐射。光致发光最常见的类型是荧光和磷光。在荧光分析中，待测物质电子吸收光子能量后被激发，然后处于激发态的电子回到基态时所发射的光称为荧光。如果待测物质是分子，称为分子荧光；如果待测物质是原子，称为原子荧光。一般所说的荧光分析法是以紫外光或可见光作为激发源，所发射的荧光波长较激发光波长要长的分子荧光分析法。该方法的优点是专一性强、灵敏度高、选择性强、发光方式多和使用简便。

荧光是从第一电子激发态的最低能级落回基态时所释放的辐射能量。当紫外光照射到某些物质的时候，这些物质会发射出各种颜色和不同强度的可见光，而当紫外光停止照射时，这种光线也随之很快地消失，这种光线称为荧光。荧光物质分子都具有两个特征光谱，即激发光谱和发射光谱。

将激发荧光的光源用单色器分光，连续改变激发波长，测定不同激发波长下物质发射的荧光强度，以荧光强度为纵坐标，以激发光波长为横坐标作图。若选择最强的波长作激发光源，用另一单色器将物质发射的荧光分光，记录每一波长下的荧光强度，做荧光强度与发射波长的关系图，即为发射光谱。

（二）荧光分光光度计

荧光分光光度计由激发光源、激发单色器和发射单色器、样品池、检测器及记录仪表组成。

1. 光源 多采用高压氙灯，它在紫外光区和可见光区都能给出连续辐射（220～700nm）。

2. 单色光器 由光栅和狭缝组成。有两组，一组为激发单色器，光源的连续辐射经激发单色器得到单色光照射到样品池，供试品溶液经激发光照射后产生的荧光则常以与激发光源呈 90°照射到发射单色器，发射单色器分光以后照到光电倍增管转换为电信号，送入显示或记录仪表读数或记录。

3. 样品池 常用石英池，质地应较纯，不含荧光性杂质，固定受光面标志。如拟配对使用，则可盛稀硫酸奎宁溶液（1×10^{-8}g/ml），激发波长 350nm，发射波长 450nm，调节仪器示值为95%，选取各池荧光强度相差不大于 1.0%者成对使用。

4. 检测器 一般为光电倍增管，其输出可用高灵敏度的微电计测定或再放大后输入记录器中，自动描绘光谱图。

仪器的使用按各仪器说明书进行操作，通常应在光源点燃及主机预热 30 分钟后再进行测定。

（三）操作方法

1. 标准曲线法 荧光分析一般采用标准曲线法，用已知量的标准物质经过和试样相同的处理之后，配制成一系列不同浓度的标准溶液，测定这些标准溶液的荧光强度，以溶液浓度为横坐标，以荧光强度为纵坐标绘制标准曲线。然后在同样条件下测定供试品溶液的荧光强度，由标准曲线求出试样中荧光物质的含量。在实际操作中，将仪器调零后，先测定空白溶液的荧光强度，再测定标准溶液的荧光强度，标准溶液的荧光强度扣除空白溶液的荧光强度，就是标准溶液本身的荧光强度。

2. 比例法 如果荧光分析的标准曲线通过原点，就可选择其线性范围，用比例法进行测定。取已知量的对照品，配制一标准溶液，使其浓度在线性范围内，测定荧光强度，然后在同样条件下测定供试品溶液的荧光强度，扣除空白溶液的荧光强度，计算其浓度。

（四）注意事项

（1）溶剂不纯会带入较大误差，应先做空白检查，必要时，应用玻璃磨口蒸馏器蒸馏后再用。

（2）溶液中的悬浮物对光有散射作用，必要时，应用垂熔玻璃滤器滤过或用离心法除去。

（3）所用的玻璃仪器与测定池等也必须保持高度洁净。

（4）温度对荧光强度有较大的影响，测定时应控制温度一致。

（5）溶液中的溶氧有降低荧光作用，必要时可在测定前通入惰性气体除氧。

（6）测定时需注意溶液的 pH 和试剂的纯度等对荧光强度的影响。

（五）在药品检验中的应用

例如《中国药典》2015 年版二部利血平片的含量测定，利血平片、甲地高辛片的溶出度检查，氯化钠的铝盐检查。

二、火焰光度法

火焰光度法常用于测定碱金属、碱土金属及其他用火焰即可激发的元素。

（一）基本原理

火焰光度法是以火焰作为激发光源，供试品溶液用喷雾装置以气溶胶形式引入火焰光源中，靠火焰光的热能将待测元素原子化并激发其发射特征光谱，通过光电检测系统测量出待测元素特征谱线的辐射光强度，从而进行元素分析的方法，属于原子发射光谱法的范畴，通常借比较对照品溶液和供试品溶液的发光强度，求得供试品中待测元素的含量。

（二）火焰光度计

所用仪器为火焰光度计，主要由燃烧系统、单色器和检测系统等部件组成。

1. 燃烧系统 燃烧系统由喷雾装置、燃烧灯、燃料气体和助燃气体的供应等部分所组成。燃烧火焰通常是用空气作助燃气，用煤气或液化石油气等作燃料气组成的火焰，即空气–煤气或空气–液化石油气火焰。仪器某些工作条件（如火焰类型、火焰状态、空气压缩机供气压力等）的变化可影响灵敏度、稳定程度和干扰情况，应按各品种项下的规定选用。

2. 单色器 火焰光度计通常用滤光片或干涉滤光片取得单色光。仪器光路应保证有良好的光谱分辨率。

3. 检测器 检测器包括光电元件、放大器和读数系统。光电元件一般采用光电倍增管或光电池；放大器用的是交流选频放大或相敏放大器；读数系统为检流计或数字直读装置。

（三）操作方法

1. 标准曲线法 配制一个被测元素的标准贮备液，通常用该元素的基准化合物按规定方法配制，用空白溶液稀释成仪器推荐的浓度范围，配制一组浓度合适的系列标准溶液，并分别加入供试品溶液配制中的相应试剂的标准工作液，将仪器按规定方法启动后，先将去离子水喷入火焰，调节读数为零，再将最浓的标准溶液喷入火焰，调节仪器近满刻度的读数，调整好后，然后从低浓度到高浓度依次喷入火焰，读数。每喷完 1 份溶液后，均用去离子水喷入火焰充分冲洗灯头并调零。取每一浓度 3 次读数的平均值，用光强度读数作为纵坐标，被测元素的含量或浓度作为横坐标，绘制标准曲线。在相同的条件下将供试品溶液喷入火焰，取 3 次读数的平均值。从标准曲线上查得相应浓度，计算元素的含量。标准曲线应取符合线性范围的浓度。样品测定的读数应在线性范围中间或稍高处。

2. 标准加入法 被测样品的组成不确定或很复杂，与标准样品相差很远时，可用标准加入法。取同体积按各品种项下规定制备的供试品溶液 4 份，分别加至 4 个同体积的量瓶中，除（1）号量瓶外，其他（2）、（3）、（4）号量瓶分别再准确加入比例量的待测元素标准溶液，再稀释至相同体积，依次分析，测定各溶液的发光强度，读数。以已知浓度为横坐标，光强度读数为纵坐标作工作曲线。将工作曲线外延至与横坐标相交，从原点至交点的距离计算被测元素的含量。

标准加入法只适用于浓度与发光强度呈良好线性关系的情况，且只有在扣除背景光强度后使用。

3. 杂质限量检查法 被测样品的成分中，存在某种被测元素时，可用杂质限量检查法。取供试品，按各品种项下的规定，制备供试品溶液；另取等量的供试品，加入限度量的待测元素溶液，制备成对照溶液。将仪器按规定调整好后，将对照溶液喷入火焰，调节仪器使具合适的读数（a）；在相同的操作条件下喷入供试品溶液，读数（b）；b 值应小于（$a-b$）。

火焰光度法用于含量测定及杂质限量检查时，分别照原子吸收分光光度法进行测定与计算。

（四）注意事项

（1）取样量应根据被测元素的性质、含量、分析方法及要求的分析精度决定。标准品的组成应尽可能与被测样品接近。

（2）仪器连接好助燃气管道、空气压缩机、并使助燃气通过缓冲瓶等。

（3）火焰条件的选择包括火焰类型、燃气和助燃气的比例、供气压力和气体流量等。

（4）使用仪器时，要求助燃气流恒定，保证火焰稳定，测定漂移小，结果误差小。

使用火焰光度计时对实验室安全应给予特别注意，如排气通风是否良好，突然停电、气流不足或不稳定时的安全措施，高压燃气和助燃气使用安全问题等。

（5）火焰光度法灵敏度很高，极易受实验中各种用品的污染，常见的污染源如下：① 水应用去离子水、石英蒸馏器蒸馏的超纯水或超纯水器制备的水。钠、钾、镁、硅、铁等元素最易玷污实验用水。贮藏水的容器一般用聚乙烯等材料制成。玻璃瓶久贮会将瓶中微量污染元素溶解在水中。② 试剂制备样品用的各种试剂、溶剂等亦为主要污染来源之一，应尽可能采用高纯试剂。③ 样品处理过程及测试时应尽可能防止外界尘埃落入，以免产生干扰。

（6）仪器应保存在干燥、清洁环境内，不用时罩好，尤其燃烧室的滤光片等更需保持干燥。

（7）确保仪器工作稳定，电压变动超过±10%的地区，建议连接一台电源稳压器。

（8）空气压缩机的空气进出口应有干燥管，防止水分和油进入。

（9）仪器使用要有良好的接地装置。

（10）一般浓度大于 100μg/ml 的标准溶液可以作为贮备液贮存在耐腐蚀的塑料容器中，浓度低于 1μg/ml 的标准溶液应在使用当天配制使用，不宜贮存。

（11）不同型号仪器对样品浓度要求不同，浓度过高或过低均易超出测定线性范围，此时可以适当调整测定浓度，确保信号强度与被测元素浓度呈线性关系。

（12）使用完毕关机后，务必将各调节钮旋至起始位置，以便再用时顺利开机。

（五）在药品检验中的应用

例如采用火焰光度法测定西咪替丁氯化钠注射液中钠离子的浓度。

三、电感耦合等离子体原子发射光谱法

电感耦合等离子体原子发射光谱法适用于药材及中成药中重金属元素的测定、化学药品中金属杂质的测定、常量元素含量的测定、非金属元素的测定。

（一）基本原理

电感耦合等离子体原子发射光谱（inductively coupled plasma–atomic emission spectroscopy，ICP–AES）就是利用等离子体形成的高温使待测元素产生原子发射光谱，通过对光强度的检测，可以确定待测试样中是否含有所测元素以及含量多少，并且可进行多元素的同时测定。

电感耦合等离子体原子发射光谱法通常是将样品溶液由载气（氩气）引入雾化系统进行雾化后，以气溶胶形式导入由射频能量激发的处于大气压下的氩等离子体中心区，样品在极高温度下去溶剂化、气化、原子化和激发，发射出所含元素的特征波长的光。经分光系统分光后，其谱线强度由光电元件接收并转变为电信号而被记录。根据谱线的存在与否，定性鉴别样品中是否含有相应的元素；根据元素浓度与谱线强度的关系，定量测定样品中各相应元素的含量，适用于各类药品中从痕量到常量的元素分析。

（二）电感耦合等离子体原子发射光谱仪

电感耦合等离子体原子发射光谱仪由样品引入系统、电感耦合等离子体光源、色散系统、检测系统等构成，并配有计算机控制及数据处理系统、冷却系统、气体控制系统。

1. 样品引入系统 样品引入系统是 ICP 仪器中极为重要的部分，也是 ICP 光谱分析研究中最活跃的领域，按试样状态不同可以分别用液体、气体或固体直接进样。药品检验通常采用液体进样方式。在 ICP 装置中常采用气动雾化装置，一般要求雾化器能采用较低的载气流量（如 0.5～1L/min）、具有较低的样品提升量（如 0.5～2ml/min）、较高的雾化效率、记忆效应小、雾化稳定性好，且适于高盐分溶液雾化及较好耐腐蚀能力。一般有气动雾化器和超声雾化器。

（1）气动雾化器 有两种基本的结构：同心型雾化器和正交型雾化器。气动雾化器溶液的提升，一般利用文丘里效应在进液毛细管末端形成负压自动提升，溶液的提升受载气的流量、压力及溶液的黏度和密度的影响，采用蠕动泵来提升，可减小溶液物理性质的影响及选择合适提升量，有利于与等离子体系统相匹配。

（2）超声雾化器 是用超声波振动的空化作用把溶液雾化成气溶胶。超声雾化器装置比气动雾化装置复杂，由超声波发生器、进样器、雾室、去溶装置几部分组成。使用时常用进样器（蠕动泵）把试样溶液输入雾室，由超声波发生器的电磁振荡通过高频电缆与雾室中的换能器（例如锆钛酸铅压电晶片）相连，晶片在高频电压作用下产生谐振，将电磁能转变为机械能而产生超声波，当超声波连续辐射到雾室中试样溶液时，由于样品溶液与空气界面间的空化作用，使液体形成气溶胶，然后用载气通过雾室把试样气溶胶去溶剂后引入炬管。采用超声雾化时气溶胶产生速度和载气流量可分别选择最佳条件，所产生的气溶胶雾滴更细更均匀，雾化效率可提高 10 倍，如果样品基体不复杂的话，超声雾化器的检出限要比气动雾化器的好一个数量级左右，如果有干扰，例如背景漂移或光谱重叠，则这些效应亦以同样的程度增加。同样，当被雾化的溶液含盐较高时，在等离子炬管的中心管上的积盐也会增加。

2. 电感耦合等离子体光源 电感耦合等离子体光源的"点燃"，需具备持续稳定的纯氩气流，炬管、感应圈、高频发生器，冷却系统等条件。样品气溶胶被引入等离子体后，在 6000～10000K 的高温下，发生去溶剂、蒸发、解离、激发或电离、发射谱线。根据光路采光方向，可分为水平观察 ICP 光源和双向观察 ICP 光源；双向观察 ICP 光源可实现垂直/水平双向观察。实际应用中宜根据样品基质、待测元素、波长、灵敏度等因素选择合适的观察方式。

（1）水平观察 ICP 光源 是采用水平放置 ICP 炬管，从 ICP 锥顶端采光，使整个通道各个部分的光都可通过狭缝，换言之即通道与光轴重合。水平观察 ICP

光源的好处是整个通道各个部分的光都可被采集，从而提高了各元素的灵敏度，降低了检出限，但水平观察的基体效应要比垂直观察大，且存在一定的易电离干扰的问题，同时由于炬管是水平放置，要包含整个等离子体，炬管易玷污，射频功率也不能太高（一般不超过 1350W）。

（2）双向观察 ICP 光源　在水平观察 ICP 光源的基础上，增加一套侧向采光光路，实现垂直/水平双向观察，当切换反射镜移开时，ICP 为轴向采光，此时等同于水平观察 ICP，当切换反射镜切入时，挡住了轴向的光。ICP 光源由侧向采光，经反镜 M1、M2 和切换反射镜通过狭缝，即为垂直观察。切换反射镜 M 由计算机控制，可实现全部元素谱线水平测量，全部元素谱线垂直测量，部分元素谱线水平测量，部分元素谱线垂直测量的工作方式，双向观察能有效解决水平观察中存在的易电离易干扰问题，进一步扩宽线性范围。

3. 色散系统　复合光经色散元素分光后，得到一条按波长顺序排列的光谱，能将复合光束分解为单色光，并进行观测记录的设备称为光谱仪。无论是在单通道扫描型还是多通道型或全谱直读型的任何光谱仪中，通常都希望：有适当的波长范围和波长选择，能从被检测的辐射源的特定区域里采集尽可能多的光。为达到这两个目标，系统将包括：一个入射狭缝（它提供与狭缝尺寸相同的的辐射光带），一个能产生一束平行光的准直器，一个或两个组合的色散元件，一个能使被色散的特定狭窄光带重显的聚焦元件，一个或多个能使所需光带分离的出射狭缝（全谱直读型仪器无需出射狭缝）。在 ICP 光谱仪的分光系统中，采用的色散元件几乎全都是光栅（有衍射光栅、凹面光栅、全息光栅），在一些高分辨率的系统中，棱镜也是分光系统中的一个组成部件。

4. 检测系统　ICP 的检测系统为光电转换器，它是光电光谱仪接收系统的核心部分，主要是利用光电效应将不同波长的辐射能转化成光电流的信号。光电转换器件主要有两大类：一类是光电发射器件，例如光电管与光电倍增管，当辐射作用于器件中的光敏材料上，使发射的电子进入真空或气体中，并产生电流，这种效应称光电效应；另一类是半导体光电器件，包括固体成像器件，当辐射能作用于器件中光敏材料时，所产生的电子通常不脱离光敏材料，而是依靠吸收光子后所产生的电子-空穴对在半导体材料中自由运动的光电导（即吸收光子后半导体的电阻减小，而电导增加）产生电流的，这种效应称内光电效应。

光电转换元件种类很多，但在光电光谱仪中的光电转换元件要求在紫外至可见光谱区域（160～800nm）很宽的波长范围内有很高的灵敏度和信噪比，很宽的线性响应范围，以及较快的响应时间。目前可应用于光电光谱仪的光电转换元件有以下两类：即光电倍增管及固体成像器件。

5. 冷却系统和气体控制系统　冷却系统包括排风系统和循环水系统，其功能主要是有效地排出仪器内部的热量。循环水温度和排风口温度应控制在仪器要求范围内。气体控制系统运行应稳定，氩气的纯度应不小于 99.99%。

（三）操作方法

1. 干扰的排除 ICP 发射光谱分析中的干扰主要有物理干扰、化学干扰、离子化干扰、光谱干扰，干扰的消除和校正可采用空白校正、稀释校正、内标校正、背景扣除校正、干扰系数校正、标准加入等方法。

2. 样品的制备 供试品消解的常用试剂一般是酸类，包括硝酸、盐酸、高氯酸、硫酸、氢氟酸，以及一定比例的混合酸，也可使用少量过氧化氢；其中硝酸引起的干扰最小，是供试品制备的首选酸。试剂的纯度应为优级纯以上。所用水应为去离子水。

供试品溶液制备时应同时制备试剂空白，标准溶液的介质和酸度应与供试品溶液保持一致。固体样品一般称取 0.1～3g，选用敞口容器消解法、密闭容器消解法或微波消解法等合适方法，若用微波消解法时样品量一般不超过 1g，且不能用高氯酸，以免发生爆罐。液体样品根据样品的基质、有机物含量和待测元素含量等情况，可选用直接分析、稀释或浓缩后分析、消化处理后分析等不同的测定方式。

3. 测定法

（1）定性鉴别　根据原子发射光谱中的各元素固有的一系列特征谱线的存在与否可以确定供试品中是否含有相应元素。元素特征光谱中强度较大的谱线称为元素的灵敏线。在供试品光谱中，某元素灵敏线的检出限即为相应元素的检出限。

（2）定量测定

① 标准曲线法　在选定的分析条件下，测定不同浓度的标准系列溶液（标准溶液的介质和酸度应与供试品溶液一致），以待测元素的响应值为纵坐标，浓度为横坐标，绘制标准曲线，计算回归方程，相关系数应不低于 0.99。在同样的分析条件下，进行空白试验，根据仪器说明书要求扣除空白。

② 标准加入法　取同体积的供试品溶液 4 份，分别置 4 个同体积的量瓶中，除第 1 个量瓶外，在其他 3 个量瓶中分别精密加入不同浓度的待测元素标准溶液，分别稀释至刻度，摇匀，制成系列待测溶液。在选定的分析条件下分别测定，以分析峰的响应值为纵坐标，待测元素加入量为横坐标，绘制标准曲线，相关系数应不低于 0.99，将标准曲线延长交于横坐标，交点与原点的距离所相应的含量，即为供试品取用量中待测元素的含量，再以此计算供试品中待测元素的含量。

4. 检测限与定量限 在最佳实验条件下，测定不少于 7 份的空白样品溶液，以连续测定空白样品溶液响应值的 3 倍标准偏差（3SD）所对应的待测元素浓度作为检测限；以连续测定空白溶液响应值的 10 倍标准偏差（10SD）所对应的待测元素浓度作为定量限。

（四）注意事项

1. 仪器方面 样品进样系统的检查，测定后进样系统的检查和清洗，废液桶中的废液要经常清理；炬管、雾化器、雾室的清洗；冷却水、真空泵油、分子筛的定期更换。

2. ICP 光谱分析的干扰问题

（1）物理因素的干扰 溶液中含有机溶剂时，黏度与表面张力均会降低，雾化效率将有所提高，同时有机试剂大部分可燃，从而提高了尾焰的温度，结果使谱线强度有所提高，当溶液中含有有机溶剂时 ICP 的功率需适当提高，以抑制有机试剂中碳化物的分子光谱的强度。除有机溶剂外，酸的浓度和种类对溶液的物理性质也有明显的影响，在相同的酸度时，黏度以下列次序递增 $HCl \leqslant HNO_3 < HClO_4 < H_3PO_4 \leqslant H_2SO_4$，其中 HCl 和 HNO_3 的黏度较小。而 H_2SO_4、H_3PO_4 的黏度大且沸点高，因此在 ICP 光谱分析的样品处理中，尽可能用 HCl 和 HNO_3，而尽量避免用 H_3PO_4 和 H_2SO_4。

由上述所见，应设法避免物理因素的干扰，其中最主要的办法是使标准试液与待测试样无论在基体元素的组成、总盐度、有机溶剂和酸的浓度等方面都保持完全一致。目前进样系统中采用蠕动泵进样对减轻上述物理干扰可起一定的作用，另外采用内标校正法也可适当地补偿物理干扰的影响。

（2）光谱干扰 光谱干扰主要分为两类，一类是谱线重叠干扰，它是由于光谱仪色散率和分辨率的不足，使某些共存元素的谱线重叠在分析上的干扰。另一类是背景干扰，这类干扰与基体成分及 ICP 光源本身所发射的强烈的杂散光的影响有关。对于谱线重叠干扰，采用高分辨率的分光系统，绝不意味着可以完全消除这类光谱干扰，只能认为当光谱干扰产生时，它们可以减轻至最小强度。因此，最常用的方法是选择另外一条干扰少的谱线作为分析线，或应用干扰因子校正法以予校正。对于背景干扰，最有效的办法是利用现代仪器所具备的背景校正技术给予扣除。

（3）化学干扰 比起火焰原子吸收光谱或火焰原子发射光谱分析要轻微得多，因此化学干扰在 ICP 发射光谱分析中可以忽略不计。

（4）电离干扰与基体效应干扰 对于垂直观察 ICP 光源，适当地选择等离子体的参数，可使电离干扰抑制到最小的程度。水平观察 ICP 光源，采用的双向观察技术，能比较有效地解决这种易电离干扰。此外，保持待测的样品溶液与分析标准溶液具有大致相同的组成也是十分必要。任何时候，两者在物理、化学各方面性质的匹配是避免包括电离干扰在内的各种干扰，使之不出现系统误差的重要保证。基体效应来源等离子体，对于任何分析线来说，这种效应与谱线激发电位有关，但由于 ICP 具有良好的检出能力，分析溶液可以适当稀释，使总盐量保持在 1mg/ml 左右，在此稀溶液中基体干扰往往是无足轻重的。

3. 实验室要求　实验室常用的器皿，如烧杯、容量瓶，在使用前需进行清洗。聚四氟乙烯及硼硅玻璃器皿可先用肥皂或洗涤剂清洗，用水冲洗，再用稀硝酸浸泡 24 小时（或煮沸）。用水清洗，用去离子水洗涤（3 次）。有的玻璃器皿油污严重，可用洗液（浓硫酸加重铬酸钾配制）浸洗后，然后再用水充分冲洗。在配制元素标准溶液时，最好用一级水。化学试剂一般选用高纯试剂，

（五）在药品检验中的应用

主要用于药品的研究工作中，如药材、饮片或药品中重金属及有害元素的研究等。

四、电感耦合等离子体质谱法

电感耦合等离子体质谱法在药品检测中的应用包括重金属及有害元素检测、微量及矿质元素检测、常规元素检测、同位素元素检测、元素形态检测等。该方法用于药品的元素检测时，线性关系、精密度、检出限和回收率都应符合检测需求。电感耦合等离子体质谱法检出限低，线性范围宽，可实现多元素同时测定和同位素元素检测，可用于元素形态分析。

（一）基本原理

本法是以等离子体为离子源的一种质谱型元素分析方法。主要用于进行多种元素的同时测定，并可与其他色谱分离技术联用，进行元素形态及其价态分析。

样品由载气（氩气）引入雾化系统进行雾化后，以气溶胶形式进入等离子体中心区，在高温和惰性气体中被去溶剂化、气化解离和电离，转化成带正电荷的正离子，经离子采集系统进入质量分析器，质量分析器根据质荷比进行分离，依据元素质谱峰强度测定样品中相应元素的含量。本法灵敏度高，适用于各类药品从痕量到微量的元素分析，尤其是痕量重金属元素的测定。

（二）电感耦合等离子体质谱仪

电感耦合等离子体质谱仪（ICP-MS）由样品引入系统、电感耦合等离子体（ICP）离子源、接口、离子透镜系统、四极杆质量分析器、检测器等构成，其他支持系统有计算机控制及数据处理系统、真空系统、冷却系统、气体控制系统等。

1. 样品引入系统　按样品的状态不同分为液体、气体或固体进样，通常采用液体进样方式。样品引入系统主要由样品导入和雾化两个部分组成。样品导入部分一般为蠕动泵，也可使用自提升雾化器。要求蠕动泵转速稳定，泵管弹性良好，使样品溶液匀速泵入，废液顺畅排出。

2. 离子源　离子源是产生等离子体并使样品离子化的部分，主要包括射频（RF）工作线圈、等离子体、进样系统和气路控制四个组成部分。样品通过进样系统导入，溶液样品通过雾化器进入等离子体，气体样品直接导入等离子体，RF 工作线圈为等离子体提供所需的能量，气路控制不断地产生新的等离子体，并维持平衡状态。

3. 接口　接口系统的功能是将等离子体中的样品离子有效地传输到质谱仪。是仪器的心脏，它由两个锥体组成，前面的称采样锥（sample-cone），后面的称截取锥（skimmer cone），两孔相距 6～7mm，平时应经常清洗，并注意确保锥孔不损坏，否则将影响仪器的检测性能。

4. 离子透镜系统　位于截取锥后面高真空区的离子透镜系统的作用是将来自截取锥的离子聚焦到质量过滤器，去除电子和中性微粒的影响，并对正电子实现聚焦。等离子体首先进入的是截取透镜（extraction lens），截取透镜具有很强的负电势，所以电子无法通过，被真空抽走。在后面是几级离子聚焦透镜，是通过几对电极板，当离子入射到电场时，受电场影响，向中心移动，随后出射运动方向又恢复到了向前，实现了位置上的聚焦。ICP–MS 在产生离子的同时，也产生大量光子，由于光子也可以被检测器检测和计数，所以在离子透镜的末端，是一个偏转透镜，用于去除光子干扰。

5. 四极杆质量分析器　是不同品牌质谱仪的质量分析器主要区别之处，四极杆分析器是一种成熟的质量分析装置，利用四极杆对不同质荷比的元素离子的筛选作用，达到顺序分析离子质量的目的。四极杆的工作是基于在四根电极之间的空间产生一个随时间变化的特殊电场，只有给定的 m/z 离子才能获得稳定的路径而通过极棒，从其另一端射出。其他离子将被过分偏转，与极棒碰撞，并被中和而丢失，从而实现了质量选择。分离度是质谱仪最重要的一个指标之一，ICP–MS 的一般分离度在 0.7amu 左右，最高分离度为 0.3amu 左右。作为无机分析仪器，足以分辨出不同质量数的各种离子，但是对那些具有相同质量数的不同元素离子，则无法辨别，这也是四极杆质谱的一个弱点，因此在质量分析中形成了大量的同位素和多原子分子干扰。四极杆对低动能离子更为有效，如果离子能量太高，则离子通过四极杆的速度加快，最终导致峰展宽。在四极杆的入口和出口处，通过直流电压和射频电压的扫描就可完成全谱离子扫描，同时具备顺序扫描方式和跳峰方式两个工作模式，可以使扫描速度更快。

6. 检测器　通常使用的检测器是一种电子倍增器，它的结构类似于光电倍增管，由很多串联的电极板构成，这些电极称为打拿极（dynode），每两个打拿极都均匀分担着外加的高压。当离子入射到第一个打拿极时，和电极碰撞，离子消失，同时产生了自由电子，电子在电场作用下向下一级电极板移动，并打出更多的电子，如此形成了倍增效应。当一个离子入射时，将最终在输出端形成一个脉冲信号。检测器通过对一定时间内的脉冲信号的计数可以得到离子强度的相对值，检测器工作在数字检测方式。当离子强度较大，达到产生的电子脉冲互相重叠时，脉冲数目便无法计算了，即达到了饱和，此时检测器可以切换到模拟检测方式（累计信号）。

7. 计算机控制及数据处理系统　由计算机设定适当的参数，采集质谱信号，通过进一步的数据的处理，完成样品的定性或定量分析。

（三）操作方法

对待测元素，目标同位素的选择一般需根据待测样品基体中可能出现的干扰情况，选取干扰少，丰度较高的同位素进行测定；有些同位素需采用干扰方程校正；对于干扰不确定的情况亦可选择多个同位素测定，以便比较。常用测定方法如下。

1. 标准曲线法　在选定的分析条件下，测定不同浓度的标准系列溶液（标准溶液的介质和酸度应与供试品溶液一致），以待测元素的响应值为纵坐标，浓度为横坐标，绘制标准曲线，计算回归方程，相关系数应不低于 0.99。在同样的分析条件下，进行空白试验，根据仪器说明书要求扣除空白。

2. 标准加入法　取同体积的供试品溶液 4 份，分别置 4 个同体积的量瓶中，除第 1 个量瓶外，在其他 3 个量瓶中分别精密加入不同浓度的待测元素标准溶液，分别稀释至刻度，摇匀，制成系列待测溶液。在选定的分析条件下分别测定，以分析峰的响应值为纵坐标，待测元素加入量为横坐标，绘制标准曲线，相关系数应不低于 0.99，将标准曲线延长交于横坐标，交点与原点的距离所相应的含量，即为供试品取用量中待测元素的含量，再以此计算供试品中待测元素的含量。

（四）注意事项

（1）定期检查机械泵的油位及颜色，添加或更换油；定期打开机械泵的蒸气阀使油气过滤器中的泵油流回泵内；循环水应半年更换一次。

（2）灵敏度降低需清洗雾化室、雾化器、连接管、炬管和锥。

（3）开机时需等待仪器自检完毕后，再打开工作站。

（4）若喷雾器压力过大需更换雾化器，使用含 HF 的样品不可用石英玻璃雾化器，需使用四氟乙烯塑料雾化器。

（5）一般适宜分析 0.1～10μg/L 浓度范围内样品，未知样品最好稀释后再进行分析。

（五）在药品检验中的应用

在中药的质量控制方面，如山银花、丹参、水蛭、白芍、西洋参、妇必舒阴道泡腾片、蚝贝钙咀嚼片等品种的重金属及有害元素检查。

五、拉曼光谱法

拉曼光谱法是基于对与入射光频率不同的散射光谱进行分析以得到分子振动、转动方面信息，并应用于分子结构研究的一种分析方法。拉曼光谱技术是一种非接触、无损的快速检测技术，能方便地给出物质的结构、组分等指纹信息，并且能从分子层面上识别各类物质及晶型结构，可用于药物成分鉴别、晶型研究、成分分布、药品真伪甄别、非法添加化学药品等。

（一）基本原理

光散射现象一般分为两大类：第一类是弹性散射，包括瑞利（Rayleigh）散射和丁达尔（Tyndall）散射，其特点是入射光只改变传播方向不改变能量，即散射光频率等于入射光频率；第二类是非弹性散射，包括拉曼（Raman）散射和布里渊（Brillouin）散射，其特点是入射光既改变传播方向又改变能量。布里渊散射中散射光频率与入射光频率只有微小差异，而拉曼散射中差别较大，入射光频率与散射光频率散射之差称为拉曼位移。

拉曼光谱是一种散射光谱，利用光子与介质原子（分子）之间发生非弹性碰撞得到的散射光谱研究分子或物质微观结构的光谱技术，是分子的散射光谱，拉曼光谱引入激光后，使它克服了以前的缺点，并配以高质量的单色器及高灵敏度的光电检测系统，使拉曼光谱分析在药物领域的应用取得很大的进展。如今，拉曼光谱技术已成为一种成熟的分析测试手段，并在医药等领域发挥着重要作用，是分子光谱学中的一个重要分支。

拉曼效应是光与物质分子作用产生的联合散射现象。当物质分子受到高频率的单色激光束的辐射时，分子中的电子和光子发生较强烈的作用，使电子云相对原子核的位置产生波动变化，使得分子发生极化作用。处于振动基态能级的分子，当受到入射光作用激发跃迁到激发态能级时，因激发态不稳定，分子瞬间跃迁回到基态，散射光的频率没有发生变化，等于入射光频率，光子没有能量的得失，该过程称为瑞利散射；处于激发态的分子也可以跃迁到振动第一激发态，此过程光子的部分能量传递给分子，其能量减少，散射光频率降低，该过程称为拉曼散射。在拉曼散射中，散射光频率相对入射光频率减少的，称之为斯托克散射，因此相反的情况，频率增加的散射，称为反斯托克散射，斯托克散射通常要比反斯托克散射强得多，拉曼光谱仪通常大多测定的是斯托克散射，也统称为拉曼散射。散射光与入射光之间的频率差称为拉曼位移，拉曼位移与入射光频率无关，它只与散射分子本身的结构有关。拉曼散射是由于分子极化率的改变而产生的（电子云发生变化）。拉曼位移取决于分子振动能级的变化，不同化学键或基团有特征的分子振动，ΔE 反映了指定能级的变化，因此与之对应的拉曼位移也是特征的。这是拉曼光谱可以作为分子结构定性分析的依据。

（二）拉曼光谱仪

拉曼光谱仪的原理非常简单，当光打到样品上的时候，样品分子会使入射光发生散射。大部分散射的光频率没变，我们称这种散射为瑞利散射，部分散射光的频率变了，称为拉曼散射。散射光与入射光之间的频率差称为拉曼位移。拉曼光谱仪主要就是通过拉曼位移来确定物质的分子结构，针对固体、液体、气体、有机物、高分子等样品均可以进行定量定性分析。

目前，根据拉曼光谱仪的应用情况可以分为傅里叶变换拉曼光谱、共焦显微拉曼光谱、表面增强激光拉曼光谱等。不同的拉曼光谱仪组成及结构会有些细微的不同，但一般都是由激光光源、样品装置、滤光器、单色器（或干涉仪）和检测器等组成。

1. 激发光源 常用的有 Ar 离子激光器、Kr 离子激光器、He–Ne 激光器、Nd–YAG 激光器、二极管激光器等。拉曼激发光源波长：325nm（UV）、488nm（蓝绿）、514nm（绿）、633nm（红）、785nm（红）、1064nm（IR）。

2. 样品装置 样品放置方式，包括直接的光学界面、显微镜、光纤维探针和样品。

3. 滤光器 激光波长的散射光（瑞利光）要比拉曼信号强几个数量级，必须在进入检测器前滤除，另外，为防止样品不被外辐射源照射，需要设置适宜的滤波器或者物理屏障。

4. 单色器和迈克尔逊干涉仪 有单光栅、双光栅或三光栅，一般使用平面全息光栅干涉器，与傅里叶变换红外光谱仪（FTIR）上使用的相同，为多层镀硅的 CaF_2 或镀 Fe_2O_3 的 CaF_2 分束器。也有用石英分束器及扩展范围的 KBr 分束器。

5. 检测器 传统的采用光电倍增管，目前多采用 CCD 探测器，傅里叶变换拉曼光谱仪（FT-Raman）常用的检测器为 Ge 或 InGaAs 检测器。

（三）操作方法

1. 仪器校正 拉曼仪器的校准包括三个要素：初始波长（X 轴）、激光波长以及强度（Y 轴）。

（1）初始波长（X 轴）在分析用拉曼系统中，仪器供应商应提供一种可执行的 X 轴的校准步骤。对于傅里叶变换拉曼仪，初始波长的校准由其内部的氦–氖激光来完成。对于色散拉曼仪，首选基于多重原子发射谱线的校准方法。校准可能无需经常进行，对扫描和静止模式下的精确度均应该进行验证。

（2）激光波长 激光波长变化可影响仪器的波长精度和光强度的准确性。甚至目前最稳定的激光波长在输出时也会有轻微的变化。所以，激光波长必须被校正，以确保拉曼光谱仪测量的拉曼峰位是准确的。当使用化学标准物质时，必须小心避免标准样品的污染，并应验证标准样品的稳定性。在测量激光波长之前，先进行初始波长（X 轴）的校准。至于外部校准，应将拉曼位移标准物质放在试样位置，采用适当的参数进行测量，确认一定光谱范围内强的且分辨率高的峰中心，激光波长差异应不超过±0.3cm^{-1}。仪器附带的软件可以确认激光波长和适当地调整激光波长以使得峰位于恰当的位置。如果仪器没有这一功能，可手动调整激光波长。

（3）光强度（Y 轴）所有的拉曼光谱仪都采用同样的校准程序。对于给定的测量，光强度精度的允许误差在方法建立过程中应该被确定。为了校准拉曼仪器的光度响应，可以使用宽谱带的发射源。利用钨灯白光源或添加玻璃荧光源。光强度的一致性通过收集验证的参考标准物质在一定时间的光谱来确定。光谱范围内谱带的面积应该用某种适当的算法计算。最强谱带面积强度被定为1，其他的则用最强谱带来归一化，通过使当前谱带面积与之前的仪器验证数据匹配来校验仪器性能，面积差异不大于10%，可按照测量准确度的要求对指标进行调整。

2. 方法验证 必须对方法进行验证，至少应考察准确度、精密度等主要指标。但这些指标受诸多可变因素的影响，其中荧光可能是影响方法适用性的主要因素。样品中荧光杂质的存在完全随样品而异。所以，方法必须能适应不同的样品体系，必须足以将杂质的影响降到最小。检测器的线性必须适应可能的信号水平范围。荧光可能使信号基线比验证时高，这时必须设法将荧光减弱或者使验证的方法适应较高的荧光水平。这一要求对方法的精密度、检测限（LOD）和定量限（LOQ）同样适用，因为基线噪声的增加会对这些数值产生影响。

由于荧光使基线漂移可能同样会影响定量，所以使用时，同样需要在不同的光漂白作用水平进行可接受的定量验证。必须确定激光是否对样品造成影响。在不同激光功率和暴露时间的条件下，对样品目视检查和仔细审视测得的拉曼光谱可以确定样品是否改变（而不是光漂白作用）。观察的依据是谱带位置、峰强和谱带宽度是否改变或者背景强度是否有明显变化。

影响方法精密度的因素还包括样品的位置和固体、液体样品的形态，在校正模型中必须严密控制或说明。样品的制备方法或样品室的形状可能影响测量灵敏度，而且，该灵敏度会随着仪器的激发光和采集光学设置的不同而不同。

3. 测定法 测定拉曼光谱可以采用以下任一物质态：结晶态、无定形态、液体、气体或等离子体。

液体能够在玻璃管或石英管中直接测量。无定形和微晶固体也可充填入玻璃管或石英管中直接测定。为了获得较大的拉曼散射光强度，通常使照射在样品上的入射光与所检测的拉曼散射光之间的夹角为0°、90°和180°。样品池的放置可有多种方式。

一般用作鉴别的样品不必制样，用作晶型、异构体限度检查或含量测定时，供试品的制备和具体测定方法可按各品种项下有关规定操作。某些特殊样品技术可被应用于表面增强拉曼光谱和显微拉曼光谱测量。为防止样品分解，常采用的办法是旋转技术。利用特殊的装置使激光光束的焦点和样品的表面做相对运动，从而避免了样品的局部过热现象。样品旋转技术除能防止样品分解外，还能提高分析的灵敏度。常采用内标法定量，在激光照射下，加入的内标也产生拉曼光谱，选择其一条拉曼谱带作为标准，将样品的拉曼谱带强度与内标谱带的强度进行比较（通常比较谱带的面积或高度）。由于内标和样品完全处于相同的实验条件下，一些影响因素可以相互抵消。

所选择的内标应满足以下要求：① 化学性质比较稳定，不与样品中待测成分或其他成分发生化学反应；② 内标拉曼谱带和待测物的拉曼谱带互不干扰；③ 内标应比较纯，不含有待测成分或其他干扰成分。对于非水溶液，常用的内标为四氯化碳（459cm^{-1}）；而对于水溶液，常用的内标是硝酸根离子（1050cm^{-1}）和高氯酸根离子。对于固体样品，有时选择样品中某一拉曼谱带作为自身对照内标谱带。

具有多晶现象的固体药品，由于晶型不同，可能导致所收集的供试品光谱图与对照品光谱图或标准光谱集所收载的光谱图不一致，遇此情况，应按该品种项下规定的方法进行预处理后再绘制比对。

光谱的形状与所用的仪器型号和性能、激发波长、样品测定状态及吸水程度等因素相关。因此，进行光谱比对时，应考虑各种因素可能造成的影响。

（四）注意事项

仪器供应商应提供可由用户可以执行的对仪器相关参数校准的方法。除另有规定外，使用者应根据仪器所提供的校准方法制定具体的标准操作规范（SOP），并严格按照 SOP 对上述参数进行验证。

特别需要注意的是，激光波长变化可影响仪器的波长精度和光度（强度）精度。即使是最稳定的激光器，在使用过程中其输出波长也会有轻微变化。所以，激光波长必须经校正以确保拉曼位移的准确性。可以使用仪器供应商提供的拉曼位移标准参考物质进行定期校正。某些仪器可以用一种拉曼内标物与初级光路分离，外在校准装置通过散射辐射准确地重现这一光路。

（五）在药品检验中的应用

拉曼光谱法在药品检验中应用相对较多的是共振拉曼和表面增强拉曼光谱法，主要用于药物的定性和含量测定。

1. 定性鉴别 拉曼光谱可提供样品分子中官能团的信息，可用于鉴别试验和结构解析。在相同的测定条件下，绘制供试品与对照品的拉曼光谱并进行比对，若相同，除立体异构体外，即可鉴别为同一化合物。如遇多晶现象，可参照红外鉴别的相关内容进行处理。

2. 含量测定 拉曼谱带的强度与待测物浓度的关系遵守比尔定律

$$I_v = KLCI_0$$

式中，I_v 为给定波数处的峰强；

K 为仪器和样品的参数；

L 为光路长度；

C 为样品中特定组分的摩尔浓度；

I_0 为激光强度。

实际工作中，光路长度被更准确的描述为样品体积，这是一种描述激光聚焦和采集光学的仪器变量。上述等式是拉曼光谱用于定量的基础。

六、核磁共振波谱法

核磁共振波谱法（NMR）是鉴定有机化合物结构和研究化学动力学等诸多领域中极为重要的方法，在药物检验分析中的应用已有多年，由于其具有其他方法难以比拟的独特优点，即定性测定不具有破坏性、定量测定不需要标样，因此核磁共振技术在药品检验中应用和发展也越来越广泛。

核磁共振波谱的主要用途如下。

（1）推断有机化合物的化学结构及立体结构，研究互变异构现象，研究氢键、分子内旋转等。

（2）测定某些药物含量及纯度检查，测定反应速度常数，跟踪化学反应进程等。

（3）活性测定及药理研究。由于核磁共振法具有深入物体内部而不破坏试样的特点，因而在活体动物、活体组织及生化药品研究中广泛应用，如研究酶活性、生物膜的分子结构、药物与受体间的作用机制等。

（4）用于诊断人体疾病，鉴别癌组织与正常组织等。

（一）基本原理

核磁共振波谱法是原子核在外磁场作用下，用波长 10～100m 的无线电频率区域的电磁波照射分子，可引起分子中核的能级跃迁，即为核磁共振。以核磁共振信号强度为纵坐标，以照射波频率或外磁场强度为横坐标作图，所得图谱称为核磁共振波谱。用核磁共振波谱进行结构测定、定性及定量分析的方法称为核磁共振波谱法（NMR）。

核磁共振波谱主要有氢核磁共振波谱简称氢谱（^1H–NMR）和碳核磁共振波谱简称碳谱（^{13}C–NMR）。氢谱是目前应用最广泛的核磁共振谱，它可给出三个方面的结构信息，即化合物中氢核的种类、每类氢的数目和相邻碳原子上的氢的数目。碳谱可给出丰富的碳骨架信息，可以与氢谱相互补充。

1. 原子核的自旋及其在磁场中的自旋取向数 原子核为带电粒子，由于核电荷围绕轴自旋，则产生磁偶极矩，简称磁矩。原子核根据其自旋特征的不同分为三类。

第一类：原子核的质量数和核电荷数（原子序数）均为偶数。这样的核不自旋，在磁场中磁矩为零，不产生核磁共振信号，如 $^{12}_6C$、$^{16}_8O$ 等。

第二类：原子核的质量数为偶数，电荷数为奇数。这样的核有自旋，有磁矩，较为复杂，目前研究较少，如 $^{14}_7N$、^2_1H 等。

第三类：原子核的质量数为奇数，核电荷数为奇数或偶数。这样的核有自旋、有磁矩，称为磁性核。在磁场中能产生核磁共振信号，且波谱较为简单，是主要研究对象，如 ^1_1H、$^{31}_{15}P$、$^{13}_6C$ 等。

2. 核磁共振的产生

（1）自旋取向与能级 第三类原子核，自旋产生核磁矩，核磁矩的方向（符合右手法则）与自旋轴重合。在无外磁场时，核自旋是无序的。当有外磁场作用时，核自旋具有不同的取向。例如 ^1_1H（或 ^{13}C），即有 2 个取向，也就是两个能级。其中一个取向的自旋轴与外磁场方向一致，为稳定的低能级；另一个取向的自旋轴与外磁场方向相反，为不稳定的高能级。

（2）共振吸收 当电磁辐射波的能量等于核的两个能级差时，原子核就会吸收电磁波的能量（$E=h\nu_0$），从低能级跃迁至高能级，即发生能级的跃迁（能级间的能量差为 ΔE），这就是共振吸收。其频率称为共振频率。

$$\nu=\nu_0=\gamma/2\pi B_0$$

式中，γ 为磁旋比（核磁矩与自旋角动量之比），是原子核的特性常数；氢核的 $\gamma=2.67\times10^8 T^{-1} s^{-1}$；$B_0$ 为外磁场强度；ν 为共振频率，ν_0 为进动频率。

产生核磁共振吸收的条件：① 核具有自旋，即为磁性核；② 必须将磁性核放入强磁场中才能使核的能级差显示出来；③ 电磁辐射的照射频率为 $\nu=\gamma/2\pi B_0$。

从上式可知，有机物所含有的氢原子（^1H 核），在 B_0 一定的磁场中，若分子中所有 ^1H 所处的化学环境相同，即 γ 相等，则共振频率 ν 一致，在核磁共振谱图上将只出现一个吸收峰。换句话说，处于不同化合物的质子或同一化合物不同位置的质子，其共振吸收频率会稍有不同，或者说产生了化学位移，通过测量或比较质子的化学位移，可以了解分子结构。

3. 波谱图与分子结构

（1）屏蔽效应　在有机化合物中，质子以共价键与其他各种原子相连，各个质子在分子中所处的化学环境不尽相同（原子核附近化学键和电子云的分布状况称为该原子核的化学环境）。实验证明，氢核核外电子及与其相邻的其他原子核外电子在外磁场的作用下，能产生一个与外磁场相对抗的第二磁场，称为感生磁场。对氢核来讲，等于增加了一种免受外磁场影响的防御措施，使核实际所受的磁场强度减弱，电子云对核的这种作用称为电子的屏蔽效应。此时，核的共振频率为 $v=\gamma/2\pi B_0$（$1-\sigma$）（σ 为屏蔽常数，与原子核所处的化学环境有关）。

若固定射频频率，由于电子的屏蔽效应，则必须增加磁场强度才能达到共振吸收，称为"扫场"；若定外磁场强度，则必须降低射频频率才能达到共振吸收，称为"扫频"。这样，通过扫场或扫频，使处在不同化学环境中的质子依次产生共振信号。

（2）化学位移　核外电子的屏蔽效应大小与外磁场强度成正比。因受核外电子屏蔽效应的影响而使吸收峰在核磁共振图谱中的横坐标（磁场强度或射波频率）发生位移，即吸收峰的位置发生移动。核因所处化学环境不同，屏蔽效应的大小不同，在共振波谱中横坐标的位移值就不同。把核因受化学环境影响，其实际共振频率与完全没有核外电子影响时共振频率的差值，称为化学位移。因绝对值难以测得。所以，用相对值来表示化学位移，符号为 δ，单位为 ppm。即以四甲基硅烷（TMS）为标准，规定 TMS 的化学位移为零（TMS 中的氢核受的屏蔽作用很强，共振峰出现在高场，即图谱的最右端）。δ 值按下式计算

B_0 固定时：

$$\delta=(v_{样品}-v_{标准})/v_{标准}\times10^6（ppm）$$
$$=\Delta v/v_{标准}\times10^6（ppm）$$

v_0 固定时：

$$\delta=(B_{标准}-B_{样品})/B_{标准}\times10^6（ppm）$$

（3）化学位移与氢核的类型　氢核的化学位移是由其化学环境决定的。具有相同化学环境的一类氢核具有相同的化学位移，称为化学等价核。所以，在核磁共振氢谱中的吸收峰个（组）数代表了氢化学等价核的种类数。例如，甲氧基乙酸（CH_3OCH_2COOH）有 3 组化学等价氢核，即甲基氢、亚甲基氢和羟基氢，所以，核磁共振波谱中出现 3 个吸收峰。根据氢谱中各峰的化学位移可初步判断化合物中含有哪些含氢的基团。

（4）峰面积与氢个数　氢谱中，每个峰面积的大小与产生该峰的氢核数目成正比。核磁共振波谱仪均附有积分仪，扫频或扫场时，在绘制波谱的同时会给出峰面积的积分值。各积分线的垂直高度与其对应峰面积成正比。这样便可根据峰

面积（或积分高度）确定与之对应的氢核数目，即氢分布。

（5）自旋耦合和耦合常数　上面讨论了屏蔽效应导致氢核共振吸收峰的位移。其实分子中磁核之间亦有相互作用。其结果是使共振峰发生分裂而形成多重峰。

这种磁核的相互作用称为自旋-自旋耦合，简称自旋耦合。自旋核的核磁矩可以通过成键电子影响邻近磁核是引起自旋-自旋耦合的根本原因。磁性核在磁场中有不同的取向，产生不同的局部磁场，从而加强或减弱外磁场的作用，使其周围的磁核感受到两种或数种不同强度的磁场的作用，故在两个或数个不同的位置上产生共振吸收峰。因自旋耦合使一个共振峰分裂为几个小峰的现象叫自旋裂分。裂分后，相邻小峰间的距离（峰裂距）称为耦合常数，符号为 J，单位为 Hz。J 越大，自旋耦合作用越强。彼此相互耦合的质子，其耦合常数 J 值相等。一般以相互作用的两组氢核的共振频率之差 Δv 与 J 的比值的大小来区分耦合强弱，$\Delta v/J > 10$ 为一级耦合（弱），$\Delta v/J < 10$ 为高级耦合（强）。自旋耦合是通过化学键上成键电子传递的，耦合常数的大小主要由耦合核间距离及电子云密度有关。而与外磁场强度无关。

（二）核磁共振波谱仪

核磁共振波谱仪是用于测定、记录待测物质核磁共振谱的仪器装置。这类仪器的种类较多，按扫描方式分为连续波（CW）方式和脉冲傅氏变换（PFT）方式两种；按磁场来源分为永久磁铁、电磁铁和超导磁铁三种；按照射频率（或磁感强度）分为 60MHz（1.4092T）、90MHZ（2.1138T）、100MHz（2.3487T）等，超导 NMR 仪可达 600MHz。照射频率越高，分辨率和灵敏度越高，图谱越简单。一般核磁共振波谱仪主要部件有磁铁、射频发生器、信号接收器、扫描发生器、试样管、记录系统等。

1. 磁铁　磁铁的作用是产生很强、很稳定、很均匀的磁场。工作时，电磁铁要发热，需用水冷却。根据共振吸收，可以固定磁场强度，连续改变电磁辐射频率，称为扫频法；也可以固定频率，连续改变磁场强度，称为扫场法。一般通过调节绕在电磁铁上的扫描线圈的电流控制场强的改变。

2. 射频发生器　其主要作用是产生 0.6～300m 的无线电波，通过照射线圈作用于试样。

3. 扫描发生器　是绕在电磁铁上的线圈，通直流电后用来调节磁场强度。

4. 信号接收器　是一环绕试样管的线圈。其作用是接收核磁共振时产生的感应电流。照射线圈、接收线圈和磁场方向三者相互垂直，互不干扰。

5. 试样管　盛放被测样品，插入磁场中，匀速旋转，以保障被测样品所受磁场强度均匀。

6. 记录系统　包括放大器、积分仪及记录器。检出的信号经放大后，输入记录器，并自动描绘波谱图。纵坐标表示信号强度，横坐标表示磁场强度或照射频率。记录的信号由一系列峰组成，峰面积正比于该类质子的数目。积分曲线自低磁场向高磁场描绘，以阶梯的形式重叠在峰上面，而每一阶梯的高度与引起该信号的质子数目成正比。

（三）操作方法

1. 样品的制备

（1）在测试样品时，选择合适的溶剂配制样品溶液，样品的溶液应有较低的黏度，否则会降低谱峰的分辨率。若溶液黏度过大，应减少样品的用量或升高测试样品的温度（通常是在室温下测试）。

当样品需作变温测试时，应根据低温的需要选择凝固点低的溶剂或按高温的需要选择沸点高的溶剂。

（2）对于核磁共振氢谱的测量，应采用氘代试剂以便不产生干扰信号。氘代试剂中的氘核又可作核磁谱仪锁场之用。以用氘代试剂作锁场信号的"内锁"方式作图，所得谱图分辨率较好。特别是在微量样品需作较长时间的累加时，可以边测量边调节仪器分辨率。

对低、中极性的样品，最常采用氘代三氯甲烷作溶剂，因其价格远低于其他氘代试剂。极性大的化合物可采用氘代丙酮、重水等。

针对一些特殊的样品，可采用相应的氘代试剂：如氘代苯（用于芳香化合物、芳香高聚物）、氘代二甲基亚砜（用于某些在一般溶剂中难溶的物质）、氘代吡啶（用于难溶的酸性或芳香化合物）等。

（3）对于核磁共振碳谱的测量，为兼顾氢谱的测量及锁场的需要，一般仍采用相应的氘代试剂。

为测定化学位移值，需加入一定的基准物质。基准物质加在样品溶液中称为内标。若出于溶解度或化学反应性等的考虑，基准物质不能加在样品溶液中，可将液态基准物质（或固态基准物质的溶液）封入毛细管再插到样品管中，称之为外标。

对碳谱和氢谱，基准物质最常用四甲基硅烷。

2. 波谱的解析 核磁共振可提供多种一维、二维谱，反映了大量的结构信息，具有很强的规律性，可解析性最强。以上两点是任何其他谱图（质谱、红外、拉曼、紫外等）所无法相比的。对于结构相当简单的有机化合物，仅利用氢谱和其分子式，便可能推出其结构。对于结构较简单的有机化合物，利用其氢谱、碳谱、再结合其分子式（甚至仅知低分辨的分子量）便可推导出结构。

分析氢谱有如下的步骤。

（1）区分出杂质峰、溶剂峰、旋转边带。杂质含量较低，其峰面积较样品峰小很多，样品和杂质峰面积之间也无简单的整数比关系。据此可将杂质峰区别出来。氘代试剂不可能 100%氘代，其微量氢会有相应的峰，如 $CDCl_3$ 中的微量 $CHCl_3$ 在约 7.27ppm 处出峰。

（2）计算不饱和度，不饱和度即环加双键数。当不饱和度大于等于 4 时，应考虑到该化合物可能存在一个苯环（或吡啶环）。

（3）确定谱图中各峰组所对应的氢原子数目，对氢原子进行分配。根据积分曲线，找出各峰组之间氢原子数的简单整数比，再根据分子式中氢的数目，对各峰组的氢原子数进行分配。

（4）对每个峰的 δ、J 都进行分析。根据每个峰组氢原子数目及 δ 值，可对该基团进行推断，并估计其相邻基团。对每个峰组的峰形应仔细地分析。分析时最关键之处为寻找峰组中的等间距。每一种间距相应于一个耦合关系。一般情况下，某一峰组内的间距会在另一峰组中反映出来。通过此途径可找出邻碳氢原子的数目。当从裂分间距计算 J 值时，应注意谱图是多少兆赫的仪器作出的，有了仪器的工作频率才能从化学位移之差 $\Delta\delta$（ppm）算出 $\Delta\nu$（Hz）。当谱图显示烷基链 ^3J 耦合裂分时，其间距（相应 6～7Hz）也可以作为计算其他裂分间距所对应的赫兹数的基准。

（5）根据对各峰组化学位移和耦合常数的分析，推出若干结构单元，最后组合为几种可能的结构式。每一可能的结构式不能和谱图有大的矛盾。

（6）对推出的结构进行指认。每个官能团均应在谱图上找到相应的峰组，峰组的 δ 值及耦合裂分（峰形和 J 值大小）都应该和结构式相符。如存在较大矛盾，则说明所设结构式是不合理的，应予以去除。通过指认校核所有可能的结构式，进而找出最合理的结构式。必须强调：指认是推结构的一个必不可少的环节。

如果未知物的结构稍复杂，在推导其结构时就需应用碳谱。在一般情况下，解析碳谱和解析氢谱应结合进行。从碳谱本身来说，有一套解析步骤和方法。核磁共振碳谱的解析和氢谱有一定的差异。在碳谱中最重要的信息是化学位移 δ。常规碳谱主要提供 δ 的信息。从常规碳谱中只能粗略地估计各类碳原子的数目。如果要得出准确的定量关系，作图时需用很短的脉冲，长的脉冲周期，并采用特定的分时去耦方式。用偏共振去耦，可以确定碳原子的级数，但化合物中碳原子数较多时，采用此法的结果不完全清楚，故现在一般采用脉冲序列如 DEPT（无畸变极化转移增强法）。

（四）注意事项

（1）为确保核磁共振仪的良好工作状态，应定期清洗机柜过滤网。

（2）工作环境温度应在 17～25℃，相对湿度应小于 70%。

（3）应避免振动，并保持良好的通风，避免氧气浓度过低。

（4）应避免各种外来磁场干扰。

（5）受磁场影响的物件（如磁卡、机械手表等）请勿带入实验室；使用心脏起搏器的人员请勿进入实验室；含铁工具请勿靠近磁体，以免产生事故引起超导磁体失超。

（6）应遵循设备使用手册中的说明。

（五）在药品检验中的应用

核磁共振波谱法主要用于药品的研究工作中，如中药活性成分的研究、化学药品中杂质的研究等。

七、X 射线衍射法

X 射线衍射法（XRD）是利用电子对 X 射线的散射作用，来获得晶体中电子密度的分布情况，再从中分析获得原子的位置信息，即晶体结构。

X 射线衍射主要应用于两方面：一方面是单晶衍射，用于多晶型的结构确认，是国际上确证多晶型结构的最可靠的方法；另一方面是粉末衍射，即根据对粉末供试品作研究得出的一系列晶面间距及相对衍射强度与标准数据或由标准数据得到的相应数据，比较进行物相鉴别的方法。

（一）基本原理

X 射线衍射法是一种利用单色 X 射线光束照射到被测样品上，检测样品的三维立体结构（含手性、晶型、结晶水或结晶溶剂）或成分（主成分及杂质成分、晶型种类及含量）的分析方法。

（二）X 射线衍射仪

X 射线衍射仪器是由 X 射线光源（直流高压电源、真空管、阳极靶）、准直系统（准直管、样品架）、仪器控制系统（指令控制、数据控制）、冷却系统组成。

（三）操作方法

1. 单晶 X 射线衍射法　使用一颗单晶体即可获得样品的化合物分子构型和构象等立体结构信息，主要包括：空间群、晶胞参数、分子式、结构式、原子坐标、成键原子的键长与键角、分子内与分子间的氢键、盐键、配位键等。单晶 X 射线衍射技术是定量检测样品成分与分子立体结构的绝对分析方法，它可独立完成对样品的手性或立体异构体分析、共晶物质分析（含结晶水或结晶溶剂等）、纯晶型物质分析（分子排列规律变化）等。由于单晶 X 射线衍射分析实验使用一颗晶体，所以采用该分析法可获得晶型纯品物质信息。

2. 粉末 X 射线衍射法 用于样品的定性或定量的物相分析。每种化学物质，当其化学成分与固体物质状态（晶型）确定时，应该具有独立的特征 X 射线衍射图谱和数据，衍射图谱信息包括衍射峰数量、衍射峰位置、衍射峰强度、衍射峰几何拓扑等。

（四）注意事项

（1）X 射线是有害人体健康的电离辐射，使用衍射仪时操作人员必须采取适当的防护措施，例如身穿铅围裙或其他适宜的防护服，戴防护眼睛，测剂量用底片包带身上指定位置。工作时，眼睛切莫迎着 X 射线方向正面直视 X 射线出射窗口。安放试样调焦时，可采用小块 X 射线荧光板置试样后方，操作人员必须站在侧面观察。两人以上共同工作时，应共同确认和防止 X 射线辐射。人员应尽可能少在 X 射线机室内逗留。

（2）应放在无尘、干净的房间，并最好能温控。

（3）如果是首次使用或长时间没有使用 X 射线衍射仪，应选用长期未使用老化条件进行老化；如果每天使用 X 射线衍射仪，也应缓慢增加管压和管流进行老化。应在 X 射线管允许的负荷和电流范围内工作。

（4）不得随意改变保护电路的设定值。

（5）高压电源应接地并部分被屏障遮挡。

（五）在药品检验中的应用

例如，《中国药典》2015 年版二部阿立哌唑、蒙脱石的鉴别。

第六章 | 色谱分析法

色谱分析法简称色谱法，是一种物理或物理化学分离分析方法。色谱法是先将混合物中各组分分离，而后逐个进行分析，是分析复杂混合物最有力的手段。这种方法还具有高效、快速、灵敏、样品用量少、自动化程度高及应用范围广等优点，常用的色谱法有薄层色谱法、气相色谱法、液相色谱法、柱色谱法等。

第一节　薄层色谱法

薄层色谱法系将供试品溶液点于薄层板上，在展开容器内用展开剂展开，使供试品所含成分分离，所得色谱图与适宜的标准物质按同法所得的对照色谱图对比，亦可用薄层扫描仪进行扫描，用于鉴别、检查或含量测定。

一、基本原理

薄层色谱法是一种物理化学的分离技术，即将吸附剂或载体均匀地铺在玻璃板上或塑料板上，薄层板铺好后，活化，将待分离的供试品溶液点在薄层板的一端，在适宜的条件下于密闭容器中用适量的溶剂（展开剂）展开，由于吸附剂对不同化合物的吸附力大小不同，对极性大的化合物吸附力强，对极性小的物质吸附力弱。因此，当展开剂流过时，不同物质在吸附剂之间发生连续不断地吸附，解吸附，再吸附，再解吸附。较难被吸附的化合物相对移动较快，易被吸附的化合物相对移动较慢，经过一段时间的展开，不同极性化合物达到分离的目的。

二、仪器与材料

（一）薄层板

按支持物的材质分为玻璃板、塑料板或铝板等；按固定相种类分为硅胶薄层板、键合硅胶板、微晶纤维素薄层板、聚酰胺薄层板、氧化铝薄层板等。固定相中可加入黏合剂、荧光剂。硅胶薄层板常用的有硅胶 G、硅胶 GF_{254}、硅胶 H、硅胶 HF_{254} 板，G、H 分别表示含或不含石膏黏合剂。F_{254} 为在紫外光 254nm 波长下显绿色背景的荧光剂。按固定相粒径大小分为普通薄层板（10～40μm）和高效薄层板（5～10μm）。

在保证色谱质量的前提下，可对薄层板进行特别处理和化学改性以适应分离的要求，可用实验室自制的薄层板。一般要求固定相颗粒粒径为 10～40μm。玻璃板应光滑、平整，洗净后不附水珠。

（二）点样器

有手动、半自动或自动点样等方式，手动点样时一般采用微量注射器或定量毛细管，应该使点样位置正确、集中。

（三）展开容器

上行展开一般可用适合薄层板大小的专用平底或双槽展开缸，展开时须能密闭。水平展开用专用的水平展开槽。

（四）显色装置

喷雾显色应使用玻璃喷雾瓶或专用喷雾器，用压缩气体使显色剂呈均匀细雾状喷出；浸渍显色可用专用玻璃器械或用适宜的展开缸代用；蒸气熏蒸显色可用双槽展开缸或适宜大小的干燥器代替。

（五）检视装置

为装有可见光、254nm 及 365nm 紫外光光源及相应的滤光片的暗箱，可附加摄像设备供拍摄图像用，暗箱内光源应有足够的光照度。

（六）薄层色谱扫描仪

系指用一定波长的光对薄层板上有吸收的斑点，或经激发后能发射出荧光的斑点，进行扫描，将扫描得到的谱图和积分数据用于物质定性或定量的分析仪器。

薄层色谱扫描仪主要由光源、单色器、薄层板台、检测器以及工作站组成。

1. 光源 在可见光区域主要使用钨灯（370～700nm），紫外区多使用氘灯（200～370nm）。此外还有汞灯、氙灯等。其中汞灯为线光源，可发射特征辐射光谱。

2. 单色器 用来提供一定波长的单色光。其结构与一般的紫外分光光度计类似，通常由入射狭缝、出射狭缝、平行光装置、色散元件等组成。波长扫描多采用光栅为其色散元件。

3. 薄层板台 扫描时薄层板台可横向及纵向移动,以完成对整块薄层板的扫描。

4. 检测器 多采用光电倍增管,此外还有检测入射光能量的参比光电倍增管,以减少入射光强度变化对扫描结果的影响。工作站可设定仪器参数,接收并存储扫描结果,进行积分和其他计算。

三、操作方法

(一)薄层板制备

1. 市售薄层板 临用前一般应在110℃活化30分钟。聚酰胺薄膜不需活化。铝基片薄层板可根据需要剪裁,但须注意剪裁后的薄层板底边的硅胶层不得有破损。如在存放期间被空气中杂质污染,使用前可用三氯甲烷、甲醇或二者的混合溶剂在展开缸中上行展开预洗,110℃活化,置干燥器中备用。

2. 自制薄层板 除另有规定外,将1份固定相和3份水(或加有黏合剂的水溶液,如0.2%~0.5%羟甲基纤维素钠水溶液,或为规定浓度的改性剂溶液)在研钵中按同一方向研磨混合,去除表面的气泡后,倒入涂布器中,在玻板上平稳地移动涂布器进行涂布(厚度为0.2~0.3mm),取下涂好薄层的玻板,置水平台上于室温下晾干后,在110℃活化30分钟,随即置于有干燥剂的干燥箱中备用。使用前检查其均匀度,在反射光及透视光下检视,表面应均匀、平整、光滑,并且无麻点、无气泡、无破损及污染。

(二)点样

除另有规定外,在洁净干燥的环境中,用专用毛细管或配合相应的半自动、自动点样器械点样于薄层板上,一般为圆点状或窄细的条带状,点样基线距底边10~15mm,高效板一般基线离底边8~10mm。圆点状直径一般不大于4mm,高效板一般不大于2mm;接触点样时注意勿损伤薄层表面。条带状宽度一般为5~10mm。高效板条带宽度一般为4~8mm,可用专用半自动或自动点样器械喷雾法点样。点间距离可视斑点扩散情况以相邻斑点互不干扰为宜,一般不少于8mm,高效板供试品间隔不少于5mm。

(三)展开

将点好供试品的薄层板放入展开缸中,浸入展开剂的深度为距原点5mm为宜,密闭。除另有规定外,一般上行展开8~15cm,高效薄层板上行展开5~8cm。溶剂前沿达到规定的展距，取出薄层板，晾干，待检测。

展开前如需要溶剂蒸气预平衡，可在展开缸中加入适量的展开剂，密闭，一般保持15～30分钟。溶剂蒸气预平衡后，应迅速放入载有供试品的薄层板，立即密闭，展开。如需使展开缸达到溶剂蒸气饱和的状态，则须在展开缸的内侧贴与展开缸高宽同样大小的滤纸，一段浸入展开剂中，密闭一定时间，使溶剂蒸气达到饱和再如法展开。

必要时，可进行二次展开或双向展开，进行第二次展开前，应使薄层板残留的展开剂完全挥干。

（四）显色与检视

有颜色的物质可在可见光下直接检视，无色物质可用喷雾法或浸渍法以适宜的显色剂显色，或加热显色，在可见光下检视。有荧光的物质或显色后可激发产生荧光的物质可在紫外光灯（365nm 或 254nm）下观察荧光斑点。对于在紫外光下有吸收的成分，可用带有荧光剂的薄层板（如硅胶 GF_{254} 板），在紫外光灯（254nm）下观察荧光板面上的荧光物质淬灭形成的斑点。

（五）记录

薄层色谱图像一般可采用摄像设备拍摄，以光学照片或电子图像的形式保存。也可用薄层色谱扫描仪扫描或其他适宜的方式记录相应的色谱图。

四、系统适用性试验

按各品种项下要求对实验条件进行系统适用性试验，即用供试品和标准物质对实验条件进行试验和调整，应符合规定的要求。

（一）比移值（R_f）

系指从基线至展开斑点中心的距离与从基线至展开剂前沿的距离的比值。

$$R_f = \frac{基线至展开斑点中心的距离}{基线至展开剂前沿的距离}$$

除另有规定外，杂质检查时，各杂质斑点的比移值 R_f 以在 0.2～0.8 为宜。

（二）检出限

系指限量检查或杂质检查时，供试品溶液中被测物质能被检出的最低浓度或量。一般采用已知浓度的供试品溶液或对照标准溶液，与稀释若干倍的自身对照标准溶液在规定的色谱条件下，在同一薄层板上点样、展开、检视，后者显清晰可辨斑点的浓度或量作为检出限。

（三）分离度（或称分离效能）

鉴别时，供试品与标准物质色谱中的斑点均应清晰分离。当薄层色谱扫描法用于限量检查和含量测定时，要求定量峰与相邻峰之间有较好的分离度，分离度（R）的计算公式为

$$R = 2 \times \frac{(d_2 - d_1)}{(W_1 + W_2)}$$

式中，d_1 为相邻两峰中前一峰与原点的距离；

d_2 为相邻两峰中后一峰与原点的距离；

W_1 及 W_2 为相邻两峰各自的峰宽。

除另有规定外，分离度应大于 1.0。

在化学药品杂质检查的方法选择时，可将杂质对照品用供试品自身稀释的对照溶液溶解制成混合对照溶液，也可将杂质对照品用待测组分的对照品溶液溶解制成混合对照标准溶液，还可采用供试品以适当的降解方法获得的溶液，上述溶液点样展开后的色谱图中，应显示清晰分离的斑点。

（四）相对标准偏差

薄层扫描含量测定时，同一供试品溶液在同一薄层板上平行点样的待测成分的峰面积测量值的相对标准偏差应不大于 5.0%；需显色后测定的或者异板的相对标准偏差应不大于 10.0%。

五、测定法

（一）鉴别

按各品种项下规定的方法，制备供试品溶液和对照标准溶液，在同一薄层板上点样、展开与检视，供试品色谱图中所显斑点的位置和颜色（或荧光）应与标准物质色谱图的斑点一致。必要时化学药品可采用供试品溶液与标准溶液混合点样、展开，与对照物质相应斑点应为单一、紧密斑点。

（二）限量检查与杂质检查

按各品种项下规定的方法，制备供试品溶液和对照标准溶液，并按规定的色谱条件点样、展开和检视。供试品溶液色谱图中待检查的斑点与相应的对照物质斑点比较，颜色（或荧光）不得更深；或照薄层色谱扫描法操作，测定峰面积值，供试品色谱图中相应斑点的峰面积值不得大于对照物质的峰面积值。含量限度检查应按规定测定限量。

化学药品杂质检查可采用杂质对照法、供试品溶液的自身稀释对照法或两法并用。供试品溶液除主斑点外的其他斑点与相应的杂质对照标准溶液或系列浓度杂质对照标准溶液的相应主斑点比较，不得更深，或与供试品溶液自身稀释对照溶液或系列浓度自身稀释对照溶液的相应主斑点比较，不得更深，通常应规定杂质的斑点数和单一杂质量，当采用系列自身稀释对照溶液时，也可规定估计的杂质总量。

（三）含量测定

照薄层色谱扫描法，按各品种项下规定的方法，制备供试品溶液和对照标准溶液，并按规定的色谱条件点样、展开、扫描测定。或将待测色谱斑点刮下经洗脱后，再用适宜的方法测定。

六、薄层色谱扫描法

系指用一定波长的光照射在薄层板上，对薄层色谱中可吸收紫外光或可见光的斑点，或经激发后能发射出荧光的斑点进行扫描，将扫描得到的图谱及积分数据用于鉴别、检查或含量测定。可根据不同薄层色谱扫描仪的结构特点，按照规定方式扫描测定，一般选择反射方式，采用吸收法或荧光法。除另有规定外，含量测定应使用市售薄层板。扫描方法可采用单波长扫描或双波长扫描。如采用双波长扫描，应选用待测斑点无吸收或最小吸收的波长为参比波长，供试品色谱图中待测斑点的比移值（R_f值）、光谱扫描得到的吸收光谱图或测得的光谱最大吸收和最小吸收应与对照标准溶液相符，以保证测定结果的准确性。薄层色谱扫描定量测定应保证供试品斑点的量在线性范围内，必要时可适当调整供试品溶液的点样量，供试品与标准物质同板点样、展开、扫描、测定和计算。

薄层色谱扫描用于含量测定时，通常采用线性回归二点法计算，如线性范围很窄时，可用多点法校正多项式回归计算。供试品溶液和对照标准溶液应交叉点于同一薄层板上，供试品点样不得少于 2 个，标准物质每一浓度不得少于 2 个。扫描时，应沿展开方向扫描，不可横向扫描。

七、注意事项

（1）薄层板的活化与保存　自制薄层板和商品薄层板在使用前均应进行活化，活化后的薄层板应立即置于放有干燥剂的干燥器中保存。保存时间不宜过长，最好随用随制，放入干燥箱中保存仅作为使用前的一种过渡。

（2）供试液的制备　溶剂选择是否适当影响点样原点及分离后斑点的形状，一般应选择极性小的溶剂；只有在供试品极性较大时，才选择极性大的溶剂。除特殊情况外，试液的浓度要适宜，最好控制在使点样量不超过 10μl（高效薄层板点样量不超过 5μl）。

（3）点样　薄层板上供试品容积的负荷量极为有限，普通薄层板的点样量最好在 10μl 以下，高效薄层板在 5μl 以下。点样量过多会造成原点"超载"，展开剂产生绕行现象，使斑点拖尾。点样速度要快，在空气中点样以不超过 10 分钟为宜，以减少薄层板和大气的平衡时间。点样时必须注意勿损坏薄层表面。待溶剂挥散后方可展开。

（4）点样环境　实验环境的相对湿度和温度对薄层分离效果有着较大的影响（实验室一般要求相对湿度在 65% 以下为宜），因此应保持试验环境的相对恒定。对温、湿度敏感的品种必须按品种项下的规定，严格控制实验环境的温、湿度。

（5）扫描时应沿展开方向自下而上进行扫描，不可横向扫描。

（6）测定记录中应包括薄层色谱扫描图、峰面积积分值、工作曲线、回归方程和相关系数以及测定结果计算等。

（7）根据实际情况，可调整供试品溶液及对照品溶液的点样量，以便测定。

（8）为保证测定结果的准确性，采用外标一点法测定时，供试品斑点应与对照品斑点的峰面积的值相近；采用外标两点法测定时，供试品斑点的峰面积应在两对照品斑点的峰面积值之间。

八、在药品检验中的应用

薄层色谱法是一种快速、灵敏、高效分离微量物质的检测技术，是最简单的色谱技术之一，具有操作方便、设备简单，分离效率高，专属性好，分析速度快，色谱参数易调整等特点，广泛应用于药品的鉴别或杂质检查，如《中国药典》2015 年版一部葛根的薄层色谱鉴别、《中国药典》2015 年版二部丙酸倍氯米松的薄层色谱杂质检查。

第二节　高效液相色谱法

高效液相色谱法系采用高压输液泵将规定的流动相泵入装有填充剂的色谱柱，对供试品进行分离测定的色谱方法。注入的物质，由流动相带入色谱柱内，组分在柱内分离，并进入检测器检测，由积分仪或数据处理系统记录和处理色谱信号。

一、基本原理

高效液相色谱法与气相色谱法理论上基本相似，不同在于它以液体作为流动相。高效液相色谱法的流动相为具有不同极性的单一溶剂或不同比例的混合溶剂、缓冲液等。用泵将流动相压入装有填料的色谱柱，注入供试品，流动相将供试品带入柱内分离后，各成分先后进入检测器，用记录器记录色谱图，以达到定性定量的目的。

二、高效液相色谱法分类

（一）液-固吸附色谱法

是依据物质吸附作用的不同分离物质，一般用微粒型硅胶柱，还有氧化铝、高分子多孔微球。以有机溶剂为流动相，分离非极性或弱极性有机分子。

（二）液-液分配色谱法

是靠被分离组分在流动相和固定相间溶解平衡后的分配系数的差异而分离的，目前所使用的固定相几乎全部是化学键合硅胶又称化学键合相，所谓化学键合相是指用化学反应的方法将固定相键合在载体（硅胶）表面所形成的固定相。

按固定相和流动相的极性、液-液分配色谱法又可分为正相色谱法和反相色谱法两类。

1. 正相色谱法 流动相极性小于固定相极性的色谱法简称为正相色谱法。这种洗脱方式称为正相洗脱。氰基和氨基键合硅胶是正相色谱法较常用的固定相，流动相与以硅胶为固定相的吸附色谱法相同。极性弱的组分先流出。正相色谱法用于分离溶于有机溶剂的极性及中等极性的分子型物质，依靠组分的极性差别分离，主要用于含有不同官能团物质的分离。对于极性差别很小或无极性差别的结构异构体，应选用吸附色谱法。

2. 反相色谱法 流动相极性大于固定相极性的色谱法简称为反相色谱法。这种洗脱方式称为反相洗脱。最常用的非极性固定相是十八烷基硅烷（ODS 或 C_{18}）键合硅胶，也用辛基键合硅胶等。流动相常用甲醇-水或乙腈-水。极性强的组分先流出色谱柱。流动相极性增强，洗脱能力降低。反相色谱法是应用最广泛的色谱法，主要用于分离非极性至中等极性的各类分子型化合物。

3. 反相离子对色谱法 是把离子对试剂加入极性流动相中，被分析离子在流动相中与离子对试剂（反离子）生成不带电荷的中性离子对，从而增加在非极性固定相中的溶解度，使分配系数增大，改善分离效果。可用于有机酸、碱、盐的分离。分离碱类常用烷基磺酸（盐），如正戊（PIC-B5）、正己（PIC-B6）、正庚（PIC-B7）及正辛磺酸钠（PIC-B8），分离酸类常用四丁基季铵盐（PIC-A），如磷酸四丁基铵（TBA）等。

4. 离子抑制色谱法 是通过调整流动相的 pH 抑制组分的解离，增加其在非极性固定相的溶解度。用于分离有机弱酸、弱碱，适用于 $3.0 \leqslant pK_a \leqslant 7.0$ 的弱酸、

$7.0 \leqslant pK_a \leqslant 8.0$ 的弱碱或两性化合物，如胆汁酸、氨基酸的分离。抑制剂为弱酸（常用醋酸）、弱碱（常用氨水）或缓冲盐。流动相的 pH 需在 2～8 之间，超出此范围可能使固定相的键合相的基团脱落，腐蚀仪器流路系统，必须注意。

（三）离子交换色谱法

本法是根据离子交换树脂上可电离离子与流动相中具有相同电荷的溶质离子进行可逆交换。根据这些离子对交换剂具有不同的亲和力而将各离子分离。

（四）排阻色谱法

排阻色谱法也称空间排阻色谱或凝胶渗透色谱法，是一种根据试样分子的尺寸进行分离的色谱技术。凝胶填料的孔径的平均大小是一定的，分子最大的溶质不能进入孔中全部排斥于孔外而直接流出色谱柱；分子量较小的渗入孔中，按分子量从大到小顺序流出柱外，达到完全分离的目的。本法运用于大分子化合物或高分子化合物的测定，如蛋白质、氨基酸、糖类分子量的测定。

三、高效液相色谱仪

高效液相色谱仪由高压输液泵、进样器、色谱柱、检测器、积分仪或数据处理系统组成。色谱柱内径一般为 3.9～4.6mm，填充剂粒径为 3～10μm。超高效液相色谱仪是适应小内径（约 2mm 或更小）色谱柱与小粒径（约 2μm）填充剂的耐超高压、小进样量、低死体积、高灵敏度检测的高效液相色谱仪。

（一）高压输液系统

该系统包括储液器、脱气装置、高压输液泵、梯度洗脱装置、过滤器等。其功能是将流动相变成高压液体，并以恒定的流量输送至色谱柱中，以便试样在色谱柱中完成分离过程。输液泵的优劣，直接影响整个仪器的性能和分析结果的可靠性，因此，要求输液泵耐高压、耐腐蚀、无脉动、流量可调且恒定、适用于梯度洗脱。

（二）进样器

进样器是将试样送入色谱柱装置。一般要求进样装置的密封性好，死体积小，重复性好，保证中心进样，进样时对色谱系统的压力和流量影响小。有进样阀和自动进样装置两种。

（三）色谱柱

色谱柱是分离的核心，由柱管和固定相组成。大致分为四类。

（1）反相色谱柱　以键合非极性基团的载体为填充剂填充而成的色谱柱。常见的载体有硅胶、聚合物复合硅胶和聚合物等；常用的填充剂有十八烷基硅烷键合硅胶、辛基硅烷键合硅胶和苯基键合硅胶等。

（2）正相色谱柱　用硅胶填充剂或键合极性基团的硅胶填充而成的色谱柱。常见的填充剂有硅胶、氨基键合硅胶和氰基键合硅胶等。氨基键合硅胶和氰基键合硅胶也可用作反相色谱。

（3）离子交换色谱柱　用离子交换填充剂填充而成的色谱柱。有阳离子交换色谱柱和阴离子交换色谱柱。

（4）手性拆分色谱柱　用手性填充剂填充而成的色谱柱。

色谱柱的内径与长度、填充剂的形状、粒径与粒径分布、孔径、表面积、键合基团的表面覆盖度、载体表面基团残留量、填充的致密与均匀程度等均影响色谱柱的性能，应根据被分离物质的性质来选择合适的色谱柱。

常用的色谱柱内径一般为3.9～4.6mm，填充剂粒径为3～10μm；超高效色谱柱内径约为2mm，填充剂粒径约为2μm。

温度会影响分离效果，品种正文中未指明色谱柱温度时系指室温，应注意室温变化的影响。为改善分离效果可适当提高色谱柱的温度，但不宜超过60℃。

残余硅羟基未封闭的硅胶色谱柱，流动相pH一般应在2～8。当流动相pH大于8时，硅胶易溶解，pH小于2时，化学键合基团易水解。残余硅羟基已封闭的硅胶、聚合物复合硅胶或聚合物色谱柱可耐受更广泛pH的流动相，适合于pH小于2或大于8的流动相。

（四）检测器

常见的检测器有紫外–可见分光检测器、荧光检测器、蒸发光散射检测器、示差折光检测器、电化学检测器和质谱检测器等。

紫外–可见分光检测器、荧光检测器、电化学检测器为选择性检测器，其响应值不仅与被测物质的量有关，还与其结构有关；蒸发光散射检测器和示差折光检测器为通用检测器，对所有物质均有响应，结构相似的物质在蒸发光散射检测器的响应值几乎仅与被测物质的量有关。

紫外–可见分光检测器、荧光检测器、电化学检测器和示差折光检测器的响应值与被测物质的量在一定范围内呈线性关系，但蒸发光散射检测器的响应值与被测物质的量通常呈指数关系，一般需经对数转换。

不同的检测器，对流动相的要求不同。紫外–可见分光检测器所用流动相应符合紫外–可见分光光度法（《中国药典》2015年版四部通则0401）项下对溶剂的要求；采用低波长检测时，还应考虑有机溶剂的截止使用波长，并选用色谱级有机溶剂。蒸发光散射检测器和质谱检测器不得使用含不挥发性盐的流动相。

（五）流动相

反相色谱系统的流动相常用甲醇-水系统和乙腈-水系统，用紫外末端波长检测时，宜选用乙腈-水系统。流动相中应尽可能减少缓冲盐的用量，如需用时，应尽可能使用低浓度缓冲盐。用十八烷基硅烷键合硅胶色谱柱时，流动相中有机溶剂应不低于 5%，否则十八烷基链的随机卷曲将导致柱效下降、色谱系统不稳定。

正相色谱系统的流动相常用两种或两种以上的有机溶剂，如二氯甲烷-正己烷等。

药品检验中，各品种项下规定的条件除填充剂种类、流动相组分、检测器类型不得改变外，其余如色谱柱内径与长度、填充剂粒径、流动相流速、流动相组分比例、柱温、进样量、检测器灵敏度等，均可适当改变，以达到系统适用性试验的要求。调整流动相组分比例时，当小比例组分的百分比例 X 小于等于 33% 时，允许改变范围为 $0.7X\sim1.3X$；当 X 大于 33% 时，允许改变范围为 $X{-}10\%\sim X{+}10\%$。

当必须使用特定牌号的色谱柱方能满足分离要求时，可在该品种项下注明。

四、系统适用性试验

色谱系统的适用性试验通常包括理论板数、分离度、灵敏度、拖尾因子和重复性等五个参数。

按各品种项下要求对色谱系统进行适用性试验，即用规定的对照品溶液或系统适用性试验溶液在规定的色谱系统进行试验，必要时，可对色谱系统进行适当调整，以符合要求。

（一）色谱柱的理论板数（n）

用于评价色谱柱的分离效能。由于不同物质在同一色谱柱上的色谱行为不同，采用理论板数作为衡量色谱柱效能的指标时，应指明测定物质，一般为待测物质或内标物质的理论板数。

在规定的色谱条件下，注入供试品溶液或各品种项下规定的内标物质溶液，记录色谱图，量出供试品主成分色谱峰或内标物质色谱峰的保留时间 t_R 和峰宽（W）或半高峰宽（$W_{h/2}$），按 $n=16\,(t_R/W)^2$ 或 $n=5.54\,(t_R/W_{h/2})^2$ 计算色谱柱的理论板数。t_R、W、$W_{h/2}$ 可用时间或长度计（下同），但应取相同单位。

（二）分离度（R）

用于评价待测组分与相邻共存物或难分离物质之间的分离程度，是衡量色谱系统效能的关键指标。可以通过测定待测物质与已知杂质的分离度，也可以通过测定待测组分与某一添加的指标性成分（内标物质或其他难分离物质）的分离度，或将供试品或对照品用适当的方法降解，通过测定待测组分与某一降解产物的分离度，对色谱系统进行评价与控制。

无论是定性鉴别还是定量分析，均要求待测峰与其他峰、内标峰或特定的杂质对照峰之间有较好的分离度。除另有规定外，待测组分与相邻共存物之间的分离度应大于 1.5。分离度的计算公式为

$$R = \frac{2(t_{R_2} - t_{R_1})}{W_1 + W_2} \text{ 或 } R = \frac{2(t_{R_2} - t_{R_1})}{1.70(W_{1,h/2} + W_{2,h/2})}$$

式中，t_{R_1} 为相邻两峰中前一峰的保留时间；

t_{R_2} 为相邻两峰中后一峰的保留时间；

W_1、W_2 及 $W_{1,h/2}$、$W_{2,h/2}$ 分别为此相邻两峰的峰宽及半高峰宽（图 6-1）。

当对测定结果有异议时，色谱柱的理论板数（n）和分离度（R）均以峰宽（W）的计算结果为准。

（三）灵敏度

灵敏度用于评价色谱系统检测微量物质的能力，通常以信噪比（S/N）来表示。通过测定一系列不同浓度的供试品

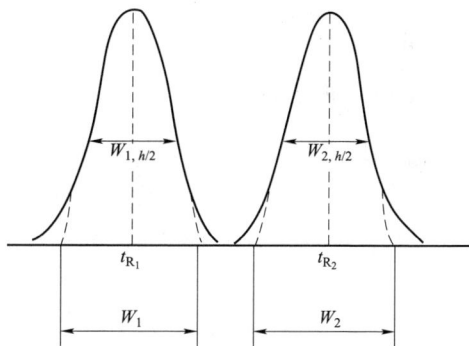

图 6-1　色谱分离度示意图

或对照品溶液来测定信噪比。定量测定时，信噪比应不小于 10；定性测定时，信噪比应不小于 3。系统适用性试验中可以设置灵敏度测试溶液来评价色谱系统的检测能力。

（四）拖尾因子（T）

用于评价色谱峰的对称性。拖尾因子计算公式为

$$T = \frac{W_{0.05h}}{2d_1}$$

式中，$W_{0.05h}$ 为 5% 峰高处的峰宽；

d_1 为峰顶在 5% 峰高处横坐标平行线的投影点至峰前沿与此平行线交点的距离（图 6-2）。

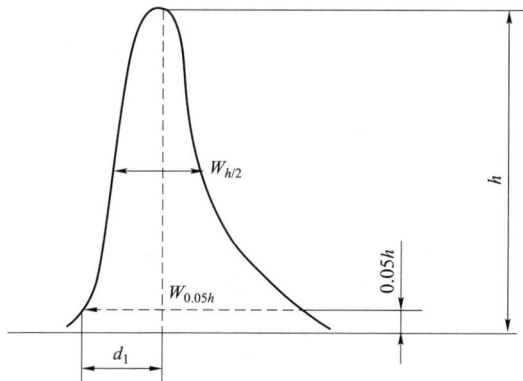

图 6-2　色谱拖尾因子示意图

以峰高作定量参数时，除另有规定外，T 值应为 0.95～1.05。

以峰面积作定量参数时，一般的峰拖尾或前伸不会影响峰面积积分，但严重拖尾会影响基线和色谱峰起止的判断和峰面积积分的准确性，此时应在品种项下对拖尾因子作出规定。

（五）重复性

用于评价色谱系统连续进样时响应值的重复性能。采用外标法时，通常取各品种项下的对照品溶液，连续进样 5 次，除另有规定外，其峰面积测量值的相对标准偏差应不大于 2.0%；采用内标法时，通常配制相当于 80%、100% 和 120% 的对照品溶液，加入规定量的内标溶液，配成 3 种不同浓度的溶液，分别至少进样 2 次，计算平均校正因子，其相对标准偏差应不大于 2.0%。

五、测定法

（一）内标法

按品种项下的规定，精密称（量）取对照品和内标物质，分别配成溶液，各精密量取适量，混合配成校正因子测定用的对照溶液。取一定量进样，记录色谱图。测量对照品和内标物质的峰面积或峰高，按下式计算校正因子

$$校正因子(f) = \frac{A_S / c_S}{A_R / c_R}$$

式中，A_S 为内标物质的峰面积或峰高；

$\quad A_R$ 为对照品的峰面积或峰高；

$\quad c_S$ 为内标物质的浓度；

$\quad c_R$ 为对照品的浓度。

再取各品种项下含有内标物质的供试品溶液，进样，记录色谱图，测量供试品中待测成分和内标物质的峰面积或峰高，按下式计算含量

$$c_x = f \times \frac{A_x}{A_s' / c_s'}$$

式中，c_x 为供试品的浓度；

$\quad A_x$ 为供试品的峰面积或峰高；

$\quad A_s'$ 为内标物质的峰面积或峰高；

$\quad c_s'$ 为内标物质的浓度；

$\quad f$ 为内标法校正因子。

采用内标法可避免因供试品前处理及进样体积误差对测定结果的影响。

（二）外标法

按各品种项下的规定，精密称（量）取对照品和供试品，配制成溶液，分别精密取一定量，进样，记录色谱图，测量对照品溶液和供试品溶液中待测物质的峰面积（或峰高），按下式计算含量

$$c_x = c_R \times \frac{A_x}{A_R}$$

式中，各符号意义同内标法。

由于微量注射器不易精确控制进样量，当采用外标法测定时，以手动进样器定量环或自动进样器进样为宜。

（三）加校正因子的主成分自身对照法

测定杂质含量时，可采用加校正因子的主成分自身对照法。在建立方法时，按各品种项下的规定，精密称（量）取待测物对照品和参比物质对照品各适量，配制待测物校正因子的溶液，进样，记录色谱图，按下式计算待测物的校正因子。

$$校正因子 = \frac{c_A / A_A}{c_B / A_B}$$

式中，c_A 为待测物的浓度；

$\quad\quad A_A$ 为待测物的峰面积或峰高；

$\quad\quad c_B$ 为参比物质的浓度；

$\quad\quad A_B$ 为参比物质的峰面积或峰高。

也可精密称（量）取主成分对照品和杂质对照品各适量，分别配制成不同浓度的溶液，进样，记录色谱图，分别绘制主成分浓度和杂质浓度对其峰面积的回归曲线，以主成分回归直线斜率与杂质回归直线斜率的比计算校正因子。

校正因子可直接载入各品种项下，用于校正杂质的实测峰面积。需作校正计算的杂质，通常以主成分为参比，采用相对保留时间定位，其数值一并载入各品种项下。

测定杂质含量时，按各品种项下规定的杂质限度，将供试品溶液稀释成与杂质限度相当的溶液，作为对照溶液；进样，记录色谱图，必要时，调节纵坐标范围（以噪声水平可接受为限）使对照溶液的主成分色谱峰的峰高约达满量程的10%～25%。除另有规定外，一般进样不少于 3 针，通常含量低于 0.5%的杂质，峰面积的相对标准偏差（RSD）应小于 10%；含量在 0.5%～2%的杂质，峰面积的 RSD 应小于 5%；含量大于 2%的杂质，峰面积的 RSD 应小于 2%。然后，取供试品溶液和对照溶液适量，分别进样，除另有规定外，供试品溶液的记录时间，应为主成分色谱峰保留时间的 2 倍，测量供试品溶液色谱图上各杂质的峰面积，分

别乘以相应的校正因子后与对照溶液主成分的峰面积比较，计算各杂质含量。

（四）不加校正因子的主成分自身对照法

测定杂质含量时，若无法获得待测杂质的校正因子，或校正因子可以忽略，也可采用不加校正因子的主成分自身对照法。同上述"加校正因子的主成分自身对照法"配制对照溶液、进样，调节纵坐标范围和计算峰面积的相对标准偏差后，取供试品溶液和对照品溶液适量，分别进样。除另有规定外，供试品溶液的记录时间应为主成分色谱峰保留时间的 2 倍，测量供试品溶液色谱图上各杂质的峰面积并与对照溶液主成分的峰面积比较，依法计算杂质含量。

（五）面积归一化法

按各品种项下的规定，配制供试品溶液，取一定量进样，记录色谱图。测量各峰的峰面积和色谱图上除溶剂峰以外的总色谱峰面积，计算各峰面积占总峰面积的百分率。

用于杂质检查时，由于仪器响应的线性限制，峰面积归一化法一般不宜用于微量杂质的检查。

六、注意事项

（一）流动相的制备与保存

用高纯度的试剂配制流动相，必要时照紫外-可见分光光度法进行溶剂检查，应符合要求；水应为新鲜制备的高纯水，可用超纯水器制得或用重蒸馏水。凡规定 pH 的流动相，应使用精密 pH 计进行调节，除另有规定外，偏差一般不超过 ± 0.2 pH 单位。配制好的流动相应通过适宜的 0.45μm（或 0.22μm）滤膜滤过，以除去杂质微粒。流动相用前必须脱气，否则容易在系统内逸出气泡，影响泵的工作、色谱柱的分离效率、检测器的灵敏度以及基线稳定性等。

流动相一般贮存于玻璃、聚四氟乙烯等容器内，不能贮存在塑料容器中。因许多有机溶剂如甲醇、乙腈等可浸出塑料表面的增塑剂，导致流动相受污染。贮存容器一定要盖严，以防止溶剂挥发引起组成变化，也防止氧和二氧化碳溶入流动相引起 pH 变化，对分离或分析结果带来误差。磷酸盐、醋酸盐缓冲液容易发霉变质，应尽量新鲜配制使用。如确需贮存，可在冰箱内冷藏，并在 3 天内使用，用前应重新滤过。

（二）溶液的配制与保存

除另有规定外，采用规定溶剂配制对照品溶液和供试品溶液，定量测定时，对照品溶液和供试品溶液均应分别配制两份。供试品溶液在注入液相色谱仪前，一般应经适宜的 0.45μm（或 0.22μm）滤膜滤过，以减少对色谱系统产生的污染或影响色谱分离。应根据试验要求和供试品的稳定性，设置待测溶液的贮存条件（如温度、遮光等）。

（三）色谱柱的使用与保存

根据实验要求和流动相的 pH 范围，参照色谱柱说明书，选用适宜的色谱柱。安装色谱柱时应使流动相流路的方向与色谱柱标签上箭头所示方向一致。除另有规定外，不宜反向使用，否则会导致色谱柱柱效明显降低，无法恢复。进样前，色谱柱应用流动相充分冲洗平衡。经色谱系统适用性试验测试，应符合要求。

色谱柱在使用过程中，应避免压力和温度的急剧变化及任何机械震动。温度的突然变化或者机械震动都会影响柱内固定相的填充状况；柱压的突然升高或降低也会冲动柱内填料，因此在调节流动相流速时应该缓慢进行。

试验结束后，可按色谱柱的使用说明书，对色谱柱进行冲洗和保存。一般来讲，对于反相色谱柱，如使用缓冲液或含盐溶液作为流动相，在试验结束后，应用 10 倍柱体积（如 150mm 柱长，约 15ml）的低浓度的甲醇/乙腈–水溶液（10%～20%）冲洗，使色谱柱内的盐完全溶解洗脱出，再用较高浓度的甲醇/乙腈–水溶液（50%）冲洗，最后用高浓度的甲醇/乙腈–水溶液（80%～100%）冲洗，使色谱柱中的强吸附物质冲洗出来。

如色谱柱需长期保存，反相柱可以贮存于甲醇或乙腈中，正相柱可以贮存于经脱水处理后的正己烷中，离子交换柱可以贮存于含 5%甲醇或含 0.05%叠氮化钠的水中，并将色谱柱的两端密封，以免干燥，室温保存。

（四）流动相的调整

为满足色谱系统适用性要求，试验中有时需要调整流动相组分的比例。在调整流动相组分比例时，以组分比例较低者（小于或等于 50）相对改变量不超过±30%且绝对改变量不超过±10%为限，如 30%相对改变量的数值超过 10%时，则改变量以±10%为限。下面举例说明。

1. 二元流动相系统

例 6–1 两组分比例为 50:50，按上述原则，50%的最大相对改变量为 15%，已超过了绝对改变量允许的范围，故该流动相比例调节的范围是±10%，即 40:60 至 60:40。

例 6–2 两组分比例为 2:98，按上述原则，2%的最大相对改变量为 0.6%，故该流动相比例调节的范围是 1.4:98.6 至 2.6:97.4。

2. 三元流动相系统

例6-3 三组分比例为60:35:5，按上述原则，可每次调节流动相系统中比例较低的两个组分。

对于35%的组分，其最大相对改变量为10.5%，已超过了绝对改变量允许的范围，故该组分比例调节的范围是±10%，即25%~45%，则流动相系统比例的调节范围是50:45:5至70:25:5。

对于5%的组分，其最大相对改变量为1.5%，该组分比例调节的范围是±1.5%，即3.5%~6.5%，则流动相系统比例的调节范围是58.5:35:6.5至61.5:35:3.5。

（五）杂质检查时色谱参数的设置

在进行杂质检查时，选择适宜的检测灵敏度和设定适宜的积分参数非常重要。药品质量标准中，通常制备与杂质限度相当浓度的对照溶液，用以调节检测灵敏度，使对照溶液的主成分色谱峰的峰高达满量程的10%~25%，再进行供试品溶液的测定，以峰面积计算单个杂质量和总杂质量。

目前色谱数据处理系统大致有积分仪和色谱工作站两种类型，对于传统的积分仪，由于记录仪的满量程是固定的，因此检测灵敏度的调节通常是调节检测器的灵敏度使色谱峰高达到记录仪满量程的某个范围；而对于色谱工作站，由于记录标尺的满刻度是可调的，所以通常是调节满刻度的设定值，使色谱峰的量程占满刻度的某个范围。

无论使用的是积分仪，或者是色谱工作站，如质量标准中没有明确规定峰面积的取舍限值，或没有设定灵敏度测试溶液，则在实际检验中，实验者通常根据以往经验设定积分参数和最小峰面积，由此也出现了同批样品的杂质总量在不同实验室（或不同实验者）之间差异较大的现象。

如遇到这种情况，建议实验者在检测灵敏度调节（或工作站标尺量程调整）完毕后，采用对照溶液逐步稀释法配制系列溶液来确定此色谱系统的检测限，在与供试品溶液及对照溶液相同的标尺下记录色谱图，通常以信噪比3:1时的相应浓度作为检测限，以该检测限对应的峰面积作为计算杂质总量时色谱峰峰面积的舍弃限值。

（六）梯度洗脱

梯度洗脱所用的溶剂纯度要求更高，以保证良好的重现性。要注意溶剂的互溶性，不相混溶的溶剂不能用作梯度洗脱的流动相。有些溶剂在一定比例内混溶，超出范围后就不互溶，使用时更要引起注意。当有机溶剂和缓冲液混合时，还可能析出盐的晶体，尤其使用磷酸盐时须特别小心。

混合溶剂的黏度常随组成而变化，因而在梯度洗脱时常出现压力的变化。例如甲醇和水黏度都较小，当二者以相近比例混合时黏度增大很多，此时的柱压大约是甲醇或水为流动相时的两倍。因此要注意防止梯度洗脱过程中压力超过输液泵或色谱柱能承受的最大压力。

样品分析前必须进行空白梯度洗脱，以辨认溶剂杂质峰，如洗脱过程中基线漂移较大，亦可对色谱图进行空白扣除处理。

七、在药品检验中的应用

高效液相色谱法越来越多地应用于药品的定性鉴别、杂质限量检查、特征图谱和有效成分定量等检验，许多复方制剂、杂质或辅料干扰因素多的药品等，均采用高效液相色谱法对其有效成分进行分离及含量测定，如《中国药典》2015 年版一部覆盆子中山柰酚–3–O–芸香糖苷的含量测定、《中国药典》2015 年版二部乙酰半胱氨酸颗粒的有关物质检查。

第三节 气相色谱法

气相色谱法系采用气体为流动相（载气）流经装有填充剂的色谱柱进行分离测定的色谱方法，化合物或其衍生物气化后，被载气带入色谱柱进行分离，各组分先后进入检测器，用数据处理系统记录色谱信号。

气相色谱法就其操作形式而言，属于柱色谱。按固定相的物态，分为气–固色谱（GSC）及气–液色谱（GLC）；按柱的粗细和填充情况，分为填充柱色谱法和毛细管柱色谱法；按分离机制，分为分配色谱法和吸附色谱法。气–液色谱法属于分配色谱；在气–固色谱中，固体固定相多为吸附剂，因此多属于吸附色谱。

气相色谱法具有分离效能高、选择性好、灵敏度高、样品用量少、分析速度快及应用范围广等特点，但受样品蒸气压限制，故不能用于难挥发和热稳定性差的物质的分析。

一、基本原理

样品中各组分在固定相与流动相（载气）间分配（吸附），由于各组分的分配系数（吸附系数）不等，将按分配系数大小（吸附系数大小）的顺序依次被载气带出色谱柱。分配系数小的（吸附系数小的）组分先流出；分配系数大的（吸附系数大的）后流出。

流出色谱柱的组分被载气带入检测器，检测器是将物质的浓度或质量的变化转变为电压变化的装置。电压随时间的变化由记录器记录，所记录的电压–时间曲线称为流出曲线，用流出曲线定性定量。

二、气相色谱仪

气相色谱仪由载气源、进样部分、色谱柱、柱温箱、检测器和数据处理系统等组成。进样部分、色谱柱和检测器的温度均应根据分析要求适当设定。

1. 载气源　气相色谱法的流动相为气体，称为载气，氦、氮和氢可用作载气，可由高压钢瓶或高纯度气体发生器提供，经过适当的减压装置，以一定的流速经过进样器和色谱柱；根据供试品的性质和检测器种类选择载气，除另有规定外，常用载气为氮气。

2. 进样部分　进样方式一般可采用溶液直接进样、自动进样或顶空进样。

溶液直接进样采用微量注射器、微量进样阀或有分流装置的气化室进样；采用溶液直接进样或自动进样时，进样口温度应高于柱温 30～50℃；进样量一般不超过数微升；柱径越细，进样量应越少，采用毛细管柱时，一般应分流以免过载。

顶空进样适用于固体和液体供试品中挥发性组分的分离和测定。将固态或液态的供试品制成供试液后，置于密闭小瓶中，在恒温控制的加热室中加热至供试品中挥发性组分在液态和气态达到平衡后，由进样器自动吸取一定体积的顶空气注入色谱柱中。

3. 色谱柱　色谱柱为填充柱或毛细管柱。填充柱的材质为不锈钢或玻璃，内径为 2～4mm，柱长为 2～4m，内装吸附剂、高分子多孔小球或涂渍固定液的载体，粒径为 0.18～0.25mm、0.15～0.18mm 或 0.125～0.15mm。常用载体为经酸洗并硅烷化处理的硅藻土或高分子多孔小球，常用固定液有甲基聚硅氧烷、聚乙二醇等。毛细管柱的材质为玻璃或石英，内壁或载体经涂渍或交联固定液，内径一般为 0.25mm、0.32mm 或 0.53mm，柱长 5～60m，固定液膜厚 0.1～5.0μm，常用的固定液有甲基聚硅氧烷、不同比例组成的苯基甲基聚硅氧烷、聚乙二醇等。

新填充柱和毛细管柱在使用前需老化处理，以除去残留溶剂及易流失的物质，色谱柱如长期未用，使用前应老化处理，使基线稳定。

4. 柱温箱　由于柱温箱温度的波动会影响色谱分析结果的重现性，因此柱温箱控温精度应在±1℃，且温度波动小于每小时 0.1℃。温度梯度应小于使用温度的 2%。温度控制系统分为恒温和程序升温两种。

5. 检测器　适合气相色谱法的检测器有火焰离子化检测器（FID）、热导检测器（TCD）、氮磷检测器（NPD）、火焰光度检测器（FPD）、电子捕获检测器（ECD）、质谱检测器（MS）等。火焰离子化检测器对碳氢化合物响应良好，适合检测大多数的药物；氮磷检测器对含氮、磷元素的化合物灵敏度高；火焰光度检测器对含磷、硫元素的化合物灵敏度高；电子捕获检测器适于含卤素的化合物；质谱检测器还能给出供试品某个成分相应的结构信息，可用于结构确证。除另有规定外，一般用火焰离子化检测器，用氢气作为燃气，空气作为助燃气。在使用火焰离子化检测器时，检测器温度一般应高于柱温，并不得低于150℃，以免水汽凝结，通常为250~350℃。

6. 数据处理系统 可分为记录仪、积分仪以及计算机工作站等。

各品种项下规定的色谱条件，除检测器种类、固定液品种及特殊指定的色谱柱材料不得改变外，其余如色谱柱内径、长度、载体牌号、粒度、固定液涂布浓度、载气流速、柱温、进样量、检测器的灵敏度等，均可适当改变，以适应具体品种并符合系统适用性试验的要求。一般色谱图约于30分钟内记录完毕。

三、系统适用性试验

除另有规定外，应照高效液相色谱法（详见本章第二节）项下的规定。

四、测定法

气相色谱法的测定方法包括内标法、外标法、面积归一化法和标准溶液加入法。

内标法、外标法和面积归一化法的具体内容均同高效液相色谱法（详见本章第二节）项下相应的规定。标准溶液加入法测定方法如下。

精密称（量）取某个杂质或待测成分对照品适量，配制成适当浓度的对照品溶液，取一定量，精密加入到供试品溶液中，根据外标法或内标法测定杂质或主成分含量，再扣除加入的对照品溶液含量，即得供试品溶液中某个杂质和主成分含量。

也可按下述公式进行计算，加入对照品溶液前后校正因子应相同，即

$$\frac{A_{is}}{A_x} = \frac{c_x + \Delta c_x}{c_x}$$

则待测组分的浓度 c_x 可通过如下公式进行计算

$$c_x = \frac{\Delta c_x}{(A_{is}/A_x) - 1}$$

式中，c_x 为供试品中组分 X 的浓度；

A_x 为供试品中组分 X 的色谱峰面积；

Δc_x 为所加入的已知浓度的待测组分对照品的浓度；

A_{is} 为加入对照品后组分 x 的色谱峰面积。

由于气相色谱法的进样量一般仅数微升，为减小进样误差，尤其当采用手工进样时，由于留针时间和室温等对进样量也有影响，故以采用内标法定量为宜；当采用自动进样器时，由于进样重复性的提高，在保证分析误差的前提下，也可采用外标法定量。当采用顶空进样时，由于供试品和对照品处于不完全相同的基

质中，故可采用标准溶液加入法以消除基质效应的影响，当标准溶液加入法与其他定量方法结果不一致时，应以标准加入法结果为准。

五、注意事项

（一）仪器操作注意事项

（1）开机前，仪器开关均应处于关的位置。

（2）检查柱连接处是否漏气。

（3）先通载气，后通电源及设定气化室，柱箱及检测器温度，然后开始加热。

（4）温度恒定后，打开空气及氢气瓶点火，是否点着火可用玻璃片放在气化室出口处，检视玻璃片上是否有水蒸气，也可观察检测器是否有响应值。

（5）如点不着火。说明空气流量过大或氢气流量太小，调节流量再点火；还有一种可能是检测器污染，应清洗后，再点火。

（6）检测器温度不能低于进样口温度，否则会污染检测器。

（7）进样器所取样品要避免带有气泡以保证进样重现性。

（8）取样前用溶剂反复清洗进样器，再用待测试液洗2～5次，避免样品间的相互干扰。

（9）检测出的色谱峰如有拖尾、前沿峰或分离度不好，可适当调节载气流量、柱温、灵敏度等。

（10）分析完毕，在关闭电源前多通一段时间载气，将柱子及检测器中残留物冲洗干净。

（11）通完一段时间载气后，关闭氢气和空气。待检测器、进样口与柱温箱温度降至约150℃以下，关断电源，关闭载气。

（二）柱的老化、维护与保存

使用新柱前需要老化，以除去残留溶剂及低分子量的聚合物。此外，用过的柱子也应定期老化，尤其是出现基线漂移，某些色谱峰开始拖尾时，应该进行老化以除去样品中的难挥发物在柱头的积累。为了延长柱的使用寿命，要用高纯度的载气，利用净化器除去较低级别气体中的氧气和碳氢化合物杂质，定期更换气体净化器填料，要及时更换毛细管柱密封垫以确保整个系统没有泄漏，并且要确保样品中不存在非挥发性物质，因为氧和污染物对固定液的分解有催化作用，会导致柱流失增强。毛细管柱的前端及末端数厘米最易损坏，如不挥发物的积累、进样溶剂的侵蚀、高温以及机械损伤等。可以在装柱之前切除受损害的几厘米，不会影响总的柱效，切除时切口应平整。

毛细管柱如不使用，应小心存放，可用硅橡胶块将两端封闭，置于盒中。

（三）检测器操作条件及注意事项

1. 火焰离子化检测器（FID） 氢火焰离子化检测器是以氢气与空气燃烧生成的火焰为能源，使有机物发生化学电离，并在电场作用下产生电信号来进行检测的。当载气携带被测组分从色谱柱流出后与氢气（必要时还有尾吹气）按照一定的比例混合后一起从喷嘴喷出，并在喷嘴周围空气（助燃气）中燃烧，以燃烧所产生的高温（约 2100℃）火焰为能源，被测组分在火焰中被电离成正离子和负离子，在极化电压形成的电场作用下，正负离子分别向负极和正极移动，形成离子流，离子流强度很小，一般为 10^{-8}A，这些微电流经过微电流放大器放大后被记录下来，从而对被测物进行测定。

FID 检测器需用 3 种不同的气体：载气、氢气和空气，由于毛细管柱的柱内载气流量太低（常规柱为 1~5ml/min），不能满足检测器的最佳操作条件，所以使用毛细管柱时要采用辅助气（尾吹气），即在色谱柱后增加一路载气直接进入检测器，就可保证检测器在高灵敏度状态下工作，尾吹气的另一个重要作用是消除检测器死体积的柱外效应。一般情况下，氮气（尾吹气+载气）、氢气和空气三者的比例接近或等于 1:1:10（如：氮气 30~40ml/min，空气 300~400ml/min，氢气 30~40ml/min）时，FID 的灵敏度最高。

检测器温度对 FID 检测器的灵敏度和噪声的影响不显著，为防止检测器被污染，检测器温度设置应不低于色谱柱实际工作的最高温度，一般情况下，检测器的温度不应低于 150℃。

FID 检测器往往由于固定液流失，样品在喷嘴燃烧后产生积碳或使用硅烷化衍生试剂沉积二氧化硅，污染检测器，使喷嘴内径变小，点火困难，检测器线性范围变窄，收集极表面也沉积二氧化硅，使灵敏度下降，故最好卸下喷嘴和收集极，先用通针通喷嘴，必要时用金相砂纸打磨，然后再依次用洗涤剂、水超声清洗。在 100~120℃烘干。收集极也按上述方法清洗。

2. 热导检测器（TCD） 热导检测器是基于被测组分与载气的热导系数不同而进行检测的，当通过热导池池体的样品组成及其浓度有所变化时，就会引起热敏元件温度的变化，从而导致其电阻值的变化，这种阻值的变化可以通过惠斯登电桥进行测量。当载气以恒定的流速通过，并以恒定的电压给热导池通电时，热丝温度升高。若测量臂无样品组分通过时，流经参考臂和测量臂的均是纯的载气，同种载气有相同的热导系数，因此参考臂和测量臂的电阻值相同，电桥处于平衡状态，检测器无信号输出。当有样品组分进入检测器时，纯的载气流经参考臂，载气携带被测组分流经测量臂，由于载气和被测组分混合气体的热导系数与纯载气的热导系数不同，使得测量臂与参考臂的电阻值有所不同，电桥平衡被破坏，此时检测器会有电压信号输出，其检测信号大小和被测组分的浓度成正比，因而可用于定量分析。

检测器温度和载气流速的波动影响稳定性，故必须稳定。检测器温度一般设定与柱温相同或高于柱温。

载气种类对 TCD 的灵敏度影响较大。原则上讲，载气与被测物的传热系数之差越大越好，故理想的载气为氢气。若不需高灵敏度时，也可采用氮气。氢气的热导系数大，也可作为分析某些品种的载气，但必须注意通风和安全。

在检测器通电之前，一定要确保载气已经通过了检测器，否则，热丝就有可能被烧断。同时，关机时一定要先关检测器电源，然后关载气。任何时候进行有可能切断通过 TCD 的载气流量的操作，都要关闭检测器电源。

载气中含有氧气时，会使热丝寿命缩短，所以，用 TCD 时载气必须彻底去除氧。而且不要使用聚四氟乙烯作载气输送管，因为它会渗透氧。

3. 电子捕获检测器（ECD） 电子捕获检测器是放射性离子化检测器的一种，它是利用放射性同位素，在衰变过程中放射的具有一定能量的 β 粒子作为电离源，当载气进入检测器时，受放射源不断放出 β 粒子射线的辐照发生电离，生成的正离子和电子分别向负极和正极移动，形成恒定的基流。含有电负性元素的样品进入检测器后，就会捕获电子而生成稳定的负离子，生成的负离子又与载气正离子复合，结果导致基流下降。因此，样品经过检测器，会产生一系列的倒峰。对这些倒峰进行转换处理，就形成了色谱图上的正峰。

ECD 是灵敏度最高的气相色谱检测器，ECD 的放射源一般采用 ^{63}Ni，也有采用氚为放射源的，ECD 的操作温度一般为 250～300℃，通常不应低于 250℃。

ECD 可以采用氮气作为载气，也可以采用含 5%甲烷的氩气作为载气。ECD 对电负性成分灵敏度高，故要求载气纯度高，至少要在 99.99%以上，检测器的温度对响应值有较大影响，要求检测器的温度波动必须精密控制在±（0.1～0.3）℃之间，以保证响应值的测量精密度在 1%之内。

ECD 要避免与氧气或湿气接触，否则噪声会明显增大。因此，载气和尾吹气都要求很好地净化。

因为 ECD 都有放射源，故检测器出口一定要用管道接到室外，最好接到通风出口。没有经过特殊培训的人员，不能自己拆开 ECD。每 6 个月要进行一次放射性泄漏检查。

六、在药品检验中的应用

气相色谱法在药学领域中应用较广泛，包括药物的含量测定、杂质检查、微量水分、有机溶剂残留量的测定、中药挥发性成分测定以及体内药物代谢分析等方面，如《中国药典》2015 年版一部肉桂油中桂皮醛的含量测定、冯了性风湿跌打药酒中乙醇量测定。

第四节 柱色谱法

柱色谱法又称层析法。是将固定相装在柱内，使样品随流动相沿一个方向移动而达到分离的方法。

一、基本原理

柱色谱法是一种以分配平衡为机制的分配方法。色谱体系包含两个相，一个是固定相，一个是流动相。当两相相对运动时，反复多次利用混合物中所含各组分分配平衡性质的差异，最后达到彼此分离的目的。柱色谱按色谱原理可分为吸附柱色谱、分配柱色谱、离子交换色谱、分子排阻色谱、亲和柱色谱，前两种色谱在药品检验中经常涉及，由于分配柱色谱与吸附柱色谱基本一致，本节重点对吸附柱色谱进行讨论。

二、吸附柱色谱

吸附柱色谱法是利用色谱柱内吸附剂对于样品中各组分的吸附能力的差异以达到分离目的。

（一）色谱柱与吸附剂

色谱柱为内径均匀、下端（带或不带活塞）缩口的硬质玻璃管，端口或活塞上部铺垫适量的棉花或玻璃纤维，以防止吸附剂流失，管内装入吸附剂。吸附剂的颗粒应尽可能大小均匀，以保证良好的分离效果。除另有规定外，通常多采用直径为 70～150μm 的颗粒。常用的吸附剂有氧化铝、硅胶、聚酰胺、大孔吸附树脂等。

（1）氧化铝　是最常用的吸附剂，适合于亲脂性成分的分离。广泛用于生物碱、皂苷、内酯类等成分的分离。某些酚性物质（如黄酮类）和酸性物质（如部分三萜酸）能与氧化铝结合，因而不适于分离，也可将氧化铝处理成酸性氧化铝，用于分离有机酸类物质。

（2）硅胶　也是常用的吸附剂之一，对于分离酸性和中性物质效果较好，如有机酸类、萜类、皂苷、酚性化合物等。与氧化铝相比，一般副反应较少；酸性、酚性物质等易与氧化铝结合，但硅胶无此特性，氧化铝色谱分离时样品损失大，而硅胶色谱分离时回收率高。但是，硅胶的分离效果有时较氧化铝差，对杂质的吸附力也较差，样品的处理量比氧化铝要低些。

（3）聚酰胺　对于一般酚类、黄酮类化合物的吸附是可逆的（鞣质例外），分离效果好，且吸附容量大，此外，也广泛应用于生物碱、萜类、甾体、糖类、氨基酸等其他极性与非极性化合物的分离。另外，因为对鞣质的吸附特强，近乎不可逆，故用于粗提物中的脱鞣处理特别适宜。

（4）大孔吸附树脂 主要以苯乙烯、α–甲基苯乙烯、甲基丙烯酸甲酯、丙腈等为原料加入一定量致孔剂甲酰胺聚合而成，多为球状颗粒，直径一般在 0.3～1.25mm 之间，通常分为非极性、弱极性、中极性，在溶剂中可溶胀，室温下对稀酸、稀碱稳定，在多糖、黄酮、三萜类化合物的分离方面有很好的应用。

（二）吸附剂的填装

吸附剂装填的方法有干法和湿法。

1. 干法 将吸附剂均匀地一次加入至色谱柱中，振动管壁使其均匀下沉，打开色谱柱下端活塞，沿管壁缓缓加入洗脱剂，待柱内吸附剂全部湿润，且不再下沉为止，也可在色谱柱内加入适当的洗脱剂，旋开活塞，使洗脱剂缓缓滴出，然后自管顶端缓缓加入吸附剂，使其均匀地润湿下沉，在管内形成松紧适度的吸附层。装柱完毕，关闭下端活塞。操作过程中应保持吸附层上方有一定量的洗脱剂。

2. 湿法 将吸附剂与洗脱剂混合均匀，采用搅拌方式除去其中气泡，打开下端活塞，缓缓倾入色谱柱中，必要时，振动管壁使气泡排出，用洗脱剂将管壁吸附剂洗下，使色谱柱面平整。待平衡后，关闭下端活塞，操作过程中应保持吸附层上方有一定量的洗脱剂。

（三）供试品的加入

1. 干法加入法 如供试品不易溶解于初始洗脱溶剂，可预先将供试品溶于易溶溶剂中，用少量吸附剂拌匀，采用加温或挥干方式除去溶剂，待干燥后，再将带有供试品的吸附剂加入至已装好的吸附剂上面，加入洗脱剂。

2. 湿法加入法 先将色谱柱中洗脱剂放至与吸附剂面相齐，关闭活塞；用少量初始洗脱溶剂使供试品溶解，沿色谱管壁缓缓加入供试品溶液，应注意勿使吸附剂翻起（亦可在吸附剂表面放入面积相当的滤纸），待供试品溶液完全转移至色谱柱中后，打开下端活塞，使液面与柱面相齐，加入洗脱剂。

（四）洗脱

除另有规定外，通常按洗脱剂洗脱能力大小，按递增方式变换洗脱剂的品种与比例，分别分步收集流出液。收集流出液通常有两种方式，一是等份收集（亦可用自动收集器），二是按变换洗脱剂收集。

（五）注意事项

（1）色谱柱的大小、吸附剂的品种和用量以及洗脱时的流速，均按各品种项下的规定。

（2）在装柱及洗脱的操作过程中，应保持吸附层上方有一定量的洗脱剂，防止断层和旁流。

（3）通常应收集至流出液中所含成分显著减少或不再含有时，再改变洗脱剂的品种或比例。

三、分配柱色谱

分配柱色谱法是根据加到色谱柱上的待测物质在两种不相混溶（或部分混溶）的溶剂（固定相、流动相）之间的分配系数的不同来分离各组分的方法。其中载体只起负载固定相的作用，本身惰性，不能有吸附作用。常用的有吸水硅胶、硅藻土、纤维素。色谱柱与吸附柱色谱相同。

装柱前，先将固定液溶于适当溶剂中，加入适宜载体，混合均匀，待溶剂完全挥干后分次移入色谱柱中并用带有平面的玻棒压紧；供试品可溶于固定液，混以少量载体，加在预制好的色谱柱上端。洗脱剂需先加固定液混合使之饱和，以避免洗脱过程中固定液的流失。操作过程中，应保持吸附层上方有一定量的流动相，防止断层和旁流。

四、在药品检验中的应用

柱色谱法主要用于分离，有时也起到浓缩富集作用，已广泛用于样品的前处理，如《中国药典》2015 年版一部穿心莲中穿心莲内酯和脱水穿心莲内酯的含量测定，其供试品溶液的制备使用了中性氧化铝柱对供试品溶液进行处理，使样品得到纯化。

第五节 其他色谱法

一、纸色谱法

纸色谱法系以纸为载体，以纸上所含水分或其他物质为固定相，用展开剂进行展开的分配色谱法。纸色谱法比柱色谱法操作简单，可以分离微克量的样品，混合物经纸色谱分离后还可以在纸上直接定性、定量，因此广泛用于化合物的分离和鉴别以及药品的鉴别、纯度检查和含量测定。

（一）基本原理

纸色谱法是以滤纸作为载体，以构成滤纸的纤维素所结合水分为固定液，以有机溶剂为展开剂的色谱分析方法。构成滤纸的纤维素分子里有许多羟基，被滤纸吸附的水分中约有 6%与纤维素上的羟基以氢键结合成复合态，这一部分水是纸色谱的固定相，由于这一部分水与滤纸纤维结合比较牢固，所以流动相既可以是与水不相溶的有机溶剂，又可以是与水混溶的有机溶剂如乙醇、丙酮、丙醇。流动相借毛细作用在纸上展开，与固定在纸纤维上的水形成两相，样品依其在两相间的分配系数不同而相互分离。化合物在两相中的分配系数的大小，直接与化合物的分子结构有关。一般地讲，纸色谱属于正相分配色谱，化合物的极性大或亲水性强，在水中分配的量多，则分配系数大，在以水为固定相的纸色谱中 R_f 值小，如果极性小或亲脂性强的组分，则分配系数小，R_f 值大。

（二）仪器与材料

1. 展开容器　通常为圆形或长方形玻璃缸，缸上具有磨口玻璃盖，应能密闭，用于下行法时，盖上有孔，可插入分液漏斗，用以加入展开剂。在近顶端有一用支架架起的玻璃槽作为展开剂的容器，槽内有一玻棒，用以压住色谱滤纸；槽的两侧各支一玻棒，用以支持色谱滤纸使其自然下垂。用于上行法时，在盖上的孔中加塞，塞中插入玻璃悬钩，以便将点样后的色谱滤纸挂在钩上；并除去溶剂槽和支架。

2. 点样器　常用具支架的微量注射器（平口）或定量毛细管（无毛刺），应能使点样位置正确、集中，

3. 色谱滤纸　应质地均匀平整，具有一定机械强度，不含影响展开效果的杂质；也不应与所用显色剂起作用，以免影响分离和鉴别效果，必要时可进行处理后再用。用于下行法时，取色谱滤纸按纤维长丝方向切成适当大小的纸条，离纸条上端适当的距离（使色谱滤纸上端能足够浸入溶剂槽内的展开剂中，并使点样基线能在溶剂槽侧的玻璃支持棒下数厘米处）用铅笔划一点样基线，必要时，可在色谱滤纸下端切成锯齿形便于展开剂向下移动；用于上行法时，色谱滤纸长约25cm，宽度则按需要而定，必要时可将色谱滤纸卷成筒形；点样基线距底边约2.5cm。

（三）操作方法

1. 下行法　将供试品溶解于适宜的溶剂中制成一定浓度的溶液。用定量毛细管或微量注射器吸取溶液，点于点样基线上，一次点样量不超过 10μl。点样量过大时，溶液宜分次点加，每次点加后，俟其自然干燥、低温烘干或经温热气流吹干，样点直径为 2～4mm，点间距离约为 1.5～2.0cm，样点通常应为圆形。

将点样后的色谱滤纸的点样端放在溶剂槽内并用玻棒压住，使色谱滤纸通过槽侧玻璃支持棒自然下垂，点样基线在支持棒下数厘米处。展开前，展开缸内用

各品种项下规定的溶剂的蒸气使之饱和，一般可在展开缸底部放一装有规定溶剂的平皿，或将被规定溶剂润湿的滤纸条附着在展开缸内壁上，放置一定时间，待溶剂挥发使缸内充满饱和蒸汽。然后小心添加展开剂至溶剂槽内，使色谱滤纸的上端浸没在槽内的展开剂中。展开剂即经毛细管作用沿色谱滤纸移动进行展开，展开过程中避免色谱滤纸受强光照射，展开至规定的距离后，取出色谱滤纸，标明展开剂前沿位置，待展开剂挥散后，按规定方法检测色谱斑点。

2. 上行法 点样方法同下行法。展开缸内加入展开剂适量，放置待展开剂蒸气饱和后，再下降悬钩，使色谱滤纸浸入展开剂约 1cm，展开剂即经毛细管作用沿色谱滤纸上升，除另有规定外，一般展开至约 15cm 后，取出晾干，按规定方法检视。

展开可以单向展开，即向一个方向进行；也可进行双向展开，即先向一个方向展开，取出，待展开剂完全挥发后，将滤纸转动 90°，再用原展开剂或另一种展开剂进行展开；亦可多次展开和连续展开等。

（四）注意事项

（1）供试品经展开后，可用比移值（R_f）表示其成分的位置。由于影响比移值的因素较多，因而一般采用在相同实验条件下与对照物质对比以确定其异同。

（2）用于鉴别时，供试品在色谱中所显主斑点的位置与颜色（或荧光）应与对照物质所显主斑点相同。

（3）用作药品纯度检查时，可取一定量的供试品，经展开后，按各品种项下的规定，检视其所显杂质斑点的个数或呈色深度（或荧光强度）。

（4）进行药品含量测定时，将待测色谱主斑点剪下经洗脱后，再用适宜的方法测定。

（5）实验记录应包括：色谱图，斑点 R_f，颜色，斑点数，样品与对照物质的称样量、稀释体积等。

（五）在药品检验中的应用

例如，《中国药典》2015 年版二部盐酸苯乙双胍有关物质的检查。

二、电泳法

电泳是指溶解或悬浮于电解液中的带电荷的蛋白质、胶体、大分子或其他粒子，在电流作用下向其自身所带电荷相反的电极方向迁移。电泳法是指利用溶液中带有不同量电荷的阳离子或阴离子，在外加电场中使供试品组分以不同的迁移速度向对应的电极移动，实现分离并通过适宜的检测方法记录或计算，达到测定目的的分析方法。电泳法一般可分为两大类：一类为自由溶液电泳或移动界面电泳，另一类为区带电泳。

移动界面电泳是指不含支持物的电泳，溶质在自由溶液中泳动，故也称自由溶液电泳，适用于高分子的检测。区带电泳是指含有支持介质的电泳，带电荷的供试品（如蛋白质、核苷酸等大分子或其他粒子）在惰性支持介质（如纸、醋酸纤维素、琼脂糖凝胶、聚丙烯酰胺凝胶等）中，在电场的作用下，向其极性相反的电极方向按各自的速度进行泳动，使组分分离成狭窄的区带。区带电泳法可选用不同的支持介质，并用适宜的检测方法记录供试品组分电泳区带图谱，以计算其含量（%）。除另有规定外，各不同支持介质的区带电泳法，照下述方法操作。采用全自动电泳仪操作时，参考仪器使用说明书进行；采用预制胶的电泳时，参考各电泳仪标准操作规程进行；结果判断采用自动扫描仪或凝胶成像仪时，参考仪器使用说明书进行。

药品检验中常用电泳法主要有纸电泳法、醋酸纤维素薄膜电泳法、琼脂糖凝胶电泳法、聚丙烯酰胺凝胶电泳法、SDS–聚丙烯酰胺凝胶电泳法、等电聚焦电泳法。

（一）纸电泳法

纸电泳法以色谱滤纸作为支持介质。介质孔径大，没有分子筛效应，主要凭借被分离物中各组分所带电荷量的差异进行分离，适用于检测核苷酸等性质相似的物质。

1. 基本原理 本法系将带电荷的供试品置于以缓冲溶液润湿的滤纸上。在电场中电荷向着与其极性相反的电极移动，称为纸电泳。近年来，纸电泳法已被许多分辨率更高的其他电泳方法所代替，但在某些场合，针对某些蛋白质（糖蛋白、脂蛋白）、肽和氨基酸的混合物分离、鉴别时，纸电泳仍是较常用的方法。

2. 仪器装置 电泳仪包括电泳室及直流电源两部分。

常用的水平式电泳室装置如图 6–3，包括两个电泳槽 A 和一个可以密封的玻璃（或相应材料）盖 B；两侧的电泳槽均用有机玻璃（或相应材料）板 C 分成两部分；外格装有铂电极（直径 0.5～0.8cm）D；里格为可放滤纸 E 的有机玻璃电泳槽架 F，此架可从槽中取出；两侧电泳槽 A 内的铂电极 D 经隔离导线穿过槽壁与

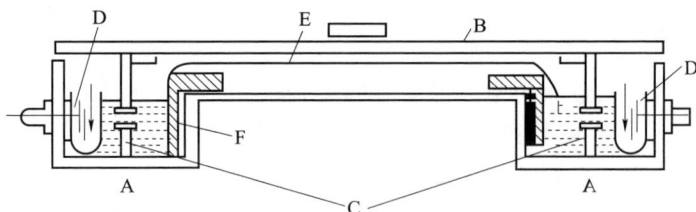

图 6–3 水平式电泳室装置

电泳仪外接电源相连。

电源为具有稳压器的直流电源，常压电泳一般在 100～500V，高压电泳一般在 500～1000V。

3. 操作方法

（1）向电泳槽中加入缓冲液 将适量枸橼酸缓冲液（pH 3.0）注入电极槽中，浸没铂电极，两侧电极槽的缓冲液应在同一水平面上。

（2）纸的处理 取色谱滤纸，置 1mol/L 甲酸溶液中浸泡过夜，用水漂洗至洗液的 pH 不低于 4，置 60℃烘箱烘干，备用。可按需要裁剪。

（3）点样 分为湿点法和干点法两种。湿点法是将裁好的滤纸做好标记，一般在距长度方向一端 5～8cm 处划起始线，每隔 2.5～3cm 处做一记号备点样用。然后全部浸入枸橼酸缓冲液（pH 3.0）中，湿润后，取出，放在数层滤纸之间，充分吸干后，小心拉平，将其放在支架上两端，将滤纸两端浸入枸橼酸缓冲液（pH 3.0）中，起始线靠近负极端。用微量注射器精密点加供试品溶液，每点 10μl，共 3 点，并留 2 个空白位置。干点法是将供试品溶液分数次点于滤纸上，吹干，再点，反复数次，至点完规定量，用喷雾器将滤纸上喷上枸橼酸缓冲液（pH 3.0）使之湿润，点样处最后喷湿。

注：湿点法适用于浓的供试品溶液，干点法适用于稀的供试品溶液。

（4）电泳 盖好电泳盖，接通电源，置稳压档，调整电压梯度为 18～20V/cm，电泳时间约为 1 小时 45 分钟，关闭电源，用镊子取出滤纸，立即吹干，置紫外光灯（254nm）下检视，用铅笔画出紫色斑点的位置。

（5）含量测定 剪下供试品斑点和斑点位置面积相近似的空白滤纸，并剪成细条，分别置试管中，各精密加入 0.01mol/L 盐酸溶液 5ml，摇匀，放置 1 小时，用 3 号垂熔玻璃漏斗滤过，也可以自然沉降或离心法倾取上清液，按各品种项下的规定测定吸光度，并计算含量。

4. 注意事项 在整个操作过程中，应注意戴上手套，尽量避免手直接接触滤纸。

（二）醋酸纤维素薄膜电泳法

醋酸纤维素薄膜电泳法以醋酸纤维素薄膜作为支持介质。介质孔径大，没有分子筛效应，主要凭借被分离物中各组分所带电荷量的差异进行分离，适用于血清蛋白、免疫球蛋白、脂蛋白、糖蛋白、类固醇激素及同工酶等的检测。

1. 仪器装置 同纸电泳。

2. 操作方法

（1）醋酸纤维素薄膜的预处理 根据分离样品的多少将膜裁成一定的大小，一般裁成 2cm×8cm 的膜条。在一浅碟或培养皿内装入巴比妥缓冲液（pH 8.6），将膜片无光泽的一面朝下。膜片的底面吸收缓冲液后便逐渐下沉，直至缓冲液将膜片完全浸没，待浸透后，用钝头镊子取出，夹在两层滤纸之间以吸收多余的缓冲液（膜条不可吸得过干，若膜片上出现白色不透明区域，说明吸得过干，必须用缓冲液重新浸透，再用滤纸吸干到适当程度）。于电泳槽中加入适量的巴比妥缓冲液（pH 8.6），将膜条无光泽面向上，置电泳槽架上（用 3 层或 4 层滤纸作盐桥，浸入缓冲液）。

（2）点样与电泳　在膜条上距负极端 2cm 处滴加蛋白含量约 5% 的供试品溶液 2～3μl，盖上电泳槽盖，将电泳槽的两个电极与直流电源的正负极分别相接。每 1cm 膜片长的电压约为 10～12V，电泳时间约为 1.5 小时。电泳区带距离以 4～5cm 为宜。

（3）染色与透明　电泳完毕，将膜条取下浸于氨基黑或丽春红染色液中，2～3 分钟后，用脱色液浸洗数次，直至脱去底色为止。将膜片夹在两层滤纸之间，通过滤纸来吸除膜片上多余的液体，完全干燥后将膜条浸于透明液中 10～15 分钟，平贴于玻璃上，干后即为透明的薄膜图谱。按品种项下规定，进行扫描测定或长期保存。

（4）含量测定　可按品种项下规定的方法对未经透明处理的醋酸纤维素薄膜电泳图采用洗脱法或扫描法，测定蛋白质组分相对含量。

（三）琼脂糖凝胶电泳法

琼脂糖凝胶电泳法以琼脂糖作为支持介质。琼脂糖是由琼脂分离制备的链状多糖。其结构单元是 D–半乳糖和 3，6–脱水–L–半乳糖。本法适用于免疫复合物、核酸与核蛋白等的分离、鉴定与纯化。

1. 仪器装置　电泳室及直流电源同纸电泳。

2. 操作方法

（1）制胶　取琼脂糖 0.2g，加水 10ml，用玻璃棒搅拌混匀，置水浴中加热溶胀，加入事先温热的醋酸–锂盐缓冲液（pH 3.0）10ml，混匀，趁热将胶溶液倒入适宜的制胶模具内，涂布均匀，厚度约 3mm，静置，使形成无气泡的均匀薄层。

（2）点样与电泳　于电泳槽中加入适量的醋酸–锂盐缓冲液（pH 3.0），将凝胶板置于电泳槽架上，使用 3 层（或 4 层）滤纸作盐桥，照各品种项下规定的方法配制对照品溶液与供试品溶液。在凝胶板的负极端分别点样 1μl，盖上电泳槽盖，将电泳槽的两个电极与直流电源的正负极分别相接，电压梯度为 30V/cm，电流强度为 1～2mA/cm，电泳时间约为 20 分钟。

（3）染色与漂洗　电泳结束后取出凝胶板，置甲苯胺蓝溶液中染色，时间约为 15 分钟，取出，用水漂洗数次，直至脱去底色为止。

3. 注意事项 滤纸与琼脂糖凝胶之间应无气泡，否则影响导电。

（四）聚丙烯酰胺凝胶电泳法

聚丙烯酰胺凝胶电泳法以聚丙烯酰胺凝胶作为支持介质。聚丙烯酰胺凝胶是由丙烯酰胺单体和少量的交联剂甲叉双丙烯酰胺，在催化剂作用下聚合交联而成的三维网状结构的凝胶。单体的浓度或单体与交联剂比例的不同，其凝胶孔径就不同。使用聚丙烯酰胺凝胶作为支持介质进行电泳，生物大分子保持天然状态，其迁移速率不仅取决于电荷密度，还取决于分子大小和形状，可以用来研究生物大分子的特性，如电荷、分子量、等电点等。

1. 基本原理 聚丙烯酰胺是由单体丙烯酰胺和交联单体 N，N–甲叉双丙烯酰胺共聚交联的产物，改变共聚条件可人为控制所形成凝胶的孔径大小，利用这种合成的凝胶作为支持介质，不仅能起到与纸电泳相同的抗对流的作用，还能主动参与样品的分离过程，同纸电泳相比具有更多优点。

2. 仪器装置 通常由稳流电泳仪和圆盘电泳槽或平板电泳槽组成。其电泳室有上、下两槽，每个槽中都有固定的铂电极，铂电极经隔离电线接于电泳仪稳流档上。使用垂直平板电泳槽的测定法参见 SDS–聚丙烯酰胺凝胶电泳法，使用圆盘电泳槽方法如下。

3. 操作方法

（1）制胶 将已清洁、干燥的电泳管垂直架好，垫好或塞好下端管口使不致渗漏。按照《中国药典》2015 年版四部通则 0541 中胶液的配制方法，制成胶液，立即用装有长针头的注射器或细的滴管吸取胶液并沿管壁注入电泳管中，使胶层高度达 6～7cm，然后小心地在工作液面上覆盖一层纯化水，水层约厚 3～5mm。静置 30 分钟，待出现明显界面时聚合完毕，吸去水层。

（2）电泳 将已制好的凝胶玻璃管插入电泳槽中，留 1/5 在底板上方，使电泳管与底板垂直，密封处不致渗漏。照各品种项下的规定配制对照品溶液和供试品溶液。每管加供试品或对照品溶液 50～100μl，40%蔗糖溶液 1 滴及溴酚蓝指示液 1 滴。玻璃管的上部用电极缓冲液（pH 8.3）充满，并在上下两个电极槽中灌注电极缓冲液，装配好电极，上端接负极，下端接正极。开始调节电流使每管为 1mA，10 分钟后，使每管电流为 2～3mA，当溴酚蓝指示液移至距玻璃管底部 1cm 处，关闭电源。

（3）染色与脱色 电泳结束后，关闭电源，取出电泳管，用配有细长针头并盛有水的注射器，将针头小心地插入凝胶和玻璃管壁之间，边插入并转动玻璃管，同时压进一些水，另一端也做同样处理，胶条即从管内滑出，将胶条浸入稀染色液过夜，或用染色液浸泡 30 分钟，用水漂洗干净，再用脱色液脱色至无蛋白区带凝胶的底色透明为止。

（4）结果判断　将胶条置灯下观察，根据供试品和对照品的色带位置和色泽深浅程度进行判断。可用相对迁移率（R'_m）进行比较。

计算公式为

$$相对迁移率（R'_m）= \frac{进胶端到供试品或对照品/标准品区带的距离}{进胶端到溴酚蓝区带的距离}$$

如果需计算各组分的含量，可将处理后的胶条置双波长薄层扫描仪或凝胶电泳扫描仪中扫描并积分，由各组分的峰面积计算含量（%）。

4. 注意事项

（1）丙烯酰胺是一种神经毒素，可通过皮肤吸收，会因多次积蓄而中毒，操作时应极其小心，避免直接接触皮肤。

（2）制好的胶液应脱气数分钟（真空抽气开始时要缓慢）以除气泡。

（五）SDS–聚丙烯酰胺凝胶电泳法

SDS–聚丙烯酰胺凝胶电泳法是一种变性的聚丙烯酰胺凝胶电泳方法。该法主要用于蛋白质分子量的测定、蛋白质混合组分的分离和蛋白质亚基组分的分析等方面。

1. 基本原理　SDS–聚丙烯酰胺凝胶电泳法的分离原理是依据大多数蛋白质都能与阴离子表面活性剂十二烷基硫酸钠（SDS）按重量比结合成复合物，使蛋白质分子所带的负电荷远远超过天然蛋白分子的净电荷，消除了蛋白分子的电荷效应，使蛋白质按分子大小分离。

2. 仪器装置　恒压或恒流电源、垂直板或圆盘电泳槽和制胶模具。

3. 操作方法

（1）制胶　取合适的密封垫片和两块已清洁的干燥的玻璃板，组装成灌胶的模具。按照《中国药典》2015 年版四部通则 0541 中的方法配制分离胶液（制好的胶液应抽气几分钟）灌入模具中，高度一般距玻璃板上端约 3.5cm。小心在凝胶溶液上方加入约 0.5cm 高的水层，注意不应搅混凝胶溶液表面。待分离胶聚合后（室温下约 30 分钟左右）倾去水层。再按照《中国药典》2015 年版四部通则 0541 中的方法配制浓缩胶液，灌在分离胶上，插入样品梳（圆盘电泳用水封顶），待浓缩胶聚合后，小心除去样品梳或水。

（2）电泳　将制成的凝胶组装到电泳槽内，在电泳槽中加入适量电极缓冲液，使样品槽中充满电极缓冲液，且无气泡。照各品种项下的规定配制对照品溶液和供试品溶液，按标准蛋白分子量标准品使用说明配制蛋白分子量标准溶液。用微量注射器或适宜的加样器，吸取一定的供试品溶液，小心加在样品槽中。正确连接好正、负电极。

垂直板电泳：恒压电泳，初始电压为 80V，进入分离胶时调至 150~200V，当溴酚蓝迁移至胶底处，停止电泳。

圆盘电泳：调节电流使每管电流为 8mA。

（3）染色和脱色 电泳完毕后，取出胶片（条），置固定液中，放置 30 分钟，然后置染色液中放置 1~2 小时，取出，用脱色液脱色至凝胶背景透明，置保存液中保存。如果为银染色法，应先将胶片浸在银染色的固定液中 1 小时，取出，置1%戊二醛溶液中浸泡 15 分钟，然后用水浸洗 2 次，每次 15 分钟，再将胶片置硝酸银溶液中，浸泡 15 分钟，然后用水浸洗 3 次，每次 15 分钟，最后将胶片置显色液中，待各样品带显出后，取出，放置在终止液中。如使用银染试剂盒，按照试剂盒说明书方法操作。

（4）结果判断 用卡尺或用扫描定位法测量溴酚蓝指示剂和蛋白迁移距离，按下式计算相对迁移率

$$相对迁移率（R'_m）= \frac{蛋白质迁移距离}{脱色后胶条长度} \times \frac{脱色前胶条长度}{溴酚蓝指示剂迁移距离}$$

① 鉴别 供试品主成分迁移率应与对照品迁移率一致。

② 分子量 以 R'_m 为横坐标，标准蛋白质的分子量对数值为纵坐标，进行线性回归，由标准曲线求得供试品的分子量，或由凝胶成像仪工作站软件计算分子量。

③ 纯度 取胶片（条），置薄层扫描仪或凝胶电泳扫描仪，按峰面积归一化法计算。

4. 注意事项

（1）配制银染试液所用的水必须使用去离子水。银染色试液应临用前配制。

（2）将样品梳插入浓缩胶溶液中时应小心，勿使梳尺下带进气泡。

（六）等电聚焦电泳法

等电聚焦电泳法是两性电解质在电泳场中形成一个 pH 梯度，由于蛋白质为两性化合物，其所带的电荷与介质的 pH 有关，带电的蛋白质在电泳中向极性相反的方向迁移，当到达其等电点（此处的 pH 使相应的蛋白质不再带电荷）时，电流达到最小，不再移动，从而达到检测蛋白质类和肽类供试品等电点的电泳方法。

1. 基本原理 等电聚焦水平板电泳法的基本原理是在电泳槽中放入载体两性电解质，通以直流电后，在两极之间形成稳定、连续和线性的 pH 梯度。当带电的蛋白质分子或其他两性分子进入此体系时便迁移并聚焦于相应的等电点位置。依照等电点的不同将蛋白质分子分离。反之，根据蛋白带在 pH 梯度的位置可测得该蛋白质的等电点。

2. 仪器装置 恒压或恒流电源、带有冷却装置的垂直板电泳槽和制胶模具。

3. 操作方法

（1）制胶　按照各等电聚焦电泳仪所带不同模具的组装规程，组装成灌胶模具。按照《中国药典》2015 年版四部通则 0514 中的方法配制分离胶液，混匀后缓慢注入模具内，室温下聚合（一般聚合时间为 30～60 分钟）。

（2）取胶　聚合后，小心取下玻璃板，将带有薄膜胶片的聚丙烯酰胺凝胶放到冷却板上，事先将冷却板涂以液状石蜡或煤油并避免气泡产生，以保证胶板和冷却板之间的良好的接触。

（3）对照品溶液与供试品溶液的配制　照各品种项下的规定配制，如供试品溶液所含盐浓度较高，需将供试品用水透析脱盐。因为盐离子干扰 pH 梯度的形成并使蛋白质带畸变。蛋白质或多肽的含量应调节在 0.5～5mg/ml 范围内。

（4）预电泳　用正极液和负极液分别润湿电极条，把阴阳电极对准电极条的中心，加盖，正确连接好正、负电极，进行恒压电泳，起始电压为 200V，运行 30 分钟。

（5）电泳　将加样滤纸条以一定间隔放在凝胶上，分别加上供试品溶液、对照品溶液、等电点标准溶液及甲基红试液，加样量为 5～20μl。把电极对准电极条的中心，将阳极与阴极分压调至 400V。当电流不再变化时，继续将电压调至 600V，直至电流不再改变即停止电泳，或根据品种需要继续提升电压，直至聚焦完全后停止电泳。

（6）固定、染色与脱色　电泳完毕后，去除加样滤纸条取出胶片，置固定液中，放置 20 分钟，然后置染色液中放置 3 小时，取出，用脱色液脱色至背景透明，取出，晾干，亦可做成干胶永久保存。

（7）结果判断　将胶片置凝胶电泳扫描仪中扫描，通过扫描定位测量出蛋白质或多肽与等电点的各迁移距离，以等电点标准试剂中各蛋白质的等电点（pI）对其相应的迁移距离进行线性回归，将供试品的迁移距离带入线性回归方程，计算出供试品的等电点。如需进行鉴别，则供试品主成分迁移位置应与对照品迁移位置一致。

4. 注意事项

（1）用多种两性电解质混合物建立稳定、良好的 pH 梯度。

（2）支持介质应防止扩散、抗对流。

（3）蛋白质样品及分离容量电聚焦有高的分辨力，一般样品不需提纯，分析上可用来测定混合物中某一成分的相对比例；大量提纯蛋白质，则应预先初步提纯，有些物质（如核酸）聚焦时会沉淀，应预先除去；蛋白质应不含盐，因盐浓度高电流大，易发热，而且盐离子迁移至两极产生酸碱，占据了分离的有效部位。

5. 在药品检验中的应用　电泳法在药品检验中有广泛应用，如《中国药典》2015 年版一部川贝母 DNA 的鉴别、《中国药典》2015 年版二部尿激酶分子组分比的检查。

三、毛细管电泳法

毛细管电泳法是指以弹性石英毛细管为分离通道，以高压直流电场为驱动力，根据供试品中各组分淌度（单位电场强度下的迁移速度）和（或）分配行为的差异而实现分离的一种分析方法。由于毛细管散热效率很高，可以应用高电压，使电泳分离效果大为改善。

毛细管电泳具有操作简单、分离效率高、样品用量少、运行成本低等优点。与高效液相色谱相比，毛细管电泳柱效更高，可达 $10^5 \sim 10^6 \mathrm{m}^{-1}$，故也称为高效毛细管电泳，分离速度更快，数十秒至数十分钟内即可完成一个试样的分析，同时溶剂和试剂消耗极少，试剂用量仅为纳升（nl）级。

（一）基本原理

电泳是根据带电粒子在电场中迁移速度不同而进行分离的技术。传统电泳最大的局限性是难以克服由两端高电压所引起的电介质离子流的自热，即焦耳热，这种焦耳热会引起区带展宽，降低分离效率。毛细管电泳与传统电泳的根本区别在于前者使电泳过程在散热效率极高的毛细管内进行，从而确保引入高电场强度，全面改善分离效率。高效毛细管电泳是在很细的毛细管中两端施加直流高压电场，组分在管内根据其所带电荷、分子量大小以及与柱内填充物的作用，产生不同的迁移速度，从而对各组分进行分离。由于毛细管具有良好的散热效能，允许其在两端施加高压，因而分离操作可在很短的时间内完成，达到非常高的分离效率。

毛细管电泳依分离模式不同，可分为：毛细管区带电泳（CZE）、毛细管胶束电动色谱（MECC/MCKC）、毛细管凝胶电泳（CGE）、毛细管等电聚焦（CIEF）、亲和毛细管电泳（ACE）、毛细管电色谱（CEC）。下面以最常用的毛细管区带电泳（CZE）为例，探讨毛细管电泳原理及分析策略。

CZE 的迁移时间 t 可用下式表示

$$t = l_\mathrm{d} l_\mathrm{t} / (\mu_\mathrm{ep} + \mu_\mathrm{eo})$$

式中，μ_ep 为电泳淌度；

μ_eo 为电渗淌度；

l_t 为毛细管总长度；

l_d 为进样到检测器间毛细管长度。

理论塔板数 N 为

$$N = (\mu_\mathrm{ep} + \mu_\mathrm{eo}) V / 2D$$

式中，V 为外加电压；

D 为扩散系数。

分离度 R 为

$$R=0.177(\mu_1-\mu_2)[V/D(\mu_{ep}+\mu_{eo})]^{0.5}$$

式中，μ_1、μ_2 分别为二溶质的电泳淌度；

$\qquad \mu_{ep}$ 为二溶质的平均电泳淌度；

$\qquad \mu_{eo}$ 为二溶质的平均电渗淌度。

（二）仪器装置

毛细管电泳仪主要由高压电源、电极和缓冲溶液、毛细管柱、进样系统、检测器、数据处理系统等组成。

1. 直流高压电源　一般采用 0～30kV 连续可调的直流高压电源，可供应约 0～300μA 电流，要求电压输出稳定在 0.1%内。

2. 电极和电极槽　两个电极槽里放入操作缓冲液，分别插入毛细管的进口端与出口端以及铂电极；铂电极连接至直流高压电源，正负极可切换。多种型号的仪器将试样瓶同时用作电极槽。

3. 毛细管柱　理想的毛细管柱应是化学惰性的，可以透过紫外光和可见光，有一定的韧性，易于弯曲，耐用而且便宜。毛细管的材质可以是石英、玻璃、聚四氟乙烯、聚乙烯等。目前普遍采用外涂聚亚酰胺弹性的熔融石英毛细管，内径 50μm 和 75μm 两种使用较多。毛细管长度可根据分离度的要求，可选用 20～100cm 长度。在同样条件下，孔径越小，电流越小，焦耳热越小，散热效果越好。对于没有用过的未涂渍柱，使用前宜用 5～15 倍柱体积的 1mol/L 氢氧化钠溶液、5～15 倍柱体积的水及 3～5 倍柱体积的运行缓冲溶液依次冲洗，或增加有机溶剂如甲醇清洗步骤，以除去管中的脂溶性吸附组分，然后再用运行缓冲溶液平衡。

4. 进样系统　毛细管柱内体积很小，所需试样溶液不过数 nl，所以不能采用色谱的进样方式，应采用无死体积的进样方法，让毛细管直接与试样溶液接触，然后由重力、电力场或其他动力来驱动试样流入管内。通过控制驱动力的大小或时间长短来控制进样量。进样系统包括动力控制、计时控制、电极槽或毛细管移位控制等装置。目前进样方法有压力（加压）进样、负压（减压）进样、虹吸进样和电动（电迁移）进样等。进样时通过控制压力、电压或时间来控制进样量。

5. 检测器　由于毛细管电泳仪中溶质区带超小体积的特性，对检测器灵敏度的要求相当高。最常用的检测器有紫外–可见分光检测器和荧光检测器，其他还有激光诱导荧光检测器、电化学检测器、质谱检测器、核磁共振检测器、化学发光检测器、LED 检测器、共振瑞利散射光谱检测等。对无光吸收（或荧光）的溶质的检测，可选用适当的紫外或荧光衍生试剂与被检测样品进行柱前、柱上或柱后化学反应来实现溶质的分离与检测。还可采用间接测定法，即在操作缓冲液中加入对光有吸收（或荧光）的添加剂，在溶质到达检测窗口时出现反方向的峰。

6. 数据处理系统 与一般色谱数据处理系统基本相同。

（三）操作方法

1. 操作 开机预热。同时对毛细管柱进行老化。新毛细管、长久放置的毛细管、更换新样品时，毛细管均应进行老化处理。凝胶柱、内壁涂层改性柱的前处理应按照毛细管柱的说明书进行。空管未涂层石英毛细管柱老化程序如下。

（1）1mol/L 氢氧化钠溶液，60℃冲洗 5 分钟。

（2）0.1mol/L 氢氧化钠溶液，60℃冲洗 5 分钟。

（3）水，60℃冲洗 5 分钟。

（4）操作缓冲液，在运行柱温，冲洗 5 分钟。

如果是连续使用的毛细管柱，每次进样之间可在运行柱温下用 0.1mol/L 氢氧化钠溶液冲洗 5 分钟，自上述（3）进行。

（5）设定检测波长，检查基线噪声，如果达到要求，则可进行预试测定。如果达不到要求则可按照下列方法对毛细管进行处理。

（6）在老化之前，先用 0.033mol/L 磷酸溶液冲洗 5 分钟。

（7）有时，用 0.1mol/L 氢氧化钠溶液进行长达过夜的冲洗才能使基线平直。

如果用上述方法尚不能成功处理，只能更换毛细管。

2. 测定

（1）由于毛细管电泳进样的精密度较差，含量测定时应尽可能采用内标法。又由于分析过程中，毛细管中会产生热量，要得到较精密的迁移时间的电泳谱时，应控制好毛细管的温度。

（2）含量测定时，先将标准品溶液每份至少进样 2 次，由全部进样结果（$n > 4$），求得平均值，相对标准偏差（RSD）一般应不大于 3.0%，求出校正因子，再将供试品进样试验，各组分的分离度应达到要求。

（3）使用自动进样仪器时，进样瓶可做如下排列，并编制运行程序。

① 0.1mol/L 氢氧化钠溶液，运行温度冲洗 3 分钟。

② 运行缓冲液，冲洗 3 分钟。

③ 进样或进标准品，按规定执行，可根据仪器进样方式在预试时改变进样方式，例如将加压样品改为减压样品或虹吸样品。

在测定大批样品时，应每隔 5 份样品插入一份标准品（对照品）溶液，用以核对仪器性能有无改变，其校正因子与上述求得的校正因子的偏差不大于 3.0%。

使用手动进样仪器时，可于分析完每份样品后，用操作缓冲液冲洗毛细管 3～5 分钟，进样分析。测定中发现基线漂移，出现"鬼峰"或标准品/对照品的峰面积校正因子出现偏差时，应用 0.1mol/L 氢氧化钠溶液处理毛细管后再测定。

3. 计算的方法 公式均可参照"高效液相色谱法"，将保留时间（t_R）改为迁移时间（t_m）即可。应注意在毛细管电泳分析中，由于溶质电荷的不同而迁移速率不同，在检测器中停留时间长短不同，相同质量的溶质迁移速率慢的峰面积大，故采用面积归一化法或不加校正因子自身对照法测定时，要加以注意。可近似地考虑将各组分峰面积值除以迁移时间加以校正。

（四）注意事项

测定中如果有加不上电压、无电泳电流、无电泳谱，经重新冲洗，排除毛细管中可能存在的气泡，若仍无改善，则有可能是毛细管堵塞。毛细管装在仪器上不易判断，仪器上加压或减压的压力不够，如果要冲洗过夜则会使仪器磨损，故以将毛细管卡盘取出另行处理为宜。可取带胶塞注射用粉针剂小瓶一只，用一枚内径能插入毛细管的注射针头，自胶塞底部向上刺穿，将毛细管一端自针尖插入注射针内，小心拔出注射针，让毛细管一端留在胶塞内。另取一枚粗内径的注射针头，自胶塞上面向下刺穿，注射针头接抽气管。将胶塞装在粉针剂小瓶上，毛细管另一端插入冲洗液，抽气，即可连续冲洗毛细管，观察是否有溶液流出。

（五）在药品检验中的应用

例如，《中国药典》2015 年版二部佐米曲普坦中 *R*–异构体的检查。

四、分子排阻色谱法

分子排阻色谱法是根据待测组分的分子大小进行分离的一种液相色谱技术。常用于蛋白质与多肽的分子量测定、生物大分子聚合物分子量与分子量分布的测定和药品中高分子杂质的测定。

（一）基本原理

分子排阻色谱法的分离原理为凝胶色谱柱的分子筛机制。色谱柱多以亲水硅胶、凝胶或经过修饰的凝胶如葡聚糖凝胶（Sephadex）和琼脂糖凝胶（Sepharose）等为填充剂，这些填充剂表面分布着不同孔径尺寸的孔，药物分子进入色谱柱后，它们中的不同组分按其分子大小进入相应的孔内，大于所有孔径的分子不能进入填充剂颗粒内部，在色谱过程中不被保留，最早被流动相洗脱至柱外，表现为保留时间较短；小于所有孔径的分子能自由进入填充剂表面的所有孔径，在色谱柱中滞留时间较长，表现为保留时间较长；其余分子则按分子大小依次被洗脱。

（二）仪器装置

分子排阻色谱法所需的进样器和检测器同高效液相色谱法，液相色谱泵一般分常压、中压和高压泵。在药物分析中，尤其是分子量或分子量分布测定中，通常采用高效分子排阻色谱法。应选用与供试品分子大小相适应的色谱柱填充剂。使用的流动相通常为水溶液或缓冲溶液，溶液的 pH 不宜超出填充剂的耐受力，一般 pH 在 2～8 范围。流动相中可加入适量的有机溶剂，但不宜过浓，一般不应超过 30%，流速不宜过快，一般为 0.5～1.0ml/min。

（三）分子排阻色谱柱的准备

1. 凝胶的选择 分子排阻色谱法对所用的凝胶有下列要求：化学性质惰性，不与溶质发生任何作用，可以反复使用而不改变其色谱性质；尽可能不带电荷以防发生离子交换作用；颗粒大小均匀，机械强度尽可能高。

除以上基本要求以外，可根据分离对象和分离要求选择适当型号的凝胶。

（1）组分分离 即从小分子物质（$K=1$）分离大分子物质或从大分子中分离小分子物质，即对分配系数有显著差别的分离叫组分分离。如制备分离中的脱盐大多采用硬胶（G–75 型以下），既容易操作，又可得到满意的流速，常选用葡聚糖凝胶 G–25、G–50；对于小肽和低分子量物质（1000～5000）的脱盐可采用葡聚糖凝胶 G–10、G–25 及聚丙烯酰胺凝胶 P–2 和 P–4。

（2）分级分离 当被分离物质之间分子量比较接近时，根据其分配系数的分布和凝胶的工作范围，把某一分子量范围的组分分离开来，这种分离称为分级分离。分级分离的分辨率比组分分离高，但流出曲线之间容易重叠。例如，将纤维素部分水解，然后用葡聚糖凝胶 G–25 可以分离出 1～6 个葡萄糖单位纤维糊精的低聚糖，它们的分子量范围从 180～990，恰在 G–25 的工作范围（100～5000）之内。

（3）亲脂性有机化合物的分离 可选用亲脂性凝胶，如黄酮、蒽醌、色素等的分离可选用葡聚糖凝胶。

在选用凝胶型号时，如果几种型号都可以使用，就应根据具体情况来考虑。例如要从大分子蛋白质中除去氨基酸，各种型号的葡聚糖凝胶均可使用，但最好选用交联度小的 G–25 或 G–50，因为这样易于装柱且流速快，可缩短分离时间，如果想把氨基酸收集于一较小体积内，并与大分子蛋白质完全分离，最好选用交联度大的凝胶，如 G–10、G–15，这样可以避免由于吸附作用而使氨基酸扩散。由此可见，从大分子物质中除去小分子物质时，在适宜的型号范围内选用交联度小的型号为好；反之，如果欲使小分子物质浓缩并与大分子物质分离，则在适宜型号范围内，以选用交联度较大的型号为好。

凝胶颗粒的粒度与分离效果也有直接关系。粒度小分离效果好，流速太慢。在用于大量制备时多选用粗粒凝胶。

2. 装柱 将所需的干凝胶浸入相当于其吸水量 10 倍的溶剂中，缓慢搅拌使其分散在溶液中，防止结块，但不能用机械搅拌器，避免颗粒破碎。溶胀时间依交联度而定，交联度小的吸水量大，需要时间长，也可加热溶胀。所制备的凝胶匀浆不宜过稀，否则装柱时易造成大颗粒下沉，小颗粒上浮，致使填充不均匀。

在分子排阻色谱中，影响分离度的柱参数中最重要的是柱长度、颗粒直径及填充的均匀性。虽然理论上认为用足够长的柱可以获得不同程度的分离度，柱长加倍，分离度增加 40%，但流速至少降低 50%，在分子排阻色谱法中本来就存在着分离速度较慢的缺点，因此很少应用长于 100cm 的柱。当分离 K 值较接近的组分时，柱长确需超过 100cm 时，则可采用几根短柱串联。

装柱填充时不应有气泡，填充后用同一种洗脱剂以 2～3 倍总体积使柱平衡。填充均匀与否则可以 0.2%蓝色葡聚糖（分子量 2000，溶于同一洗脱剂中）溶液经过柱床，观察其在柱内移动情况来判断填充的均匀程度。

在分子排阻色谱中，由于分离对象是大分子量物质，当样品浓度大时，黏度也随之增大。因此，样品浓度视其黏度而定。如果样品黏度相当于洗脱剂黏度的 3～5 倍时，则要损失分离度。

分子排阻色谱的上样量可比其他色谱形式大些，如果是组分分离，上样量可以是柱床体积的 25%～30%；如果分离 K 值相近的物质，上样量为柱床体积的 2%～5%。柱床体积指每克干凝胶溶胀以后在柱中自由沉积所成床的体积。

3. 洗脱　在分子排阻色谱中，洗脱剂的作用原则上没有其他液相要求严格，因为样品的分离并不依赖于溶剂和样品间的相互作用力。一般要求洗脱剂应与浸泡交联凝胶所用的溶剂相同，因为如果更换溶剂，凝胶体积会发生变化，从而影响分离效果。除非含有较强吸附的溶质，一般洗脱剂用量也仅需一个柱体积。完全不带电荷的物质可用纯溶剂如蒸馏水洗脱，若分离物质有带电荷基团，就需要用具有一定离子强度的洗脱剂如缓冲溶液等，浓度至少 0.02mol/L。

对吸附较强的组分也有使用水与有机溶剂的混合液，如水–甲醇、水–乙醇、水–丙酮等，以降低吸附，将组分洗下。洗脱剂可用人工或自动收集器按一定体积分段收集，然后用适当的方法分析组分和分离情况。

4. 应用　分子排阻色谱法由于能解决一般方法不易分离的问题，而得到了广泛的应用。它已广泛地应用于各种领域或各个学科。主要用于分离、脱盐、浓缩、混合物的分离和纯化、缓冲液的转化及分子量的测定。还应用于放射免疫测定、细胞学研究、蛋白质和酶的研究等。

它不仅在分离大分子物质方面卓有成效，而且在分离小分子物质方面也取得了进展。

大分子物质分子量的测定是分子排阻色谱法的重要应用之一，特别是蛋白质的分子量。分子量在 3500～820000 之间，洗脱体积与分子量的对数之间有线性关系，可用下式表示

$$V_R = K_1 - K_2 \lg M$$

式中，K_1 和 K_2 为常数；

　　　　M 为分子量。

　　测定时，先用同类型不同分子量的化合物，在适当的凝胶上找出洗脱体积和分子量之间的关系，绘出工作曲线，在此曲线上根据其洗脱体积求出未知样品的分子量。

（四）测定方法

　　1. 分子量测定法　一般适用于蛋白质和多肽的分子量测定。按各品种项下规定的方法，选用与供试品分子大小相适宜的色谱柱和适宜分子量范围的标准物质，除另有规定外，标准物质与供试品均需使用二硫苏糖醇和十二烷基硫酸钠处理，以打开分子内和分子间的二硫键，并使分子的构型与构象趋于一致，经处理的蛋白质和多肽分子通常以线性形式分离，以标准物质分子量的对数值对相应的保留时间制得标准曲线的线性回归方程，供试品以保留时间由标准曲线回归方程计算其分子量或亚基的分子量。

　　2. 生物大分子聚合物分子量与分子量分布的测定法　生物大分子聚合物如多糖、多聚核苷酸和胶原蛋白等具有分子大小不均一的特点，故生物大分子聚合物分子量与分子量分布是控制该类产品的关键指标。在测定生物大分子聚合物分子量与分子量分布时，选用与供试品分子结构与性质相同或相似的标准物质十分重要。按各品种项下规定的方法，除另有规定外，同样采用分子量标准物质和适宜的 GPC 软件，以标准物质重均分子量的对数值对相应的保留时间制得标准曲线的线性回归方程，供试品采用适宜的 GPC 软件处理结果，计算出供试品的分子量与分子量分布。

　　3. 高分子杂质测定法　高分子杂质系指供试品中含有分子量大于药物分子的杂质，通常是药物在生产或贮存过程中产生的高分子聚合物或在生产过程中未除尽的可能产生过敏反应的高分子物质。

　　按各品种项下规定的色谱条件进行分离。

　　定量方法如下。

　　（1）主成分自身对照法　一般用于高分子杂质含量较低的品种。

　　（2）面积归一化法　同高效液相色谱法规定。

　　（3）限量法　规定不得检出保留时间小于标准物质保留时间的组分，一般用于混合物中高分子物质的控制。

　　（4）自身对照外标法　一般用于 Sephadex G-10 凝胶色谱系统中 β-内酰胺抗生素中高分子杂质的检查。在该分离系统中，除部分低聚物外，β-内酰胺抗生素中高分子杂质在色谱过程中均不保留，即所有的高分子杂质表现为单一的色谱峰，以供试品自身为对照品，按外标法计算供试品中高分子杂质的相对百分含量。

（五）注意事项

（1）一般注意事项同高效液相色谱法。

（2）抗生素高分子聚合物分析用 Sephadex G-10 的处理方法。

（3）色谱柱装柱前先将约 15g 葡聚糖凝胶 Sephadex G-10 用水浸泡 48 小时，使之充分溶胀，搅拌除去空气泡，徐徐倾入玻璃柱，一次性装满，然后用水将附着玻璃管壁的 Sephadex G-10 洗下，使色谱柱面平整，新填装的色谱柱要先用水连续冲洗 4～6 小时，以排出柱中的气泡。

（4）进样可以采用自动进样阀，也可以直接将样品加在柱床的表面，此时，先将柱床表面的流动相吸干，将样品溶液沿着色谱管壁转圈缓缓加入，注意勿使填充剂翻起，待供试液随着重力的作用渗入固定相后，再沿着色谱管壁转圈缓缓多次加入 3～5ml 流动相，以洗下残留在色谱管壁的样品溶液。

（六）在药品检验中的应用

分子排阻色谱法是一种广泛应用的层析技术，例如，《中国药典》2015 年版二部阿洛西林钠中阿洛西林聚合物的检查。

五、离子色谱法

离子色谱法是以离子型化合物为分析对象，固定相是离子交换树脂，它是一种具有可交换离子的聚合物的电解质，能参与溶液中离子交换作用而不改变本身一般物理特性，它采用高压输液泵系统将规定的洗脱液泵入装有填充剂的色谱柱对可解离物质进行分离测定的色谱方法。注入的供试品由洗脱液带入色谱柱内进行分离后，进入检测器，由积分仪或数据处理系统记录并处理色谱信号。常用于无机阴离子、无机阳离子、有机酸、糖醇类、氨基糖类、氨基酸、蛋白质、糖蛋白等物质的定性和定量分析。

（一）基本原理

离子色谱法的分离机制是基于离子交换、离子排阻和形成离子对 3 种，主要为离子交换。具体如下。

1. 离子交换 分离是基于发生在流动相和键合在基质上的离子交换基团之间的离子交换过程，也包括部分非离子的相互作用，这种分离方式可用于有机和无机阴离子和阳离子的分离。

2. 离子排阻 分离是基于固定相和被分析物之间 3 种不同的作用，即 Donnan 排斥、空间排斥和吸附作用。这种分离方式主要用于弱的有机和无机酸的分离。

3. 形成离子对 分离是基于被分析物在分析柱上的吸附作用。分析柱的选择性主要取决于流动相的组成和浓度,流动相除了加入有机改进剂之外,还需加入离子对试剂。这种分离方式可用于表面活性阴离子和阳离子以及过渡金属络合物的分离。

(二)离子色谱仪

离子色谱仪主要组成部分包括输液系统、进样系统、色谱柱、检测器和数据处理系统等。此外,可根据需要配置流动相在线脱气装置、梯度洗脱装置、柱后衍生系统等。

1. 输液系统 常用双柱塞式往复平流高压输液泵,这是离子色谱的关键部件,它的作用是将流动相以稳定的流速或压力输送至色谱分离系统。由于流动相、再生液是常由具有腐蚀性的强酸强碱配制,因此,贮液瓶多用聚乙烯塑料瓶。分离阴离子常采用稀碱溶液、碳酸盐缓冲液等作为洗脱液;分离阳离子常采用稀甲烷磺酸溶液等作为洗脱液。通过调节洗脱液 pH 或离子强度可提高或降低洗脱液的洗脱能力;在洗脱液内加入适当比例的有机改性剂,如甲醇、乙腈等可改善色谱峰峰形。

2. 进样系统 由流通阀进样,分为手动进样和自动进样。

3. 色谱柱 色谱柱是实现分离的核心部件,对样品的分离主要依赖于色谱柱的填充剂,分为有机聚合物载体填充剂和无机载体填充剂。有机聚合物载体填充剂即离子交换树脂,一般为苯乙烯–二乙烯基苯共聚物、乙基乙烯基苯–二乙烯基苯共聚物、聚甲基丙烯酸酯或聚乙烯聚合物等有机聚合物。这类载体的表面通过化学反应键合了大量阴离子交换功能基(如烷基季铵、烷醇季铵等)或阳离子交换功能基(如磺酸、羧酸、羧酸–膦酸和羧酸–膦酸冠醚等),可分别用于阴离子或阳离子的交换分离。有机聚合物载体填充剂在较宽的酸碱范围(pH 0~14)内具有较高的稳定性,且有一定的有机溶剂耐受性。无机载体填充剂一般以硅胶为载体。硅胶载体填充剂在 pH 2~8 的洗脱液中稳定,一般适用于阳离子样品的分离。在硅胶表面的硅醇基通过化学键合阴离子交换功能基(如季铵基)或阳离子交换功能基(如磺酸基、羧酸基等),可分别用于阴离子或阳离子的交换分离。硅胶载体填充剂机械稳定性好,在有机溶剂中不会溶胀或收缩。

4. 检测器 目前商品仪器常用电导检测器,对大部分离子型物质都有响应。其结构简单,可检测出 g/L 级离子浓度,用于测定无机阴离子、无机阳离子和部分极性有机物等。离子色谱法中常采用抑制型电导检测器,即使用抑制器将具有较高电导率的洗脱液在进入检测器之前中和成具有极低电导率的水或其他较低电导率的溶液,从而显著提高电导检测的灵敏度。

此外有安培检测器、紫外检测器、蒸发光散射检测器、荧光检测器等。安培检测器用于分析解离度低、但具有氧化或还原性质的化合物。直流安培检测器可以测定碘离子（I⁻）、硫氰酸根离子（SCN⁻）和各种酚类化合物等，脉冲安培检测器则常用于测定糖类和氨基酸类化合物。紫外检测器适用于在高浓度氯离子等存在下痕量的溴离子（Br^-）、亚硝酸根离子（NO_2^-）、硝酸根离子（NO_3^-）以及其他具有强紫外吸收成分的测定。

5. 数据处理系统 计算机软件色谱系统，不但可以记录信号，还可对系统控制，实现自动化操作。

（三）测定方法

测定方法包括内标法、外标法、面积归一化法和标准曲线法。内标法、外标法和面积归一化法的具体内容均同高效液相色谱法（详见本章第二节）项下相应的规定。标准曲线法测定方法如下。

按各品种项下的规定，精密称（量）取对照品适量配制成贮备溶液。分别量取贮备溶液配制成一系列梯度浓度的标准溶液。取上述梯度浓度的标准溶液各适量注入色谱仪，记录色谱图，测量标准溶液中待测组分的峰面积或峰高。以标准溶液中待测组分的峰面积或峰高为纵坐标，以标准溶液的浓度为横坐标，回归计算标准曲线，其公式为

$$A_R = a \times c_R + b$$

式中，A_R 为标准溶液中待测组分的峰面积或峰高；

  c_R 为标准溶液的浓度；

  a 为标准曲线的斜率；

  b 为标准曲线的截距。

再取各品种项下供试品溶液适量，注入色谱仪，记录色谱图，测量供试品溶液中待测组分的峰面积或峰高，计算其浓度。按下式计算其浓度

$$c_s = \frac{A_s - b}{a}$$

式中，A_s 为供试品溶液中待测组分的峰面积或峰高；

  c_s 为供试品溶液的浓度；

  a、b 符号的意义同上。

上述测定法中，以外标法和标准曲线法最为常用。

（四）注意事项

（1）流动相瓶中滤头要注意始终处于液面以下，防止将溶液吸干。启动泵前观察从流动相瓶到泵之间的管路中是否有气泡，如果有则应将其排除。

（2）用去离子水或流动相清洗整个流路时，可以采用大流量清洗（一般可将流量设置为 2.0ml/min，但不能太大）以缩短清洗时间，但在通流动相接色谱柱时

需要将流量调整为色谱柱使用流量条件。

（3）使用阴离子色谱柱检测，通流动相时注意将电流旋钮打开，调节至70mA±5mA，实验完毕，在关闭高压泵以前将电流关闭。

（4）进样时阀的扳动要注意，不能太快，以免损伤阀体；也不能太慢，以免造成样品流失。在进样过程中，要严格按清洗程序操作，以减小前次样品残留对本次检测的影响。

（5）泵与色谱柱是仪器的核心部件。对泵的维护：每次仪器使用前，通水20分钟，用于清洗泵和整个流路。每次实验完毕，通水20分钟，将泵中残留的流动相清洗干净。仪器长时间不用，每周通去离子水一次，用于替换泵中已经滋生了少量微生物的去离子水。去离子水如果长期放置，会促使少量微生物的繁殖，微生物容易黏附在泵内的单向阀上。进入色谱柱的样品，均需要对其进行前处理。

（6）对抑制器的维护：通阴离子淋洗液时将电流旋钮打开，阴离子检测完成关闭泵以前将电流旋钮关闭。

（7）若流动相到泵之间的管路中有气泡，先将与泵相连的塑料流路接头拧下来，用洗耳球吸满去离子水，从与泵段相连的流路管中注入，将流路管中的气泡排除干净。然后再将流动相瓶（一般为去离子水瓶）抬高，再将流路接头与泵连接好。启动泵，打开泵内排气阀选钮，将泵内气泡排除干净，一般观察为流出液比较均匀，再将泵排气阀拧紧，此项操作时，整个流路是与色谱柱断开的。

（五）在药品检验中的应用

离子色谱法是在离子交换色谱法的基础上建立起来的一种离子分析液相色谱技术，具有操作简便、快速灵敏、抗干扰能力强、分析结果准确可靠等优点，已广泛应用于药品领域的检测，例如，《中国药典》2015年版二部氯膦酸二钠中有关物质的检查。

六、超临界流体色谱法

超临界流体色谱法是以超临界流体作为流动相的一种色谱方法。

（一）基本原理

超临界流体是一种物质状态。某些纯物质具有三相点和临界点。在三相点时，物质的气、液、固三态处于平衡状态。而在超临界温度下，物质的气相和液相具有相同的密度。当处于临界温度以上，则不管施加多大压力，气体也不会液化。在临界温度和临界压力以上，物质以超临界流体状态存在；在超临界状态下，随温度、压力的升降，流体的密度会变化。所谓超临界流体，是指既不是气体也不是液体的一些物质，它们的物理性质介于气体和液体之间，临界温度通常高于物质的沸点和三相点。

超临界流体具有对于色谱分离极其有利的物理性质。它们的这些性质恰好介于气体和液体之间，使超临界流体色谱兼具气相色谱和液相色谱的特点。超临界流体的扩散系数和黏度接近于气体，因此溶质的传质阻力小，用作流动相可以获得快速高效分离。另一方面，超临界流体的密度与液体类似，具有较高的溶解能力，这样就便于在较低温度下分离难挥发、热不稳定性和分子量大的物质。

超临界流体的物理性质和化学性质，如扩散、黏度和溶剂力等，都是密度的函数。因此，只要改变流体的密度，就可以改变流体的性质，从类似气体到类似液体，无需通过气液平衡曲线。通过调节温度、压力以改变流体的密度优化分离效果。精密控制流体的温度和压力，以保证在分离过程中流体一直处于稳定的状态，在进入检测器前可以转化为气体、液体或保持其超临界流体状态。

（二）超临界流体色谱仪

超临界流体色谱仪的很多部件类似于高效液相色谱仪，主要由三部分构成，即高压泵（又称流体传输单元）、分析单元和控制系统。高压泵系统要有高的精密度和稳定性，以获得无脉冲、流速精确稳定的超临界流体的输送。分析单元主要由进样阀、色谱柱、阻力器、检测器构成。控制系统的作用是控制高压泵，保持柱温箱温度的稳定，实现数据处理及显示等。

1. 色谱柱　超临界流体色谱中的色谱柱可以是填充柱也可以是毛细管柱，分别为填充柱超临界流体色谱法和毛细管超临界流体色谱法。超临界流体色谱法依据待测物性质选择不同的色谱柱。几乎所有的液相色谱柱，都可以用于超临界色谱，常用的有硅胶柱、氨基柱、氰基柱、2-乙基吡啶柱等和各种手性色谱柱，某些应用也会使用 C_{18} 和 C_8 等反相色谱柱和各种毛细管色谱柱。

2. 流动相　在超临界流体色谱中，最广泛使用的流动相是 CO_2 流体。CO_2 无色、无味、无毒、易获取并且价廉，对各类有机分子溶解性好，是一种极好的溶剂；在紫外区是透明的，无吸收；临界温度 31℃，临界压力 $7.38×10^6Pa$。在色谱分离中，CO_2 流体允许对温度、压力有宽的选择范围。由于多数药物都有极性，可根据待测物的极性在流体中引入一定量的极性改性剂，选择何种改性剂根据实验情况而定，最常用的改性剂是甲醇，改性剂的比例通常不超过40%，如加入1%～30%甲醇，以改进分离的选择因子 α 值。除甲醇之外，还有异丙醇、乙腈等。另外，可加入微量的添加剂，如三氟乙酸、乙酸、三乙胺和异丙醇胺等，起到改善色谱峰形和分离效果，提高流动相的洗脱/溶解能力的作用。除 CO_2 流体外，可作流动相的还有乙烷、戊烷、氨、氧化亚氮、二氯二氟甲烷、二乙基醚和四氢呋喃等。

3. 检测器 高效液相色谱仪中经常采用的检测器，如紫外检测器、蒸发光散射检测器等都能在超临界流体色谱中很好应用。超临界流体色谱还可采用 GC 中的火焰离子化检测器、氮磷检测器以及与质谱、核磁共振等联用。与 HPLC-NMR 联用技术相比，作为流动相的 CO_2 没有氢信号，因而不需要考虑水峰抑制问题。

（三）测定法

超临界流体色谱测定法有内标法、外标法以及面积归一化法，上述方法的具体内容均同高效液相色谱法（详见本章第二节）项下的规定，其中以内标法和外标法最为常用。

（四）在药品检验中的应用

超临界流体色谱技术是 20 世纪 80 年代发展起来的一种崭新的色谱技术，它既可以分析气相色谱法难以处理的高沸点、不挥发的样品，又有比高效液相色谱法更高的的柱效和更短的分离时间，且可使用二者常用的检测器，也可与质谱仪、红外光谱仪等在线联结，因而可以方便地进行定性、定量分析。

七、临界点色谱法

临界点色谱法是根据聚合物的功能基团、嵌段结构的差异进行聚合物分离的一种色谱技术。

（一）基本原理

临界点色谱法的原理是基于临界点之上、临界点之下以及临界点附近的标度理论。当使用多孔填充材料作为固定相时，分子排阻色谱（SEC）和相互作用色谱（IC）的分离机制在分离聚合物时同时发生作用。在某个特殊色谱条件（固定相、流动相的组成、温度）下，存在两种分离机制的临界点，被称为焓熵互补点或色谱临界条件或临界吸附点。在这一点，聚合物分子按照分子末端功能基团的不同或嵌段结构的差异分离，与聚合物的摩尔质量（分子量）无关，聚合物的洗脱体积等于色谱柱的空隙体积。此时，聚合物的长链成了"色谱不可见"。

SEC 分离模式仅可以给出聚合物的分子量分布，因此，临界点色谱法分离模式是对 SEC 分离模式的补充。

（二）仪器设备与色谱条件

1. 仪器设备 临界点色谱法所需的仪器（进样器、输液泵和检测器）同高效液相色谱法。

2. 色谱柱 对于脂溶性聚合物一般采用反相色谱系统，使用非极性填充剂，常用的色谱柱填充剂为化学键合硅胶，以十八烷基硅烷键合硅胶最为常用，以聚苯乙烯–二乙烯基苯为代表的聚合物填料也有使用。对于水溶性聚合物，一般使用极性填充剂，常用的色谱柱有 HILIC 柱、二醇柱等。

载体的孔径直接影响聚合物的分离。一般而言，可参照高效液相色谱法的原则选择填料，但由于聚合物的空间拓扑结构不同，在具体应用中需要结合品种的特性并通过实验进行选择。

3. 流动相　分离脂溶性聚合物的流动相一般采用非水溶剂及其适当比例的混合溶剂，应保证流动相绝对无水。对于水溶性聚合物一般采用水与甲醇或乙腈等溶剂组成混合流动相，可使用各种添加剂，如缓冲盐等。

4. 柱温　柱温对于寻找临界吸附点具有重要意义，以硅胶为载体的键合固定相的最高使用温度一般不超过 60℃。因此可以考虑采用聚苯乙烯–二乙烯基苯类型的聚合物填料固定相，其最高使用温度可以达到 100℃。

（三）测定法

参照高效液相色谱法（详见本章第二节）项下的规定。

（四）确定临界色谱条件

要确定临界色谱条件，必须循序渐进地优化色谱条件，即在影响聚合物熵和焓变的三要素——固定相、流动相（不同比例）、柱温三者之间寻优。

寻优的过程首先需初步确定固定相和流动相的范围：一是色谱柱的孔径要与待测组分的分子量相适应，以使待测组分处于色谱柱的分级范围之内，不会成为全排阻分子；二是流动相的洗脱强度应保证对被测组分有一定的容量因子，保留时间应适宜。

当寻优至临界点附近时，可以观察到聚合度不同的同类聚合物的色谱保留行为，发生 SEC 模式与 IC 模式互变现象，或者离散的具有不同聚合度聚合物的色谱峰发生峰聚拢，合并为一个单一尖锐色谱峰的现象。

第七章 | 生物检查法

本章主要阐述微生物限度检查法、无菌检查法、热原检查法、细菌内毒素检查法、抗生素微生物检定法等常用药品生物检验技术。

第一节 微生物限度检查法

微生物限度检查法包含微生物计数法和控制菌检查法。

微生物计数法系用于能在有氧条件下生长的嗜温细菌和真菌的计数，是检测非无菌制剂及原、辅料受微生物污染程度的方法，也是用于评价生产企业的药用原料、辅料、设备、器具、工艺流程、环境和操作者的卫生状况的重要手段和依据。需氧菌、霉菌和酵母菌计数常采用平板菌落计数法，这是活菌计数的方法之一，也是目前国际上许多国家常用的一种方法。以在琼脂平板上的需氧菌、霉菌和酵母菌形成一个独立可见的菌落为计数依据。平板菌落计数法测定结果只反映在规定条件下所生长的需氧菌、霉菌和酵母菌的菌落数，不包括对营养、氧气、温度、pH 和其他因素有特殊要求的需氧菌、霉菌和酵母菌的菌落数。

控制菌检查适用于检查某些特定微生物（控制菌或其他致病菌）。由于控制菌检查为一次性报告实验结果，故应注意方法的有效性确证（方法验证或阳性对照）、实验过程保障和结果确证，以提高检验结果的可靠性。既要避免漏检造成的假阴性结果，也要避免实验室污染造成的假阳性结果。控制菌检查涉及实验室监控菌株的分离鉴定、样品阳性菌株的分离分析、方法验证试验中的阳性菌操作等，应在专门的阳性菌实验室进行。

非无菌制剂的微生物限度标准是基于药品的给药途径和对患者健康潜在的危害以及药品的特殊性而制订的，适用于药品生产、流通、使用过程中的检验，药用原料、辅料及中药提取物的检验，新药标准制订，进口药品标准复核，考察药品质量及仲裁等。

一、微生物计数法

微生物计数法系用于能在有氧条件下生长的嗜温细菌和真菌的计数。当本法用于检查非无菌制剂及其原、辅料等是否符合规定的微生物限度标准时，应按规定进行检验，包括样品的取样量和结果的判断等。除另有规定外，本法不适用于活菌制剂的检查。

微生物计数试验环境应符合微生物限度检查的要求。检验全过程必须严格遵守无菌操作，防止再污染，防止污染的措施不得影响供试品中微生物的检出。单向流空气区域、工作台面及环境应定期进行监测。

如供试品有抗菌活性，应尽可能去除或中和。供试品检查时，若使用了灭活剂或中和剂，应确认其有效性及对微生物无毒性。

供试液制备时如果使用了表面活性剂，应确认其对微生物无毒性以及与所使用灭活剂或中和剂的相容性。

（一）计数方法

计数方法包括平皿法、薄膜过滤法和最可能数法（MPN 法）。MPN 法用于微生物计数时精确度较差，但对于某些微生物污染量很小的供试品，MPN 法可能是更适合的方法。

供试品检查时，应根据供试品理化特性和微生物限度标准等因素选择计数方法，检测的样品量应能保证所获得的试验结果能够判断供试品是否符合规定。所选方法的适用性须经确认。

（二）计数培养基适用性检查与供试品计数方法适用性试验

供试品微生物计数中所使用的培养基应进行适用性检查。供试品的微生物计数方法应进行方法适用性试验，以确认所采用的方法适合于该产品的微生物计数。若检验程序或产品发生变化可能影响检验结果时，计数方法应重新进行适用性试验。

1. 菌种与菌液制备 菌种试验用菌株的传代次数不得超过 5 代（从菌种保藏中心获得的干燥菌种为第 0 代），并采用适宜的菌种保藏技术进行保存，以保证试验菌株的生物学特性。计数培养基适用性检查和计数方法适用性试验用菌株见表 7-1。

菌液制备按表 7-1 规定程序培养各试验菌株。取金黄色葡萄球菌、铜绿假单胞菌、枯草芽孢杆菌、白色念珠菌的新鲜培养物，用 pH 7.0 无菌氯化钠–蛋白胨缓冲液或 0.9%无菌氯化钠溶液制成适宜浓度的菌悬液；取黑曲霉的新鲜培养物加入 3～5ml 含 0.05%（ml/ml）聚山梨酯 80 的 pH 7.0 无菌氯化钠–蛋白胨缓冲液或 0.9%无菌氯化钠溶液，将孢子洗脱。然后，采用适宜的方法吸出孢子悬液至无菌试管内，用含 0.05%（ml/ml）聚山梨酯 80 的 pH 7.0 无菌氯化钠–蛋白胨缓冲液或 0.9% 无菌氯化钠溶液制成适宜浓度的黑曲霉孢子悬液。菌液制备后若在室温下放置，应在 2 小时内使用；若保存在 2～8℃，可在 24 小时内使用。黑曲霉孢子悬液可保存在 2～8℃，在验证过的贮存期内使用。

表 7-1 试验菌液的制备和使用

试验菌株	试验菌液的制备	计数培养基适用性检查		计数方法适用性试验	
		需氧菌总数计数	霉菌和酵母菌总数计数	需氧菌总数计数	霉菌和酵母菌总数计数
金黄色葡萄球菌（*Staphylococcus aureus*）〔CMCC（B）26 003〕	胰酪大豆胨琼脂培养基或胰酪大豆胨液体培养基，培养温度 30～35℃，培养时间 18～24 小时	胰酪大豆胨琼脂培养基和胰酪大豆胨液体培养基，培养温度 30～35℃，培养时间不超过 3 天，接种不大于 100cfu		胰酪大豆胨琼脂培养基或胰酪大豆胨液体培养基（MPN 法），培养温度 30～35℃，培养时间不超过 3 天，接种量不大于 100cfu	
铜绿假单胞菌（*Pseudomonas aeruginosa*）〔CMCC（B）10 104〕	胰酪大豆胨琼脂培养基或胰酪大豆胨液体培养基，培养温度 30～35℃，培养时间 18～24 小时	胰酪大豆胨琼脂培养基和胰酪大豆胨液体培养基，培养温度 30～35℃，培养时间不超过 3 天，接种量不大于 100cfu		胰酪大豆胨琼脂培养基或胰酪大豆胨液体培养基（MPN 法），培养温度 30～35℃，培养时间不超过 3 天，接种量不大于 100cfu	
枯草芽孢杆菌（*Bacillus subtilis*）〔CMCC（B）63 501〕	胰酪大豆胨琼脂培养基或胰酪大豆胨液体培养基，培养温度 30～35℃，培养时间 18～24 小时	胰酪大豆胨琼脂培养基和胰酪大豆胨液体培养基，培养温度 30～35℃，培养时间不超过 3 天，接种量不大于 100cfu		胰酪大豆胨琼脂培养基或胰酪大豆胨液体培养基（MPN 法），培养温度 30～35℃，培养时间不超过 3 天，接种量不大于 100cfu	
白色念珠菌（*Candida albicans*）〔CMCC（F）98 001〕	沙氏葡萄糖琼脂培养基或沙氏葡萄糖液体培养基，培养温度 20～25℃，培养时间 2～3 天	胰酪大豆胨琼脂培养基，培养温度 30～35℃，培养时间不超过 5 天，接种量不大于 100cfu	沙氏葡萄糖琼脂培养基，培养温度 20～25℃，培养时间不超过 5 天，接种量不大于 100cfu	胰酪大豆胨琼脂培养基（MPN 法不适用），培养温度 30～35℃，培养时间不超过 5 天，接种量不大于 100cfu	沙氏葡萄糖琼脂培养基，培养温度 20～25℃，培养时间不超过 5 天，接种量不大于 100cfu
黑曲霉（*Aspergillus niger*）〔CMCC（F）98 003〕	沙氏葡萄糖琼脂培养基或马铃薯葡萄糖琼脂培养基，培养温度 20～25℃，培养时间 5～7 天，或直到获得丰富的孢子	胰酪大豆胨琼脂培养基，培养温度 30～35℃，培养时间不超过 5 天，接种量不大于 100cfu	沙氏葡萄糖琼脂培养基，培养温度 20～25℃，培养时间不超过 5 天，接种量不大于 100cfu	胰酪大豆胨琼脂培养基（MPN 法不适用），培养温度 30～35℃，培养时间不超过 5 天，接种量不大于 100cfu	沙氏葡萄糖琼脂培养基，培养温度 20～25℃，培养时间不超过 5 天，接种量不大于 100cfu

注：当需用玫瑰红钠琼脂培养基测定霉菌和酵母菌总数时，应进行培养基适用性检查，检查方法同沙氏葡萄糖琼脂培养基

2. 阴性对照　为确认试验条件是否符合要求，应进行阴性对照试验，阴性对照试验应无菌生长。如阴性对照有菌生长，应进行偏差调查。

3. 培养基适用性检查　微生物计数用的成品培养基、由脱水培养基或按处方配制的培养基均应进行培养基适用性检查。

按表 7-1 规定，接种不大于 100cfu 的菌液至胰酪大豆胨液体培养基管或胰酪大豆胨琼脂培养基平板或沙氏葡萄糖琼脂培养基平板，置表 7-1 规定条件下培养。每一试验菌株平行制备 2 管或 2 个平皿。同时，用相应的对照培养基替代被检养基进行上述试验。被检固体培养基上的菌落平均数与对照培养基上的菌落平均数的比值应在 0.5~2 范围内，且菌落形态大小应与对照培养基上的菌落一致；被检液体培养基管与对照培养基管比较，试验菌应生长良好。

4. 计数方法适用性试验

（1）供试液制备　根据供试品的理化特性与生物学特性，采取适宜的方法制备供试液。供试液制备若需加温时，应均匀加热，且温度不应超过 45℃。供试液从制备至加入检验用培养基，不得超过 1 小时。

常用的供试液制备方法如下。如果下列供试液制备方法经确认均不适用，应建立其他适宜的方法。

① 水溶性供试品　取供试品，用 pH 7.0 无菌氯化钠-蛋白胨缓冲液，或 pH 7.2 磷酸盐缓冲液，或胰酪大豆胨液体培养基溶解或稀释制成 1:10 的供试液。若需要，调节供试液 pH 至 6~8。必要时，用同一稀释液将供试液进一步 10 倍系列稀释。水溶性液体制剂也可用混合的供试品原液作为供试液。

② 水不溶性非油脂类供试品　取供试品，用 pH 7.0 无菌氯化钠-蛋白胨缓冲液，或 pH 7.2 磷酸盐缓冲液，或胰酪大豆胨液体培养基制备成 1:10 的供试液。分散力较差的供试品，可在稀释液中加入表面活性剂如 0.1% 的聚山梨酯 80，使供试品分散均匀。若需要，调节供试液 pH 至 6~8。必要时，用同一稀释液将供试液进一步 10 倍系列稀释。

③ 油脂类供试品　取供试品，加入无菌十四烷酸异丙酯使溶解，或与最少量并能使供试品乳化的无菌聚山梨酯 80 或其他无抑菌性的无菌表面活性剂充分混匀。表面活性剂的温度一般不超过 40℃（特殊情况下，最多不超过 45℃），小心混合，若需要可在水浴中进行，然后加入预热的稀释液使成 1:10 的供试液，保温，混合，并在最短时间内形成乳状液。必要时，用稀释液或含上述表面活性剂的稀释液进一步 10 倍系列稀释。

④ 需用特殊方法制备供试液的供试品

膜剂供试品：取供试品，剪碎，加 pH 7.0 无菌氯化钠-蛋白胨缓冲液，或 pH 7.2 磷酸盐缓冲液，或胰酪大豆胨液体培养基，浸泡，振摇，制成 1:10 的供试液。若需要，调节供试液 pH 至 6~8。必要时，用同一稀释液将供试液进一步 10 倍系列稀释。

肠溶及结肠溶制剂供试品：取供试品，加入 pH 6.8 无菌磷酸盐缓冲液（用于肠溶制剂）或 pH 7.6 无菌磷酸盐缓冲液（用于结肠溶制剂），置 45℃水浴中，振摇，使溶解，制成 1:10 的的供试液。必要时，用同一稀释液将供试液进一步 10 倍系列稀释。

气雾剂、喷雾剂供试品：取供试品，置–20℃或其他适宜温度冷冻约 1 小时，取出，迅速消毒供试品开启部位，用无菌钢锥在该部位钻一小孔，放至室温，并轻轻转动容器，使抛射剂缓缓全部释出。供试品亦可采用其他适宜的方法取出。用无菌注射器从每一容器中吸出全部药液于无菌容器中混合，然后取样检查。

贴膏剂供试品：取供试品，去掉防粘层，将粘贴面朝上放置在无菌玻璃或塑料器皿上，在粘贴面上覆盖一层适宜的无菌多孔材料（如无菌纱布），避免贴膏剂粘贴在一起。将处理后的贴膏剂放入盛有适宜体积并含有表面活性剂（如聚山梨酯 80 或卵磷脂）稀释液的容器中，振荡至少 30 分钟。必要时，用同一稀释液将供试液进一步 10 倍系列稀释。

（2）接种和稀释　按下列要求进行供试液的接种和稀释，制备微生物回收试验用供试液。所加菌液的体积应不超过供试液体积的 1%。为确认供试品中的微生物能被充分检出，首先应选择最低稀释级的供试液进行计数方法适用性试验。

① 试验组　取上述制备好的供试液，加入试验菌液，混匀，使每 1ml 供试液或每张滤膜所滤过的供试液中含菌量不大于 100cfu。

② 供试品对照组　取制备好的供试液，以稀释液代替菌液同试验组操作。

③ 菌液对照组　取不含中和剂及灭活剂的相应稀释液替代供试液，按试验组操作加入试验菌液并进行微生物回收试验。

若因供试品抗菌活性或溶解性较差的原因导致无法选择最低稀释级的供试液进行方法适用性试验时，应采用适宜的方法对供试液进行进一步的处理。如果供试品对微生物生长的抑制作用无法以其他方法消除，供试液可经过中和、稀释或薄膜过滤处理后再加入试验菌悬液进行方法适用性试验。

（3）抗菌活性的去除或灭活　供试液接种后，按下列"微生物回收"规定的方法进行微生物计数。若试验组菌落数减去供试品对照组菌落数的值小于菌液对照组菌落数值的 50%，可采用下述方法消除供试品的抑菌活性。

① 增加稀释液或培养基体积。

② 加入适宜的中和剂或灭活剂。

中和剂或灭活剂（表 7–2）可用于消除干扰物的抑菌活性，最好在稀释液或培养基灭菌前加入。若使用中和剂或灭活剂，试验中应设中和剂或灭活剂对照组，即取相应量稀释液替代供试品同试验组操作，以确认其有效性和对微生物无毒性。中和剂或灭活剂对照组的菌落数与菌液对照组的菌落数的比值应在 0.5～2 范围内。

表 7-2　常见干扰物的中和剂或灭活方法

干扰物	可选用的中和剂或灭活方法
戊二醛、汞制剂	亚硫酸氢钠
酚类、乙醇、醛类、吸附物	稀释法
醛类	甘氨酸
季铵化合物、对羟基苯甲酸、双胍类化合物	卵磷脂
季铵化合物、碘、对羟基苯甲酸	聚山梨醇酯
水银	巯基醋酸盐
水银、汞化物、醛类	硫代硫酸盐
EDTA、喹诺酮类抗生素	镁或钙离子
磺胺类	对氨基苯甲酸
β-内酰胺类抗生素	β-内酰胺酶

③ 采用薄膜过滤法。

④ 上述几种方法的联合使用。

若没有适宜消除供试品抑菌活性的方法，对特定试验菌回收的失败，表明供试品对该试验菌具有较强抗菌活性，同时也表明供试品不易被该类微生物污染。但是，供试品也可能仅对特定试验菌株具有抑制作用，而对其他菌株没有抑制作用。因此，根据供试品须符合的微生物限度标准和菌数报告规则，在不影响检验结果判断的前提下，应采用能使微生物生长的更高稀释级的供试液进行计数方法适用性试验。若方法适用性试验符合要求，应以该稀释级供试液作为最低稀释级的供试液进行供试品检查。

（4）供试品中微生物的回收　表 7-1 所列的计数方法适用性试验用的各试验菌应逐一进行微生物回收试验。微生物的回收可采用平皿法、薄膜过滤法或MPN 法。

① 平皿法　平皿法包括倾注法和涂布法。表 7-1 中每株试验菌每种培养基至少制备 2 个平皿，以算术均值作为计数结果。

倾注法：取照上述"供试液的制备""接种和稀释"和"抗菌活性的去除或灭活"制备的供试液 1ml，置直径 90mm 的无菌平皿中，注入 15～20ml 温度不超过45℃熔化的胰酪大豆胨琼脂或沙氏葡萄糖琼脂培养基，混匀，凝固，倒置培养。若使用直径较大的平皿，培养基的用量应相应增加。按表 7-1 规定条件培养、计数。同法测定供试品对照组及菌液对照组菌数。计算各试验组的平均菌落数。

涂布法：取 15～20ml 温度不超过 45℃的胰酪大豆胨琼脂或沙氏葡萄糖琼脂培养基，注入直径 90mm 的无菌平皿，凝固，制成平板，采用适宜的方法使培养基表面干燥。若使用直径较大的平皿，培养基用量也应相应增加。每一平板表面接种上述照"供试液的制备""接种和稀释"和"抗菌活性的去除或灭活"制备的供试液不少于 0.1ml。按表 7-1 规定条件培养、计数。同法测定供试品对照组及菌液对照组菌数。计算各试验组的平均菌落数。

② 薄膜过滤法　薄膜过滤法所采用的滤膜孔径应不大于 0.45μm，直径一般为 50mm，若采用其他直径的滤膜，冲洗量应进行相应的调整。供试品及其溶剂应不影响滤膜材质对微生物的截留。滤器及滤膜使用前应采用适宜的方法灭菌。使用时，应保证滤膜在过滤前后的完整性。水溶性供试液过滤前先将少量的冲洗液过滤以润湿滤膜。油类供试品，其滤膜和滤器在使用前应充分干燥。为发挥滤膜的最大过滤效率，应注意保持供试品溶液及冲洗液覆盖整个滤膜表面。供试液经薄膜过滤后，若需要用冲洗液冲洗滤膜，每张滤膜每次冲洗量一般为 100ml。总冲洗量不得超过 1000ml，以避免滤膜上的微生物受损伤。

取照上述"供试液的制备""接种和稀释"和"抗菌活性的去除或灭活"制备的供试液适量（一般取相当于 1g、1ml 或 10cm² 的供试品，若供试品中所含的菌数较多时，供试液可酌情减量），加至适量的稀释液中，混匀，过滤。用适量的冲洗液冲洗滤膜。

若测定需氧菌总数，转移滤膜菌面朝上贴于胰酪大豆胨琼脂培养基平板上；若测定霉菌和酵母总数，转移滤膜菌面朝上贴于沙氏葡萄糖琼脂培养基平板上。按表 7-1 规定条件培养、计数。每株试验菌每种培养基至少制备一张滤膜。同法测定供试品对照组及菌液对照组菌数。

③ MPN 法　MPN 法的精密度和准确度不及薄膜过滤法和平皿计数法，仅在供试品需氧菌总数没有适宜计数方法的情况下使用，本法不适用于霉菌计数。若使用 MPN 法，按下列步骤进行。

取照上述"供试液的制备""接种和稀释"和"抗菌活性的去除或灭活"制备的供试液至少 3 个连续稀释级，每一稀释级取 3 份 1ml 分别接种至 3 管装有 9～10ml 胰酪大豆胨液体培养基中，同法测定菌液对照组菌数。必要时可在培养基中加入表面活性剂、中和剂或灭活剂。

接种管置 30～35℃培养 3 天，逐日观察各管微生物生长情况。如果由于供试品的原因使得结果难以判断，可将该管培养物转种至胰酪大豆胨液体培养基或胰酪大豆胨琼脂培养基，在相同条件下培养 1～2 天，观察是否有微生物生长。根据微生物生长的管数从表 7-3 查被测供试品每 1g 或每 1ml 中需氧菌总数的最可能数。

（5）结果判断　计数方法适用性试验中，采用平皿法或薄膜过滤法时，试验组菌落数减去供试品对照组菌落数的值与菌液对照组菌落数的比值应在 0.5～2 范围内;采用 MPN 法时,试验组菌数应在菌液对照组菌数的 95%置信限内。若各试验菌的回收试验均符合要求,照所用的供试液制备方法及计数方法进行该供试品的需氧菌总数、霉菌和酵母菌总数计数。

表 7–3　微生物最可能数检索表

生长管数			需氧菌总数最可能数	95%置信限	
每管含样品的 g 或 ml 数			MPN/g 或 ml	下限	上限
0.1	0.01	0.001			
0	0	0	<3	0	9.4
0	0	1	3	0.1	9.5
0	1	0	3	0.1	10
0	1	1	6.1	1.2	17
0	2	0	6.2	1.2	17
0	3	0	9.4	3.5	35
1	0	0	3.6	0.2	17
1	0	1	7.2	1.2	17
1	0	2	11	4	35
1	1	0	7.4	1.3	20
1	1	1	11	4	35
1	2	0	11	4	35
1	2	1	15	5	38
1	3	0	16	5	38
2	0	0	9.2	1.5	35
2	0	1	14	4	35
2	0	2	20	5	38
2	1	0	15	4	38
2	1	1	20	5	38
2	1	2	27	9	94
2	2	0	21	5	40
2	2	1	28	9	94
2	2	2	35	9	94
2	3	0	29	9	94
2	3	1	36	9	94
3	0	0	23	5	94
3	0	1	38	9	104
3	0	2	64	16	181
3	1	0	43	9	181
3	1	1	75	17	199

续表

生长管数			需氧菌总数最可能数	95%置信限	
每管含样品的 g 或 ml 数			MPN/g 或 ml	下限	上限
0.1	0.01	0.001			
3	1	2	120	30	360
3	1	3	160	30	380
3	2	0	93	18	360
3	2	1	150	30	380
3	2	2	210	30	400
3	2	3	290	90	990
3	3	0	240	40	990
3	3	1	460	90	1980
3	3	2	1100	200	4000
3	3	3	>1100		

注：表内所列检验量如改用 1g（或 ml）、0.1g（或 ml）和 0.01g（或 ml）时，表内数字应相应降低 10 倍；如改用 0.01g（或 ml）、0.001g（或 ml）和 0.0001g（或 ml）时，表内数字应相应增加 10 倍，其余类推

方法适用性确认时，若采用上述方法还存在一株或多株试验菌的回收达不到要求，那么选择回收最接近要求的方法和试验条件进行供试品的检查。

（三）供试品检查

1. 检验量 检验量即一次试验所用的供试品量。一般应随机抽取不少于 2 个最小包装的供试品，混合，取规定量供试品进行检验。除另有规定外，一般供试品的检验量为 10g 或 10ml；膜剂为 100cm²；贵重药品、微量包装药品的检验量可以酌减。检验时，应从 2 个以上最小包装单位中抽取供试品，大蜜丸不得少于 4 丸，膜剂不得少于 4 片。

2. 供试品的检查 按计数方法适用性试验确认的计数方法进行供试品中需氧菌总数、霉菌和酵母菌总数的测定。胰酪大豆胨琼脂培养基或胰酪大豆胨液体培养基用于测定需氧菌总数；沙氏葡萄糖琼脂培养基用于测定霉菌和酵母菌总数。阴性对照试验以稀释液代替供试液进行阴性对照试验，阴性对照试验应无菌生长。如果阴性对照有菌生长，应进行偏差调查。

（1）平皿法 平皿法包括倾注法和涂布法。除另有规定外，取规定量供试品，按方法适用性试验确认的方法进行供试液制备和菌数测定，每稀释级每种培养基至少制备 2 个平板。

① 培养和计数 除另有规定外，胰酪大豆胨琼脂培养基平板在 30～35℃培养

3~5 天，沙氏葡萄糖琼脂培养基平板在 20~25℃培养 5~7 天，观察菌落生长情况，点计平板上生长的所有菌落数，计数并报告。菌落蔓延生长成片的平板不宜计数。点计菌落数后，计算各稀释级供试液的平均菌落数，按菌数报告规则报告菌数。若同稀释级两个平板的菌落数平均值不小于 15，则两个平板的菌落数不能相差 1 倍或以上。

② 菌数报告规则　需氧菌总数测定宜选取平均菌落数小于 300cfu 的稀释级、霉菌和酵母菌总数测定宜选取平均菌落数小于 100cfu 的稀释级，作为菌数报告的依据。取最高的平均菌落数，计算 1g、1ml 或 10cm² 供试品中所含的微生物数，取两位有效数字报告。如各稀释级的平板均无菌落生长，或仅最低稀释级的平板有菌落生长，但平均菌落数小于 1 时，以<1 乘以最低稀释倍数的值报告菌数。

（2）薄膜过滤法　除另有规定外，按计数方法适用性试验确认的方法进行供试液制备。取相当于 1g、1ml 或 10cm² 供试品的供试液，若供试品所含的菌数较多时，可取适宜稀释级的供试液，照方法适用性试验确认的方法加至适量稀释液中，立即过滤，冲洗，冲洗后取出滤膜，菌面朝上贴于胰酪大豆胨琼脂培养基或沙氏葡萄糖琼脂培养基上培养。

① 培养和计数　培养条件和计数方法同平皿法，每张滤膜上的菌落数应不超过 100cfu。

② 菌数报告规则　以相当于 1g、1ml 或 10cm² 供试品的菌落数报告菌数；若滤膜上无菌落生长，以<1 报告菌数（每张滤膜过滤 1g、1ml 或 10cm² 供试品），或<1 乘以最低稀释倍数的值报告菌数。

（3）MPN 法　取规定量供试品，按方法适用性试验确认的方法进行供试液制备和供试品接种，所有试验管在 30~35℃培养 3~5 天，如果需要确认是否有微生物生长，按方法适用性试验确定的方法进行。记录每一稀释级微生物生长的管数，从表 7–3 中查每 1g 或 1ml 供试品中需氧菌总数的最可能数。

（四）结果判断

需氧菌总数是指胰酪大豆胨琼脂培养基上生长的总菌落数（包括真菌菌落数）；霉菌和酵母菌总数是指沙氏葡萄糖琼脂培养基上生长的总菌落数（包括细菌菌落数）。若因沙氏葡萄糖琼脂培养基上生长的细菌使霉菌和酵母菌的计数结果不符合微生物限度要求，可使用含抗生素（如氯霉素、庆大霉素）的沙氏葡萄糖琼脂培养基或其他选择性培养基（如玫瑰红钠琼脂培养基）进行霉菌和酵母菌总数测定。使用选择性培养基时，应进行培养基适用性检查。若采用 MPN 法，测定结果为需氧菌总数。

各品种项下规定的微生物限度标准解释如下：

10^1cfu：可接受的最大菌数为 20；

10^2cfu：可接受的最大菌数为 200；

10^3cfu：可接受的最大菌数为 2000；

依此类推。

若供试品的需氧菌总数、霉菌和酵母菌总数的检查结果均符合该品种项下的规定，判供试品符合规定；若其中任何一项不符合该品种项下的规定，判供试品不符合规定。

二、控制菌检查法

控制菌检查法系用于在规定的试验条件下，检查供试品中是否存在特定的微生物。当本法用于检查非无菌制剂及其原、辅料等是否符合相应的微生物限度标准时，应按规定进行检验，包括样品取样量和结果判断等。供试品检出控制菌或其他致病菌时，按一次检出结果为准，不再复试。

供试液制备及实验环境要求同"一、微生物计数法"。

如果供试品具有抗菌活性，应尽可能去除或中和。供试品检查时，若使用了中和剂或灭活剂，应确认有效性及对微生物无毒性。供试液制备时如果使用了表面活性剂，应确认其对微生物无毒性以及与所使用中和剂或灭活剂的相容性。

（一）培养基适用性检查与控制菌检查方法适用性试验

供试品控制菌检查中所使用的培养基应进行适用性检查。

供试品的控制菌检查方法应进行方法适用性试验，以确认所采用的方法适合于该产品的控制菌检查。

若检验程序或产品发生变化可能影响检验结果时，控制菌检查方法应重新进行适用性试验。

1. 菌种与菌液制备

（1）菌种　试验用菌株的传代次数不得超过 5 代（从菌种保藏中心获得的干燥菌种为第 0 代），并采用适宜的菌种保藏技术进行保存，以保证试验菌株的生物学特性。

金黄色葡萄球菌（*Staphylococcus aureus*）〔CMCC（B）26 003〕

铜绿假单胞菌（*Pseudomonas aeruginosa*）〔CMCC（B）10 104〕

大肠埃希菌（*Escherichia coli*）〔CMCC（B）44 102〕

乙型副伤寒沙门菌（*Salmonella paratyphiB*）〔CMCC（B）50 094〕

白色念珠菌（*Candida albicans*）〔CMCC（F）98 001〕

生孢梭菌（*Clostridium sporogenes*）〔CMCC（B）64 941〕

（2）菌液制备　将金黄色葡萄球菌、铜绿假单胞菌、大肠埃希菌、沙门菌分别接种于胰酪大豆胨液体培养基中或在胰酪大豆胨琼脂培养基上，30～35℃培养18～24小时；将白色念珠菌接种于沙氏葡萄糖琼脂培养基上或沙氏葡萄糖液体培养基中，20～25℃培养2～3天；将生孢梭菌接种于梭菌增菌培养基中置厌氧条件下30～35℃培养24～48小时或接种于硫乙醇酸盐流体培养基中30～35℃培养18～24小时。上述培养物用pH 7.0无菌氯化钠-蛋白胨缓冲液或0.9%无菌氯化钠溶液制成适宜浓度的菌悬液。

菌液制备后若在室温下放置，应在2小时内使用；若保存在2～8℃，可在24小时内使用。生孢梭菌孢子悬液可替代新鲜的菌悬液，孢子悬液可保存在2～8℃，在验证过的贮存期内使用。

2. 阴性对照　为确认试验条件是否符合要求，应进行阴性对照试验，阴性对照试验应无菌生长。如阴性对照有菌生长，应进行偏差调查。

3. 培养基适用性检查　控制菌检查用的成品培养基、由脱水培养基或按处方配制的培养基均应进行培养基的适用性检查。

控制菌检查用培养基的适用性检查项目包括促生长能力、抑制能力及指示特性的检查。各培养基的检查项目及所用的菌株见表7-4。

表7-4　控制菌检查用培养基的促生长能力、抑制能力和指示特性

控制菌检查	培养基	特性	试验菌株
耐胆盐革兰阴性菌	肠道菌增菌液体培养基	促生长能力	大肠埃希菌、铜绿假单胞菌
		抑制能力	金黄色葡萄球菌
	紫红胆盐葡萄糖琼脂培养基	促生长能力+指示特性	大肠埃希菌、铜绿假单胞菌
大肠埃希菌	麦康凯液体培养基	促生长能力	大肠埃希菌
		抑制能力	金黄色葡萄球菌
	麦康凯琼脂培养基	促生长能力+指示特性	大肠埃希菌
沙门菌	RV沙门菌增菌液体培养基	促生长能力	乙型副伤寒沙门菌
		抑制能力	金黄色葡萄球菌
	木糖赖氨酸脱氧胆酸盐琼脂培养基	促生长能力+指示特性	乙型副伤寒沙门菌
	三糖铁琼脂培养基	指示能力	乙型副伤寒沙门菌
铜绿假单胞菌	溴化十六烷基三甲铵琼脂培养基	促生长能力	铜绿假单胞菌
		抑制能力	大肠埃希菌
金黄色葡萄球菌	甘露醇氯化钠琼脂培养基	促生长能力+指示特性	金黄色葡萄球菌
		抑制能力	大肠埃希菌

控制菌检查	培养基	特性	试验菌株
梭菌	梭菌增菌培养基	促生长能力	生孢梭菌
	哥伦比亚琼脂培养基	促生长能力	生孢梭菌
白色念珠菌	沙氏葡萄糖琼脂培养基	促生长能力	白色念珠菌
	沙氏葡萄糖琼脂培养基	促生长能力+指示特性	白色念珠菌
	念珠菌显色培养基	促生长能力+指示能力	白色念珠菌
		抑制能力	大肠埃希菌

（1）液体培养基促生长能力检查　分别接种不大于100cfu的试验菌（表7-4）于被检培养基和对照培养基中，在相应控制菌检查规定的培养温度及不大于规定的最短培养时间下培养，与对照培养基管比较，被检培养基管试验菌应生长良好。

（2）固体培养基促生长能力检查　用涂布法分别接种不大于100cfu的试验菌（表7-4）于被检培养基和对照培养基平板上，在相应控制菌检查规定的培养温度及不大于规定的最短培养时间下培养，被检培养基与对照培养基上生长的菌落大小、形态特征应一致。

（3）培养基抑制能力检查　接种不少于100cfu的试验菌（表7-4）于被检培养基和对照培养基中，在相应控制菌检查规定的培养温度及不小于规定的最长培养时间下培养，试验菌应不得生长。

（4）培养基指示特性检查　用涂布法分别接种不大于100cfu的试验菌（表7-4）于被检培养基和对照培养基平板上，在相应控制菌检查规定的培养温度及不大于规定的最短培养时间下培养，被检培养基上试验菌生长的菌落大小、形态特征、指示剂反应情况等应与对照培养基一致。

4. 控制菌检查方法适用性试验

（1）供试液制备　按下列"供试品检查"中的规定制备供试液。

（2）试验菌　根据各品种项下微生物限度标准中规定检查的控制菌选择相应试验菌株，确认耐胆盐革兰阴性菌检查方法时，采用大肠埃希菌和铜绿假单胞菌为试验菌。

（3）适用性试验　按控制菌检查法取规定量供试液及不大于100cfu的试验菌接入规定的培养基中；采用薄膜过滤法时，取规定量供试液，过滤，冲洗，在最后一次冲洗液中加入试验菌，过滤后，注入规定的培养基或取出滤膜接入规定的培养基中。依相应的控制菌检查方法，在规定的温度和最短时间下培养，应能检出所加试验菌相应的反应特征。

（4）结果判断　上述试验若检出试验菌，按此供试液制备法和控制菌检查方法进行供试品检查；若未检出试验菌，应消除供试品的抑菌活性，并重新进行方法适用性试验。

如果经过试验确证供试品对试验菌的抗菌作用无法消除，可认为受抑制的微生物不易存在于该供试品中，选择抑菌成分消除相对彻底的方法进行供试品的检查。

（二）供试品检查

供试品的控制菌检查应按经方法适用性试验确认的方法进行。

阳性对照试验：阳性对照试验方法同供试品的控制菌检查，对照菌的加量应不大于 100cfu。阳性对照试验应检出相应的控制菌。

阴性对照试验：以稀释剂代替供试液照相应控制菌检查法检查，阴性对照试验应无菌生长。如果阴性对照有菌生长，应进行偏差调查。

1. 耐胆盐革兰阴性菌（*Bile-Tolerant Gram-Negative Bacteria*）

（1）供试液制备和预培养　取供试品，用胰酪大豆胨液体培养基作为稀释剂制成 1:10 的供试液，混匀，在 20～25℃培养，培养时间应使供试品中的细菌充分恢复但不增殖（约 2 小时）。

（2）定性试验　除另有规定外，取相当于 1g 或 1ml 供试品的上述预培养物接种至适宜体积（经方法适用性试验确定）肠道菌增菌液体培养基中，30～35℃培养 24～48 小时后，划线接种于紫红胆盐葡萄糖琼脂培养基平板上，30～35℃培养 18～24 小时。如果平板上无菌落生长，判供试品未检出耐胆盐革兰阴性菌。

（3）定量试验

① 选择和分离培养　取相当于 0.1g、0.01g 和 0.001g（或 0.1ml、0.01ml 和 0.001ml）供试品的预培养物或其稀释液分别接种至适宜体积（经方法适用性试验确定）肠道菌增菌液体培养基中，30～35℃培养 24～48 小时。上述每一培养物分别划线接种于紫红胆盐葡萄糖琼脂培养基平板上，30～35℃培养 18～24 小时。

② 结果判断　若紫红胆盐葡萄糖琼脂培养基平板上有菌落生长，则对应培养管为阳性，否则为阴性。根据各培养管检查结果，从表 7-5 查 1g 或 1ml 供试品中含有耐胆盐革兰阴性菌的可能菌数。

表 7-5　耐胆盐革兰阴性菌的可能菌数（N）

各供试品量的检查结果			每 1g（或 1ml）供试品中可能的菌数 cfu
0.1g 或 0.1ml	0.01g 或 0.01ml	0.001g 或 0.001ml	
+	+	+	$N > 10^3$
+	+	−	$10^2 < N < 10^3$

续表

各供试品量的检查结果			每 1g（或 1ml）供试品中可能的菌数 cfu
0.1g 或 0.1ml	0.01g 或 0.01ml	0.001g 或 0.001ml	
+	−	−	$10<N<10^2$
−	−	−	$N<10$

注：1. "+"代表紫红胆盐葡萄糖琼脂平板上有菌落生长；"-"代表紫红胆盐葡萄糖琼脂平板上无菌落生长；

2. 若供试品量减少 10 倍（如 0.01g 或 0.01ml，0.001g 或 0.001ml，0.0001g 或 0.0001ml），则每 1g（或 1ml）供试品中可能的菌数（N）应相应增加 10 倍

2. 大肠埃希菌（*Escherichia coli*）

（1）供试液制备和增菌培养　取供试品，制成 1:10 的供试液。取相当于 1g 或 1ml 供试品的供试液，接种至适宜体积（经方法适用性试验确定）的胰酪大豆胨液体培养基中，混匀，30～35℃培养 18～24 小时。

（2）选择和分离培养　取上述培养物 1ml 接种至 100ml 麦康凯液体培养基中，42～44℃培养 24～48 小时。取麦康凯液体培养物划线接种于麦康凯琼脂培养基平板上，30～35℃培养 18～72 小时。

（3）结果判断　若麦康凯琼脂培养基平板上有菌落生长，应进行分离、纯化及适宜的鉴定试验，确证是否为大肠埃希菌；若麦康凯琼脂培养基平板上没有菌落生长，或虽有菌落生长但鉴定结果为阴性，判供试品未检出大肠埃希菌。

3. 沙门菌（*Salmonella*）

（1）供试液制备和增菌培养　取 10g 或 10ml 供试品直接或处理后接种至适宜体积（经方法适用性试验确定）的胰酪大豆胨液体培养基中，混匀，30～35℃培养 18～24 小时。

（2）选择和分离培养　取上述培养物 0.1ml 接种至 10mlRV 沙门增菌液体培养基中，30～35℃培养 18～24 小时。取少量 RV 沙门菌增菌液体培养物划线接种于木糖赖氨酸脱氧胆酸盐琼脂培养基平板上，30～35℃培养 18～48 小时。

沙门菌在木糖赖氨酸脱氧胆酸盐琼脂培养基平板上生长良好，菌落为淡红色或无色、透明或半透明、中心有或无黑色。用接种针挑选疑似菌落于三糖铁琼脂培养基高层斜面上进行斜面和高层穿刺接种，培养 18～24 小时，或采用其他适宜方法进一步鉴定。

（3）结果判断　若木糖赖氨酸脱氧胆酸盐琼脂培养基平板上有疑似菌落生长，且三糖铁琼脂培养基的斜面为红色、底层为黄色，或斜面黄色、底层黄色或黑色，应进一步进行适宜的鉴定试验，确证是否为沙门菌。如果平板上没有菌落生长，或虽有菌落生长但鉴定结果为阴性，或三糖铁琼脂培养基的斜面未见红色、底层未见黄色；或斜面黄色、底层未见黄色或黑色，判供试品未检出沙门菌。

4. 铜绿假单胞菌（*Pseudomonas aeruginosa*）

（1）供试液制备和增菌培养　取供试品，制成 1:10 的供试液。取相当于 1g 或 1ml 供试品的供试液，接种至适宜体积的胰酪大豆胨液体培养基中，混匀。30～35℃培养 18～24 小时。

（2）选择和分离培养　取上述培养物划线接种于溴化十六烷基三甲铵琼脂培养基平板上，30～35℃培养 18～72 小时。取上述平板上生长的菌落进行氧化酶试验，或采用其他适宜方法进一步鉴定。

（3）氧化酶试验　将洁净滤纸片置于平皿内，用无菌玻棒取上述平板上生长的菌落涂于滤纸片上，滴加新配制的 1%二盐酸 *N*, *N*–二甲基对苯二胺试液，在 30 秒内若培养物呈粉红色并逐渐变为紫红色为氧化酶试验阳性，否则为阴性。

（4）结果判断　若溴化十六烷基三甲铵琼脂培养基平板上有菌落生长，且氧化酶试验阳性，应进一步进行适宜的鉴定试验，确证是否为铜绿假单胞菌。如果平板上没有菌落生长，或虽有菌落生长但鉴定结果为阴性，或氧化酶试验阴性，判供试品未检出铜绿假单胞菌。

5. 金黄色葡萄球菌（*Staphylococcus aureus*）

（1）供试液制备和增菌培养　取供试品，制成 1:10 的供试液。取相当于 1g 或 1ml 供试品的供试液，接种至适宜体积（经方法适用性试验确定）的胰酪大豆胨液体培养基中，混匀。30～35℃培养 18～24 小时。

（2）选择和分离培养　取上述培养物划线接种于甘露醇氯化钠琼脂培养基平板上，30～35℃培养 18～72 小时。

（3）结果判断　若甘露醇氯化钠琼脂培养基平板上有黄色菌落或外周有黄色环的白色菌落生长，应进行分离、纯化及适宜的鉴定试验，确证是否为金黄色葡萄球菌；若平板上没有与上述形态特征相符或疑似的菌落生长，或虽有相符或疑似的菌落生长但鉴定结果为阴性，判供试品未检出金黄色葡萄球菌。

6. 梭菌（*Clostridia*）

（1）供试液制备和热处理　取供试品，制成 1:10 的供试液。取相当于 1g 或 1ml 供试品的供试液 2 份，其中 1 份置 80℃保温 10 分钟后迅速冷却。

（2）增菌、选择和分离培养　将上述 2 份供试液分别接种至适宜体积（经方法适用性试验确定）的梭菌增菌培养基中，置厌氧条件下 30～35℃培养 48 小时。取上述每一培养物少量，分别涂抹接种于哥伦比亚琼脂培养基平板上，置厌氧条件下 30～35℃培养 48～72 小时。

（3）过氧化氢酶试验　取上述平板上生长的菌落，置洁净玻片上，滴加 3%过氧化氢试液，若菌落表面有气泡产生，为过氧化氢酶试验阳性，否则为阴性。

（4）结果判断　若哥伦比亚琼脂培养基平板上有厌氧杆菌生长（有或无芽孢），且过氧化氢酶反应阴性的，应进一步进行适宜的鉴定试验，确证是否为梭菌；

如果哥伦比亚琼脂培养基平板上没有厌氧杆菌生长，或虽有相符或疑似的菌落生长但鉴定结果为阴性，或过氧化氢酶反应阳性，判供试品未检出梭菌。

7. 白色念珠菌（*Candida albicans*）

（1）供试液制备和增菌培养　取供试品，制成 1:10 的供试液。取相当于 1g 或 1ml 供试品的供试液，接种至适宜体积（经方法适用性试验确定）的沙氏葡萄糖液体培养基中，混匀，30～35℃培养 3～5 天。

（2）选择和分离　取上述预培养物划线接种于沙氏葡萄糖琼脂培养基平板上，30～35℃培养 24～48 小时。白色念珠菌在沙氏葡萄糖琼脂培养基上生长的菌落呈乳白色，偶见淡黄色，表面光滑有浓酵母气味，培养时间稍久则菌落增大、颜色变深、质地变硬或有皱褶。挑取疑似菌落接种至念珠菌显色培养基平板上，培养 24～48 小时（必要时延长至 72 小时），或采用其他适宜方法进一步鉴定。

（3）结果判断　若沙氏葡萄糖琼脂培养基平板上有疑似菌落生长，且疑似菌在念珠菌显色培养基平板上生长的菌落呈阳性反应，应进一步进行适宜的鉴定试验，确证是否为白色念珠菌；若沙氏葡萄糖琼脂培养基平板上没有菌落生长，或虽有菌落生长但鉴定结果为阴性，或疑似菌在念珠菌显色培养基平板上生长的菌落呈阴性反应，判供试品未检出白色念珠菌。

第二节　无菌检查法

无菌检查法系用于检查药典要求无菌的药品、生物制品、医疗器具、原料、辅料及其他品种是否无菌的一种方法。若供试品符合无菌检查法的规定，仅表明了供试品在该检验条件下未发现微生物污染。

无菌检查应在无菌条件下进行，试验环境必须达到无菌检查的要求，检验全过程应严格遵守无菌操作，防止微生物污染，防止污染的措施不得影响供试品中微生物的检出。单向流空气区、工作台面及环境应定期按医药工业洁净室（区）悬浮粒子、浮游菌和沉降菌的测试方法的现行国家标准进行洁净度确认。隔离系统应定期按相关的要求进行验证，其内部环境的洁净度须符合无菌检查的要求。日常检验还需对试验环境进行监控。

一、培养基

硫乙醇酸盐流体培养基主要用于厌氧菌的培养，也可用于需氧菌培养；胰酪大豆胨液体培养基用于真菌和需氧菌的培养。

培养基可按处方制备，亦可使用按处方生产的符合规定的脱水培养基或成品培养基。配制后应采用验证合格的灭菌程序灭菌。制备好的培养基应保存在 2～

25℃、避光的环境，若保存于非封闭容器中，一般在 3 周内使用；若保存于密闭容器中，一般可在 1 年内使用。如用于硫酸链霉素等抗生素的无菌检查，还可在培养基灭菌或使用前加入适宜的中和剂、灭活剂或表面活性剂。

培养基需进行培养基适用性检查，无菌检查用的硫乙醇酸盐流体培养基和胰酪大豆胨液体培养基等应符合培养基的无菌性检查及灵敏度检查要求。适用性检查可在供试品的无菌检查前或与供试品的无菌检查同时进行。

（一）培养基适用性检查

主要包括无菌性检查和灵敏度检查。

1. 无菌性检查的要求　每批培养基随机取不少于 5 支（瓶），置各培养基规定的温度培养 14 天，应无菌生长。

2. 灵敏度检查

（1）菌种　培养基灵敏度检查所用的菌株传代次数不得超过 5 代（从菌种保藏中心获得的干燥菌种为第 0 代），并采用适宜的菌种保藏技术进行保存，以保证试验菌株的生物学特性。

金黄色葡萄球菌（*Staphylococcus aureus*）〔CMCC（B）26 003〕

铜绿假单胞菌（*Pseudomonas aeruginosa*）〔CMCC（B）10 104〕

枯草芽孢杆菌（*Bacillus subtilis*）〔CMCC（B）63 501〕

生孢梭菌（*Clostridium sporogenes*）〔CMCC（F）64 941〕

白色念珠菌（*Candida albicans*）〔CMCC（F）98 001〕

黑曲霉（*Aspergillus niger*）〔CMCC（F）98 003〕

（2）菌液制备　接种金黄色葡萄球菌、铜绿假单胞菌、枯草芽孢杆菌的新鲜培养物至胰酪大豆胨液体培养基中或胰酪大豆胨琼脂培养基上，接种生孢梭菌的新鲜培养物至硫乙醇酸盐流体培养基中，30～35℃培养 18～24 小时；接种白色念珠菌的新鲜培养物至沙氏葡萄糖液体培养基中或沙氏葡萄糖琼脂培养基上，20～25℃培养 24～48 小时，上述培养物用 pH 7.0 无菌氯化钠-蛋白胨缓冲液或 0.9%无菌氯化钠溶液制成每 1ml 含菌数小于 100cfu（菌落形成单位）的菌悬液。接种黑曲霉的新鲜培养物至沙氏葡萄糖琼脂斜面培养基上，20～25℃培养 5～7 天，加入 3～5ml 含 0.05%（ml/ml）聚山梨酯 80 的 pH 7.0 无菌氯化钠-蛋白胨缓冲液或 0.9%无菌氯化钠溶液，将孢子洗脱。然后，采用适宜的方法吸出孢子悬液至无菌试管中，用含 0.05%（ml/ml）聚山梨酯 80 的 pH 7.0 无菌氯化钠-蛋白胨缓冲液或 0.9%无菌氯化钠溶液制成每 1ml 含孢子数小于 100cfu 的孢子悬液。

菌悬液若在室温下放置，应在 2 小时内使用；若保存在 2～8℃可在 24 小时内使用。黑曲霉孢子悬液可保存在 2～8℃，在验证过的贮存期内使用。

（3）培养基接种　取每管装量为 12ml 的硫乙醇酸盐流体培养基 7 支，分别接种小于 100cfu 的金黄色葡萄球菌、铜绿假单胞菌、生孢梭菌各 2 支，另 1 支不接种作为空白对照，培养 3 天；取每管装量为 9ml 的胰酪大豆胨液体培养基 7 支，分别接种小于 100cfu 的枯草芽孢杆菌、白色念珠菌、黑曲霉各 2 支，另 1 支不接种作为空白对照，培养 5 天。逐日观察结果。

（4）结果判定　空白对照管应无菌生长，若加菌的培养基管均生长良好，判该培养基的灵敏度检查符合规定。

二、稀释液、冲洗液及其制备方法

稀释液、冲洗液配制后应采用验证合格的灭菌程序灭菌。

1. 0.1%无菌蛋白胨水溶液　取蛋白胨 1.0g，加水 1000ml，微温溶解，滤清，调节 pH 至 7.1±0.2，分装，灭菌。

2. pH 7.0 无菌氯化钠–蛋白胨缓冲液　取磷酸二氢钾 3.56g，无水磷酸氢二钠 5.77g，氯化钠 4.30g，蛋白胨 1.00g，加水 1000ml，微温溶解，滤清，分装，灭菌。

根据供试品的特性，可选用其他经验证过的适宜的溶液作为稀释液、冲洗液（如 0.9%无菌氯化钠溶液）。

如需要，可在上述稀释液或冲洗液的灭菌前或灭菌后加入表面活性剂或中和剂等。

三、方法适用性试验

进行产品无菌检查时，应进行方法适用性试验，以确认所采用的方法适合于该产品的无菌检查。若检验程序或产品发生变化可能影响检验结果时，应重新进行方法适用性试验。

方法适用性试验按"四、供试品的无菌检查"的规定及下列要求进行操作。对每一试验菌应逐一进行方法确认。

1. 菌种与菌液制备　除大肠埃希菌（*Escherichia coli*）〔CMCC（B）44 102〕外，金黄色葡萄球菌、枯草芽孢杆菌、生孢梭菌、白色念珠菌、黑曲霉的菌株及菌液制备同培养基灵敏度检查。大肠埃希菌的菌液制备同金黄色葡萄球菌。

2. 薄膜过滤法　取每种培养基规定接种的供试品总量按薄膜过滤法过滤，冲洗，在最后一次的冲洗液中加入小于 100cfu 的试验菌，过滤。加硫乙醇酸盐流体培养基或胰酪大豆胨液体培养基至滤筒内。另取一装有同体积培养基的容器，加入等量试验菌，作为对照。置规定温度培养，培养时间不得超过 5 天，各试验菌同法操作。

3. 直接接种法　取符合直接接种法培养基用量要求的硫乙醇酸盐流体培养基 6 管，分别接入小于 100cfu 的金黄色葡萄球菌、大肠埃希菌、生孢梭菌各 2 管，取符合直接接种法培养基用量要求的胰酪大豆胨液体培养基 6 管，分别接入小于

100cfu 的枯草芽孢杆菌、白色念珠菌、黑曲霉各 2 管。其中 1 管接入每支培养基规定的供试品接种量，另 1 管作为对照，置规定的温度培养，培养时间不得超过5 天。

4. 结果判定 与对照管比较，如含供试品各容器中的试验菌均生长良好，则说明供试品的该检验量在该检验条件下无抑菌作用或其抑菌作用可以忽略不计，照此检查方法和检查条件进行供试品的无菌检查。如含供试品的任一容器中的试验菌生长微弱、缓慢或不生长，则说明供试品的该检验量在该检验条件下有抑菌作用，应采用增加冲洗量、增加培养基的用量、使用中和剂或灭活剂、更换滤膜品种等方法，消除供试品的抑菌作用，并重新进行方法适用性试验。

方法适用性试验也可与供试品的无菌检查同时进行。

四、供试品的无菌检查

无菌检查法包括薄膜过滤法和直接接种法。只要供试品性质允许，应采用薄膜过滤法。供试品无菌检查所采用的检查方法和检验条件应与方法适用性试验确认的方法相同。

无菌试验过程中，若需使用表面活性剂、灭活剂、中和剂等试剂，应证明其有效性，且对微生物无毒性。

（1）检验数量 检验数量按《中国药典》2015 年版四部通则规定执行，是指一次试验所用供试品最小包装容器的数量，成品每亚批均应进行无菌检查。

（2）检验量 是指供试品每个最小包装接种至每份培养基的最小量（g 或 ml）。除另有规定外，供试品检验量按《中国药典》2015 年版四部通则 1101 无菌检查法执行。若每支（瓶）供试品的装量按规定足够接种两种培养基，则应分别接种硫乙醇酸盐流体培养基和胰酪大豆胨液体培养基。采用薄膜过滤法时，只要供试品特性允许，应将所有容器内的全部内容物过滤。

（3）阳性对照 应根据供试品特性选择阳性对照菌：无抑菌作用及抗革兰阳性菌为主的供试品，以金黄色葡萄球菌为对照菌；抗革兰阴性菌为主的供试品以大肠埃希菌为对照菌；抗厌氧菌的供试品，以生孢梭菌为对照菌；抗真菌的供试品，以白色念珠菌为对照菌。阳性对照试验的菌液制备同方法适用性试验，加菌量小于 100cfu，供试品用量同供试品无菌检查时每份培养基接种的样品量。阳性对照管培养 72 小时内应生长良好。

（4）阴性对照 供试品无菌检查时，应取相应溶剂和稀释液、冲洗液同法操作，作为阴性对照。阴性对照不得有菌生长。

（一）供试品处理及接种培养基

操作时，用适宜的消毒液对供试品容器表面进行彻底消毒，如果供试品容器内有一定的真空度，可用适宜的无菌器材（如带有除菌过滤器的针头）向容器内导入无菌空气，再按无菌操作启开容器取出内容物。

除另有规定外，按下列方法进行供试品处理及接种培养基。

1. 薄膜过滤法 薄膜过滤法一般应采用封闭式薄膜过滤器。无菌检查用的滤膜孔径应不大于 0.45μm，直径约为 50mm。根据供试品及其溶剂的特性选择滤膜材质。使用时，应保证滤膜在过滤前后的完整性。

水溶性供试液过滤前应先将少量的冲洗液过滤，以润湿滤膜。油类供试品，其滤膜和过滤器在使用前应充分干燥。为发挥滤膜的最大过滤效率，应注意保持供试品溶液及冲洗液覆盖整个滤膜表面。供试液经薄膜过滤后，若需要用冲洗液冲洗滤膜，每张滤膜每次冲洗量一般为 100ml，且总冲洗量不得超过 1000ml，以避免滤膜上的微生物受损伤。

（1）水溶液供试品 取规定量，直接过滤，或混合至含不少于 100ml 适宜稀释液的无菌容器中，混匀，立即过滤。如供试品具有抑菌作用，须用冲洗液冲洗滤膜，冲洗次数一般不少于 3 次，所用的冲洗量、冲洗方法同方法适用性试验。除生物制品外，一般样品冲洗后，1 份滤器中加入 100ml 硫乙醇酸盐流体培养基，1 份滤器中加入 100ml 胰酪大豆胨液体培养基。生物制品样品冲洗后，2 份滤器中加入 100ml 硫乙醇酸盐流体培养基，1 份滤器中加入 100ml 胰酪大豆胨液体培养基。

（2）水溶性固体供试品 取规定量，加适宜的稀释液溶解或按标签说明复溶，然后照水溶液供试品项下的方法操作。

（3）非水溶性供试品 取规定量，直接过滤；或混合溶于适量含聚山梨酯 80 或其他适宜乳化剂的稀释液中，充分混合，立即过滤。用含 0.1%～1%聚山梨酯 80 的冲洗液冲洗滤膜至少 3 次。加入含或不含聚山梨酯 80 的培养基。接种培养基照水溶液供试品项下的方法操作。

（4）可溶于十四烷酸异丙酯的膏剂和黏性油剂供试品 取规定量，混合至适量的无菌十四烷酸异丙酯中，剧烈振摇，使供试品充分溶解，如果需要可适当加热，但温度不得超过 44℃，趁热迅速过滤。对仍然无法过滤的供试品，于含有适量的无菌十四烷酸异丙酯中的供试液中加入不少于 100ml 的稀释液，充分振摇萃取，静置，取下层水相作为供试液过滤。过滤后滤膜冲洗及接种培养基照非水溶性制剂供试品项下的方法操作。

无菌十四烷酸异丙酯的制备：采用薄膜过滤法过滤除菌，选用孔径 0.22μm 的适宜滤膜。

（5）无菌气（喷）雾剂供试品 取规定量，将各容器置-20℃或其他适宜温度冷冻约 1 小时，取出，以无菌操作迅速在容器上端钻一小孔，释放抛射剂后再无菌开启容器，并将供试品转移至无菌容器中混合，供试品亦可采用其他适宜的方法取出。然后照水溶液或非水溶性制剂供试品项下的方法操作。

（6）装有药物的注射器供试品　取规定量，将注射器中的内容物（若需要可吸入稀释液或标签所示的溶剂溶解）直接过滤，或混合至含适宜稀释液的无菌容器中，然后照水溶液或非水溶性供试品项下方法操作。同时应采用适宜的方法进行包装中所配带的无菌针头的无菌检查。

（7）具有导管的医疗器具（输血、输液袋等）供试品　取规定量，每个最小包装用 50～100ml 冲洗液分别冲洗内壁，收集冲洗液于无菌容器中，然后照水溶液供试品项下方法操作。同时应采用直接接种法进行包装中所配带的针头的无菌检查。

2. 直接接种法　直接接种法适用于无法用薄膜过滤法进行无菌检查的供试品，即取规定量供试品分别等量接种至硫乙醇酸盐流体培养基和胰酪大豆胨液体培养基中。除生物制品外，一般样品无菌检查时两种培养基接种的瓶或支数相等；生物制品无菌检查时硫乙醇酸盐流体培养基和胰酪大豆胨液体培养基接种的瓶或支数为 2:1。除另有规定外，每个容器中培养基的用量应符合接种的供试品体积不得大于培养基体积的 10%，同时，硫乙醇酸盐流体培养基每管装量不少于 15ml，胰酪大豆胨液体培养基每管装量不少于 10ml。供试品检查时，培养基的用量和高度同方法适用性试验。

（1）混悬液等非澄清水溶液供试品　取规定量，等量接种至各管培养基中。

（2）固体供试品　取规定量，直接等量接种至各管培养基中。加入适宜的溶剂溶解，或按标签说明复溶后，取规定量等量接种至各管培养基中。

（3）非水溶性供试品　取规定量，混合，加入适量的聚山梨酯 80 或其他适宜的乳化剂及稀释剂使其乳化，等量接种至各管培养基中。或直接等量接种至含聚山梨酯 80 或其他适宜乳化剂的各管培养基中。

（4）敷料供试品　取规定数量，以无菌操作拆开每个包装，于不同部位剪取约 100mg 或 1cm×3cm 的供试品，等量接种于各管足以浸没供试品的适宜培养基中。

（5）肠线、缝合线等供试品　肠线、缝合线及其他一次性使用的医用材料按规定量取最小包装，无菌拆开包装，等量接种于各管足以浸没供试品的适量培养基中。

（6）灭菌医用器具供试品　取规定量，必要时应将其拆散或切成小碎段，等量接种于各管足以浸没供试品的适量培养基中。

（7）放射性药品　取供试品 1 瓶（支），等量接种于装量为 7.5ml 的硫乙醇酸盐流体培养基和胰酪大豆胨液体培养基中。每管接种量为 0.2ml。

（二）培养与观察

将上述接种供试品后的培养基容器分别按《中国药典》2015 年版四部通则规定的温度培养 14 天；接种生物制品供试品的硫乙醇酸盐流体培养基的容器应分成

两等份，一份置 30～35℃培养，一份置 20～25℃培养。培养期间应逐日观察并记录是否有菌生长。如在加入供试品后或在培养过程中，培养基出现浑浊，培养 14 天，不能从外观上判断有无微生物生长，可取该培养液适量转种至同种新鲜培养基中，培养 3 天，观察接种的同种新鲜培养基是否再出现浑浊；或取培养液涂片，染色，镜检，判断是否有菌。

五、结果判断

阳性对照管应生长良好，阴性对照管不得有菌生长。否则，试验无效。

若供试品管均澄清，或虽显浑浊但经确证无菌生长，判供试品符合规定；若供试品管中任何一管显浑浊并确证有菌生长，判供试品不符合规定，除非能充分证明试验结果无效。即生长的微生物非供试品所含。当符合下列至少一个条件时方可判试验结果无效。

（1）无菌检查试验所用的设备及环境的微生物监控结果不符合无菌检查法的要求。

（2）回顾无菌试验过程，发现有可能引起微生物污染的因素。

（3）供试品管中生长的微生物经鉴定后，确证是因无菌试验中所使用的物品和（或）无菌操作技术不当引起的。

试验若经确认无效，应重试。重试时，重新取同量供试品，依法检查，若无菌生长，判供试品符合规定；若有菌生长，判供试品不符合规定。

第三节　热原检查法

热原是一类可引起人体产生发热反应的物质，按其来源可分为外源性热原与内源性热原。外源性热原来源于机体外，可分为微生物（如细菌、病毒或真菌）与非微生物（如抗原或抗肿瘤药）性热原，目前研究较为清楚的外源性热原主要包括革兰阴性菌的脂多糖（lipopolysaccharide，LPS）、革兰阳性菌的脂磷壁酸（lipoteichoic acid，LTA）、肽聚糖（peptidoglycan，PGN）和脂蛋白（lipoprotein，LP）等，它们也是药品中较常见的污染物质。内源性热原主要包括机体内的激素（如类固醇和前列腺素）与细胞因子（如肿瘤坏死因子、干扰素、生长因子和白介素等）。外源性热原进入人体后可结合免疫细胞上的特异性模式识别受体（specialized pattern recognition receptors，PRRs）并激活相关信号通路，刺激细胞分泌内热原（主要为细胞因子，如 IL-1β，IL-6 和 TNF-α），这些炎性因子可对人脑中的体温调定点产生直接或间接作用，进而引起热原反应。临床上主要表现为发热、寒颤、恶心、呕吐、头痛和腰、关节痛、肤色灰白、白细胞下降、血管通透性增强、严重者造成昏迷甚至休克、死亡。因此对体内非肠道用药制品的热原控制和检查是其能否在临床上安全使用的重要保证。

热原检查法系将一定剂量的供试品，静脉注入家兔体内，在规定时间内，观察家兔体温升高的情况，以判定供试品中所含热原的限度是否符合规定。

一、试验用动物

供试用的家兔应健康合格，体重 1.7kg 以上（用于生物制品检查用的家兔体重为 1.7～3.0kg），雌兔应无孕。预测体温前 7 日即应用同一饲料饲养，在此期间内，体重应不减轻，精神、食欲、排泄等不得有异常现象。未曾用于热原检查的家兔，或供试品判定为符合规定，但组内升温达 0.6℃ 的家兔，或 3 周内未曾使用的家兔，均应在检查供试品前 7 日内预测体温，进行挑选。挑选试验的条件与检查供试品时相同，仅不注射药液，每隔 30 分钟测量体温 1 次，共测 8 次，8 次体温均在 38.0～39.6℃ 的范围内，且最高与最低体温相差不超过 0.4℃ 的家兔，方可供热原检查用。用于热原检查后的家兔，如供试品判定为符合规定，至少应休息 48 小时方可再供热原检查用，其中升温达 0.6℃ 的家兔应休息 2 周以上。对用于血液制品、抗毒素和其他同一抗原性供试品检测的家兔可在 5 天内重复使用 1 次。如供试品判定为不符合规定，则组内全部家兔不再使用。

二、检查方法

（一）试验前的准备

热原检查前 1～2 日，供试用家兔应尽可能处于同一温度的环境中，实验室和饲养室的温度相差不得大于 3℃，且应控制在 17～25℃，在试验全部过程中，实验室温度变化不得大于 3℃，应防止动物骚动并避免噪声干扰。家兔在试验前至少 1 小时开始停止给食并置于宽松适宜的装置中，直至试验完毕。

测量家兔体温应使用精密度为 ±0.1℃ 的测温装置。测温探头或肛门温度计每 3～6 个月校验一次，如有异常随时校验，不符合要求者不能使用。测温探头或肛门温度计插入肛门的深度和时间各兔应相同，深度一般约 6cm，时间不得少于 1.5 分钟。

与供试品接触的试验用器皿，应无菌、无热原。灭菌去除热原通常采用干热灭菌法（250℃、30 分钟以上），也可用其他适宜的方法。如将清洗干净的玻璃器皿、注射器、针头、直镊等试验器皿放入金属制容器内，密闭，置电热干燥箱中经 250℃、30 分钟以上或 200℃、1 小时以上或 180℃、2 小时以上加热灭菌并除热原，控温时间应从达到规定温度时开始计时，灭菌处理未曾开启的密封容器内用具可供 1 周内使用。

（二）试验操作

选符合规定的家兔，停止喂食，称重后置于家兔固定装置内至少 1 小时，头部固定应宽松适宜，以适用于体重不同的动物。每隔 30 分钟测量家兔体温 1 次，一般测量 2 次，两次体温之差不得超过 0.2℃，不作修约，以此两次体温的平均值作为该兔的正常体温。两次体温平均值计算后修约保留 3 位有效数字，如 38.90、39.00 平均 38.95，修约至 39.0。当日使用的家兔，正常体温应在 38.0～39.6℃ 范围内，且同组各兔间相差不得超过 1.0℃。试验全过程中，室温变化应有记录，与测温时间同步，至少应记录 0、1、2、3 小时的室温值。

给药剂量照各品种项下的规定，给药体积每千克体重不小于 0.5ml，不大于 10ml。需缓慢注射的药液，注射速度（除另有规定外）一般为每兔 4～5 分钟，每分钟 4～8ml。供试品溶液温热至约 38℃ 后注射，必要时可用无热原氯化钠调节渗透压。供试品制备完毕后应在 30 分钟内注射于家兔体内。

每个供试品取适用的家兔 3 只，在测定正常体温后 15 分钟内自耳静脉缓缓注射给药。注射前先用 75%乙醇棉球轻擦耳缘静脉的注射部位，从耳缘静脉耳尖端进针，如进针不利，应顺序向前进行。注射完毕，拔出针头时，按住针孔下端数秒钟，止血。

给药后每隔 30 分钟测量体温 1 次，共测 6 次，以 6 次测得体温中最高的一次减去正常体温，即为该兔体温的升高温度（℃），并同时计算 3 只家兔体温升高的总和，体温值可保留 3 位有效数字。当家兔升温为负数时，均以 0℃ 计（即所测最高体温低于正常体温时）。

如 3 只家兔中有 1 只体温升高 0.6℃ 或高于 0.6℃，或 3 只家兔体温升高的总和达 1.3℃ 或高于 1.3℃，应另取 5 只家兔复试，检查方法同上。

（三）结果判断

在初试的 3 只家兔中，体温升高均低于 0.6℃，并且 3 只家兔体温升高总和低于 1.3℃；或在复试的 5 只家兔中，体温升高 0.6℃ 或高于 0.6℃ 的家兔不超过 1 只，并且初试、复试合并 8 只家兔的体温升高总和为 3.5℃ 或低于 3.5℃，均判定供试品的热原检查符合规定。

在初试的 3 只家兔中，体温升高 0.6℃ 或高于 0.6℃ 的家兔超过 1 只；或在复试的 5 只家兔中，体温升高 0.6℃ 或高于 0.6℃ 的家兔超过 1 只；或在初试、复试合并 8 只家兔的体温升高总和超过 3.5℃，均判定供试品的热原检查不符合规定。

（四）灵敏度测试与适用性研究

每年应不定期随机抽取体重和使用次数不同的试验用家兔进行灵敏度测试，

按热原检查法要求注射 5EU/kg 或 10EU/kg 内毒素供试品，应得到不符合规定的结果。

热原检查适用性研究对未规定热原检查限值剂量的药品，可根据该药的药理性质，在不影响家兔正常生理的前提下，按体重计算（人按 60kg 计），为人用每千克体重每小时最大供试品剂量的 2～5 倍（化学药品一般为 2～3 倍，中药为 3～5 倍）。在为新品种建立热原检查方法标准时，建议进行适用性试验，即设限值剂量的供试品组，10EU/kg 内毒素组与含 10EU/kg 内毒素的供试品组，3 组同时进行热原检查试验，前者应无异常反应并符合规定，后两者应为不符合规定。

第四节　细菌内毒素检查法

细菌内毒素是革兰阴性菌细胞壁外壁层上的特有结构，细菌在活体状态时不释放内毒素，只有当细菌死亡自溶或黏附在其他细胞时，才表现其毒性。内毒素化学成分为磷脂多糖-蛋白质复合物，其主要毒性成分为类脂质 A。各种细菌的内毒素的毒性作用较弱，大致相同，可引起发热、微循环障碍、内毒素休克及弥散性血管内凝血等。因此，用于注射给药（静脉滴注、静脉注射、鞘内注射、腹腔注射及剂量较大的肌内注射等）的注射用药品、生物制品以及用于静脉给药的原辅料等应设置细菌内毒素检查项。

一、基本原理

细菌内毒素检查法系利用鲎试剂来检测或量化由革兰阴性菌产生的细菌内毒素，以判断供试品中细菌内毒素的限量是否符合规定的一种方法。细菌内毒素检查包括两种方法，即凝胶法和光度测定法，其中光度测定法又分为浊度法和显色基质法。

凝胶法是通过鲎试剂与细菌内毒素产生凝集反应的原理进行限度检测或半定量检测内毒素的方法。

浊度法是利用鲎试剂与内毒素反应过程中产生的浊度变化而测定内毒素含量的方法。根据检测原理，可分为终点浊度法和动态浊度法。终点浊度法是依据反应混合物中的内毒素浓度和其在孵育终止时的浊度（吸光度或透光率）之间存在的量化关系来测定内毒素含量的方法。动态浊度法是检测反应混合物的浊度到达某一预先设定的吸光度或透光率所需要的反应时间，或是检测浊度增加速度的方法。

显色基质法是利用检测鲎试剂与内毒素反应过程中产生的凝固酶使特定底物释放出呈色团的多少而测定内毒素含量的方法。根据检测原理，分为终点显色法和动态显色法。终点显色法是依据反应混合物中内毒素浓度和其在孵育终止时释放出的呈色团的量之间存在的量化关系来测定内毒素含量的方法。动态显色法是检测反应混合物的吸光度或透光率达到某一预先设定的检测值所需要的反应时间，或检测值增加速度的方法。

供试品检测时，可使用其中任何一种方法进行试验。当测定结果有争议时，除另有规定外，以凝胶限度试验结果为准。

二、检查方法

（一）内毒素限值的确定

药品、生物制品的细菌内毒素限值在药典中或国家标准有规定的，按各品种项下中规定限值；无标准规定的，通常按以下公式确定供试品的细菌内毒素限值（L）

$$L=K/M$$

式中，L 为供试品的细菌内毒素限值，一般以 EU/ml、EU/mg 或 EU/U（活性单位）表示；K 为按规定的给药途径人用每千克体重每小时最大可接受的内毒素剂量，以 EU/（kg·h）表示。其中注射剂 K=5EU/（kg·h），放射性药品注射剂 K=2.5EU/（kg·h），鞘内用药品 K=0.2EU/（kg·h）；M 为人用每千克体重每小时的最大供试品剂量，以 ml/（kg·h）、mg/（kg·h）或 U/（kg·h）表示。药品人用最大剂量可依据药品使用说明书或参阅《临床用药须知》，中国人均体重按 60kg 计算，人体表面积按 1.62m² 计算。注射时间若不足 1 小时，按 1 小时计算。供试品每平方米体表面积剂量乘以 0.027 即可转换为每千克体重剂量（M）[M=（最大给药剂量/（m²·h）×1.62m²）/60kg]。

（二）确定最大有效稀释倍数

最大有效稀释倍数是指在试验中供试品溶液被允许达到稀释的最大倍数（1→MVD），在不超过此稀释倍数的浓度下进行细菌内毒素检测。供试品的最大有效稀释倍数（MVD）按下式计算

$$MVD=cL/\lambda$$

式中，L 为供试品的细菌内毒素限值；c 为供试品制备成溶液后的浓度，当 L 以 EU/mg 或 EU/U 表示时，c 的单位需为 mg/ml 或 U/ml，当 L 以 EU/ml 表示时，则 c 等于 1.0ml/ml。如需计算在 MVD 时的供试品浓度，即最小有效稀释浓度，可使用公式 $c=\lambda/L$；λ 为在凝胶法中鲎试剂的标示灵敏度（EU/ml），或是在光度测定法中所使用的标准曲线上最低的内毒素浓度。

供试品如为无菌粉末或原料药，供试品最小有效稀释浓度（MVC）按下式

计算

$$MVC=\lambda/L$$

《中国药典》或国家药品标准或其他内毒素检验标准中已有规定的品种，可直接进行内毒素检查，如在检验中出现干扰的情况需再进行干扰试验的验证；其他未建立内毒素检查的品种需先进行干扰试验的研究，确定限值和不干扰浓度后再进行内毒素检查。

（三）试验准备

1. 玻璃器皿的洗涤及表面外源性内毒素的去除 试验所用的器皿需经处理，以除去可能存在的外源性内毒素。将玻璃器皿放入铬酸洗液或其他热原灭活剂或清洗液中充分浸泡，然后取出将洗液控干，用自来水将残留洗液彻底洗净，再用纯化水反复冲洗 3 遍以上，控干后放入适宜的密闭金属容器中或用锡箔纸包好后置于金属容器内，放入电热干燥箱。将干燥箱调至 250℃，待干燥箱温度升至设定的温度后开始计时，250℃干烤 30 分钟以上。达到规定时间后，关断电源，待干燥箱温度自然降至室温。在不打开金属容器的情况下，可在 2 天内使用；如果玻璃器皿用锡箔纸包装，在不打开包装的情况下可在 2 周内使用，否则须再次干烤除去可能存在的外源性内毒素。除干热灭菌法外，也可采用其他确证不干扰细菌内毒素检查的适宜方法去除外源性内毒素。若使用塑料器具，如微孔板和与微量加样器配套的洗头等，应选用标明无内毒素并对试验无干扰的器具。

2. 供试品溶液的制备 某些供试品需进行复溶、稀释或在水性溶液中浸提制成供试品溶液。一般要求供试品溶液的 pH 在 6.0～8.0 的范围内。对于过酸、过碱或本身有缓冲能力的供试品，需调节被测溶液（或其稀释液）的 pH，可使用酸、碱溶液或适宜的缓冲液调节 pH。酸或碱溶液须用细菌内毒素检查用水在已去除内毒素的容器中配制。缓冲液必须经过验证不含内毒素和干扰因子。

3. 鲎试剂 应具有国家主管部门的批准文号。

4. 细菌内毒素国家标准品或细菌内毒素工作标准品 除另有规定外，应使用由中国食品药品检定研究院统一发放的标准品。

5. 细菌内毒素检查用水 应符合灭菌注射用水标准，系指内毒素含量小于 0.015EU/ml（用于凝胶法）或 0.005EU/ml（用于光度测定法），且对内毒素试验无干扰作用。

（四）凝胶法

1. 鲎试剂灵敏度复核试验 鲎试剂灵敏度复核试验的目的不仅是考察鲎试剂的灵敏度是否准确，也是考查检验人员操作方法是否正确及试验条件是否符合规定。因此要求每个实验室在使用一批新的鲎试剂进行供试品干扰试验或供试品细菌内毒素检查前必须进行鲎试剂灵敏度复核试验。

（1）细菌内毒素标准溶液的制备　取细菌内毒素国家标准品或工作标准品一支，轻弹瓶壁使粉末落入瓶底，然后用砂轮在瓶颈上部轻轻划痕，75%乙醇棉球擦拭后启开，启开过程中应防止玻璃屑落入瓶内。按照供试品说明书，加入规定量的细菌内毒素检查用水溶解其内容物，用封口膜将瓶口封严，置旋涡混合器上混匀 15 分钟。然后进行稀释，制备成 4 个浓度的细菌内毒素标准溶液，即 2λ、1λ、0.5λ、0.25λ（λ 为所复核的鲎试剂的标示灵敏度），每稀释一步均应在旋涡混合器上混匀 30 秒钟（详细过程请参见供试品使用说明书）。若使用的为细菌内毒素国家标准品，可按其使用说明书将其稀释至规定浓度后分装、保存。若为细菌内毒素工作标准品，为一次性使用。

（2）待复核鲎试剂的准备　取规格为 0.1ml/支的鲎试剂 18 支，轻弹瓶壁使粉末落入瓶底，用砂轮在瓶颈轻轻划痕，75%乙醇棉球擦拭后启开备用，防止玻璃屑落入瓶内。每支加入 0.1ml 检查用水溶解，轻轻转动瓶壁，使内容物充分溶解，避免产生气泡。若待复核鲎试剂的规格不是 0.1ml/支时，取若干支按其标示量加入检查用水复溶，充分溶解后将鲎试剂溶液混合在一起，然后分装到 10mm×75mm 凝集管中，0.1ml/支，要求至少分装 18 支管备用。

（3）加样　将已充分溶解的待复核鲎试剂 18 支（管）放在试管架上，排成 5 列，其中 4 列 4 支（管），1 列 2 支（管）。4 支（管）4 列每列每支分别加入 0.1ml 2λ、1λ、0.5λ、0.25λ 的内毒素标准溶液；另 2 支（管）加入 0.1ml 检查用水。将鲎试剂用封口膜封口，轻轻振动混匀，避免产生气泡，连同试管架放入 37℃±1℃ 水浴或适宜恒温器中，试管架保持水平状态，保温（60±2）分钟。

（4）观察并记录结果　将试管架从水浴中轻轻取出，避免震动，将每管拿出缓缓倒转 180°观察，若管内形成凝胶，且凝胶不变形，不从管壁滑脱者为阳性，记录为（+）；未形成凝胶或形成的凝胶不坚实、变形并从管壁滑脱者为阴性，记录为（−）。保温和拿取试管过程应避免受到震动造成假阴性结果。

（5）实验结果计算　当细菌内毒素含量为 2λ 的 4 管均为阳性，含量为 0.25λ 的 4 管均为阴性，阴性对照为阴性时实验为有效，按下式计算反应终点浓度的几何平均值，即为鲎试剂灵敏度的测定值（λ_c）

$$\lambda_c = \lg^{-1}\left(\sum X / n\right)$$

式中，X 为反应终点浓度的对数值，反应终点浓度是指系列递减的内毒素标准溶液浓度中最后一个呈阳性结果的浓度；n 为每个浓度的平行管数，按上所述，则 $n=4$。

当 λ_c 在 $0.5\lambda \sim 2\lambda$（包括 0.5λ 和 2λ）时，判定该批鲎试剂灵敏度复核合格，方可用于干扰试验和细菌内毒素检查，并以 λ（标示灵敏度）为该批鲎试剂的灵敏度。

例 7-1 如待复核鲎试剂标示灵敏度为 0.125EU/ml。

实验结果如下。

表 7-6 鲎试剂灵敏度复核实验结果

内毒素浓度（EU/ml）		0.25	0.125	0.0625	0.031	阴性对照	反应终点浓度
重复 管数	1	+	+	−	−		0.125
	2	+	−	−	−		0.25
	3	+	+	+	−	/	0.0625
	4	+	+	+	−	/	0.0625

$$\lambda_c = \lg^{-1}\left(\sum X / 4\right)$$
$$= \lg^{-1}[(\lg 0.125 + \lg 0.25 + \lg 0.0625 + \lg 0.0625)/4]$$
$$= 0.105(EU/ml)$$

λ_c 在 $0.5\lambda \sim 2\lambda$ 范围内，符合规定。以标示灵敏度 0.125EU/ml 为该批鲎试剂的灵敏度。

2. 干扰试验 干扰试验的目的是确定供试品在多大的稀释倍数或浓度下对内毒素和鲎试剂的反应不存在干扰作用，为能否使用细菌内毒素检查法提供依据。并且验证当供试品的配方和工艺有变化，鲎试剂来源改变或供试品阳性对照结果呈阴性时供试品是否存在干扰作用。

由于干扰试验检验的是在供试品存在的情况下内毒素与鲎试剂的反应是否正常，与所使用鲎试剂的灵敏度无关，因此在干扰试验中原则上可使用任一灵敏度的鲎试剂。但建议使用较低灵敏度（如 0.5EU/ml 或 0.25EU/ml）的鲎试剂，可尽量避免供试品所含的内毒素对干扰试验造成的阳性影响。

（1）干扰试验预试验 预试验的目的是初步确定供试品的最大不干扰浓度（当限值以 EU/mg 或 EU/U 表示）或最小不干扰稀释倍数（当限值以 EU/ml 表示），为正式干扰试验提供依据。

将内毒素检查阴性的供试品进行一系列倍数的稀释，但最大的稀释倍数不得超过 MVD。（MVD=cL/0.03，0.03EU/ml 为现今我国市售鲎试剂的最高灵敏度）。

使用鲎试剂对每一稀释倍数进行检验。每一稀释倍数下做 2 支供试品管和 2 支供试品阳性对照（即用该浓度的供试品稀释液将内毒素供试品制成 2λ 浓度）。另取 2 支加入细菌内毒素检查用水作为阴性对照，2 支加入 2λ 浓度的内毒素标准溶液作为阳性对照。

供试品阳性对照溶液制备举例如下。制备稀释倍数为 4 的供试品阳性对照液方法：取 0.3ml 浓度为 4.0λEU/ml 的内毒素标准液+0.3ml 稀释倍数为 2 的供试品稀释液→制得 0.6ml 含 2λEU/ml 内毒素标准液的稀释倍数为 4 的供试品稀释液。

保温（60±2）分钟后，观察并记录结果。

当阴性对照为阴性，阳性对照为阳性时，试验为有效。当系列浓度中出现供试品溶液 2 管为阴性，供试品阳性对照 2 管为阳性时，认为供试品在该浓度下不干扰试验，此稀释倍数即为最小不干扰稀释倍数，即可选择该稀释倍数进行正式干扰试验。当系列浓度中所有浓度的供试品管都不为阴性，或供试品阳性对照管不为阳性时，说明供试品对内毒素与鲎试剂的反应存在干扰，则应对供试品进行更大倍数稀释（不得超过 MVD=cL/0.03），或通过其他适宜的方法（如过滤、中和、透析或加热处理等）排除干扰。为确保所选择的处理方法能有效地排除干扰且不会使内毒素失去活性，要使用预先添加了标准内毒素再经过处理的供试品溶液进行干扰试验。当供试品的内毒素限值单位为 EU/mg 或 EU/U 时，应将最小不干扰稀释倍数换算成最大不干扰浓度（即该稀释倍数下溶液的浓度），以 mg/ml 或 U/ml 表示。

例 7-2 某注射液细菌内毒素限值为 2.5EU/ml，按 MVD=cL/0.03 计算出灵敏度为 0.03EU/ml 下的 MVD 为 83 倍，将供试品溶液稀释一系列进行检验，用灵敏度为 0.25EU/ml 的鲎试剂进行预实验。结果如下：

表 7-7　干扰试验预试验结果

稀释倍数	原液	5	10	20	40	80
供试品溶液	—	—	—	—	—	—
供试品阳性对照	—	—	—	++	++	++

如上结果可初步确定该样品的最小不干扰稀释倍数为 20 倍，可在此浓度下进行正式干扰试验。

（2）干扰试验　干扰试验目的是检验在某一浓度下的供试品对于鲎试剂与内毒素的反应有无干扰作用。

制备内毒素标准对照溶液：操作同鲎试剂灵敏度复核。

制备含内毒素的供试品溶液：将供试品稀释至预实验中确定的不干扰稀释倍数，再用此稀释液将配制内毒素标准对照溶液的同一支细菌内毒素标准品稀释成 4 个浓度即 2λ、1λ、0.5λ、0.25λ 的含内毒素的供试品溶液。

例 7-3 制备稀释倍数为 20 的含 2λEU/ml 内毒素的供试品溶液。

取一定量浓度为 4λEU/ml 的内毒素标准液与等体积稀释倍数为 10 的供试品稀释液混匀，即得含 2λEU/ml 内毒素的稀释倍数为 20 的供试品稀释液。

准备 36 支 0.1ml/支的鲎试剂（操作同鲎试剂灵敏度复核），取其中 18 支（管）放在试管架上，排成 5 列，4 列 4 支（管），1 列 2 支（管）。其中的 4 支 4 列每列每支分别加入 0.1ml 的 2λ、1λ、0.5λ、0.25λ 的内毒素标准对照溶液，另一列 2 支（管）加入 0.1ml 检查用水作为阴性对照。将另外 18 支（管）鲎试剂放在试管架上，排成 5 列，4 列 4 支（管），1 列 2 支（管）。其中的 4 支 4 列每列每支分别加入 0.1ml 含 2λ、1λ、0.5λ、0.25λ 的含内毒素的供试品溶液，另一列 2 支（管）加入 0.1ml 供试品溶液作为样品阴性对照。加样结束后，用封口膜封口，轻轻振动混匀，避免产生气泡，连同试管架放入 37℃±1℃水浴或适宜恒温器中，保温（60±2）分钟后，观察并记录结果。

（3）实验结果计算　　如两组最大浓度 2λ 均为阳性，最低浓度 0.25λ 均为阴性，两组阴性对照 4 管均为阴性时，按下式计算用检查用水制成的内毒素标准溶液的反应终点浓度的几何平均值（E_s）和用供试品溶液或其稀释液制成的内毒素溶液的反应终点浓度的几何平均值（E_t）。

$$E_s = \lg^{-1}\left(\sum X_s / 4\right)$$

$$E_t = \lg^{-1}\left(\sum X_t / 4\right)$$

式中，X_s、X_t 分别为检查用水和供试品溶液或其稀释液制成的内毒素溶液的反应终点浓度的对数值（lg）。

（4）结果判断　　当 E_s 在 0.5λ～2.0λ（包括 0.5λ 和 2.0λ）时，且 E_t 在 $0.5E_s$～$2.0E_s$（包括 $0.5E_s$ 和 $2.0E_s$）时，则认为供试品在该浓度下不干扰试验，可在该浓度下对此供试品进行细菌内毒素检查。

当 E_t 不在 $0.5E_s$～$2.0E_s$（包括 $0.5E_s$ 和 $2.0E_s$）时，则认为供试品在该浓度下干扰试验。应使用适宜方法排除干扰，如对供试品进行更大倍数的稀释，是排除干扰因素的简单有效方法。建立新品种细菌内毒素检查方法时，每个厂家至少取 3 个批号（不包括亚批）的供试品，用两个以上鲎试剂生产厂家的鲎试剂进行干扰试验。

例 7–4　某注射液干扰试验预实验中初步确定其最小不干扰稀释倍数为 20 倍，使用灵敏度为 0.25EU/ml 的鲎试剂检测供试品是否对内毒素检查存在干扰。

表 7–8　干扰试验结果

内毒素浓度（EU/ml）	0.50	0.25	0.125	0.0625	阴性对照	反应终点浓度
内毒素标准溶液	+	+	+	−	−	0.125
	+	+	+	−	−	0.125
	+	+	+	−	/	0.125
	+	+	+	−	/	0.125
含内毒素的供试品溶液	+	+	−	−	−	0.25
	+	+	−	−	−	0.25
	+	+	−	−	/	0.25
	+	+	−	−	/	0.25

$$E_s = \lg^{-1}\left(\sum X_s / 4\right)$$
$$= \lg^{-1}[(\lg 0.125 + \lg 0.125 + \lg 0.125 + \lg 0.125)/4]$$
$$= 0.125(\text{EU/ml})$$

$$E_t = \lg^{-1}\left(\sum X_t / 4\right)$$
$$= \lg^{-1}[(\lg 0.25 + \lg 0.25 + \lg 0.25 + \lg 0.25)/4]$$
$$= 0.25(\text{EU/ml})$$

E_t 在 $0.5E_s \sim 2.0E_s$ 范围内，说明该供试品进行 20 倍稀释后确已排除干扰作用，在低于或等于此浓度的情况下即可使用细菌内毒素检查法。

3. 凝胶限度试验 在凝胶限度法细菌内毒素检查中，每批供试品必须做 2 支供试品管和 2 支供试品阳性对照，同时每次试验须做 2 支阳性对照和 2 支阴性对照。

（1）操作方法 首先计算 MVD，根据 MVD 以检查用水将供试品进行稀释，作为供试品溶液，相邻浓度间稀释倍数不得大于 10，最终稀释倍数不得超过 MVD。制备含 2λEU/ml 内毒素的供试品溶液（操作同干扰试验），作为供试品阳性对照溶液。用检查用水将内毒素标准品稀释制成 2λ 浓度的内毒素标准溶液，作为阳性对照溶液。阴性对照液即细菌内毒素检查用水。

准备 8 支（管）0.1ml/支的鲎试剂（操作同鲎试剂灵敏度复核），溶解后，其中 2 支加入 0.1ml 供试品溶液（其稀释倍数不得超过 MVD）作为供试品管；2 支加入 0.1ml 供试品阳性对照溶液作为供试品阳性对照管；2 支加入 0.1ml 阳性对照溶液作为阳性对照管；2 支加入 0.1ml 检查用水作为阴性对照。将试管中溶液轻轻混匀后，用封口膜封闭管口，垂直放入 37℃±1℃水浴或适宜恒温器中，保温（60±2）分钟。保温和取放试管过程应避免受到震动造成假阴性结果。

（2）结果判断 当阳性对照、供试品阳性对照都为阳性且阴性对照为阴性时，实验方为有效。若供试品 2 管均为阴性，认为该供试品符合规定；如供试品 2 管均为阳性，应认为不符合规定；如 2 管中一管为阳性，1 管为阴性，按上述方法另取 4 支供试品管复试，4 管中如有 1 管为阳性，即认为不符合规定。若第一次实验时供试品的稀释倍数小于 MVD 而结果出现 2 管均为阳性或 2 管中一管为阳性时，按同样方法重新进行实验，实验时要求将其稀释至 MVD。

4. 凝胶半定量试验 半定量试验是使用凝胶法估测供试品中内毒素含量的方法。系利用供试品系列与鲎试剂反应的终点浓度计算出供试品中内毒素的含量。

（1）操作方法 用检查用水将供试品溶液从已确定的不干扰浓度或稀释倍数下开始进行对倍稀释，制备成 2、4、8 等 n 个稀释倍数浓度，但最大稀释倍数不得超过所使用鲎试剂的 MVD。n 可根据实验设计不同确定。内毒素标准对照溶液的制备（操作同鲎试剂灵敏度复核）。阴性对照液即细菌内毒素检查用水。

准备 12+2n 支（管）0.1ml/支或分装好的鲎试剂（操作同鲎试剂灵敏度复核），溶解后，将准备好的鲎试剂取其中 10 支（管）放在试管架上，排成 5 列，每列 2 支（管）。其中 4 列每列每支分别加入 0.1ml 的 2λ、1λ、0.5λ、0.25λ 的内毒素标准溶液，另一列 2 支（管）加入 0.1ml 检查用水作为阴性对照。将另外 2n 支（管）鲎试剂放在试管架上，排成 n 列，每列 2 支（管）。每列每支分别加入 0.1ml 一个浓度的供试品溶液。另 2 支（管）加入 0.1ml 供试品阳性对照溶液作为供试品阳性对照（PPC）。

将试管中溶液轻轻混匀后，用封口膜封闭管口，垂直放入 37℃±1℃ 水浴或适宜恒温器中，保温（60±2）分钟。保温和取放试管过程应避免受到震动造成假阴性结果。

（2）实验结果计算　如内毒素标准系列最大浓度 2λ 均为阳性，最低浓度 0.25λ 均为阴性，阴性对照均为阴性，供试品阳性对照为阳性时，按下式计算内毒素标准溶液的反应终点浓度的几何平均值（λ_t）和供试品系列溶液反应终点浓度的几何平均值（c_E）。

$$\lambda_t = \lg^{-1}\left(\sum X_t / 2\right)$$
$$c_E = \lg^{-1}\left(\sum X_E / 2\right)$$

式中，X_t 为内毒素溶液的反应终点浓度的对数值；X_E 为供试品溶液的反应终点浓度的对数值。每个系列的反应终点浓度即每一系列稀释中呈阳性结果的最大稀释倍数 D 乘以鲎试剂标示灵敏度 λ，所有平行管反应终点浓度的几何平均值即为供试品溶液的内毒素浓度。

（3）结果判断　当 λ_t 在 0.5λ～2λ 之间，试验方为有效。供试品的内毒素含量即为供试品系列反应终点浓度的几何平均值。如果试验检验的是供试品的稀释液，则计算原始溶液内毒素浓度时要将结果乘上稀释倍数。如试验中供试品溶液的结果都为阴性，应记为内毒素浓度小于 λ（如果检验的是稀释过的供试品，则记录为小于 λ 乘以该供试品的最低稀释倍数）。如果结果都为阳性，应记为内毒素的浓度大于或等于最大的稀释倍数乘以 λ。若内毒素浓度小于规定的限值，判供试品符合规定。若内毒素浓度大于或等于规定的限值，判供试品不符合规定。

例 7-5　某注射液干扰试验已确定其最小不干扰稀释倍数为 20 倍，其内毒素限值为 10EU/ml，现使用灵敏度为 0.03EU/ml 的鲎试剂检测供试品中的内毒素含量。

$$MVD = c \cdot L/\lambda = 1.0 \times 10/0.03 \approx 320 \text{ 倍}$$

将供试品溶液先稀释至 20 倍后，再进行对倍稀释。将 20 倍稀释液再稀释 2、4、8、16 倍，同时制备内毒素标准系列。

表 7-9　试验结果

内毒素浓度（EU/ml）	0.0625	0.03	0.015	0.0075	阴性对照		反应终点浓度
内毒素标准溶液结果	+	−	−	−	−		0.0625
	+	−	−	−	−		0.0625
供试品稀释倍数	1	2	4	8	16	PPC	反应终点稀释倍数 D	反应终点浓度（D×λ）
供试品系列结果	+	+	+	+	−	+	8	0.24
	+	+	+	−	−	+	4	0.12

$$\lambda_t = \lg^{-1}\left(\sum x_t / 2\right)$$
$$= \lg^{-1}[(\lg 0.062\,5 + \lg 0.062\,5) / 2]$$
$$= 0.062\,5\,EU/ml$$

$$c_E = \lg^{-1}\left(\sum x_E / 2\right)$$
$$= \lg^{-1}[(\lg 0.24 + \lg 0.12) / 2]$$
$$= 0.170\,EU/ml$$

λ_t 在 $0.5\lambda \sim 2\lambda$ 之间，试验为有效。供试品 20 倍稀释液的内毒素含量为 0.170EU/ml。由于供试品先被稀释了 20 倍，因此供试品的内毒素含量为 0.170×20= 3.40EU/ml，低于规定的内毒素限值，此批注射液内毒素检查项符合规定。

（五）光度测定法

光度测定法分为浊度法和显色基质法。浊度法分为终点浊度法和动态浊度法，显色基质法也分为终点显色法和动态显色法。针对不同的方法，应配置相应的测定仪器。在实验开始前，应根据仪器的说明和实验的设计设定反应时间、反应温度（一般为 37℃±1℃）、检测波长等相关系数。供试品和鲎试剂的分装加样量、供试品和鲎试剂的比例以及保温时间等，需参照所用仪器和试剂的有关说明进行。

1. 标准曲线的可靠性试验　当使用新批号的鲎试剂或试验条件发生了任何可能会影响检验结果的改变时，需进行标准曲线的可靠性试验。

（1）实验操作　用检查用水将标准内毒素溶解稀释，并制成至少 3 个浓度内毒素标准系列的稀释液（相邻浓度间稀释倍数不得大于 10），如 10，1，0.1EU/ml 或 0.5、0.25、0.125、0.0625、0.03EU/ml，但最低浓度不得低于所用鲎试剂的标示检测限，稀释操作方法同凝胶法。每一浓度至少做 3 支平行管，并要求同时做 2 支阴性对照。根据所制备的标准曲线中浓度的个数来计算所需要的鲎试剂体积。

由于凝胶法鲎试剂和光度测定法鲎试剂在工艺上有所不同，因此在进行光度测定法检测时需使用专用鲎试剂而不能用凝胶法鲎试剂代替。光度测定法鲎试剂都为 0.5ml 以上装量，在溶解后需将所有鲎试剂混合在一起，备用。

将溶解后的鲎试剂按仪器要求的体积分装到仪器配置的反应容器中，如小试管或微孔板。再加入要求体积的标准内毒素溶液和阴性对照，轻轻混匀，避免产生气泡，然后将反应容器放入光度测定仪中进行反应。

（2）结果判断 当阴性对照的反应时间大于标准曲线最低浓度的反应时间，将全部数据进行线性回归分析。根据线性回归分析，标准曲线的相关系数（r）的绝对值应大于或等于 0.980，试验方为有效。否则须重新试验。

2. 干扰试验 干扰试验的目的同凝胶法干扰试验。当鲎试剂、供试品的来源、配方、生产工艺改变或试验环境中发生了任何有可能影响试验结果的变化时，须重新进行干扰试验。

（1）实验操作 标准曲线的制备同标准曲线的可靠性试验。

用检查用水将供试品进行一系列的稀释，但不得超过 MVD，作为供试品溶液。

选择标准曲线中点或一个靠近中点的内毒素浓度，设为 λ_m，作为添加到供试品中的标准内毒素浓度，配成系列含标准内毒素的供试品溶液。

例 7–6 如使用的标准曲线为 50、5、0.5、0.05EU/ml 的标准系列，选择 0.5EU/ml 浓度作为 λ_m。现需制备稀释倍数为 4 的供试品阳性对照液。可取一份浓度为 1.0EU/ml 的内毒素标准液与等体积稀释倍数为 2 的供试品稀释液混匀，即得含 0.5EU/ml 内毒素标准的稀释倍数为 4 的供试品稀释液。也可按仪器或试剂厂商提供的其他方法配制。

根据标准曲线及供试品浓度个数来计算所需要的鲎试剂体积。鲎试剂溶解后需混合在一起，备用。

标准曲线每个浓度不少于 2 支平行管，供试品每个浓度不少于 2 支平行管，同时供试品每个浓度的样品阳性对照也不少于 2 支平行管。并用检查用水做 2 支阴性对照。将鲎试剂按仪器要求的体积分装到仪器配置的反应容器中，再将标准内毒素溶液、供试品、供试品阳性对照和阴性对照也按要求的体积加入到反应容器中，轻轻混匀，避免产生气泡，然后将反应容器放入光度测定仪中进行反应。

（2）实验结果计算 当反应完毕后，仪器自动生成标准曲线并按所得线性回归方程分别计算出供试品溶液和含标准内毒素的供试品溶液的内毒素含量 c_t 和 c_s，按下式计算供试品每一浓度的回收率（R）。

$$R = (c_s - c_t) / \lambda_m \times 100\%$$

（3）结果判断 当阴性对照的反应时间大于标准曲线最低浓度的反应时间，标准曲线的相关系数（r）的绝对值大于或等于 0.980，试验有效。

当供试品的内毒素的回收率在 50%～200% 范围时，则认为在此浓度下供试品溶液不存在干扰作用。

当供试品系列的内毒素的回收率都不在指定的范围内，可重新制备最低浓度（λ）更低的标准曲线（但不得超过使用鲎试剂的最低检测限），从而提高 MVD，将供试品进行更大倍数的稀释来排除干扰。或按"凝胶法干扰试验"中提及的其他适宜方法去除干扰因素，并要重复干扰试验来验证处理的有效性。

3. 操作方法

（1）实验操作　标准曲线的制备操作同标准曲线的可靠性试验。

将供试品稀释至一个已证实无干扰作用的浓度，并同时制备该浓度下的供试品阳性对照溶液。

根据标准曲线浓度个数及供试品数量来计算所需的鲎试剂体积。鲎试剂溶解后需混合在一起，备用。

标准曲线每个浓度不少于 2 支平行管，供试品不少于 2 支平行管，供试品阳性对照也不少于 2 支平行管。并用检查用水做 2 支阴性对照。

将鲎试剂按仪器要求的体积分装到仪器配置的反应容器中，再将标准内毒素溶液、供试品、供试品阳性对照和阴性对照也按要求的体积加入到反应容器中，轻轻混匀，避免产生气泡，然后将反应容器放入光度测定仪中进行反应。

（2）结果判断　当反应完毕后，使用标准曲线来计算供试品的每一个平行管的内毒素浓度。

试验必须符合以下 3 个条件方为有效。

① 标准曲线的结果要符合"标准曲线的可靠性试验"中的要求。

② 供试品该浓度下的内毒素回收率要在 50%～200% 的范围内。

③ 阴性对照的反应时间大于标准曲线最低浓度的反应时间。

若供试品溶液所有平行管的平均内毒素浓度乘以稀释倍数后，小于规定的内毒素限值，判供试品符合规定。若大于或等于规定的内毒素限值，判供试品不符合规定。

第五节　抗生素微生物检定法

抗生素微生物检定法系在适宜条件下，根据量反应平行线原理设计，通过检测抗生素对微生物的抑制作用，计算抗生素活性（效价）的方法。

抗生素微生物检定包括两种方法，即管碟法和浊度法。

测定结果经计算所得的效价，如低于估计效价的 90% 或高于估计效价的 110% 时，应调整其估计效价，重新试验。

除另有规定外，本法的可信限率不得大于 5%。

抗生素效价以"单位（u）"或"微克（μg）"表示。

一、管碟法

管碟法即琼脂扩散法，是利用抗生素在摊布特定试验菌的固体培养基内成球面形扩散，形成含一定浓度抗生素球形区，抑制了试验菌的繁殖而呈现出透明的抑菌圈。此法系根据抗生素在一定浓度范围内，对数剂量与抑菌圈直径（面积）呈直线关系而设计，通过检测抗生素对微生物的抑制作用，比较标准品与供试品产生抑菌圈的大小，计算出供试品的效价。

（一）仪器与用具

1. 操作室　光线明亮，操作室应分为两部分，彼此分开，其中一部分为一般操作室，一部分为半无菌操作室。半无菌操作室应设有紫外线灭菌灯，并附设空气净化（空气净化级别为 100～10000 级）及空调设备，控制室温在 20～25℃，达到无菌或半无菌状态。操作台应稳固，台面用玻璃板，并用水平仪调节至水平。注意操作，避免室内抗生素污染。

2. 双碟　内径约 90mm，高 16～17mm 硬质玻璃或塑料培养平皿，碟底厚薄均匀，水平透明，无色斑气泡。碟底平度检查，可将双碟放在水平台上，下垫一张白纸，碟内加水 2～3ml，再滴加蓝墨水，观察蓝色深浅是否一致。用过的双碟经高压灭菌倒出培养基后，置清洗液中浸泡过夜，冲洗，沥干，至 150～160℃干热灭菌 2 小时或高压 121℃蒸气灭菌 30 分钟，备用。

3. 陶瓦盖　内径约 103mm，外径 108mm，平坦，吸水性强，应定期清洗、干燥或干热灭菌。

4. 钢管　内径 6.0mm±0.1mm，高 10.0mm±0.1mm；外径 8.0mm±0.1mm 或 7.8mm±0.1mm，每套钢管重量差异不超过±0.05g，内外壁及两端面光洁平坦，管壁厚薄一致。每次使用后应置 1:1000 苯扎溴铵溶液内，浸泡 2 小时以上，灭菌后再洗涤，先用水洗涤，超声波超声 30 分钟或用沾有去污粉的纱布条串擦内外壁，水冲洗，沥干，再用蒸馏水冲洗 3 次后，置带盖的容器内，在 150～160℃干热灭菌 2 小时，备用。

5. 钢管放置器　有 6 孔和 4 孔两种。放置于无菌或半无菌室的操作平台上，钢管下落时应垂直平稳、位置正确。双碟升降平稳。应保持清洁，防止抗生素污染。可定期用 75%乙醇棉球擦拭落管筒及储管杯。置钢管的玻璃管应定期干烤灭菌。

6. 恒温培养箱　以隔水式为宜，温度平稳，波动小。设置漂移温度为 35～37℃或 24～26℃，依各品种要求而定，箱内网状隔板上放置带孔的玻璃板并调整水平。

7. 灭菌刻度吸管　用于吸取菌液及培养基。使用后应立即置 5%苯酚或 1:1000

苯扎溴铵溶液中消毒后，再按玻璃容器的常规洗涤法洗涤。洗涤沥干后在吸口处塞入脱脂棉（松动，透气），置适宜容器中，在 120℃以上干热灭菌 2 小时或 121℃蒸气灭菌 30 分钟，烘干备用。

8. 玻璃容器 包括定量移液管、刻度吸管、容量瓶等，均应符合"常用玻璃量器国家计量检定规程"的规定。每次使用前用清洁液浸泡，水冲洗，并用蒸馏水或去离子说冲洗 3 次，沥干。

9. 称量瓶 重量在 10g 以下。用毕先用水冲洗、沥干，置清洁液浸泡 2 小时以上，然后分别用水、蒸馏水或去离子说冲洗 3 次，置洁净平皿中，在 120℃干热灭菌 3 小时，待冷至 60～70℃时，取出置于干燥器中备用。

10. 滴管 用玻璃管拉制，管口光滑。使用前在清洁液浸泡，分别用水、蒸馏水后去离子水冲洗 3 次，置适宜容器中，在 120℃干燥 3 小时后备用。

11. 天平 分析天平，精密度 0.1mg，经计量检定。

12. 抑菌圈直径（面积）测量仪 应符合"抑菌圈测量仪检定规程"的规定。

13. 游标卡尺 精度 0.05mm，长度 125mm。

14. 超净工作台 有效工作面局部洁净度 100 级。用于试验菌的接种传代或菌悬液制备。超净工作台须置洁净工作室或半无菌室内。

（二）试液

1. 灭菌缓冲液 制备缓冲液的试剂应为分析纯，配制后的缓冲液应澄明，分装于玻璃容器内，经 121℃蒸气灭菌 30 分钟备用。

2. 磷酸盐缓冲液（pH 5.6） 取磷酸二氢钾 9.07g，加水使成 1000ml，用 1mol/L 氢氧化钠溶液调节 pH 至 5.6，滤过，在 115℃灭菌 30 分钟。

3. 磷酸盐缓冲液（pH 6.0） 取磷酸氢二钾 2g 与磷酸二氢钾 8g，加水使成 1000ml，滤过。

4. 磷酸盐缓冲液（pH 7.0） 取磷酸氢二钠（$Na_2HPO_4 \cdot 12H_2O$）9.39g 与磷酸二氢钾 3.5g，加水使成 1000ml，滤过。

5. 磷酸盐缓冲液（pH 7.8） 取磷酸氢二钾 5.59g 与磷酸二氢钾 0.41g，加水使成 1000ml，滤过。

6. 磷酸盐缓冲液（pH 10.5） 取磷酸氢二钾 35g，加氢氧化钾液，加水使成 1000ml，滤过。

（三）培养基

配制培养基的各成分原料质量对抑菌圈边缘清晰度及试验结果影响较大，因此应对原材料进行预试验，挑选适当的品牌使用。

制成的培养基不应有沉淀，如产生沉淀，可在配制培养基后，于 115℃加热

20 分钟熔化，趁热用纸浆减压或适宜方法过滤，调整 pH，分装灭菌备用。

《中国药典》2015 年版四部通则 1201 中收载了 13 种不同处方的培养基及制备方法。目前，已有市售干燥培养基，使用方便。临用时按照使用说明进行配制，但应注意核对培养基的 pH，必要时需调节 pH，使其符合规定。另外，市售干燥培养基的质量也存在差异，注意选择合适的产品。

（四）试验菌

1. 菌种的复苏　检定用标准菌种为冷冻干燥品，由中国食品药品检定研究院提供。

取冻干菌种管、灭菌 1ml 毛细滴管、双碟、镊子、营养肉汤培养基、营养琼脂斜面，移入接种室操作台或超净工作台。

将冻干菌种管外壁用碘酒（碘伏）擦拭消毒，稍干，用 75%乙醇棉球擦净，放在灭菌双碟内，待干。点燃酒精灯，将菌种管的封口一端在火焰上烧灼红热，用灭菌毛细滴管吸取营养肉汤培养基，滴在上述灼热的菌种管封口端，使其骤冷炸裂。

取灭菌镊子，在酒精灯火焰上方，将炸裂的管口打开，放入灭菌双碟内，另取 1 支灭菌毛细滴管，在火焰旁吸取营养肉汤少许，加至菌种管底部，将冻干菌块搅动使其溶解，随即吸出管内菌液，分别接种至营养琼脂斜面及普通肉汤内，并将毛细滴管及菌种管投入消毒液内，将已接种的营养琼脂斜面置 35～37℃培养 22～24 小时。

取出培养物，仔细观察菌苔形态、有无杂菌，涂片并进行革兰染色镜检，如呈典型菌落，则转种 3 代即可使用。菌落不典型时，可进行平板分离单菌落。

2. 菌种的接种与保存　准备需用的培养基，培养基应新鲜制备，如斜面已无冷凝水者，不宜再使用。在标签上注明菌名及接种日期。从冷藏箱中取出菌种斜面后，应在室温放置约 30 分钟，待温度平衡后再移入接种室或超净工作台。

点燃酒精灯或煤气灯等，左手握住菌种斜面，将管口靠近火焰上方，右手拿接种棒后端，将接种环烧红约 30 秒，随后将接种棒金属部分在火焰上烧灼，往返通过 3 次。右手用无名指、小指及掌部夹住管塞，左手将管口在火焰上旋转烧灼，右手再轻轻拔开管塞，将接种环伸入管内先在近壁的琼脂斜面上靠一下，稍冷却再移至菌苔上，刮取少量菌苔，随即取出接种棒，并将菌种管口移至火焰上方。塞上管塞，左手将菌种管放下，取营养琼脂斜面 1 支，照上述操作打开管塞，将接种环伸入管内至琼脂斜面的底部，由底向上，将接种环轻贴斜面的表面曲折蛇形移动，使细菌接种在斜面的表面上。

取出接种环，在火焰上方将培养基管盖上塞子，然后将接种过细菌的接种环在火焰上烧灼灭菌。

将已接种的细菌管置 35～37℃培养 22～24 小时，霉菌管一般置 24～25℃霉菌培养箱内培养 7 天。培养后放入 4℃冷藏箱内保存，一般 1～3 个月转种一次。

（五）菌悬液的制备

1. 枯草芽孢杆菌 [*Bacillus subtilis* CMCC（B）63 501] 悬液 取枯草芽孢杆菌工作用菌种营养琼脂斜面培养物，加灭菌水 1～2ml 将菌苔洗下，制成悬液，用吸管将此悬液接种至盛有营养琼脂培养基的扁培养瓶内，均匀摊布，在 35～37℃培养 7 天。取菌苔少许涂片，革兰染色镜检，应有芽孢 85%以上，用灭菌水 10ml 将芽孢洗下，制成芽孢悬液，合并至灭菌大试管内，在 65℃水浴中加热 30 分钟将菌体杀死，待冷后置 4℃冷藏箱贮藏，此菌液为浓菌液。取上述浓溶液，用灭菌水 1:3 稀释至灭菌试管中，冷藏箱保存备用。

2. 短小芽孢杆菌 [*Bacillus pumilus* CMCC（B）63 202] 悬液 取短小芽孢杆菌工作用菌种营养琼脂斜面培养物，照枯草芽孢杆菌悬液项下的方法制备芽孢悬液。

3. 金黄色葡萄球菌 [*Staphylococus aureus* CMCC（B）26 003] 悬液 取金黄色葡萄球菌工作用菌种营养琼脂斜面培养物，用接种环取菌苔少许接种至营养琼脂斜面上，在 35～37℃培养 22～24 小时，临用时，用灭菌水将菌苔洗下，制成悬液。置 4℃冷藏箱保存，可使用 3 天。

4. 藤黄微球菌 [*Micrococcus luteus* CMCC（B）28 001] 悬液 取藤黄微球菌工作用菌种营养琼脂斜面培养物，用 1ml 培养基Ⅲ将菌苔洗下，用吸管移至盛有营养琼脂培养基的扁培养瓶中，均匀摊布，将培养瓶倒置于培养箱中 26～27℃培养 24 小时取出，用吸管吸取培养基Ⅲ或 0.9%灭菌氯化钠溶液 5ml 至培养瓶中，将菌苔洗下，合并菌液至灭菌大试管中备用。置 4℃冰箱中保存，可使用 1～2 个月。

5. 大肠埃希菌 [*Eschehchia coli* CMCC（B）44 103] 悬液 取大肠埃希菌工作用菌种营养琼脂斜面培养物，照金黄色葡萄球菌悬液项下的方法制备菌悬液，供当日使用。

6. 肺炎克雷伯菌 [*Klebosiella pneumoniae* CMCC（B）46 117] 悬液 取肺炎克雷伯菌工作用菌种营养琼脂斜面培养物，照金黄色葡萄球菌悬液项下的方法制备菌悬液，供当日使用。

7. 啤酒酵母菌 [*Saccharomyces cerevisiae* ATCC 9736] 悬液 取啤酒酵母菌的Ⅴ号培养基琼脂斜面培养物，用接种环取菌苔少许接种于Ⅳ号培养基斜面上，在 32～35℃培养 24 小时，用灭菌水将菌苔洗下，放至含有灭菌玻璃珠的试管中，振摇均匀，以当日使用为宜。

试验菌的菌龄对抑菌圈边缘清晰度有一定影响，应保持菌种新鲜。对易变异的菌株如藤黄微球菌等，宜在制备菌液前进行单菌落的分离，选择典型菌落以保持菌悬液中菌群的一致性，以使所得的抑菌圈边缘清晰、整齐。

（六）操作方法

1. 称量 称量前先将供试品从冰箱中取出，使其温度与室温平衡。

供试品与标准品的称量应使用同一架天平；对于吸湿性较强的抗生素，应在称量前 1～2 小时更换天平内干燥剂。

供试品与标准品的称量尽量一次取样称取，不得将已取出的称取物倒回原容器内。供试品的称取量不得少于 20mg，取样后立即将盛有样品的称量瓶或适宜的容器用盖盖好，以免吸水。

称样量的计算公式为

$$W = \frac{V \cdot c}{P}$$

式中，W 为需称取供试品或供试品的重量（mg）；

V 为溶解供试品或供试品制成浓溶液时用容量瓶的体积（ml）；

c 为供试品或供试品浓溶液的浓度（u/ml 或 μg/ml）；

P 为供试品的纯度或供试品的估计效价（u/mg 或 μg/mg）。

2. 稀释 稀释操作应遵照容量分析的操作规程进行。

用于溶解及稀释供试品的容量瓶和移液管等玻璃量器，应按"常用玻璃量器国家计量检定规程"进行标定，符合 A 级的要求。每步稀释，量取量不得少于 2ml，稀释步骤一般不超过 3 步。

量取供试品溶液尽量使用刻度移液管，正式量取前要用供试液流洗 2～3 次，吸取供试溶液后，用滤纸将外壁多余液体拭去，从起始刻度开始放溶液。

标准品溶液和供试品溶液应使用同一缓冲液（溶剂）稀释，以避免因 pH 或浓度不同而影响测定结果。稀释时，每次加液至接近容量瓶刻度前，稍放置片刻，待瓶壁的液体完全流下，再准确补加至刻度。

二剂量法的标准品溶液及供试品溶液高、低浓度之比为 1:0.8。但所选用的浓度必须在剂量反应直线范围内。

3. 双碟制备 双碟的制备应在半无菌室或洁净室内进行，并注意避免微生物及抗生素的污染。培养基应在水浴中或微波炉内熔化，避免直火加热。

（1）底层 用灭菌大口 20ml 吸管或其他灭菌分装器，吸取已熔化的培养基 20ml 注入双碟内，待凝固后更换干燥的陶瓦盖，放置于 35～37℃ 培养箱中保温，使菌层易于摊布。

（2）菌层 取出试验用菌悬液，按预试好的加菌量二剂量法供试品溶液的高浓度所致的抑菌圈直径在 18～22mm，三剂量法供试品溶液的中心浓度所致的抑菌圈直径在 15～18mm，用灭菌吸管吸取悬液适量，加入已熔化并保温在水浴中（水浴温度：细菌为 48～50℃，芽孢可至 60℃）的培养基内，摇匀，作为菌层培养基用。取出加有底层培养基的双碟，用灭菌大口 5ml、10ml 吸管或其他适宜分装器，吸取菌层培养基 5ml，加于底层培养基上，使其均匀摊布，用干燥陶瓦盖覆盖，放置 20～30 分钟，待凝固。

（3）放置钢管　用钢管放置器，将灭菌的钢管放入贮管筒（杯）内，按说明书的要求操作，使钢管平稳地落在培养基上，注意使各钢管下落的高度基本一致。如无钢管放置器，可用眼科小镊子夹持钢管，轻轻地放置在培养基上，相应剂量的钢管对角均匀放置。钢管放妥后，应使双碟静置 5～10 分钟，钢管在琼脂上沉稳后，再开始滴加抗生素溶液。

4. 滴加抗生素溶液　每批供试品取不少于 6 个双碟，滴加溶液用灭菌毛细滴管或微量加样器（调节加样量约为 200～300μl），在滴加之前须用溶液洗 2～3 次。

滴加供试品及供试品溶液顺序，因实验设计方法不同而异。二剂量法，在双碟的 4 个钢管中分别成 "Z" 字形滴加标准品（S）及供试品（T）高（H）、低（L）两种浓度的溶液，即滴加溶液的顺序为 SH→TH→TL→SL；三剂量法的 6 个钢管中间隔 3 个钢管中分别滴加标准品及供试品高（H）、中（M）、低（L）3 种浓度溶液，并使相同浓度成对角，滴加顺序为 SH→TH→SM→TM→SL→TL。

滴加溶液至钢管口平满，注意滴加溶液的间隔不可过长，否则因钢管内溶液的扩散时间不同会影响测定结果。

每份滴加的溶液为同一单位，但双碟数每次不超过 5 个，如果 1 份溶液滴加双碟数目多，可分次滴加。每种溶液各用 1 支毛细滴管。

滴加完毕，用陶瓦盖覆盖双碟，平稳置于双碟托盘内，双碟叠放不可超过 3 层，以免受热不均，影响抑菌圈大小。将双碟托盘水平平稳地移入培养箱中间位置，在 35～37℃或该药品标准规定的温度下培养至所需时间。

5. 抑菌圈测量　将培养好的双碟取出，拿掉陶瓦盖，将钢管倒入盛有 1:1000 苯扎溴铵溶液或其他消毒液内灭菌，换以玻璃盖；测量抑菌圈前，应检查抑菌圈是否圆整，如有破圈或圈不圆整，应舍弃该碟，切忌主观挑选双碟或抑菌圈，以免造成测定结果的偏倚。

测量抑菌圈可以使用抑菌圈测量仪，也可用游标卡尺；使用的抑菌圈测量仪应经过检定，并符合检定规程的要求，操作时应按仪器的操作规程进行；使用游标卡尺测量时，眼睛视线应与读数刻度垂直，用卡尺的尖端与抑菌圈直径的切点成垂直方向测量。

（七）记录与计算

1. 记录　试验记录应包括抗生素药品名称、规格、批号、生产厂家、检查编号、检查依据、检验日期、温度、相对湿度、供试品名称、供试品批号、供试品来源及供试品标示含量、试验菌名称及菌悬液浓度、培养基名称、来源及批号、缓冲液名称及 pH、供试品估计效价、抑菌圈测量仪型号及编号、标准品与供试品的称量、稀释步骤、试验人与校核人、抑菌圈测量及数据处理结果。当用游标卡尺测量抑菌圈直径时，应将测得数据按相应剂量浓度以列表形式记录。用测量仪测量抑菌圈面积或直径时，应将仪器的测量、数据处理、统计分析及计算结果打印后贴附于记录页上。

2. 计算

（1）二剂量法效价计算公式为

$$P = \lg^{-1}\left[\frac{T_2 + T_1 - S_2 - S_1}{T_2 + S_2 - T_1 - S_1} \times I\right] \times 100\%$$

式中，P 为供试品效价（相当于标示量或估计效价的百分数）；

S_1 为标准品低浓度溶液所致抑菌圈直径（或面积）的总和；

S_2 为标准品高浓度溶液所致抑菌圈直径（或面积）的总和；

T_1 为供试品低浓度溶液所致抑菌圈直径（或面积）的总和；

T_2 为供试品高浓度溶液所致抑菌圈直径（或面积）的总和；

I 为高、低剂量之比的对数值，2:1 时，$I = 0.301$。4:1 时，$I = 0.602$。

（2）三剂量法效价计算公式为

$$P = \lg^{-1}\left[\frac{0.1292(T_3 + T_2 + T_1 - S_3 - S_2 - S_1)}{S_3 + T_3 - S_1 - T_1} \times I\right] \times 100\%$$

式中，S_1 为标准品低浓度溶液所致抑菌圈直径（或面积）的总和；

S_2 为标准品中间浓度溶液所致抑菌圈直径（或面积）的总和；

S_3 为标准品高浓度溶液所致抑菌圈直径（或面积）的总和；

T_1 为供试品低浓度溶液所致抑菌圈直径（或面积）的总和；

T_2 为供试品中间浓度溶液所致抑菌圈直径（或面积）的总和；

T_3 为供试品高浓度溶液所致抑菌圈直径（或面积）的总和；

I 为高、低浓度剂量之比的对数值，1:0.8 时，$I = 0.0969$。

（八）结果判定

1. 可靠性测验 管碟法系根据量反应平行线原理而设计，并要求在试验所用的剂量（浓度）范围内，对数剂量（浓度）与反应呈直线关系。可靠性测验即通过对剂量间变异的分析，以测验供试品和供试品的对数剂量与反应的关系是否显著偏离平行直线。二剂量法的剂量间变异分析为供试品间、回归和偏离平行三项；三剂量法还需再分析二次曲线和反向二次曲线，如用游标卡尺测量抑菌圈直径，可用二剂量法和三剂量法的专用数据处理软件对测量数据进行统计学处理和结果计算。用抑菌圈测量仪测量抑菌圈时，测量与统计学处理一次完成，统计学分析按药典附录的生物检定统计法进行 F 的显著性测验。二剂量法要求直线回归和剂量间要非常显著（$P<0.01$），偏离平行不应显著（$P>0.05$）；三剂量法除二剂量法的上述规定外，尚需考察二次曲线和反向二次曲线，且二者均应不显著（$P>0.05$），符合以上各项规定后，才能认为试验结果可靠，方可进行效价和可信限率计算。

2. 可信限率　考核试验的精密度。除药典各论另有规定外，管碟法的可信限率不得超过 5%。

上述各项都能符合者，试验结果成立。

试验计算所得效价低于估计效价的 90% 或高于估计效价的 110%，则检验结果仅作为初试，应调整供试品估计效价，予以重试。

原料药效价测定一般需做双份样品平行试验，以便核对。对于检验结果不符合规定的样品，应有可靠性测验及可信限率均符合规定，且测定结果在估计效价（原料药）或标示量（制剂）±10% 范围内的至少 2 个效价测定结果，必要时应请其他检验人员复核，才能发出检验报告。效价测定结果的有效数字按药典规定及数字的原则取舍。

（九）操作要点

1. 抗生素原料药　不含辅料的药物制剂原料，一般其效价以纯度（U/mg 或 μg/mg）表示。检验时，可参考该品种的药品标准纯度限度规定或厂方提供的纯度估计效价，取样试验，如估计效价与实际效价相差较远时，即测定所得效价超出估计效价的 ±10% 时，则重新估计效价，再做准确测定。

原料药一般皆以干燥品或无水物折算效价，须先测其含水或未折干效价，再根据供试品的水分或干燥失重测定结果折算成无水物或干燥品的效价。

$$干燥品或无水物效价（U/mg）=\frac{湿品（或未折干品）效价（U/mg）}{1-供试品干燥失重或水分\%}$$

2. 抗生素制剂

（1）注射用无菌粉末　指注射用无菌粉末或冻干品，用西林瓶橡胶塞铝盖封装或熔封在安瓿内，一般测定其纯度（U/mg 或 μg/mg）或整瓶效价。

取装量差异项下的内容物，称取适量（50mg 以上，根据标示量及平均装量折算估计效价，并按估计效价及量瓶体积计算取样量），置量瓶中，加标准中规定的溶剂溶解，稀释，测定，计算出 1mg 的效价单位数，再根据平均装量及标示量计算平均每瓶的百分含量。

（2）注射液　即抗生素的灭菌水溶液，标示量一般按每毫升含效价单位计。效价测定时，量取平均装量项下的内容物或 5～10 支的内容物，混匀，用干燥的刻度吸管吸取一定量的供试品，将吸管外壁用滤纸拭净，再弃去多余的溶液，使供试品至吸管刻度，沿量瓶颈部内壁缓缓流放入已盛有一定量溶剂（以免抗生素结晶析出）的量瓶内，混匀，继续加溶剂至刻度，摇匀，再量取适量稀释至规定的浓度。

（3）片剂　包括素片、薄膜衣片、糖衣片及肠溶片。

① 素片、薄膜衣片　称取 20 片的总量，求出平均片重，研细混匀后，精密称取适量（约相当于 1 片的重量或根据标示量按平均片重及所用容量瓶体积折算取样量），置容量瓶中，用标准中规定的溶剂溶解，并稀释至刻度，摇匀。再量取适量稀释至规定浓度。

注意点：研磨时应注意环境干燥，可在干燥操作柜内操作，研磨要迅速，避免吸湿，因片剂内含辅料较多，辅料可能漂浮于溶液表面，稀释时量取供试品溶液应读取辅料下层的溶液切面；如沉淀较多，须待其下沉后再量取上层液；有些辅料吸附抗生素，应加以注意。为节约供试品，可与重量差异检查结果进行。

② 糖衣片、肠溶片　取标准中规定的片数，置于乳钵中，研细，分次加入规定的溶剂，研磨使其溶解，将研磨液转移至瓶口放有小漏斗的量瓶中，量瓶体积根据供试品标示量、所取片数及抗生素储备液浓度（一般为 1000U/ml）选定，用规定溶剂稀释至刻度，摇匀，静置，使辅料下沉而抗生素已溶解在溶液内，精密吸取容量瓶中的上层液适量，进一步稀释。个别品种标准如同时收载了糖衣片和薄膜衣片，可能规定薄膜衣片也取整片制备供试品溶液。

（4）胶囊剂　取装量差异项下的内容物，混合均匀，研细，根据平均装量，精密称取约相当于 1 粒胶囊的量或按标示量、容量瓶体积及抗生素储备液浓度等计算的取样量，置于容量瓶中，加规定的溶剂溶解并稀释至刻度，摇匀，如供试品含有较多的辅料，则照片剂项下的方法进行。

（5）颗粒剂、干混悬剂　取装量差异项下的内容物，混匀，根据平均装量，精密称取约相当于 1 袋（包）的量或按标示量、容量瓶体积及抗生素储备液浓度等计算的取样量，置于容量瓶中，加规定的溶剂溶解并稀释至刻度，摇匀。量取适量稀释制成供试品溶液。测得效价后，再根据装量差异项下的平均装量，计算出平均每袋（包）的效价，根据标示量即可算出含量。

（6）软膏剂、眼膏剂　擦净软膏剂或眼膏剂软管的外壁，切开封口，置于干燥器内约 1 小时，取干燥的洁净分液漏斗，戴手套操作，将膏剂软管连同内容物在天平上称重，取出，将内容物挤入分液漏斗，重量约 2g，再称取膏剂软管的重量，按减重法以前后称量之差计算分液漏斗内膏剂供试品的量，以不含过氧化物的乙醚或石油醚等作溶剂溶解基质，但基质中抗生素则应不溶于或几乎不溶于该有机溶剂中，以避免提取过程中抗生素的损失。按标准中的规定加提取溶剂至分液漏斗中，振摇，使基质溶解，用规定的缓冲溶液提取抗生素至水相中，用缓冲溶液提取 3 次，合并 3 次的提取液，置容量瓶中，加缓冲溶液至刻度，摇匀，量取适量稀释至规定的浓度，滴加双碟，培养，测量抑菌圈，数据处理，可靠性测验及可信限率判断，计算效价。

二、浊度法

浊度法是将一定量的抗生素加至接种有试验菌的液体培养基内，混匀后，经培养，测量培养基浊度。此法系根据抗生素在一定的浓度范围内，其浓度或浓度的数学转换值与试验菌生长产生的浊度（浊度与细菌群体质量及细菌细胞容积的增加之间存在直接关系）之间存在线性关系而设计，通过测定培养后细菌浊度值的大小，比较标准品与供试品对试验菌生长抑制的程度，计算出供试品的效价。

（一）仪器与用具

1. 操作室 要求同管碟法。

2. 分光光度计 应有数字显示功能和自动记录装置，数显精度应在小数点后 3 位。

3. 玻璃大试管 20.5mm×2.5mm 或适宜的试管，应大小一致，厚薄均匀，玻璃质地相同，使用同一品牌和批号。使用过的试管经灭菌后，将培养基倾出，用水清洗，沥干，再用硫酸–重铬酸钾洗液浸泡，清水冲洗干净后，晾干，在 160℃ 干烤 2～3 小时灭菌，保持洁净，备用。注意避免污染毛点、纤维等，以免干扰测定结果。

4. 移液管 10ml 或 20ml 刻度容量，管口需磨粗（大），以便快速分装培养基。

5. 恒温水浴箱 工作体积 600mm×300mm×150mm（长×宽×高）。电热恒温水浴。

6. 电动搅拌器 将两台电动搅拌器的桨叶置于恒温水浴的大试管随机区组培养方列的两侧，于水中搅动，以使水温均匀。本身带有搅拌或循环水系统的恒温水浴箱可不再配备电动搅拌器。

7. 分光光度计用吸收池 方形玻璃吸收池或石英吸收池，透光面 1cm，用硝酸–硫酸混合液（取浓硫酸 95ml，加浓硝酸 3～5ml，混匀）浸泡 1～48 小时（浸泡时间视是否能去除附着污物而定），先后用水、去离子水（蒸馏水）冲洗干净，晾干，备用。如仍不能除去附着污物，可用 1%～2% 硝酸钠的浓硫酸溶液浸泡后，再经水洗涤。

8. 其他 分析天平、称量瓶、容量瓶、25ml 及 50ml 滴定管、秒表、滤纸及镜头纸等。

9. 试管 除同管碟法的要求外，比浊法用的缓冲液应澄清无色，缓冲液配制后用垂熔玻璃漏斗滤过，除去沉淀等不溶物，使溶液澄清。使用前灭菌。

10. 培养基 除同管碟法的要求外，浊度法使用的培养基应澄清，颜色以尽量浅为佳，培养后培养基本身不得出现浑浊。培养基经灭菌后不得发生沉淀。根据这一原则，通过对培养基原材料的预试，挑选合适品牌厂家的产品使用。目前，已有一些种类的市售干燥培养基，如营养琼脂培养基、改良马丁培养基等。

11. 试验用菌液

（1）金黄色葡萄球菌（*Staphylococus aureus*）悬液 取金黄色葡萄球菌［CMCC（B）26 003］的营养琼脂斜面培养物，接种于营养琼脂斜面培养基上，在35～37℃培养20～22小时。临用时，用灭菌水或0.9%灭菌氯化钠溶液将菌苔洗下，备用。

（2）大肠埃希菌（*Eschehchia coli*）悬液 取大肠埃希菌［CMCC（B）44 103］的营养琼脂斜面培养物，接种于营养琼脂斜面培养基上，在35～37℃培养20～22小时。临用时，用灭菌水将菌苔洗下，备用。

（3）白色念珠菌（*Candida albicans*）悬液 取白色念珠菌［CMCC（F）98 001］的改良马丁琼脂斜面的新鲜培养物，接种于10ml培养基Ⅸ中，在35～37℃培养8小时，再用培养基Ⅸ稀释至适宜浓度，备用。

（二）操作方法

1. 称量 要求同管碟法。

2. 稀释 标准品与供试品溶液的稀释应使用经标定的容量瓶，每步稀释的量取量以不少于2ml为宜，稀释步骤一般不超过3步。

3. 标准曲线法

（1）标准品溶液 按《中国药典》该品种含量测定项下的要求，制成一定浓度的标准品贮备液。在该品种项下规定的剂量反应线性范围内，以线性浓度范围的中间值作为中间浓度，标准品溶液选择5个剂量，剂量间的比例应适宜（通常为1:1.25或更小）。

（2）供试品溶液 根据估计效价或标示量，取供试品按标准品溶液的制备方法，选择中间浓度，不少于3个试管。

（3）含试验菌液体培养基的制备 临用前，取规定的试验菌悬液适量（35～37℃培养3～4小时后测定的吸光度在0.3～0.7之间），加入到各液体培养基管中，混合均匀，使在试验条件下能得到满意的剂量−反应关系和适宜的测定浊度（吸光度）。含试验菌液体培养基在配制后应立即使用，必要时可适当冷却，以防止试验菌在培养前生长。

（4）线性试验 取适宜的大小厚度均匀的已灭菌试管，在各个试管内分别精密加入各个浓度的标准品和供试品溶液各1.0ml，再精密加入含试验菌的液体培养基9.0ml，立即混匀，按随机区组分配将各个试验管放置于恒温水浴内，在规定的条件下培养（通常约4小时）至适宜测量的浊度值（吸光度值）。各浓度不少于4

个试管。

4. 平行线测定法（二剂量和三剂量法）

（1）标准品溶液　按《中国药典》该品种含量测定项下的要求，制成一定浓度的标准品贮备液。在该品种项下规定的剂量反应线性范围内，选择 2 个或 3 个剂量，剂量间的比例应适宜（二剂量通常为 2:1 或 4:1，三剂量通常为 1:0.8）。

（2）供试品溶液　根据估计效价或标示量，取供试品按标准品溶液的制备方法，选择 2 个或 3 个剂量。

（3）含试验菌液体培养基的制备　同标准曲线法（3）。

（4）标准品及供试品测定　取适宜的大小厚度均匀的已灭菌试管，在各个试管内分别精密加入 2 个或 3 个浓度的标准品和供试品溶液各 1.0ml，再精密加入含试验菌的液体培养基 9.0ml，立即混匀，按随机区组分配将各管在规定条件下培养至适宜测量的浊度值（通常约为 4 小时）。各浓度不少于 4 个试管。

5. 空白试验　另取 2 支试管各加入药品稀释剂 1.0ml，再分别加入含试验菌的液体培养基 9.0ml，其中在一支试管中立即加入 12%甲醛溶液 0.5ml，混匀，作为空白对照，另一支试管同法培养作为试验菌生长对照。

6. 吸光度的测量　在线测定各试管的吸光度，或取出试管立即加入 12%甲醛溶液 0.5ml 以终止微生物的生长，在 530nm 或 580nm 波长处测定各管的吸光度。

7. 培养时间　观察试验菌的生长曲线，测定时间应处在试验菌的对数生长期内，且测定的吸光度应在 0.3～0.7 之间。另外，还可考虑吸光度–供试品浓度（对数值）的反应曲线，如较平坦，可考察选择不同的培养时间，如反应曲线斜率增加，则可增高实验的灵敏度。一般培养时间为 3～4 小时。测定效价时，选择一个培养时间点的吸光度即可。

（三）记录与计算

1. 试验记录　要求与管碟法相同。

2. 标准曲线法

（1）效价计算　按下式计算的标准曲线的斜率 b 和截距 a，从而得到相应的标准曲线线性方程。

$$斜率(b) = \frac{\sum(x-\bar{x})\sum(y-\bar{y})}{\sum(x-\bar{x})^2}$$

$$截距(a) = \bar{y} - b\bar{x}$$

$$标准曲线线性方程 \quad Y = bX + a$$

式中，x 为抗生素供试品溶液的浓度或浓度的数学转换值；

$\bar{x}$ 为抗生素供试品溶液的浓度或浓度的数学转换值的平均值；

y 为各供试品溶液的吸光度；

$\bar{y}$ 为供试品溶液吸光度的平均值。

计算各浓度试管供试品溶液吸光度的平均值，自标准曲线上或按标准曲线的线性方程，求得抗生素的量，再乘以供试品溶液的稀释度，即得供试品中抗生素的效价含量。

（2）回归系数的显著性检查　判断回归得到的方程是否成立，即 X、Y 是否存在着回归关系，可采用 t 检验。X、Y 应具有直线回归关系。

（3）可信限率　考核试验的精密度，除药典各论另有规定外，本法的可信限率不得超过 5%。

上述各项规定都能符合者，试验结果成立。

3. 平行线测定法

（1）效价计算

① 二剂量法效价计算公式

$$P = \lg^{-1}\left[\frac{T_2 + T_1 - S_2 - S_1}{T_2 + S_2 - T_1 - S_1} \times I\right] \times 100\%$$

式中，P 为供试品效价（相当于标示量或估计效价的百分数）；

S_1 为标准品低浓度溶液所致吸光度的总和；

S_2 为标准品高浓度溶液所致吸光度的总和；

T_1 为供试品低浓度溶液所致吸光度的总和；

T_2 为供试品高浓度溶液所致吸光度的总和；

I 为高、低剂量之比的对数值，2:1 时，$I=0.301$。4:1 时，$I=0.602$。

② 三剂量法效价计算公式

$$P = \lg^{-1}\left[\frac{0.1292(T_3 + T_2 + T_1 - S_3 - S_2 - S_1)}{S_3 + T_3 - S_1 - T_1} \times I\right] \times 100\%$$

式中，S_1 为标准品低浓度所致吸光度的总和；

S_2 为标准品中间浓度所致吸光度的总和；

S_3 为标准品高浓度所致吸光度的总和；

T_1 为供试品低浓度所致吸光度的总和；

T_2 为供试品中间浓度所致吸光度的总和；

T_3 为供试品高浓度所致吸光度的总和；

I 为高、低浓度剂量之比的对数值，1:08 时，$I=0.0969$。

（2）可靠性测验　计算方法及要求同管碟法二剂量和三剂量法。即二剂量法，回归、剂量间 $P<0.01$，偏离平行 $P>0.05$。三剂量法，除符合二剂量法的要求外，二次曲线、反向二次曲线 $P>0.05$。

（3）可信限率　其可信限率除另有规定外，应不大于 5%。

上述各项规定都能符合者，试验结果成立。

实验计算所得效价低于估计效价的 90%或高于估计效价的 110%，则检验结果仅作为初试，应调整供试品估计效价，予以重试。

原料药效价测定一般需做双份样品平行试验，以便核对。对于检验结果不符合规定的样品，应有可靠性测验及可信限率均符合规定，且测定结果在估计效价（原料药）或标示量（制剂）±10%范围内的至少两个效价测定结果，必要时应请其他检验人员复核，才能发出检验报告。

效价测定结果的有效数字按药典规定及数字修约的原则取舍。

第八章 | 显微鉴别法

显微鉴别法系指用显微镜对药材（饮片）的切片、粉末、解离组织或表面制片及含饮片粉末的制剂中饮片的组织、细胞或内含物等特征进行鉴别的一种方法。此法适用于：

（1）药材或饮片性状鉴别特征不明显或外形相似而组织构造不同；

（2）药材或饮片呈粉末状或已破碎，不易辨认或区分；

（3）凡含饮片粉末的制剂；

（4）用显微化学方法确定药材或饮片中有效成分在组织中的分布状况及其特征。

第一节　显微鉴别仪器

显微鉴别需要借助显微镜才能对药材或饮片内部的显微形态特征进行观察、测量和描述，从而进行鉴别。因此，必须掌握显微镜的基本构造、光学原理、性能和使用方法。只有熟练地使用仪器，才能做好显微鉴别工作。

有关显微镜的构造、光学原理可参阅有关专著学习了解。现就生物光学显微镜的正确使用和注意事项进行重点介绍。

一、生物光学显微镜的正确使用

（1）取用显微镜　应右手持镜臂，左手托住镜座，取出后放在实验台的左侧并用软布擦净机械部分的灰尘。

（2）安装光学系统　宜先插入目镜，再旋动调焦装置升高镜筒到适当距离；然后把物镜按顺时针方向从低倍到高倍依次装在转换器上，转动转换器时，手应捏住旋转碟部分，不能用手去推动物镜铜管，以免引起光轴偏斜；最后装上聚光镜，并用螺钉固定。

（3）对光　在用低倍物镜观察时，转动反光镜采光，聚光后，视野中常会显示出窗外景物，如窗框或照明灯等，这时可将聚光镜卸去或旋出光轴以外，以避免对观察的干扰。观察时两眼同时睁开，左眼对准目镜观察，至整个视野中获得均匀而明亮的光线时为止。使用高倍物镜时，应将聚光镜上升到顶端，而使用低倍物镜时，聚光镜应相应地下降。

（4）放置样品　将制备好的显微装片放于载物台上夹持好，并把需观察的部分置于通光孔中央。在每次放置或取下时，应适当升高镜筒，以防操作时碰击物镜。

（5）调焦和观察　调焦就是调节样品与物镜之间的距离，使能见到清晰的物像。调焦时，先转动粗调焦钮，使镜筒缓缓下降，同时必须在侧面细心观察，等物镜接近装片时为止（严防物镜冲击装片），然后再从目镜中观察，并徐徐转动粗调焦钮，使镜筒上升，待视野中能看到物像时为止。接着，再旋动微调焦钮调节至物像清晰。同时，还可以调节照明灯光线和聚光镜高低，使光线强弱适中，便于观察。

微调焦钮有固定的调节范围，有的显微镜刻有标志其位置和规定移动范围的横线，如发现标记已靠近停止线时，应倒旋，使退至中央位置，然后用粗调焦钮调节后再用微调焦钮作精密调焦。

观察样品时，先在低倍镜下全面了解样品的概况后，再对目标部分进行详细观察。这时先把目标部分移向视野中心，并转换高倍物镜，适当调节焦距和光线后，即能见到清晰物像，必要时可换用不同放大率的目镜。目镜的更换不会影响调焦，只是放大率越高，视野就越狭窄，光度越暗，焦点深度越浅。进行观察时可一只手操纵装片移动，另一只手来回旋动微调焦钮，以便能观察到样品的全层。

显微镜使用完毕后，须将物镜镜头移开，降下镜筒，加罩或入箱、入橱存放。较长时间不用的显微镜，应把光学部件取下置于干燥器中贮存。

二、注意事项

（1）显微镜是一种精密仪器，在实验和贮存场所要尽量避免潮湿和灰尘。严禁腐蚀性化学药品，或其蒸气直接接触显微镜；严禁在直射阳光下曝晒，以免金属和镜片因受热后膨胀率不同而脱离，或复合镜片受热不匀而脱胶；并要防止剧烈振动，以防光学部件因振动而脱落。

（2）显微镜的光学部分是成像的主要部件，镜面应保持干净光洁，不能用手触摸或粗布擦拭。如有灰尘沾污，可先用吸耳球吹去灰尘，再用擦镜纸沿同一方向轻缓地擦拭，必要时可用无水乙醇-乙醚（3:7）湿润擦镜纸后按上法擦拭，无水乙醇-乙醚用量要少，且不宜久拭，以免溶解树脂和油漆。

（3）尘土和霉点不仅妨碍显微镜观察，而且会损坏透镜，故显微镜不宜在灰尘、潮湿下装卸。装妥后，不应随便拆卸。目镜应经常放在镜筒口上，转换器上的物镜孔要全部接满物镜，防止灰尘进入。存放的房间宜光线充足、干燥、无尘。

（4）显微镜机械部分是成像调节的重要部件，必须保持润滑灵活，若发现运转不灵或其他问题时绝不能强行扭动，必须究其原因，谨慎处理。

第二节　显微鉴别的操作方法与步骤

显微鉴别时应选择具有代表性的样品，根据各品种鉴别项下的规定制片。制剂根据不同剂型适当处理后制片。

一、药材或饮片显微制片

进行显微鉴别时，检验人员必须具有植物（动物）解剖学的基本知识，掌握制片的基本技术。显微鉴别的方法，因样品性质不同，样品处理及操作方法也不同。根据药品检验工作实际，对下述常用的方法进行介绍。

（一）横切片或纵切片制片

1. 药材的预处理　先将药材表面泥沙刷洗干净，将观察的部位切成适当大小的块或段，一般以宽 1cm，长 3cm 为宜，切面削平整。质地软硬适中的药材可直接进行切片；质地坚硬的则须先使其软化后再切片。软化时可放在吸湿器（即玻璃干燥器底部盛蒸馏水并滴数滴苯酚防霉，上部瓷板上放置药材样品吸湿）中闷润，或在水中浸软或煮软。有些根、根茎、茎及木类药材，质地虽坚实可将削平的切面浸水中片刻，表面润湿时取出，直接切片也能切成较完整的薄片。过于软的材料，可将其浸入 70%～95%乙醇中，约 20 分钟后可变硬些，即可进行切片。对于细小、柔软而薄的药材，如种子或叶片，不便直接手持切片，种子类可放在软木塞或橡皮片中（一侧切一窄缝，将种子嵌入其中），叶类药材可用质地松软的通草或向日葵的茎髓作夹持物进行切片。

药材在预处理时应注意不能影响要观察的显微鉴别特征。如要观察菊糖、黏液等在软化、切片、装片等过程中，均不可与水接触，以免溶解消失；观察挥发油、树脂等则不可与高浓度乙醇或其他有机溶媒接触。

2. 切片与装片

（1）徒手切片　此法制成的切片可保持其细胞内含物的固有形态，便于进行各种显微化学反应观察。

① 切片　右手持刀片，左手拇指和示指夹持药材，中指托着药材的底部，使药材略高出示、拇二指，肘关节应固定，使材料的切面保持水平，刀口向内并使刀刃自左前方向右后方切削，即可切得薄片。操作时，材料的切面和刀刃须经常

加水或 50%乙醇保持湿润，防止切片粘在刀片上。切好的切片用毛笔蘸水轻轻从刀片上推入盛有水或 50%乙醇的培养皿中。

② 装片 选取薄而平整的切片置载玻片上，根据所要观察的内容要求，滴加适宜的试液 1~2 滴，盖好盖玻片，即可在显微镜下观察。如加水合氯醛试液透化，将切片移至载玻片上，滴加 1~2 滴水合氯醛试液，在酒精灯上微微加热，至边缘起小泡即停止加热，继续补充试液再加热，以不烧干为度直至透化完全为止。加热温度不能过高，以防止水合氯醛试液沸腾，使组织内带入气泡；加热时应将载玻片不断移动，不宜对准一处加热，以免受热不匀而炸裂。透化后放冷，加甘油乙醇试液 1~2 滴后加封盖玻片，贴上标签。冬日室温较低时，透化后不待放冷即滴加甘油乙醇液，以防水合氯醛结晶析出而妨碍观察。水合氯醛试液有洁净透明作用，并能使已收缩的细胞膨胀，能清楚观察组织构造，可溶解淀粉粒、蛋白质、叶绿体、树脂、挥发油等，对草酸钙结晶无作用，为观察草酸钙结晶的良好试剂。如需观察菊糖等多糖物质则加水合氯醛试液不加热。

（2）滑走切片机切片 此法适用于切质地坚实、形状较大的材料，柔软的材料经冷冻处理亦可切得较薄的切片。

① 材料制备 经软化处理的材料，检查软化是否合适，可用刀片切割材料，若较容易切下薄片，则表示软化适宜。柔软的材料可直接用胡萝卜或土豆、软木作夹持物。新鲜材料则直接浸入石蜡中，使材料外面包上一层石蜡。

② 切片机调试及材料安装 切片前，先安置好切片机使稳固，进行调试检查。将切片刀夹持在夹刀器上夹紧，调整刀的角度（约 0°~15°）；调整厚度调节器到所需厚度。把制备好的材料用两块软木夹住或直接放在切片机的材料固定器上夹紧夹正，使材料露出软木块或固定器上端约 0.5cm，调整好材料高度，使刀刃靠近材料的切面，使材料切面与刀刃平行并略高于刀刃约 0.5~1.0mm。

③ 切片 用右手握夹刀器柄，往操作者方向迅速拉动，便切下切片，且附着于刀的表面上，用毛笔蘸水把切片取下放于盛水的培养皿中。将刀推回原处，转动厚度推进器，用毛笔蘸水润湿材料切面及刀刃，再拉切片刀，往返推拉，可得到许多厚度均匀完整的切片。若切片不成功，应检查切片刀是否太钝，若太钝则应磨刀或换锋锐的切片刀，若切得太薄而破碎，则逐渐增加厚度至能切得完整的薄片为度。注意：夹持在材料固定器上的材料切面接近于固定器上端时，必须注意防止切片刀刀刃碰撞固定器而损毁切片刀。

④ 装片 为防止切片弯卷，可选取理想的切片，用两张载玻片夹住，浸于水中放置 4 小时使材料压平，放入 95%乙醇中固定，甘油装片观察。

（二）粉末制片

1. 粉末制备 药材要先干燥，磨或锉成细粉，装瓶，贴上标签。粉末制备时，应注意取样的代表性，注意各部位的全面性。例如：根要切取根头、根中段及根尾等部位，必须全部磨成粉，不得丢弃渣头。并须通过 4 号筛，混合均匀。干燥时，一般温度不能超过 60℃，避免经受高温，使淀粉粒糊化，难以观察。

2. 制片 用解剖针挑取粉末少许，置载玻片中央偏右的位置，加适宜的试液 1 滴，用针搅匀（如为酸或碱时应用细玻棒代替针），待液体渗入粉末时，用左手示指与拇指夹持盖玻片的边缘，使其左侧与药液层左侧接触，再用右手持小镊子或解剖针托住盖玻片的右侧，轻轻下放，则液体逐渐扩延充满盖玻片下方。如液体未充满盖玻片，应从空隙边缘处滴加液体，以防产生气泡；若液体过多，用滤纸片吸去溢出的液体，最后在载玻片的左端贴上检品标签或书写上标记。

3. 注意事项

（1）粉末加液体搅拌及加盖玻片时容易产生气泡。如用水或甘油装片时，可先加少量乙醇使其润湿，可避免或减少气泡的形成；或反复将盖玻片沿一侧轻抬，亦可使多数气泡逸出；搅拌时产生的气泡可随时用针将其移出。

（2）装片用的液体如易挥发，应装片后立即观察。用水装片也较易因蒸发而干涸，通常滴加少许甘油可延长保存时间。

（3）用水合氯醛试液透化时，应注意掌握操作方法。装片后用手执其一端，保持水平置小火焰上约 1～2cm 处加热，并缓缓左右移动使之微沸，见气泡逸出时离开火焰，待气泡停止逸出再放在小火上，并随时补充蒸发的试液，如此反复操作，直到粉末呈透明状为止，放凉后滴加甘油镜检。

（4）粉末药材制片时，每片取用量宜少不宜多，为使观察全面，可多做些制片。如取量多，显微特征单一轮廓不清，反而费时，不易得出准确结论。中成药制剂的粉末检查，因在多味药材粉末中寻找某一味药的某一显微特征，有时较难发现，可以增加粉末量，置试管或小烧杯中，加入水合氯醛试液，加热透化。透化好后再用吸管吸出，滴在载玻片上，加盖玻片，即可观察。

（三）表面制片

主要用于叶类、花类（萼片、花瓣）、果实、草质茎及鳞茎等药材的表面特征，如毛茸、气孔、表皮细胞等的观察。质地菲薄的药材可以整体装片，较厚的药材则须撕下表皮然后装片。

1. 整体装片 适用于较薄的叶片、萼片和花瓣。

方法一：剪取欲观察部位约 4mm^2 的两小片，一正一反放在载玻片上，加水合氯醛试液，加热透化至透明为止，盖上盖玻片即得。

方法二：剪取欲观察薄片 8mm^2，置试管中加水合氯醛试液加热透化，然后移至载玻片上，切成相等两部分，将其中一片翻过来，与另一片并列，再加 1～2 滴封藏液，盖上盖玻片即得。

2. 表面撕离装片 凡较厚的或新鲜药材，用上法不能使之透化或不便于整体装片的采用此法装片。将软化了的或新鲜材料固定住，然后用镊子夹住要剥取撕离的部分，小心的撕离，或用解剖刀轻轻割（刮）去不需要的各层组织，只保留表皮层（上层或下层），将欲观察的表皮表面朝上，置载玻片上，加透化剂透化后，放冷，加稀甘油 1 滴，盖上盖玻片即得。

（四）解离组织制片

将样品切成长约 5mm、直径约 2mm 的段或厚约 1mm 的片，如样品中薄壁组织占大部分，木化组织少或分散存在，采用氢氧化钾法；若样品质地坚硬，木化组织较多或集成较大群束，采用硝铬酸法或氯酸钾法。

1. 氢氧化钾法 将样品置试管中，加 5%氢氧化钾溶液适量，加热至用玻璃棒挤压能离散为止，倾去碱液，加水洗涤后，取少量置载玻片上，用解剖针撕开，滴加稀甘油，盖上盖玻片。

2. 硝铬酸法 将样品置试管中，加硝铬酸试液适量，放置至用玻璃棒挤压能离散为止，倾去酸液，加水洗涤后，照氢氧化钾法装片。

用硝铬酸法解离也可在载玻片上进行。取一块厚度适当的切片，置载玻片上，滴加硝铬酸液使之浸没，放置约 20 分钟后，轻轻压下或移动盖玻片使之分离，其余操作同前。此法解离的细胞，可以看清其分离的组织部位。

3. 氯酸钾法 将样品置试管中，加硝酸溶液（1→2）及氯酸钾少量，缓缓加热，待产生的气泡渐少时，再及时加入氯酸钾少量，以维持气泡稳定地发生，至用玻璃棒挤压能离散为止，倾去酸液，加水洗涤后，照氢氧化钾法装片。

用氯酸钾法制片时，每次加入的氯酸钾不可过多，加热温度不宜过高，否则突沸容易使液体逸出管外。加热时间长短因样品的硬度和木化程度而异，通常约需 5～15 分钟。操作过程中产生的氯气有毒，应注意通风。

（五）花粉粒与孢子制片

取花粉、花药（或小的花）、孢子或孢子囊群（干燥的样品浸于冰醋酸中软化），用玻璃棒研碎，经纱布过滤至离心管中，离心，取沉淀加新配制的醋酐与硫酸（9:1）的混合液 1～3ml，置水浴上加热 2～3 分钟，离心，取沉淀，用水洗涤 2 次，取沉淀少量置载玻片上，滴加水合氯醛试液，盖上盖玻片，或加 50%甘油与 1%苯酚各 1～2 滴，用品红甘油胶〔取明胶 1g，加水 6ml，浸泡至溶化，再加甘油 7ml，加热并轻轻搅拌至完全混匀，用纱布过滤至培养皿中，加碱性品红溶液（碱性品红0.1g，加无水乙醇 600ml 及樟油 80ml 使溶解）适量，混匀，凝固后即得〕封藏。

（六）磨片制片

坚硬的动物、矿物类药，可采用磨片法制片。选取厚度约 1～2mm 的供试材料，置粗磨石（或磨砂玻璃板）上，加适量水，用示指、中指夹住或压住材料，在磨石上往返磨砺，待两面磨平，且厚度约数百微米时，将材料移置细磨石上，加水，用软木塞压在材料上，往返磨砺至透明，用水冲洗，再用乙醇处理和甘油乙醇试液装片。

二、含饮片粉末的制剂显微制片

根据样品剂型不同，散剂、胶囊剂（内容物为颗粒状，应研细），可直接取适量粉末；片剂取 2～3 片，水丸、糊丸、水蜜丸、锭剂等（包衣者除去包衣），取数丸或 1～2 锭，分别置乳钵中研成粉末，取适量粉末；蜜丸应将药丸切开，从切面由外至中央挑取适量样品或用水脱蜜后，吸取沉淀物少量。根据观察对象不同，分别按粉末制片法制片（1～5 片）。由于剂型不同，不同的样品其前处理方法不同，应分别将样品处理后，按粉末制片法装片观察。

1. 散剂、胶囊剂 可直接取出粉末装片或透化装片。

2. 片剂 可取 2～3 片研细后，取粉末适量装片或透化装片。

3. 水丸剂 可取数丸置乳钵中（若系包衣水丸，可刮除包衣）研细，取粉末适量装片，或取粉末适量置小容器内，加水合氯醛液透化（加适量甘油以防水合氯醛结晶析出），搅匀，用吸管吸取混悬液装片。

4. 蜜丸剂 样品可用下列两种方法处理。

（1）用解剖刀沿蜜丸正中切开，从切面由外至内刮取少许样品，置载玻片中央偏右，滴加适宜的试液，用玻璃棒搅匀，按上述粉末制片法制片，或透化装片。

（2）将样品切碎放入容器，加水搅拌洗涤，然后置离心管中离心沉淀，如此反复以除尽蜂蜜后，取沉淀或透化后装片。

5. 含挥发性成分的制剂 取其粉末进行微量升华装片。

三、显微测量

系指用目镜测微尺，在显微镜下测量细胞及细胞内含物等的大小。

1. 目镜测微尺 放在目镜筒内的一种标尺，为一个直径 18～20mm 的圆形玻璃片，中央刻有精确等距离的平行线刻度，常为 50 格或 100 格。见图 8-1。

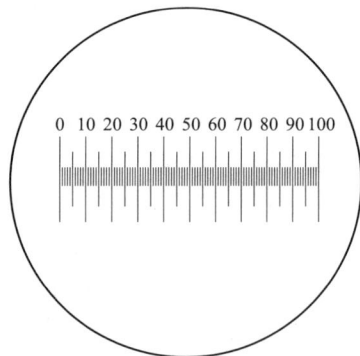

图 8-1 目镜测微尺

2. 载物台测微尺　在特制的载玻片中央粘贴一刻有精细尺度的圆形玻片。通常将长 1mm（或 2mm）精确等分成 100（或 200）小格，每一小格长为 10μm，用以标定目镜测微尺，见图 8-2。

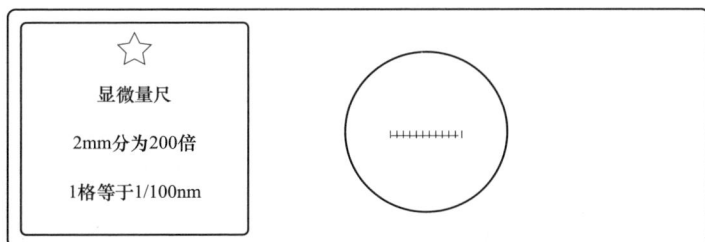

图 8-2　载物台测微尺

3. 目镜测微尺的标定　用以确定使用同一显微镜及特定倍数的物镜、目镜和镜筒长度时，目镜测微尺上每一格所代表的长度。

取载物台测微尺置显微镜载物台上，在高倍物镜（或低倍物镜）下，将测微尺刻度移至视野中央。将目镜测微尺（正面向上）放入目镜镜筒内，旋转目镜，并移动载物台测微尺，使目镜测微尺的"0"刻度线与载物台测微尺的某刻度线相重合，然后再找第二条重合刻度线，根据两条重合线间两种测微尺的小格数，计算出目镜测微尺每一小格在该物镜条件下相当的长度（μm），如图 8-3 所示，目镜测微尺 77 个小格（0～77）与载物台测微尺的 30 个小格（0.7～1.0）相当，已知载物台测微尺每一小格的长度为 10μm。目镜测微尺每一小格长度为：10μm×30÷77=3.8μm。

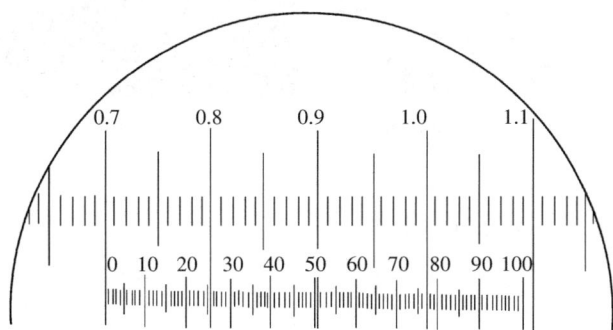

图 8-3　表示视野中目镜测微尺与载物台测微尺的重合线

当测定时要用不同的放大倍数时，应分别标定。

4. 测量方法　将需测量的目的物显微制片置显微镜载物台上，用目镜测微尺测量目的物的小格数，乘以上述每一小格的微米数。通常是在高倍镜下测量，但欲测量较长的目的物，如纤维、导管、非腺毛等的长度时，需在低倍镜下测量。

记录最大值与最小值（μm），允许有少量数值略高或略低于规定。

四、细胞壁性质的鉴别

1. 木质化细胞壁 加间苯三酚试液 1～2 滴，稍放置，加盐酸 1 滴，因木质化程度不同，显红色或紫红色。

2. 木栓化或角质化细胞壁 加苏丹Ⅲ试液，稍放置或微热，显橘红色至红色。

3. 纤维素细胞壁 加氯化锌碘试液，或先加碘试液湿润后，稍放置，再加硫酸溶液（33→50），显蓝色或紫色。

4. 硅质化细胞壁 加硫酸无变化。

五、细胞内含物性质的鉴别

1. 淀粉粒

（1）加碘试液，显蓝色或紫色。

（2）用甘油醋酸试液装片，置偏光显微镜下观察，未糊化的淀粉粒显偏光现象，已糊化的无偏光现象，见图 8-4。

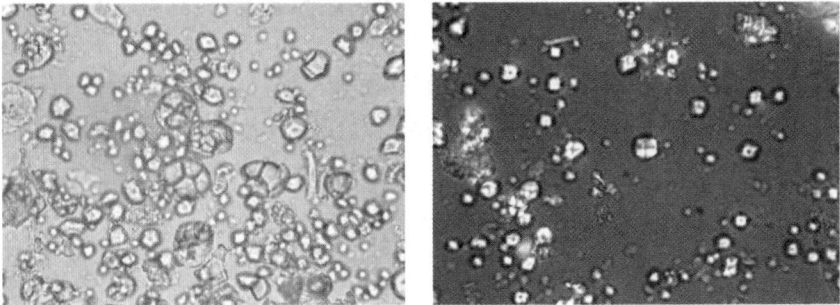

图 8-4　三七的淀粉粒（未糊化，右图呈偏光现象）

2. 糊粉粒

（1）加碘试液，显棕色或黄棕色。

（2）加硝酸汞试液，显砖红色。材料中如含有多量脂肪油，应先用乙醚或石油醚脱脂后进行试验。

3. 脂肪油、挥发油、树脂

（1）加苏丹Ⅲ试液，显橘红色、红色或紫红色。

（2）加 90% 乙醇，脂肪油和树脂不溶解（蓖麻油及巴豆油例外），挥发油则溶解，见图 8-5。

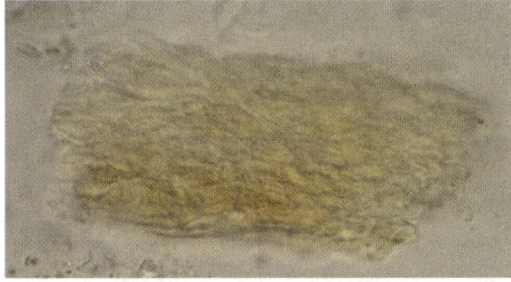

图 8-5　三七的树脂道

4. 菊糖　加 10% α-萘酚乙醇溶液，再加硫酸，显紫红色并溶解，如图 8-6 所示。

5. 黏液　加钌红试液，显红色，如图 8-7 所示。

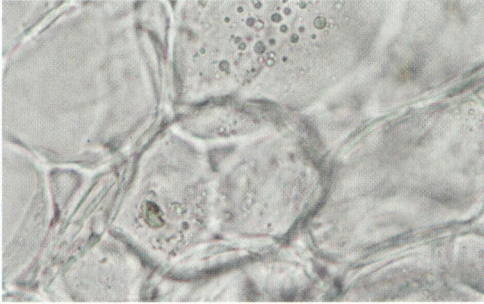

图 8-6　党参的菊糖

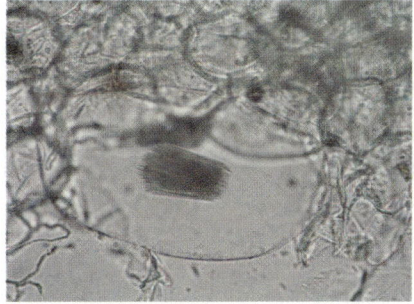

图 8-7　知母的黏液细胞和草酸钙针晶束

6. 草酸钙结晶

（1）加稀醋酸不溶解，加稀盐酸溶解而无气泡发生。

（2）加硫酸溶液（1→2）逐渐溶解，片刻后析出针状硫酸钙结晶。

7. 碳酸钙结晶（钟乳体）加稀盐酸溶解，同时有气泡发生。

8. 硅质　加硫酸不溶解，如图 8-8 所示。

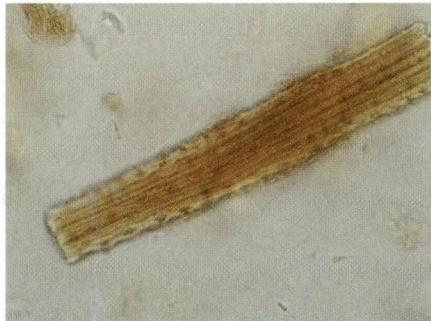

图 8-8　大腹皮的纤维（含硅质块）

六、显微鉴别特征的观察与描述

（一）显微特征的观察顺序

1. 横切面观察时 应注意横切面的轮廓形态和直径大小，从外向内逐层观察。注意各类组织的细胞层次、形状、大小及细胞壁的厚薄，内含物的种类、形态和分布以及接邻两层不同类型组织间的相互关系和细胞的比例等。

2. 粉末片观察时 一般先从水装片开始然后再用水合氯醛等透明剂装片作进一步观察，以防止某些内含物因溶解而消失。观察其组织碎片、细胞以及细胞内含物的种类、形态、大小（必要时需用显微目测尺测量数据）、色泽及排列方式。对于两种不同组织间的相互关系如表皮细胞与下皮细胞的排列特征，毛茸基部邻细胞的数目、排列方式等也应加以仔细观察。

3. 观察时随时进行记录（包括文字与图像） 为了避免遗漏应采用适当方法如"之"形移动片子力求观察全面，一般需看几张片子；对于含饮片原粉的中药制剂，常多至5～10片（根据方剂组合情况而定）；对于含多种药材的复方制剂要善于找出它们具有一定的专属性又能与其他药材相区别的显微特征，以说明它能代表某种药材的"存在"。因此，在观察同类的组织、细胞、内含物时可以从下列几方面加以区别。

（1）形态方面 包括细胞的形状，细胞壁的厚薄，壁孔的有无，增厚的纹理，壁疣的隆起特点等。例如：同为非腺毛，茵陈的非腺毛为"T"字形，茼蒿花的非腺毛为一个长细胞，尾端连接一个小细胞，益母草的非腺毛壁较厚，而金银花的非腺毛具壁疣等。

（2）色泽不同 如同为木栓细胞，牡丹皮的为浅红色，甘草的为红棕色，香加皮为棕黄色。又如石细胞和纤维，黄连的为鲜黄色，而香附的纤维为红棕或黄棕色。

（3）大小不同 如草酸钙簇晶，大黄的簇晶直径长达190μm，而人参的簇晶直径为20～68μm；又如草酸钙针晶，山药的针晶长达240μm，半夏的针晶长20～144μm，麦冬的针晶长约88μm，但直径却达8～13μm。同是唇形科的腺鳞，薄荷的腺鳞直径约90μm，而益母草的腺鳞直径约55μm，只有薄荷的一半。

（4）排列形式不同 如甘草和葛根同属豆科植物均具晶鞘纤维，但甘草的方晶排列稀疏，而葛根的方晶排列紧密，几乎纤维束周围的所有薄壁细胞都含有方晶。

（5）其他 如细胞壁的木化程度不同等。待所有的特征详细观察完毕后，根据所做的记录、分析，有必要可进行检索表的查阅或进一步与已知药材进行对照后再下结论。

（二）显微特征的描述

及时而详尽的记录和准确的描述所观察到的显微特征是鉴别的依据，它对于归纳、分析、结论有着重要的意义。

1. 粉末鉴别描述顺序 在观察粉末药材时通常按先淀粉粒后其他，先多数后少数，先特殊后一般，先总观后局部的顺序；但在混合粉末中就不易体现"特殊"和"一般"的这种特点，因此，描述的顺序一般可依次为：淀粉粒、表面组织与毛茸、结晶体、机械组织、分泌组织、输导组织、薄壁组织、其他。

2. 显微特征描述中"范围"的概念 对大小和数量的描述通常有一定的范围。如××～××μm；若用一个数字可写成约为××μm，可达××μm，有时也用三个数字表示，如××～××～××μm，则前后两个数字代表上下的限度，而中间这一数字表示常见的、主流的。对色泽的描述常用两种颜色的名称来表示如"淡绿色至深绿色"，这是一种样品所具颜色变化的范围；有时用"淡绿色或深绿色"则表示同一种药材但取自不同样品所显示的颜色的变异，两者稍有不同；有时用"黄绿色"即以绿为主，黄是形容后一个词，如"绿黄色"则以黄为主。对于某种细胞或内含物的存在与排列形式的描述常用"散在""成群（或成束）""单个""数个""数十个"或"排列成行""排列成环"等字样。

3. 显微特征描述的要点

（1）淀粉粒 可先描述单粒后描述复粒。单粒一般先形状后其他，如对单粒的大小一般用直径（μm）表示，对脐点的形状（如点状、裂缝状、飞鸟状）、脐点的位置（在中心，在大端或小端）要注明，对层纹一般可用"明显""隐约可见"和"不明显"来表示。复粒一般需注明组成的粒数。对组成粒数较多的可用"由××粒以上组成"或测量复粒的直径表示。

（2）表面组织与毛茸 如描写木栓层要注明木栓细胞的形状、色泽、大小、有无层叠、细胞壁的增厚、壁孔以及内含物；描写非腺毛时要注明形态、细胞个数、列数、表面特征、胞腔内有无内含物等。

（3）结晶体 要描述结晶体的种类、形态、存在形式、数量以及晶体的大小，对一些长形的晶体（如针晶、柱晶）可分别测量长短和直径，等径性晶体可只测量直径，对近乎等径而几个轴向不等长的簇晶应测量短径，如为砂晶则无须测量单颗的晶粒，可用含晶细胞的大小来表示。

（4）厚壁组织 可分为纤维、石细胞和厚壁细胞。

① 纤维 对于存在部位清楚的应注明纤维名称如韧皮纤维、木纤维、内果皮纤维或晶鞘纤维等。对纤维的形状、直径（量单个纤维的最粗部位）、长短、颜色、存在情况、壁的增厚、木化程度、纹孔、孔沟的明显与否等均要注意观察和描述。

② 石细胞　要注意描写形状、大小、色泽、存在情况、细胞壁是否均匀增厚等，孔沟特别致密的要加注明，有时石细胞内含有晶体或有色的物质等要注意描述。

③ 厚壁细胞　如元胡的皮层厚壁细胞特征描述同纤维和石细胞。

（5）分泌组织　首先应描述是哪一类型，如油室、树脂道、乳汁管还是分泌细胞（油细胞、色素细胞、黏液细胞等），其次对形状及分泌物的色泽也应尽量描述。

（6）输导组织　主要描述导管、管胞的类型、直径及导管分子的长短及筛管的筛域情况。

（7）薄壁组织　属基本组织，一般可不描述，但对有内含物的如含糊化淀粉粒、结晶体要予以提及并注明部位。

（8）其他　如内皮层细胞、内胚乳细胞等也各有特点，对某些后含物如菊糖、色素块、橡胶丝等酌情描述。

第三节　其他显微鉴别技术

一、偏光显微镜鉴别技术

偏光显微镜又称偏振光显微镜，在普通光学显微镜中增加偏振装置。偏振光在通过各向同性的物质时呈现暗视野，而各向异性的样品呈现不同的测试片。非均质性的晶体或某些分子排列无序的有机物则会呈现出颜色不同、强弱不一的光彩。植物类药材的淀粉粒、结晶体、石细胞等组织细胞内含物在偏光显微镜下色彩呈现稳定特异的变化。如未糊化的淀粉显偏光，已糊化的淀粉粒则无偏光现象；淀粉粒的脐点在偏光显微镜下呈现黑十字，不同类型的淀粉粒具有不同的黑十字；草酸钙结晶在偏光显微镜下因不同类型的晶型呈现不同明亮色彩。偏光显微镜可用于黄芪的淀粉粒、人参的草酸钙结晶、桃仁的石细胞、山茱萸的导管、石菖蒲的纤维及中成药至宝三鞭丸的显微鉴别。

动物的骨碎片、横纹肌（肌纤维）、毛茸、骨和齿的磨片在偏光镜检查下，则有强烈的颜色和条纹对比。通过偏光显微镜观察，可测算麝香药材中掺伪物质的含量。

偏光显微镜也成为鉴别矿物药的重要手段。如石膏、石英、云母石、寒水石等在暗视野中均会呈现强烈、多色的干涉色带。偏光显微镜可对硅化合物类（玛瑙）、钙化合物类（龙骨）、铁、砷化合物类（磁石、雄黄）、钠盐类（硼砂）、汞化合物类（朱砂）等多种常用矿物类药材进行显微鉴别。

二、扫描电子显微镜鉴别技术

扫描电子显微镜发明于 20 世纪 40 年代，在 60 年代正式使用。其特点是由电子束冲击到被检视样品后，被释放出来的次级电子，用相应的收集器收集起来，经放大后出现在显像管的荧光屏幕上，可获得更为精细结构特征信息。在药材鉴别方面，适用于观察花粉粒、种皮、果皮的表面饰纹，茎、叶面的表面组织的结构特征（毛、腺体、分泌物、气孔、角质层、蜡质等），组织细胞（管胞、导管、纤维、石细胞）及晶体等后含物，动物类药材的体壁、鳞片、毛发等超微结构。

三、体视显微镜鉴别技术

体视显微镜放大倍数在 5～100 倍，它不能穿透物体，却能更好地观察药材表明纹理、起伏、饰纹和颜色，可直接看见原药材的原色和原形，能够观察到许多传统的性状鉴别看不到、显微鉴别又看不清的药材特征信息。

第九章 | 中药检验

中药是指以中医药理论为指导，有着独特的理论体系和应用形式，用于预防和治疗疾病并具有康复与保健作用的天然药物及其加工代用品。按来源分为植物药、动物药、矿物药；按加工工艺分为药材和饮片、植物油脂和提取物、中药制剂。

在漫长的历史岁月里，劳动人民在与自然和疾病做斗争的过程中，对中药的使用与鉴别都积累了丰富的实践经验，逐渐形成了独特的中药检验体系。随着科学技术的发展，新仪器、新方法的应用，中药检验提高到了一个崭新的水平。

本章重点阐述药材和饮片、植物油脂和提取物的检验，涉及性状鉴别、显微鉴别、理化鉴别、检查、指纹图谱/特征图谱、含量测定项目和方法。中药制剂检验详见第十二章有关内容。

第一节　性状鉴别

性状鉴别是通过眼观、手摸、鼻闻、口尝、水试、火试等方法，对药材和饮片的形状、大小、色泽、表面、质地、断面、气味等特征进行观察鉴别。这些方法包含了丰富的传统鉴别经验，具有简单、易行、快速等特点。性状鉴别主要是观察完整的药材和饮片，除仔细观察外，有时需核对标本和文献。

一、基础知识

（一）植物类药材

目前全国可供使用的药材有 1200 余种，其中野生药材约占 80%，栽培药材约占 20%；其中植物类药材有 900 余种。下面重点列举根和茎类植物的相关知识。

1. 根　根是植物适应陆地生活的器官，构成了植物的地下部分。

根通常呈圆柱形，生长在土壤中，越向下越细，并向四周分枝，形成复杂的根系。根无节和节间之分，一般不生芽、叶和花，细胞中不含叶绿体。

（1）根的类型

① 主根和侧根　植物最初生长出来的根，是由种子的胚根直接发育来的，它不断向下生长，称主根；在主根侧面生长出的分枝，称为侧根；在侧根上形成的小分枝称纤维根。

② 定根和不定根　按根发生的起源可分为定根和不定根两类。主根、侧根和纤维根都是直接或间接由胚根生长出来的，有固定的生长部位称定根，如桔梗、人参、棉花等的根；有些植物的根并不是直接或间接由胚根所形成，而是从茎叶或其他部位生长出来的，这些根的产生没有一定的位置，故称不定根，如玉蜀黍、麦、稻、薏苡的种子萌发后，由胚根发育成主根不久就枯萎，而从茎的基部节上长出许多大小长短相似的须根来，这些根就是不定根。

（2）根系的类型　一株植物的地下部分所有的根的总和称为根系。在双子叶植物和裸子植物中，主根和侧根以及各级的纤维根共同组成植物的根系；单子叶植物的根系主要由不定根及其分枝的各级侧根组成。根系常有一定的形态，按其形态的不同可分为直根系和须根系两类。

① 直根系　主根发达，主根和侧根的界限非常明显的根系称直根系。它的主根通常较粗大，一般垂直向下生长，上面产生的侧根较小，如桔梗、山参、人参、棉花和蒲公英的根系。

② 须根系　主根不发达，或早期死亡，而从茎的基部节上生长出许多大小长短相仿的不定根，簇生呈胡须状，没有主次之分，如玉蜀黍、稻、麦、葱、蒜、徐长卿、龙胆等的根系。

（3）根的变态　根和植物其他器官一样，在长期的历史发展过程中，由于适应环境的变化，形态构造产生了许多变态，常见的有下列几种。

① 贮藏根　根的一部或全部形成肥大肉质，其内贮藏营养物质，这种根称贮藏根。贮藏根依形态不同又可分为：肉质直根和块根。

② 支持根　自茎上产生一些不定根深入土中，以增强支持茎秆的力量，这种根称为支持根，如玉蜀黍、高粱、薏苡、甘蔗等在接近地面的茎节上所生出的不定根。

③ 气生根　由茎上产生，不深入土中而暴露在空气中的不定根，称为气生根。它具有在潮湿空气中吸收和贮藏水分的能力，如石斛、吊兰、榕树等。

④ 攀缘根　攀缘植物在茎上生出不定根，能攀附石壁墙垣、树干或其他物体上，这种根称为攀缘根，如薜荔、络石、常春藤等。

⑤ 水生根　水生植物的根漂浮在水中呈须状，称水生根，如浮萍等。

⑥ 寄生根　寄生植物的根插入寄主茎的组织内，吸取寄主体内的水分和营养

物质，以维持自身的生活，这种根称为寄生根，如菟丝子、列当、槲寄生、桑寄生等。

2. 茎　茎由胚芽和胚轴发育而来，一般包括主茎（干）和各级分枝两部分。

茎是植物地上部分的轴状结构，其上着生叶、花和果实。茎上着生叶的部位称节，两节之间的部分为节间。在茎的顶端和节处叶腋都生有芽。具节和节间是茎的本质特征，也是与根在外形上的主要区别。

不同植物，其茎的形态特征不同。多数植物的茎呈辐射对称的圆柱体；有些植物的茎呈三棱形，如莎草科植物；有的呈四棱形，如唇形科植物薄荷、留兰香等；有的呈多棱形，如伞形科植物芹菜等。多数植物的茎实心，如棉花、玉米等；植物的茎有髓腔因而空心，如毛竹、小麦等。

（1）正常茎

① 按茎的质地分为木质茎、草质茎、肉质茎。

② 按茎的生长习性分为立茎、缠绕茎、攀缘茎、匍匐茎等。

（2）茎的变态　茎和根一样，有些植物由于长期适应不同的生活环境，产生了一些变态。

① 地下茎变态

根状茎（根茎）：常横卧地下，肉质膨大呈根状，节和节间明显，节上有退化的鳞片叶，具顶芽和腋芽。根茎的形态及节间长短因种类而异，有的细长，如白茅、芦苇；有的粗肥肉质，如姜、玉竹；有的短而直立，如人参、三七；有的呈团块状，如苍术、川芎；有的还具有明显的茎痕，如黄精。

块茎：肉质肥大呈不规则块状，与块根相似，但有很短的节间，节上具芽及鳞片状退化叶或早期枯萎脱落，如半夏、天麻、马铃薯等。

球茎：肉质肥大呈球形或扁球形，具明显的节和缩短的节间；节上有较大的膜质鳞叶；顶芽发达；腋芽常生于其上半部，基部具不定根，如慈姑、荸荠等。

鳞茎：球形或扁球形，茎极度缩短称鳞茎盘，被肉质肥厚的鳞叶包围；顶端有顶芽，叶腋有腋芽，基部生不定根。可分为无被鳞茎（如百合、贝母等）和有被鳞茎（如洋葱、大蒜等）。

② 地上茎变态

叶状茎（叶状枝）：茎变为绿色的扁平状或针叶状，如仙人掌。

刺状茎（枝刺或棘刺）：茎变为刺状，具保护作用。枝刺有不分枝或分枝的，如山楂、酸橙的枝刺不分枝，皂荚、枸橘的刺常分枝。刺状茎生于叶腋，可与叶刺相区别。

钩状茎：通常钩状，粗短、坚硬无分枝，位于叶腋，由茎的侧轴变态而成，如钩藤。

茎卷须：常见于具攀缘茎植物，茎变为卷须状，柔软卷曲，多生于叶腋。如葡萄、瓜蒌、丝瓜等。

小块茎和小鳞茎：有些植物的腋芽常形成小块茎，形态与块茎相似，如山药的零余子、半夏；有些植物在叶腋或花序处由腋芽或花芽形成小鳞茎，如大蒜、洋葱等。小块茎和小鳞茎均有繁殖作用。

（二）动物类药材

动物类药材在我国的应用有着悠久的历史。四千年前甲骨文就记载麝、犀、牛、蛇等 40 余种药用动物；三千多年前我国就开始了对蜜蜂的利用；二千多年前就有对珍珠、牡蛎养殖的记载。从本草著作记载来看，《神农本草经》已收载动物药 65 种，其中如鹿茸、麝香、牛黄等至今仍为常用品种；《新修本草》记载有 128 种；《本草纲目》收载 461 种，并将其分为虫、鳞、介、禽、兽、人各部，《本草纲目拾遗》又收载 160 种。目前已研究和使用的动物药超过 3000 种。

1. 按药用部位分类

（1）全动物类　水蛭、地龙、全蝎、蜈蚣、土鳖虫、斑蝥、红娘子、青娘子、海龙、海马、金钱白花蛇、蕲蛇、乌梢蛇、蛤蚧等。

（2）角骨类　鹿茸、鹿角、羚羊角、水牛角、龟甲、鳖甲、豹骨、穿山甲等。

（3）贝壳类　牡蛎、石决明、蛤壳、珍珠母、瓦楞子、海螵蛸等。

（4）脏器类　哈蟆油、熊胆、鸡内金、紫河车、桑螵蛸、海狗肾、鹿鞭、鹿胎等。

（5）生理病理产物　珍珠、蟾酥、牛黄、麝香、僵蚕、五灵脂、夜明砂、白丁香、蝉蜕、蛇蜕、蜂房、蜂蜜、马宝、狗宝等。

（6）加工品　阿胶、鹿角胶、鹿角霜、鳖甲胶、龟甲胶、水牛角浓缩粉、血余炭、人工牛黄等。

2. 按基原分类　分为门、纲、目、科、属、种 6 个等级。动物界共分为 19 门，药用动物主要分布于 8 个门：

原生动物门 Protozoa，如草履虫；

多孔动物门 Porifera，如脆针海面；

肠腔动物门 Coelenterata，如海蜇、珊瑚；

环节动物门 Annelida，如水蛭、地龙；

软体动物门 Mollusca，如贝壳类；

节肢动物门 Arthopoda，如地鳖、南方大斑蝥；

棘皮动物门 Echinodermata，如海参、海星；

脊索动物门 Chordata，海马、蟾蜍、乌梢蛇。

（三）矿物类药材

矿物是由地质作用形成的天然单质或化合物。药用部位由地质作用形成的天然单质或化合物、矿物的加工品、动物或动物骨骼的化石的一类药材称为"矿物类药材"。矿物类药材中以天然矿物入药的，如朱砂、石膏、炉甘石、赭石等；以矿物的加工品入药的，如轻粉、红粉、秋石等；以动物或动物骨骼的化石入药的，如龙骨、石燕等。

1. 矿物的性质　矿物除少数是自然元素外，绝大多数是自然化合物，它们大多数是固体；少数是液体，如水银（Hg）；或气体，如硫化氢（H_2S）。每一种矿物都有一定的物理和化学性质，这些性质取决于它们的化学成分和结晶构造，利用这些性质的不同，可以对矿物进行鉴别。

（1）矿物中水的存在形式　有的晶体矿物含有一定的水，称为含水矿物。水在矿物中存在的形式，直接影响到矿物的性质。利用这些性质，可以对矿物进行鉴别。

水在矿物中的存在形式有以下几种。

① 吸附水（自由水）　水分子不加入矿物的晶格构造。

② 结晶水　水以分子形式参与矿物的晶格构造，如石膏（$CaSO_4 \cdot 2H_2O$）、胆矾（$CuSO_4 \cdot 5H_2O$）等。

③ 结构水　水以 H^+ 或 OH^- 等离子形式参与矿物的晶格构造，如滑石 $[Mg_3(Si_4O_{10})(OH)_2]$ 等。

（2）透明度　矿物透光能力的大小称为透明度。将矿物磨成 0.03mm 标准厚度后，比较其透明度，可分为以下几种。

① 透明矿物　通过矿物可看到物体外形，好像通过玻璃看到物体一样，如云母石（白云母）。

② 半透明矿物　通过矿物可看到物体外形，但不甚清楚，如胆矾。

③ 微透明矿物　虽有光线通过，但不能看到物体，如玛瑙。

④ 不透明矿物　仅在矿石薄边有光线通过，如禹余粮。

⑤ 全不透明矿物　光线完全透不过，如磁石。

（3）颜色　颜色是矿物对自然光线中不同波长的光波均匀吸收或选择吸收所表现的性质。矿物的颜色一般分为三种：本色、外色和假色。

① 本色　由矿物的成分和内部构造所决定的颜色，如朱砂的红色，石膏的白色等。

② 外色　由外来的带色杂质、气泡等包裹体所引起的颜色，与矿物自身的成分和构造无关。外色的深浅除与带色杂质的量有关外，还与杂质分散的程度有关，如紫石英、大青盐等。

③ 假色 由晶体内部裂缝面、解理面及表面氧化膜的反射光引起与入射光波的干涉作用而产生的颜色，如云母的变彩现象。

矿物在白色瓷板上划过后所留下的粉末痕迹称为条痕，粉末的颜色称为条痕色。条痕色比矿物表面的颜色更为固定，更能反映矿物的本色，因而更具鉴别意义。有的矿物表面的颜色与粉末颜色相同，如朱砂；有的不相同，如自然铜，表面为亮淡黄色或棕褐色，而粉末为绿黑色或棕褐色。

（4）光泽 矿物表面反射光的能力为光泽，按反光强弱分为以下几种。

① 金属光泽 在完全不透明矿物面上光亮耀眼的光泽，如密陀僧、自然铜。

② 半金属光泽 在完全不透明矿物面上有光亮，但不耀眼，如禹余粮、磁石。

③ 非金属光泽 透明矿物常有这种光泽，按其光泽特点又分为金刚光泽、玻璃光泽、珍珠光泽、油脂光泽、土状光泽、绢丝光泽、蜡状光泽。

（5）相对密度 相对密度是指在温度 4℃时矿物与同体积水的重量比。各种矿物的相对密度在一定条件下为一常数，如朱砂为 8.1～8.2，石膏为 2.3 等。

（6）硬度 硬度是矿物抵抗外来机械作用（如刻划、研磨、压力等）的能力，分为相对硬度和绝对硬度。

（7）解理、断口 矿物晶体受力后常沿一定方向破裂，并产生光滑平面的性质称为解理；受力后不是按一定的方向破裂，破裂面呈各种凹凸不平的形状的称断口。

不同的晶质矿物，解理的数目、解理的完善程度和解理的夹角都不同。利用这一特性可以在显微镜下区别不同的矿物质。

（8）磁性 磁性是矿物在外磁场作用下被吸收或排斥的性质。分为磁性、顺磁性和逆磁性 3 种。如磁石具铁磁性，黑钨矿具顺磁性，方解石具逆磁性。

（9）气味 有的矿物具有特殊的气味，尤其是矿物受到锤击、加热或湿润时较为明显。如雄黄灼烧时的蒜臭，硫黄燃烧时的硫臭，胆矾的涩味，芒硝的苦咸味，大青盐的咸味等。

（10）其他 少数矿物有吸收空气中水分的能力，它可以粘吸舌头，称吸湿性。如龙骨、龙齿、赤石脂、软滑石（高岭土）等。

手触摸矿物的主观感觉。如滑石有滑腻感，蛇含石有粗糙感，白石英发凉等。

2. 矿物类药材的分类 矿物类药材的分类是以矿物中所含的主要的或含量最多的某种化合物为依据进行分类。

矿物在矿物学上的分类方法有多种，但通常是根据矿物所含主要成分的阴离子或阳离子的种类进行分类。

（1）阳离子分类法 朱砂、轻粉、红粉等为汞化合物类；磁石、自然铜、赭石等为铁化合物类；石膏、钟乳石、寒水石等为钙化合物类；雄黄、雌黄、信石等为砷化合物类；白矾、赤石脂等为铝化合物类；胆矾、铜绿等为铜化合物类；

密陀僧、铅丹等为铅化合物类；芒硝、硼砂、大青盐等为钠化合物类；滑石为镁化合物类等。

（2）阴离子分类法 朱砂、雄黄、自然铜等为硫化合物类；石膏、芒硝、白矾为硫酸盐类；炉甘石、鹅管石为碳酸盐类；磁石、赭石、信石为氧化物类；轻粉为卤化物类等。

《中国药典》2015 年版一部对矿物药采用阴离子分类法，将阴离子种类分为"类"，再将化学组成类似、结晶体结构类型相同的种类分为"族"，族以下是"种"。种是矿物分类的基本单元，也是对矿物进行具体阐述的基本单位。

3. 矿物类药材的形态 矿物类药材的形态根据外部特征可分为单体形态和集合形态两类。药用矿物多是由许多单体聚合在一起的集合体，根据其能否用肉眼或借助放大镜辨别与否分为显晶质集合体和隐晶质集合体。

（1）显晶质集合体

① 柱状集合体 由柱状矿物组成，如阳起石。

② 纤维状集合体 由纤维状矿物组成，如石膏。

③ 树枝状集合体 晶体生长时在某些方向迅速生长而成树枝状，如自然金。

④ 晶簇 共同基体上生长的许多单晶集合体，如水晶。

⑤ 片状集合体 由片状矿物集合而成，如云母石、蛭石。

⑥ 板状集合体 由板状矿物集合而组成，如晶石。

⑦ 粒状集合体 由粒状矿物集合而组成，如方解石。

（2）隐晶质集合体

① 致密块状集合体 由均匀而细小的物质组成的致密块体，如玛瑙。

② 土状集合体 由均匀而细小的物质组成的疏松块状物，如高岭土、赤石脂。

③ 结核状集合体 由中心向外生长而成球形，凸镜状或瘤状的集合体，如蛇含石、赭石。

④ 钟乳状集合体 由同一基底向外逐层生长而成的呈圆锥形、圆柱形、半球形或肾形的集合体，如钟乳石、代赭石。

二、性状鉴别

1. 形状 药材的形状一般比较固定。叶和花类药材多皱缩，须先水浸泡，展平后观察。

2. 大小 应观察测量较多的样品，得出正确的药材大小数值。药材的大小数值，一般有一定的幅度。

3. 颜色 药材的色泽一般应在日光下观察。色泽的描述包括表面和断面色泽，大部分药材的色调不是单一的，而是复合的，两种色调组成的应以后一种色调为主，如黄棕色，表示以棕色为主。

4. 表面 指药材表面是光滑还是粗糙，有无皱纹、皮孔或毛茸等。

5. 质地 指药材的软硬、坚韧、疏松、致密、黏性或粉性、角质样等特征。有些药材因加工方法不同，质地也不一样。

6. 断面 指药材折断时的现象，如易折断或不易折断，有无粉尘散落等及折断时的断面特征。应注意是否平坦，或显纤维性、颗粒性或裂片状，断面有无胶丝等。可通过观察皮部与木部的比例、维管束的排列方式、射线的分布、油点的多少等特征鉴别药材。

7. 气 利用药材的特殊香气或臭气鉴别药材，如麝香。对气味不明显的药材，可切碎后或用热水浸泡后再闻。

8. 味 口尝药材的实际滋味，每种药材的味感是比较固定的，药材的味感也是衡量药材品质的标准之一，如黄连、黄柏以味越苦越好。尝药时要注意取样的代表性，取少量药材在口里咀嚼约 1 分钟，使舌头的各部分都接触到药液。对有强烈刺激性和有毒的药材，口尝时要特别小心，取样要少，尝后应立即吐出漱口，洗手，以免中毒。

9. 水试 水试法是利用药材在水中或遇水发生颜色变化、沉浮、溶解、透明度、膨胀性、旋转性、黏性、酸碱性变化等特殊现象进行鉴别药材的一种方法。

（1）显色反应

① 某些药材遇水后，所含水溶性色素或其他成分使水溶液显色。如西红花入水后，可见橙黄色成直线下降，并逐渐扩散，水被染成黄色，无沉淀。

② 某些药材遇水后，所含某些成分的水解产物易被氧化，而使药材本身颜色发生变化。如墨旱莲遇水后，搓其茎叶，显墨绿色。

③ 某些药材中结晶水的变化会引起颜色变化。如胆矾加热灼烧后遇水变蓝色。

（2）旋转现象 熊胆少许投入水杯，在水面旋转并呈现黄线下沉而不散。

（3）膨胀性 有的药材遇水后会膨胀。如蟾酥断面沾水后呈乳白色隆起；胖大海加沸水适量，放置数分钟即膨胀成棕色半透明的海绵状物等。

（4）黏性 有的药材遇水后黏性增强。如亚麻子加温水浸泡后，表皮黏液层膨胀而成一透明黏液膜，包围整个种子。

（5）其他 牛黄少许加清水调和，涂于指甲上，能将指甲染成黄色。

10. 火试 火试法是利用药材在火烧时，能产生特殊的气味、颜色、烟雾、闪光和响声等现象进行鉴别药材的一种方法。如沉香点燃则香气浓烈。

11. 药材基原植物的鉴别 植物类药材多取自植物的某一部分，部分药材仅凭形态特征不能对其基原进行鉴别，须取该药材原植物的花、果实、茎、叶，仔细观察各器官的形态特征，必要时深入产地观察原植物的生长情况。在掌握形态特征的基础上，根据形态检索表，特征符合开始项号的，逐号下查，特征不符合开始项号的，查与该项相对应的项号，直至查到种。然后，再与已确定学名的植物标本相对照，最后定种。其步骤如下。

（1）观察动植物形态　对具有较完整植物体的药材，应注意观察其根、茎、叶、花、果实等器官特征。

（2）核对文献　根据已观察到的形态特征和药材的产地、别名、效用等线索，查阅有关文献，必要时进一步核对原始文献。

（3）核对标本　到有关植物标本馆核对已确定学名的该科属标本。如有条件，核对模式标本。

三、其他性状鉴别技术

仿生识别是模仿动物的某一功能，把被认识的一个个事物转化为一组数据，对应为某特定高维空间的一些点，然后用高维空间几何方法来计算这些点的位置关系，并加以对同一类事物分布点的几何计算分析和最佳化点覆盖识别。

1. 嗅觉仿生（电子鼻）　嗅觉仿生技术是动物嗅觉系统研究成果、传感器技术与电子学和计算机技术结合的产物，模仿人类后脑部嗅上皮细胞的工作模式，实现对气味的检测。

电子鼻包含一组化学传感器阵列，被封装在密闭容器中。目标混合物，以气态形式进入到密闭容器中，气体和传感器之间的反应引起传感器电导率变化，每一个传感器与部分成分以独特的方式进行响应。在阵列中，每一个传感器有不同的特性（如涂层、工作温度等）。因此，阵列中各传感器的不同电响应（即电压输出）联合输出形成一个指纹图谱（标记）图，对于特定的气味是独一无二的。根据指纹（标记）图利用一定的模式识别算法即可识别出不同的气味成分。

2. 味觉仿生（电子舌）　味觉仿生技术是模仿人类味觉细胞和受体传感的工作模式，实现对液体"味道"的检测。电子舌采用类似于生物系统的材料作传感器的敏感膜，当类脂薄膜的一侧与味觉物质接触时，膜电势发生变化，从而产生响应。传感器阵列中每个独立的传感器仿佛舌面上的味蕾一样，每个独立的传感器感受一类群化学物质。感受到的不同的化学物质，采集各种不同的信号输入计算机，计算机代替生物系统中的大脑功能，通过软件进行分析处理，从而针对不同的物质进行区分辨识，最后给出各个物质的感官信息，传感器阵列中这种味觉传感器具有高灵敏性、可靠性、重复性，同时可以对一些成分含量进行测量。

3. 视觉仿生　视觉仿生技术是一种基于仿人眼视觉特性的视觉检测和目标识别体系结构及感知计算模式。1931 年国际照明委员会（CIE）规定了标准观察者的光谱三刺激值（照度、色调、饱和度），使物体颜色的仪器测量成为可能。色差计是一种光电积分式测色仪器，其利用仪器内部的标准光源照明被测物体，在整个可见光波长范围内进行一次积分测量，得到透射或反射物体色三刺激值和色品坐标，并通过计算机系统给出两个被测样品之间的色差值。

色差计的测量原理采用最广泛使用于测量物体色调的 CIE1976L*a*b*色度空间系统。所有的颜色可用 L*、a*、b* 3 个轴的坐标来定义，从而将色调的色度空间转化为立体的数学模型。

目前，各种仿生识别方法还处于探索阶段，在药材真伪鉴定和质量检测方面还有很多基础工作需要研究，但显示了较好的应用前景。

四、检验实例

根据药用部位的不同，植物类药材常见的有：根、根茎、茎木、皮、花、果实、种子、全草、树脂类、其他（如蕨类植物的成熟孢子–海金沙，低等植物的菌体–冬虫夏草，菌核–茯苓、雷丸）等。为加深对各类药材性状检验方法的理解，现列举了部分药材性状及其鉴别要点，以供参考。

（一）植物类药材

1. 根类药材 根类药材包括以根或以根为主带有部分根茎入药的药材。

（1）双子叶植物根 一般为直根系，主根发达，侧根较小，根的形状通常为圆柱形、长圆锥形，如甘草、防风、桔梗、白芷等；有的定根膨大成块根，呈纺锤形，如何首乌。少数双子叶植物的主根不发达，为须根系，多数细长的须根簇生于根茎上，如威灵仙、龙胆等。

双子叶植物根外表常有栓皮，较粗糙。表面常有横纹或纵纹，有的可见皮孔。根的顶端有时带有根茎或茎基，根茎俗称"芦头"，上有茎痕，俗称"芦碗"，如人参。

根的质地和断面常因品种而异，有的质重坚实，有的体轻松泡；折断面呈粉性或呈纤维性、角质状等。一般来说，双子叶植物根的横断面，有一圈形成层的环纹，环内的木质部范围较环外的皮部大；中央无髓部，自中心向外有放射状纹理，木部尤为明显；其次，应注意根的断面组织中有无分泌物散布，如苍术断面有油点；断面有无异型构造，如何首乌的云锦花纹、商陆的罗盘纹等。

（2）单子叶植物根 一般为须根系，须根的前部或中部常膨大成块根，呈纺锤形，如麦冬、郁金等。

单子叶植物根的外表无木栓层，有的具较薄的栓化组织。单子叶植物根有一圈内皮层的环纹，皮部宽广，中柱一般较皮部小；中央有髓部，自中心向外无放射状纹理。

2. 根茎类药材 根茎类药材系指以地下茎或带有少许根部的地下茎入药的药材，包括根状茎、块茎、球茎及鳞茎等，是一类地下茎的变态。

（1）双子叶植物多为根状茎，形状呈结节状圆柱形，常具分枝，或不规则团块状或拳形团块。表面节和节间明显，节上常有退化的鳞片状或膜质状小叶或叶痕，有顶芽和腋芽或芽痕；根茎上面或顶端常残存茎基或茎痕，侧面和下面有细长的不定根或根痕。根状茎的形态和节间长短随植物种类而异，如苍术、川芎等。

双子叶植物根茎横断面中央有明显的髓部，可见形成层环，木部有明显的放射状纹理。其次，应注意根茎断面有无分泌物散布和异常构造，如大黄星点。

（2）单子叶植物根茎包括根状茎、块茎、球茎及鳞茎等。

单子叶植物根状茎表面节和节间尤为明显，如石菖蒲、黄精等，这是与双子叶植物根状茎的区别点。

块茎呈不规则块状或类球形，肉质肥大，表面有短的节间，节上具芽及退化的鳞片状叶或已脱落，如半夏。

球茎呈球形或扁球形，肉质肥大，表面具明显的节和缩短的节间，节上有较大的膜质鳞叶，顶芽发达，基部具不定根，如荸荠。

鳞茎呈球形或扁球形，下面有鳞茎盘，上面有肉质肥厚的鳞叶和顶芽，基部有不定根或不定根痕，如川贝母。有的兰科植物茎的下部膨大称假鳞茎。

单子叶植物根茎横断面通常可见内皮层环，无形成层环，皮层及中柱均有维管束小点散布，髓部不明显。

（3）蕨类植物的根茎常有鳞片或密生棕黄色鳞毛。根茎的形状不一，有圆柱形、纺锤形或不规则块状等。注意断面的维管束小点的数目和排列方式。

例 9-1 防己

本品为防己科植物粉防己 *Stephania tetrandra* S.Moore 的干燥根（图 9-1）。

【性状】本品呈不规则圆柱形、半圆柱形或块状，多弯曲，长 5～10cm，直径 1～5cm。表面淡灰黄色，在弯曲处常有深陷横沟而成结节状的瘤块样。体重，质坚实，断面平坦，灰白色，富粉性，有排列较稀疏的放射状纹理。气微，味苦。

性状鉴别要点如下。

（1）表面淡灰黄色，在弯曲处常有深陷横沟而成结节状的瘤块样。

（2）断面灰白色，强粉性（图 9-2）。

（3）木质部放射状纹理稀疏，不连续。

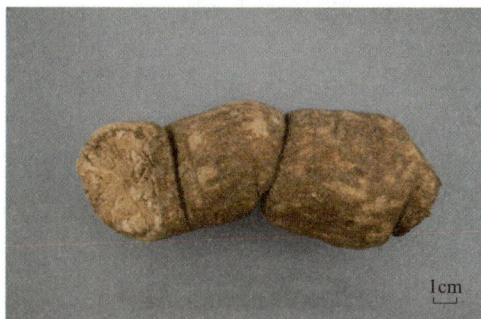

图 9-1　防己药材

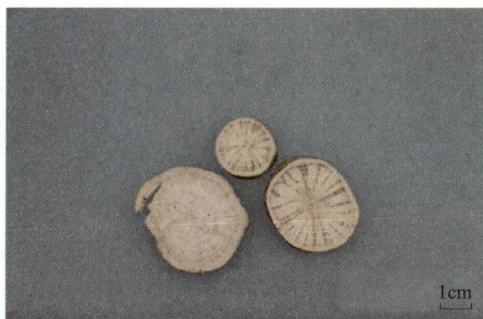

图 9-2　防己药材断面

例 9-2 大黄

本品为蓼科植物掌叶大黄 *Rheum palmatum* L.、唐古特大黄 *Rheum tanguticum* Maxim．ex Balf．或药用大黄 *Rheum officinale* Baill．的干燥根及根茎（图 9-3）。

【性状】本品呈类圆柱形、圆锥形、卵圆形或不规则块状，长 3～17cm，直径 3～10cm。除尽外皮者表面黄棕色至红棕色，有的可见类白色网状纹理及星点（异型维管束）散在，残留的外皮棕褐色，多具绳孔及粗皱纹。质坚实，有的中心稍松软，断面淡红棕色或黄棕色，显颗粒性；根茎髓部宽广，有星点环列或散在；根木部发达，具放射状纹理，形成层环明显，无星点。气清香，味苦而微涩，嚼之粘牙，有沙粒感（图 9-4、图 9-5）。

性状鉴别要点如下。

（1）药材

① 除尽外皮者，可见类白色网状纹理，质坚实。

② 根茎横切面髓部较宽，有星点环列或散在，气清香。

（2）饮片

① 表面黄棕色至淡红棕色平整。

② 根茎部切片可见明显散在或排列成环的星点或虎斑纹，有的髓部中空。

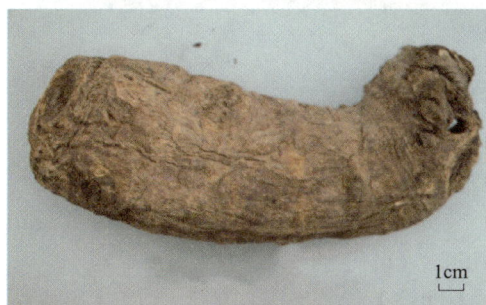

图 9-3 大黄药材

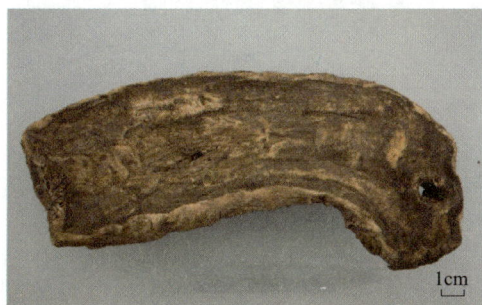

图 9-4 大黄药材纵剖面

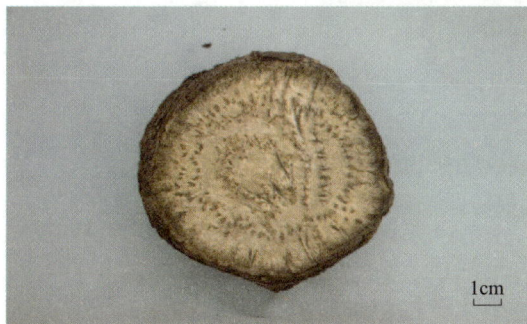

图 9-5 大黄饮片

例9-3 延胡索

本品为罂粟科植物延胡索 *Corydalis yanhusuo* W.T.Wang 的干燥块茎（图9-6）。

【性状】本品呈不规则的扁球形，直径0.5~1.5cm。表面黄色或黄褐色，有不规则网状皱纹。顶端有略凹陷的茎痕，底部常有疙瘩状突起。质硬而脆，断面黄色，角质样，有蜡样光泽。气微，味苦。

性状鉴别要点如下。

（1）不规则的扁球形，直径0.5~1.5cm。

（2）表面黄色或黄褐色，有不规则网状皱纹。

（3）顶端有略凹陷的茎痕，底部常有疙瘩状突起。

（4）质硬而脆，断面黄色，角质样，有蜡样光泽（图9-7）。

（5）气微，味苦。

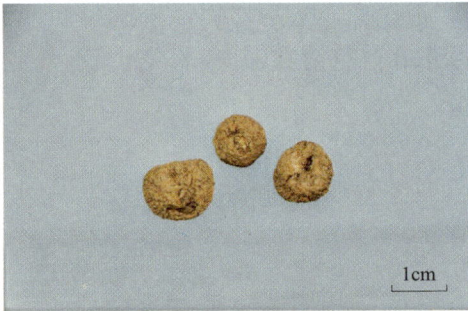

图9-6 延胡索药材图

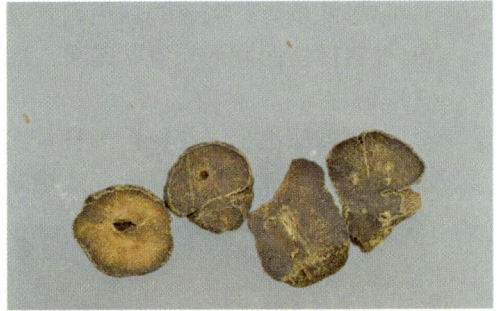

图9-7 延胡索药材断面

例9-4 葛根

本品为豆科植物野葛 *Pueraria lobata*（Willd.）Ohwi 的干燥根（图9-8）。

【性状】本品呈纵切的长方形厚片或小方块，长5~35cm，厚0.5~1cm。外皮淡棕色至棕色，有纵皱纹，粗糙。切面黄白色至淡黄棕色，有的纹理明显。质韧，纤维性强。气微，味微甜。

性状鉴别要点如下。

（1）长方形厚片或小方块，长5~35cm，厚0.5~1cm。

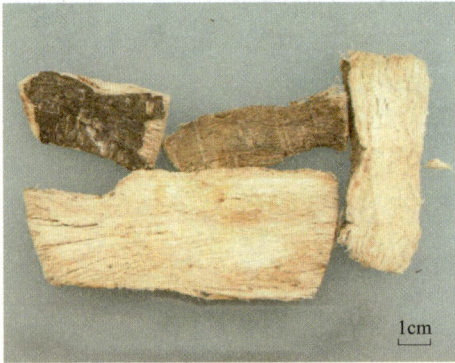

图9-8 葛根药材

（2）外皮淡棕色至棕色，有纵皱纹，粗糙。

（3）切面黄白色至淡黄棕色，有的纹理明显。

（4）质韧，纤维性强。

（5）气微，味微甜。

3. 茎木类药材 茎类药材，包括木本植物茎藤，如关木通、海风藤等；草本植物茎藤，如首乌藤、天仙藤等；茎枝，如桂枝、桑枝等；茎刺，如皂角刺；茎的翅状附属物，如鬼箭羽；带叶的茎枝，如野木瓜；茎的髓部，如通草，灯心草等。

木类药材，指木本植物茎形成层以内的木质部分，木类药材多采用心材部分入药，如沉香、降香、苏木等。

茎木类药材鉴别应注意以下几个方面。

（1）形状 因采取茎的部分不同形态也不同，但大多数为圆柱形或扁圆柱形。由于经加工而形状又不同，或切成不规则块状、厚片状、长条状等。

（2）大小 一般草本茎较细，藤本茎较粗，木本茎最粗（加工切成小块）。

（3）颜色 由于所含成分不同颜色不同，如大血藤红紫色，沉香棕黑色或棕黄与棕黑色相间形成花纹，降香紫红色，苏木棕红色等。

（4）表面 未去皮的木本茎往往可见栓皮、皮孔、节（有的膨大）及节间枝痕叶痕。少数表面有不定根，如络石藤。去掉栓皮而光滑，如木通等。

（5）断面 断面表现了内部构造的特征，是鉴别上的重要参考。如青风藤、海风藤、大血藤断面可见"车轮纹"。

（6）气味 对鉴别真伪、优劣十分重要。如沉香点燃香气浓为佳；石斛嚼之粘牙为佳；海风藤、青风藤饮片不好区分，但海风藤味苦辛辣，青风藤味苦无辛辣刺感。

例 9–5　沉香

本品为瑞香科植物白木香 *Aquilaria sinensis*（Lour.）Gilg 含有树脂的木材（图9–9）。

【性状】本品呈不规则块、片状或盔帽状，有的为小碎块。表面凹凸不平，有刀痕，偶有孔洞，可见黑褐色树脂和黄白色木部相间的斑纹，孔洞及凹窝表面多呈朽木状。质较坚实，断面刺状。气芳香，味苦。

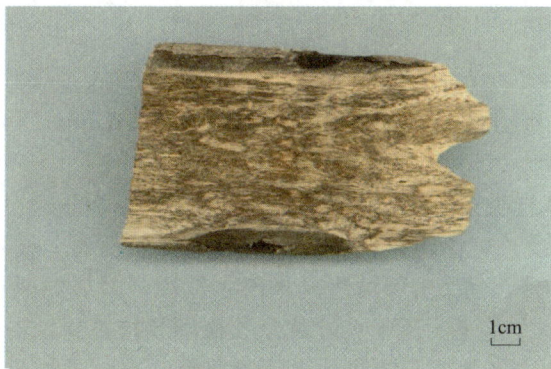

图9–9　沉香药材

性状鉴别要点如下。

（1）不规则块、片状或盔帽状，或切成薄片。

（2）表面有刀削痕，黄白色至黄棕色，可见黑褐色树脂斑，且与黄白色术部相间排列。

（3）质较重，横切面年轮不明显，纵切面有明显的粗直纹理。

（4）气芳香，味苦。

例 9-6 皂角刺

本品为豆科植物皂荚 *Gleditsia sinensis* Lam.的干燥棘刺（图 9-10）。

【性状】本品为主刺及 1～2 次分枝的棘刺。主刺长圆锥形，长 3～15cm 或更长，直径 0.3～1cm；分枝刺长 1～6cm，刺端锐尖。表面紫棕色或棕褐色。体轻，质坚硬，不易折断。横切面木部黄白色，髓部疏松，淡红棕色。气微，味淡。

性状鉴别要点如下。

（1）为不带树枝的棘刺，主刺长圆锥形，长 3～15cm，中部直径 0.3～1cm，基部略小于中部；分枝刺长 1～6cm。

（2）表面紫棕色或棕褐色。

（3）横切面木部黄白色，髓部疏松，淡红棕色。

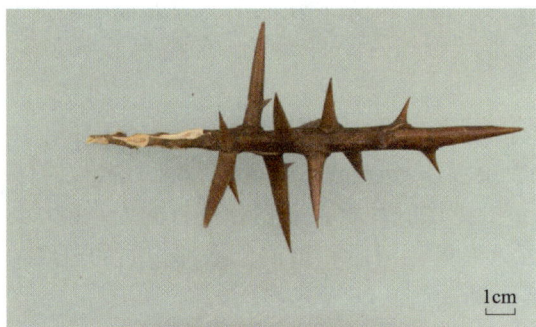

图 9-10 皂角刺药材

例 9-7 槲寄生

本品为桑寄生科植物槲寄生 *Viscum coloratum*（Komar.）Nakai 的干燥带叶茎枝（图 9-11）。

【性状】本品茎枝呈圆柱形，2～5 叉状分枝，长约 30cm，直径 0.3～1cm；表面黄绿色、金黄色或黄棕色，有纵皱纹；节膨大，节上有分枝或枝痕；体轻，质脆，易折断，断面不平坦，皮部黄色，木部色较浅，射线放射状，髓部常偏向一边。叶对生于枝梢，易脱落，无柄；叶片呈长椭圆状披针形，长 2～7cm，宽 0.5～1.5cm；先端钝圆，基部楔形，全缘；表面黄绿色，有细皱纹，主脉 5 出，中间 3 条明显；革质。气微，味微苦，嚼之有黏性。

性状鉴别要点如下。

（1）药材

① 茎枝呈圆柱形，2～5叉状分枝。

② 表面黄绿色、金黄色或黄棕色，有纵皱纹；节膨大。

③ 断面髓部常偏向一边。

④ 叶片黄绿色、先端钝圆、基部楔形、全缘；有细皱纹；革质。

（2）饮片

① 本品呈不规则的厚片（图9-12）。

② 茎外皮黄绿色、黄棕色或棕褐色。

③ 切面皮部黄色，木部浅黄色，有放射状纹理，髓部常偏向一边。

④ 叶片黄绿色，全缘，有细皱纹；革质。

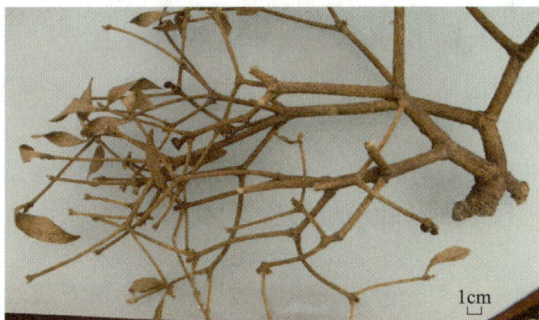

图9-11　槲寄生药材

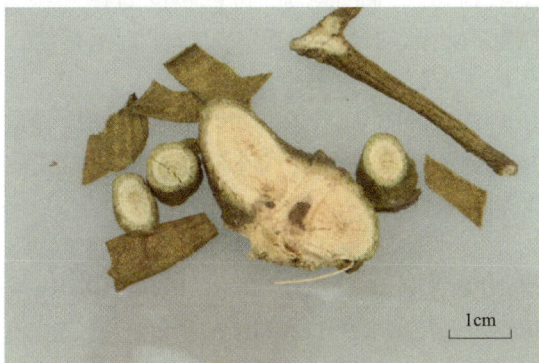

图9-12　槲寄生饮片

4. 皮类药材　皮类药材有根皮和树皮（茎、枝）两大类，为根或树干的形成层以外部分的总称。

皮类药材因取皮部位、采取加工、干燥方法不同，而形成外表形态上的变化特征，要仔细观察，正确运用术语十分重要。皮类药材鉴别应注意以下几个方面。

（1）形状　由粗大老树上剥的干皮，大多粗大而厚，呈长条状或板片状；枝皮则呈细条状或卷筒状；根皮多呈短片状或短小筒状。不同的皮类药材呈各种不同弯曲状态。一般描述术语如下。

① 平坦　皮片呈板片状，较平整，多为加工时由于堆叠加压所形成，如黄柏、杜仲等。

② 弯曲　皮片多数横向向内弯曲，通常取自枝干或较小的茎干的皮易收缩而成弯曲状。常见的弯曲状有如下几种。

管状或筒状：皮片向内弯曲至两侧相接近成管状，这类形状常见于加工时用抽心法抽去木质部的皮类药材，如牡丹皮。

单卷筒状：皮片一侧向内表面卷曲，以至两侧重叠，如肉桂。

双卷筒状：皮片两侧各自向内卷成筒状，如厚朴。

复卷筒状：几个单卷或双卷的皮重叠在一起呈筒状，如锡兰桂皮。

槽状或半管状：皮片向内弯曲呈半圆形，如合欢皮。

反曲：皮片向外表面略弯曲，皮的外层呈凹陷状，如石榴树皮。

（2）外表面　树皮的外表面常有皮孔、大型裂纹与苔藓、地衣存在，根皮的外表面较细嫩。皮孔的形状、颜色、分布密度，常为鉴别皮类药材特征。如合欢皮的皮孔呈红棕色，椭圆形；牡丹皮的皮孔呈灰褐色，横长略凹陷状；杜仲的皮孔呈斜方形。

（3）内表面　较外表面光滑，具纵向皱纹，有的显网状纹理。如椿白皮；呈各种不同色泽，如肉桂呈红棕色，杜仲呈紫褐色。

（4）折断面　皮类药材横向折断面的特征和皮的各组织的组成和排列方式有密切关系。因此要注意折断面的性状特点。如杜仲断面有丝，牡丹皮断面常见亮晶点。

（5）气味　因所含成分不同而不同，如北五加皮与地骨皮外形很相似，但北五加皮气香，味苦并有刺激感，地骨皮气味微弱；肉桂与桂皮外形相似，但肉桂味甜而微辛，桂皮味辛而凉。

例 9-8　厚朴

本品为木兰科植物厚朴 *Magnolia officinalis* Rehd.et Wils.或凹叶厚朴 *Magnolia officinalis* Rehd.et Wils.var.*biloba* Rehd.et Wils.的干燥干皮、根皮及枝皮（图 9-13）。

【性状】干皮呈卷筒状或双卷筒状，长 30～35cm，厚 0.2～0.7cm，习称"筒朴"；近根部的干皮一端展开如喇叭口，长 13～25cm，厚 0.3～0.8cm，习称"靴筒朴"。外表面灰棕色或灰褐色，粗糙，有时呈鳞片状，较易剥落，有明显椭圆形皮孔和纵皱纹，刮去粗皮者显黄棕色。内表面紫棕色或深紫褐色，较平滑，具细密纵纹，划之显油痕。质坚硬，不易折断，断面颗粒性，外层灰棕色，内层紫褐色或棕色，有油性，有的可见多数小亮星。气香，味辛辣、微苦。

性状鉴别要点如下。

（1）外表面灰棕色或灰褐色，粗糙，有时呈鳞片状，较易剥落，有明显椭圆形皮孔和纵皱纹，刮去粗皮者显黄棕色。

（2）内表面紫棕色或深紫褐色，较平滑，具细密纵纹，划之显油痕。

（3）断面颗粒性，外层灰棕色，内层紫褐色或棕色，有油性，有的可见多数小亮星。

（4）气香，味辛辣、微苦。

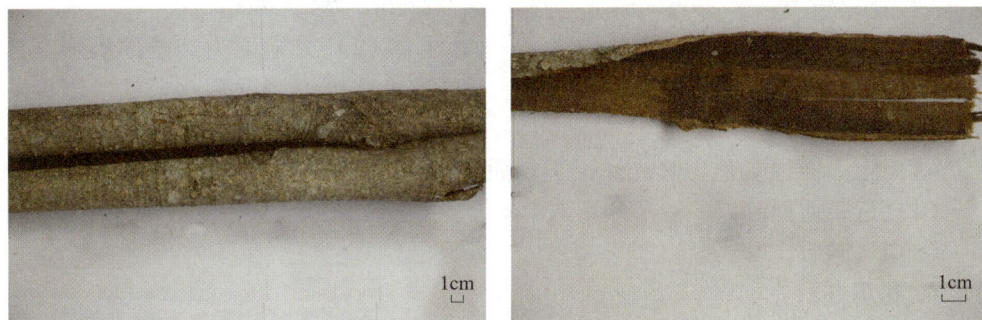

图 9–13　厚朴药材

5. 叶类药材

叶类药材主要指入药部位为叶，可分为：

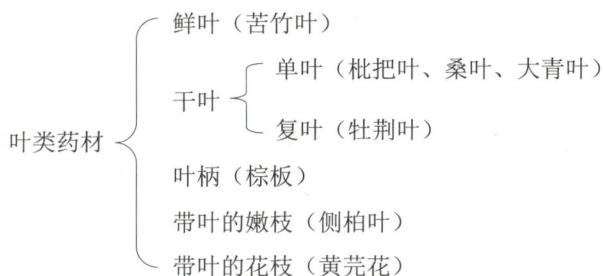

叶类药材
- 鲜叶（苦竹叶）
- 干叶
  - 单叶（枇杷叶、桑叶、大青叶）
  - 复叶（牡荆叶）
- 叶柄（棕板）
- 带叶的嫩枝（侧柏叶）
- 带叶的花枝（黄荆花）

叶类药材鉴别时，常需将其浸泡在水中使之湿润并展开后观察。一般应注意叶片的形状，如卵圆形、披针形等；长度及宽度；叶端、叶缘及叶基的情况；叶片的质地和上、下表面的色泽及有无毛茸和腺点、叶脉的凹凸和分布情况；叶柄的有无及长短，叶柄平直、槽状和扭曲情况；叶翼、叶轴、叶鞘、托叶及茎枝的有无；以及叶片的气味等。在观察叶片的表面特征时，可借助放大镜仔细观察叶的上下表面的毛茸、腺点、腺鳞等。

例 9–9　山香圆叶

本品为省沽油科植物山香圆 *Turpinia arguta* Seem. 的干燥叶（图 9–14）。

【性状】本品呈椭圆形或长圆形，长 7～22cm，宽 2～6cm。先端渐尖，基部楔形，边缘具疏锯齿，近基部全缘，锯齿的顶端具有腺点。上表面绿褐色，具光

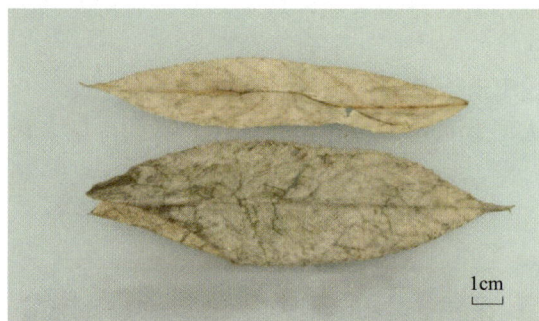

图 9-14 山香圆叶药材

泽；下表面淡黄绿色，较粗糙，主脉淡黄色至浅褐色，于下表面突起，侧脉羽状；叶柄长 0.5~1cm。近革质而脆。气芳香，味苦。

性状鉴别要点如下。

（1）呈椭圆形或长圆形，长 7~22cm，宽 2~6cm。

（2）先端渐尖，基部楔形，边缘具疏锯齿，近基部全缘，锯齿的顶端具有腺点。

（3）上表面绿褐色，具光泽；下表面淡黄绿色，较粗糙。

（4）近革质而脆。

（5）气芳香，味苦。

6. 花类药材

花类药材是指入药部位主要是花，根据药用部位可分为：

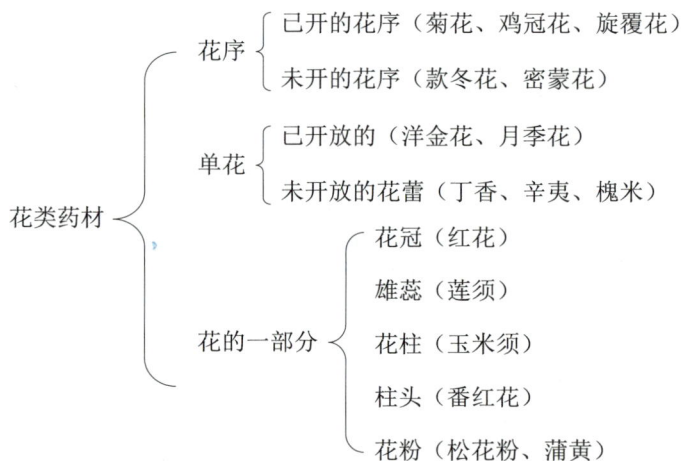

```
                    ┌ 花序 ┌ 已开的花序（菊花、鸡冠花、旋覆花）
                    │      └ 未开的花序（款冬花、密蒙花）
                    │
                    │ 单花 ┌ 已开放的（洋金花、月季花）
花类药材 ┤          │      └ 未开放的花蕾（丁香、辛夷、槐米）
                    │
                    │           ┌ 花冠（红花）
                    │           │ 雄蕊（莲须）
                    └ 花的一部分 ┤ 花柱（玉米须）
                                │ 柱头（番红花）
                                └ 花粉（松花粉、蒲黄）
```

花类药材鉴别时，如以花序入药，除单朵花的观察外，要注意花序类型，总苞及苞片等；菊科植物还要观察花序托的形状，有无被毛等，如菊花。单朵花要注意其花冠形状、大小、颜色、雌雄蕊的数目与形态及其着生位置、气味等，如玫瑰花、凌霄花。如果花序或花很小，肉眼不易辨认清楚，需先将干燥药材放入水中浸泡后，解剖观察，并借助放大镜或解剖镜观察。

例 9-10 红花

本品为菊科植物红花 *Carthamus tinctorius* L.的干燥花（图 9-15）。

【性状】本品为不带子房的管状花，长 1~2cm。表面红黄色或红色。花冠筒细长，先端 5 裂，裂片呈狭条形，长 5～8mm；雄蕊 5，花药聚合成筒状，黄白色；柱头长圆柱形，顶端微分叉。质柔软。气微香，味微苦。

性状鉴别要点如下。

（1）不带子房的管状花，长 1～2cm。

（2）表面红黄色或红色。

（3）花冠筒细长，先端 5 裂，裂片呈狭条形，长 5～8mm；雄蕊 5，花药聚合成筒状，黄白色；柱头长圆柱形，顶端微分叉。

（4）气微香，味微苦。

图 9-15 红花药材

7. 果实及种子类药材

果实、种子在植物器官上是两种不同的器官，果实是由花的子房发育成的，种子是由花的胚株发育成的。但是这两类药材在商品上往往是混在一起常未严格区分，大多数是果实与种子一起入药，如马兜铃、乌梅等；少数是用种子，如决明子；有的以果实贮存、销售，临用时再剥去果皮取出种子入药，如巴豆等。

果实类药材根据药用部位可分为：

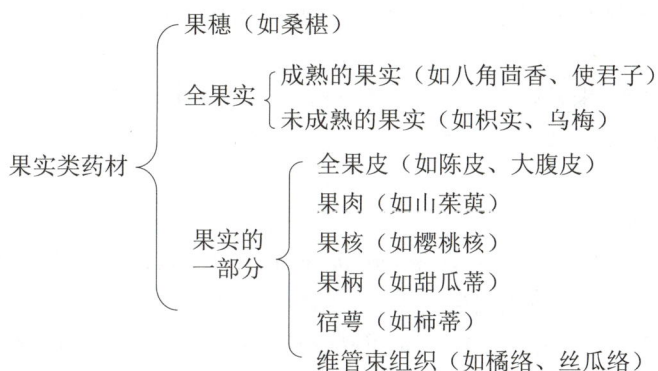

果实类药材
- 果穗（如桑椹）
- 全果实
  - 成熟的果实（如八角茴香、使君子）
  - 未成熟的果实（如枳实、乌梅）
- 果实的一部分
  - 全果皮（如陈皮、大腹皮）
  - 果肉（如山茱萸）
  - 果核（如樱桃核）
  - 果柄（如甜瓜蒂）
  - 宿萼（如柿蒂）
  - 维管束组织（如橘络、丝瓜络）

由子房发育而成的果实称为真果，如橘子、桃子；由子房之外、花托、花萼或整个花序部参与发育而成的称假果，如木瓜、苹果、无花果。有的果实顶端带有柱基，下部连有果柄，有的带有宿存的花被（如地肤子）。

果实类药材鉴别时，应注意其形状、大小、颜色、顶端、基部、表面、质地、破断面及气味等，并注意是完整的果实还是果实的某一部分、果实的顶端有无柱基等附属物、下部有无果柄或果柄脱落的痕迹。

果实类药材的表面大多干缩而有皱纹，肉质果尤为明显。果皮表面常稍有光

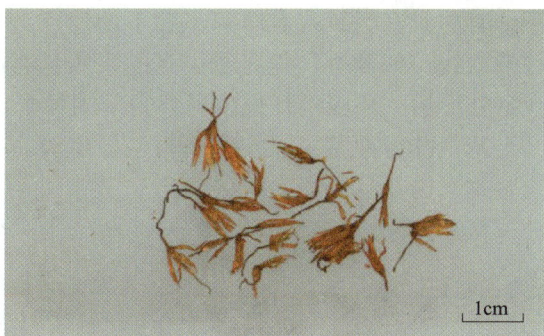

泽；有的具有毛茸；有时可见凹下的油点。一些伞形科植物的果实，表面具有隆起的肋线，如茴香、蛇床子。有的果实具有纵直棱角，如使君子。完整的果实，观察外形后，还应剖开果皮观察内部的种子，注意其数目和生长的部位（胎座）。

从气味方面鉴别果实类药材也很重要。有的果实类药材有浓烈的香气，可作为鉴别真伪及品质优劣的依据。

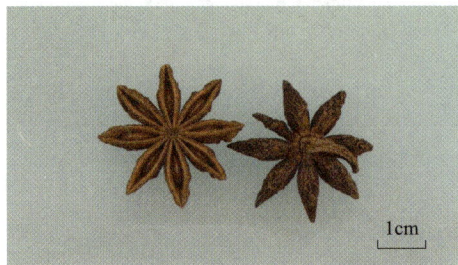

图 9-16　八角茴香药材图

例 9-11　八角茴香

本品为木兰科植物八角茴香 *Illicium verum* Hook.f.的干燥成熟果实（图 9-16）。

【性状】本品为聚合果，多由 8 个蓇葖果组成，放射状排列于中轴上。蓇葖果长 1～2cm，宽 0.3～0.5cm，高 0.6～1cm；外表面红棕色，有不规则皱纹，顶端呈鸟喙状，上侧多开裂；内表面淡棕色，平滑，有光泽；质硬而脆。果梗长 3～4cm，连于果实基部中央，弯曲，常脱落。每个蓇葖果含种子 1 粒，扁卵圆形，长约 6mm，红棕色或黄棕色，光亮，尖端有种脐；胚乳白色，富油性。气芳香，味辛、甜。

性状鉴别要点如下。

（1）本品为聚合果，多由 8 个蓇葖果组成，放射状排列于中轴上。

（2）蓇葖果顶端呈鸟喙状，上侧多开裂；内表面淡棕色，平滑，有光泽；质硬而脆。

（3）每个蓇葖果含种子 1 粒，扁卵圆形，长约 6mm，红棕色或黄棕色，光亮，尖端有种脐；胚乳白色，富油性。

（4）气芳香，味辛、甜。

例 9-12　青皮

本品为芸香科植物橘 *Citrus reticulata* Blanco 及其栽培变种的干燥幼果或未成熟果实的果皮。5～6 月收集自落的幼果，晒干，习称"个青皮"；7～8 月采收未成熟的果实，在果皮上纵剖成四瓣至基部，除尽瓤瓣，晒干，习称"四花青皮"（图 9-17）。

【性状】**四花青皮**　果皮剖成 4 裂片，裂片长椭圆形，长 4～6cm，厚 0.1～0.2cm。外表面灰绿色或黑绿色，密生多数油室；内表面类白色或黄白色，粗糙，附黄白色或黄棕色小筋络。质稍硬，易折断，断面外缘有油室 1～2 列。气香，味苦、辛。

个青皮　呈类球形，直径 0.5～2cm。表面灰绿色或黑绿色，微粗糙，有细密凹下的油室，顶端有稍突起的柱基，基部有圆形果梗痕。质硬，断面果皮黄白色或淡黄棕色，厚 0.1～0.2cm，外缘有油室 1～2 列。瓤囊 8～10 瓣，淡棕色。气清香，味酸、苦、辛。

性状鉴别要点如下。

（1）四花青皮

① 外表面灰绿色或黑绿色，密生多数油室；内表面类白色或黄白色，粗糙，附黄白色或黄棕色小筋络。

② 断面外缘有油室 1～2 列。

③ 气香，味苦、辛。

（2）个青皮

① 呈类球形，直径 0.5～2cm。

② 表面灰绿色或黑绿色，微粗糙，有细密凹下的油室，顶端有稍突起的柱基，基部有圆形果梗痕。

③ 断面果皮黄白色或淡黄棕色，厚 0.1～0.2cm，外缘有油室 1～2 列。

④ 瓤囊 8～10 瓣，淡棕色。

⑤ 气清香，味酸、苦、辛。

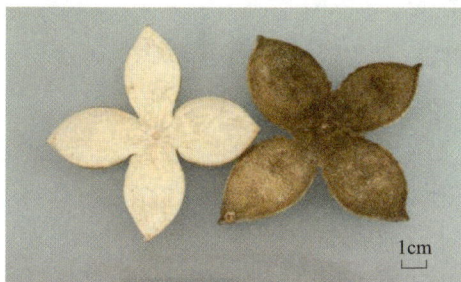 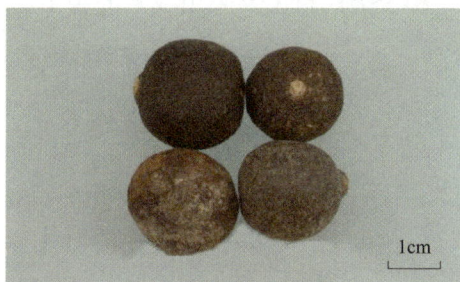

a. 四花青皮 b. 个青皮

图 9-17 青皮药材

例 9-13 枳壳

本品为芸香科植物酸橙 *Citrus aurantium* L.及其栽培变种的干燥未成熟果实（图 9-18）。

【性状】 本品呈半球形，直径 3～5cm。外果皮棕褐色至褐色，有颗粒状突起，突起的顶端有凹点状油室；有明显的花柱残迹或果梗痕。切面中果皮黄白色，光滑而稍隆起，厚 0.4～1.3cm，边缘散有 1～2 列油室，瓤囊 7～12 瓣，少数至 15 瓣，汁囊干缩呈棕色至棕褐色，内藏种子。质坚硬，不易折断。气清香，味苦、微酸。

性状鉴别要点如下。

（1）半球形，直径 3～5cm。

（2）外果皮棕褐色至褐色，有颗粒状突起，突起的顶端有凹点状油室；有明显的花柱残迹或果梗痕。

（3）切面中果皮黄白色，光滑而稍隆起，厚 0.4～1.3cm，边缘散有 1～2 列油室，瓤囊7～12瓣，少数至15瓣，汁囊干缩呈棕色至棕褐色，内藏种子。

（4）气清香，味苦、微酸。

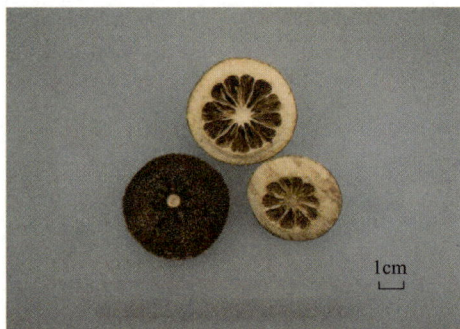

图9-18 枳壳药材

种子类药材主要采用成熟的种子，可分为：

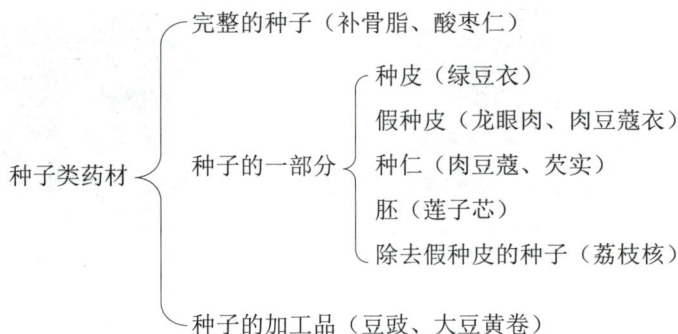

种子类药材
- 完整的种子（补骨脂、酸枣仁）
- 种子的一部分
  - 种皮（绿豆衣）
  - 假种皮（龙眼肉、肉豆蔻衣）
  - 种仁（肉豆蔻、芡实）
  - 胚（莲子芯）
  - 除去假种皮的种子（荔枝核）
- 种子的加工品（豆豉、大豆黄卷）

种子类药材鉴别时，主要应注意种子形状、大小、颜色、表面纹理、种脐、合点和种脊的位置及形态、质地、纵横剖面以及气味等。

形状大多呈圆球形、类圆球形或扁圆球形等，少数种子呈线形、纺锤形或心形。种皮的表面常有各种纹理，如蓖麻子带有色泽鲜艳的花纹；有的具毛茸，如马钱子。表面除常有的种脐、合点和种脊外，少数种子有种阜存在，如蓖麻子、巴豆等。剥去种皮可见种仁部分，有的种子具发达的胚乳，如马钱子；无胚乳的种子，则子叶常特别肥厚，如苦杏仁。胚大多直立，少数弯曲，如王不留行、青葙子等。有的种子水浸后种皮显黏液，如葶苈子；有的种子水浸后种皮呈龟裂状，如牵牛子。

有些药材虽然叫××子，但其实并非种子类药材。如紫苏子、蛇床子、使君子、水红花子、蔓荆子、牛蒡子、五味子、枸杞子、女贞子、栀子、诃子、金樱子等属于果实类药材；药材火麻仁是果实，炮制品需除去果皮；附子、白药子、天葵子为块根；瓦楞子为动物的贝壳；红娘子、青娘子为动物类药材；没食子、五倍子为其他类药材。

例 9–14　酸枣仁

本品为鼠李科植物酸枣 *Ziziphus jujuba* Mill.var.*spinosa*（Bunge）Hu ex H.F.Chou 的干燥成熟种子（图 9–19）。

【性状】本品呈扁圆形或扁椭圆形，长 5～9mm，宽 5～7mm，厚约 3mm。表面紫红色或紫褐色，平滑有光泽，有的有裂纹。有的两面均呈圆隆状突起；有的一面较平坦，中间有 1 条隆起的纵线纹；另一面稍突起。一端凹陷，可见线形种脐；另端有细小突起的合点。种皮较脆，胚乳白色，子叶 2，浅黄色，富油性。气微，味淡。

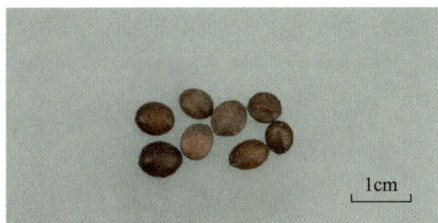

图 9–19　酸枣仁药材

性状鉴别要点如下。

（1）扁圆形或扁椭圆形，有的一面较平坦，中间有 1 条隆起的纵线纹。

（2）表面紫红色或紫褐色。

（3）种脐一端稍凹陷，可见线形种脐。

8. 全草类药材　全草类药材绝大多数指草本植物的干燥地上部分；少数带有根及根茎，如蒲公英等；或为小灌木的草质茎，如麻黄等。

全草类药材鉴别时，应按其所包括的器官，如根、根茎、茎、叶、花、果实、种子等分别处理，并进行综合分析判断。全草类药材因其包含了草本植物的全株，因此，依靠原植物分类的鉴定更为重要，原植物的特征（除颜色或表面特征外），一般反映了药材的性状特征。

例 9–15　金钱草

本品为报春花科植物过路黄 *Lysimachia christinae* Hance 的干燥全草（图 9–20）。

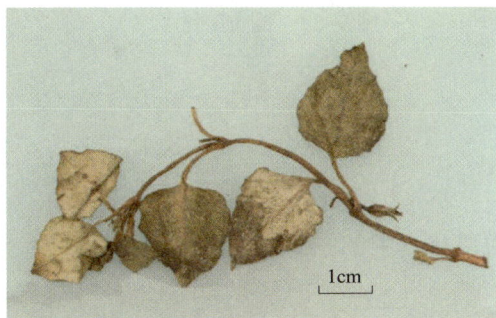

图 9–20　金钱草药材

【性状】本品常缠结成团，无毛或被疏柔毛。茎扭曲，表面棕色或暗棕红色，有纵纹，下部茎节上有时具须根，断面实心。叶对生，多皱缩，展平后呈宽卵形或心形，长 1～4cm，宽 1～5cm，基部微凹，全缘；上表面灰绿色或棕褐色，下表面色较浅，主脉明显突起，用水浸后，对光透视可见黑色或褐色条纹；叶柄长 1～4cm。有的带花，花黄色，单生叶腋，具长梗。蒴果球形。气微，味淡。

性状鉴别要点如下。

（1）无毛或被短毛。

（2）叶宽卵形或心脏形，基部微凹，全缘。

（3）叶透视可见黑色腺条，主脉明显。

9. 藻、菌、地衣类药材 藻类、菌类和地衣类均为低等植物。在形态上无根、茎、叶的分化，是单细胞或多细胞的叶状体或菌丝体，可以分枝或不分枝。在构造上一般无组织分化，无中柱和胚胎。

例 9-16 昆布

本品为海带科植物海带 *Laminaria japonica* Aresch.或翅藻科植物昆布 *Ecklonia kurome* Okam.的干燥叶状体。

【性状】**海带** 卷曲折叠成团状，或缠结成把。全体呈黑褐色或绿褐色，表面附有白霜。用水浸软则膨胀成扁平长带状，长 50～150cm，宽 10～40cm，中部较厚，边缘较薄而呈波状。类革质，残存柄部扁圆柱状。气腥，味咸（图 9-21）。

昆布 卷曲皱缩成不规则团状。全体呈黑色，较薄。用水浸软则膨胀呈扁平的叶状，长宽约为 16～26cm，厚约 1.6mm；两侧呈羽状深裂，裂片呈长舌状，边缘有小齿或全缘。质柔滑（图 9-22）。

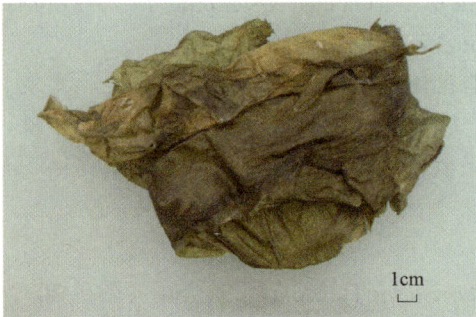

图 9-21 海带药材

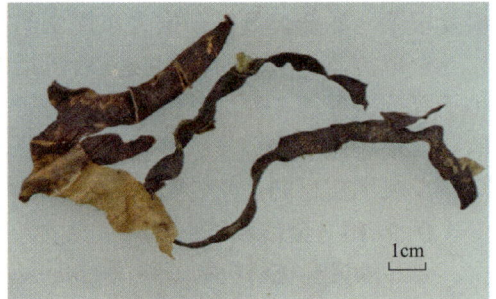

图 9-22 昆布药材

性状鉴别要点如下。

以水浸泡 5 分钟，展开后观察其性状。

（1）海带

① 全体呈黑褐色或绿褐色。

② 水浸膨胀成扁平长带状，或已切成段状，中部较厚，边缘较薄而呈波状。类革质。

③ 表面黏滑，附着透明黏液质。

④ 手捻不分层。

（2）昆布

① 全体呈黑色，较薄。

② 水浸膨胀呈扁平的叶状，两侧呈羽状深裂，裂片呈长舌状，边缘有小齿或全缘。

③ 表面黏滑，附着透明黏液质。

④ 手捻可分层。

例 9-17　茯苓

本品为多孔菌科真菌茯苓 *Poria cocos*（Schw.）Wolf 的干燥菌核。

【性状】茯苓个　呈类球形、椭圆形、扁圆形或不规则团块，大小不一。外皮薄而粗糙，棕褐色至黑褐色，有明显的皱缩纹理。体重，质坚实，断面颗粒性，有的具裂隙，外层淡棕色，内部白色，少数淡红色，有的中间抱有松根。气微，味淡，嚼之粘牙（图 9-23）。

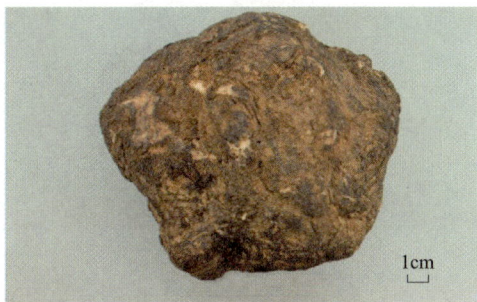

图 9-23　茯苓个药材

茯苓块　为去皮后切制的茯苓，呈立方块状或方块状厚片，大小不一。白色、淡红色或淡棕色（图 9-24）。

茯苓片　为去皮后切制的茯苓，呈不规则厚片，厚薄不一。白色、淡红色或淡棕色（图 9-25）。

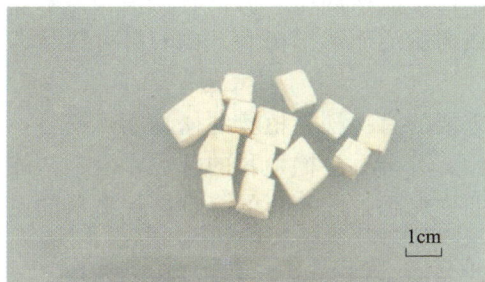

图 9-24　茯苓块药材

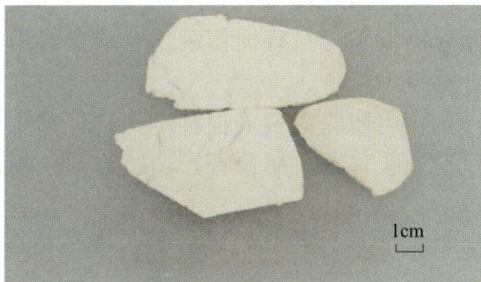

图 9-25　茯苓片药材

性状鉴别要点如下。

（1）茯苓个

① 呈类球形、椭圆形、扁圆形或不规则团块。

② 外皮棕褐色至黑褐色，内部白色。

③ 体重，质坚实，断面颗粒性。

④ 气微，味淡，嚼之粘牙。

（2）茯苓块（片）

① 呈块片状，大小不一。

② 白色、淡红色或淡棕色。

茯神 为茯苓干燥菌核中间抱有松枝或松根的白色部分。松根具年轮，周围有褐色菌核。饮片为类方形的片块，白色至类白色，表面较平坦，中间或一侧有类圆形松枝或松根木 1 小块（图 9-26）。

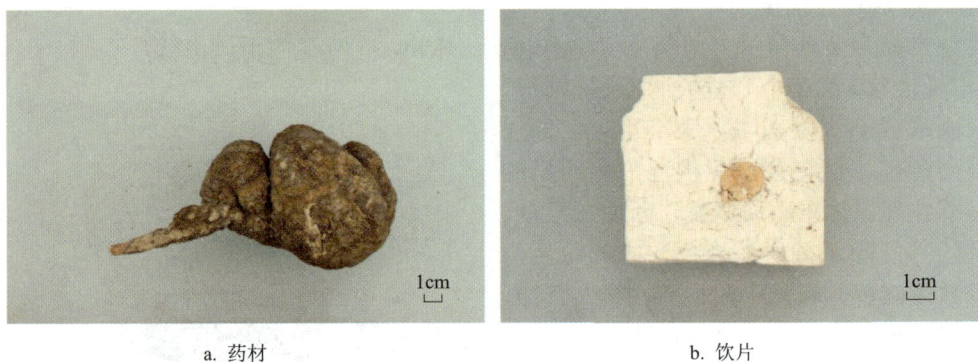

a. 药材　　　　　　　　　　　　　　b. 饮片

图 9-26　茯神药材与饮片

10. 树脂类药材 树脂一般认为是植物组织的正常代谢产物或分泌物，常和挥发油并存于植物的分泌细胞、树脂道或导管中，尤其是多年生木本植物心材部分的导管中，它们能被苏丹Ⅲ试液或紫草试液染成红色。树脂亦可因植物受机械损伤，如割伤或刺伤后分泌物逐渐增加，如松树中的松油脂；但也有些植物原来并无分泌组织，只有损伤后才形成分泌组织或树脂道而渗出树脂，如安息香树、苏合香树等。

药用树脂大多采自种子植物，其中较重要的有：松科植物的松油脂、松香；豆科的吐鲁香、秘鲁香；金缕梅科的枫香脂、苏合香；橄榄科的乳香、没药；漆树科的洋乳香；伞形科的阿魏；安息香科的安息香；藤黄科的藤黄；棕榈科的血竭等。

树脂的采收，除一部分为收集自然渗出的树脂外，不少是将植物体某些部位经机械损伤，如简单切割或刺伤树皮，收集从伤口流出的树脂，经加工而成；或以植物含树脂的部位经提取、精制而得到。

商品树脂中常混有杂质，如树皮、泥土、砂石以及色素等。因此，除了进行性状鉴别外，还可以进行显微鉴别和一般的理化定性反应来鉴定其真实性。此外，还需要对其品质优良度作物理的、化学的测定，如在一定溶剂中的溶解度、浸出物、灰分以及树脂的酸值、皂化值、碘值、醇不溶物等。其中酸值对于树脂的真伪和掺假具有一定的鉴定意义，但同一种树脂，其理化常数也可能因样品的纯度不同而有差异。对树脂质量的控制，还应对其有效成分或有效部位，如挥发油、总香脂酸、树脂等进行含量测定。

例 9-18 血竭

本品为棕榈科植物麒麟竭 *Daemonorops draco* Bl.果实渗出的树脂经加工制成（图 9-27）。

【性状】本品略呈类圆四方形或方砖形，表面暗红色，有光泽，附有因摩擦而成的红粉。质硬而脆，破碎面红色，研粉为砖红色。气微，味淡。在水中不溶，在热水中软化。

性状鉴别要点如下。

（1）表面暗红色，有光泽，附有因摩擦而成的红粉。

（2）破碎面红色，研粉为砖红色。

（3）在水中不溶，在热水中软化。

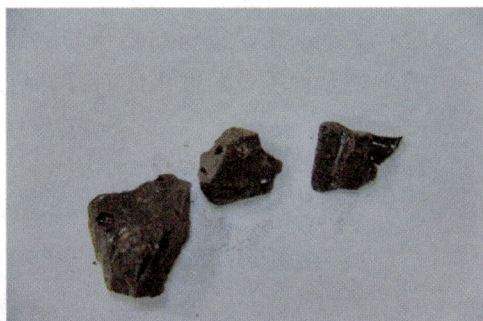

图 9-27　血竭药材

（二）动物类药材

动物类药材鉴别方法与植物药一样，对于药材是完整的动物体，可根据其形态特征，进行动物分类学鉴定，确定其品种，如蜈蚣、土鳖虫、金钱白花蛇等；对于药材是动物的某一部分，如羚羊角、龟甲、骨类（豹骨、猴骨等）和贝壳类（石决明、牡蛎等）药材等，鉴定时主要靠性状鉴别以辨别真伪优劣，必要时可进行显微磨片观察；对去皮蛇类药材可进行脊椎骨或鳞片的形态和组织切片观察；对海狗肾类药材，除一般形状鉴别外，还可采用 X 光拍片，观察阴茎骨的形状和大小加以鉴别；对有些采自动物体的分泌物或生理、病理产物的药材，如麝香、牛黄、蟾酥等，主要靠显微和理化分析，以防伪充或掺假。鉴定牛黄除用传统经验鉴别方法外，还要用显微观察或红外光谱等来考察纯度防止掺伪，同时要做主要成分胆酸、胆红素的定性定量分析；对有的动物产物，如蜂蜡、虫白蜡等，还应测定其熔点、溶解度或酸值、皂化值等以控制药材的质量。

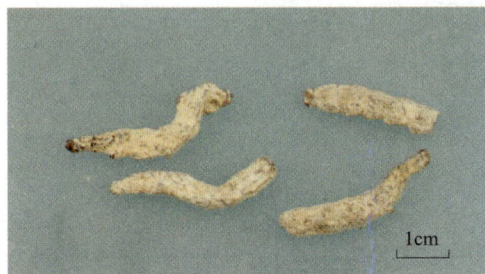

图 9-28　僵蚕药材图

例 9-19 僵蚕

本品为蚕蛾科昆虫家蚕 *Bombyx mori* Linnaeus 4～5 龄的幼虫感染（或人工接种）白僵菌 *Beauveria bassiana*（Bals.）Vuillant 而致死的干燥体（图 9-28）。

【性状】本品略呈圆柱形，多弯曲皱缩。长 2～5cm，直径 0.5～0.7cm。表面灰黄色，被有白色粉霜状的气生菌丝和分生孢子。头部较圆，足 8 对，体节明显，尾部略呈二分歧状。质硬而脆，易折断，断面平坦，外层白色，中间有亮棕色或亮黑色的丝腺环 4 个。气微腥。味微咸。

性状鉴别要点如下。

（1）略呈圆柱形，多弯曲皱缩，足 8 对，体节明显。

（2）表面灰黄色，被有白色粉霜的气生菌丝和分生孢子。

（3）质坚而脆，断面中间有亮棕色或亮黑色的丝腺环，习称"胶口镜面"，气微腥，味微咸。

例 9-20 乌梢蛇

本品为游蛇科动物乌梢蛇 *Zaocys dhumnades*（Cantor）的干燥体（图 9-29）。

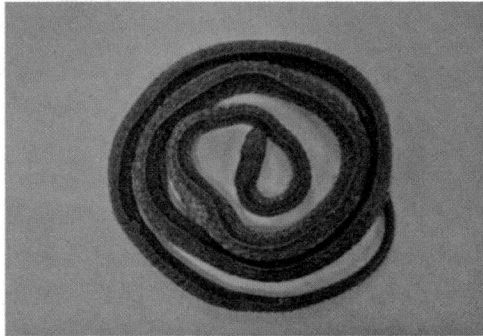

图 9-29 乌梢蛇药材

【性状】本品呈圆盘状，盘径约 16cm。表面黑褐色或绿黑色，密被菱形鳞片；背鳞行数成双，背中央 2～4 行鳞片强烈起棱，形成两条纵贯全体的黑线（图 9-30）。头盘在中间，扁圆形，眼大而下凹陷，有光泽。上唇鳞 8 枚，第 4、5 枚入眶，颊鳞 1 枚，眼前下鳞 1 枚，较小，眼后鳞 2 枚（图 9-31、图 9-32）。脊部高耸成屋脊状。腹部剖开边缘向内卷曲，脊肌肉厚，黄白色或淡棕色，可见排列整齐的肋骨。尾部渐细而长，尾下鳞双行（图 9-33）。剥皮者仅留头尾之皮鳞，中段较光滑。气腥，味淡。

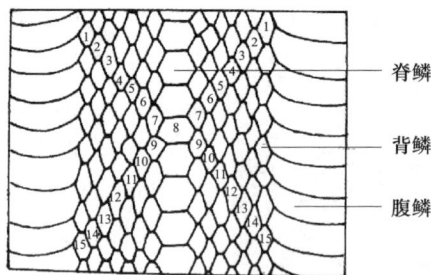

图 9-30 蛇类的体表特征

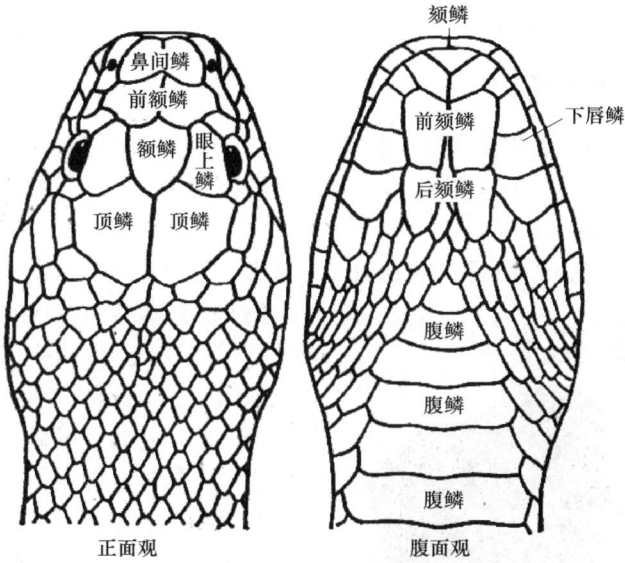

图 9-31　蛇类的头部顶面观及腹面观

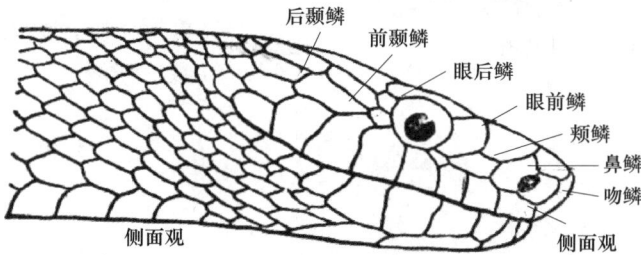

图 9-32　蛇类的头部侧面观

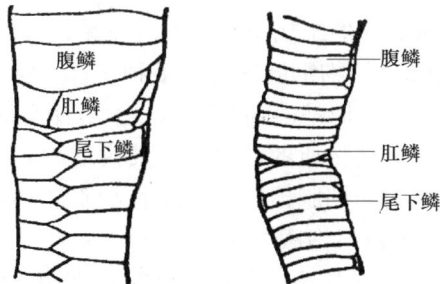

图 9-33　蛇类的肛部

性状鉴别要点如下。

（1）表面乌黑色或绿黑色。背鳞行数成双，仅背中央 2～4 行鳞片强烈起棱，形成两条纵贯全体的黑线。

（2）头扁圆形。

（3）脊部高耸成屋脊状。

（三）矿物类药材

矿物类药材首先应根据矿物的一般性质进行鉴别，除外形、颜色、质地、气味，还应注意其硬度、解理、断口、有无磁性及比重等。

例 9–21　朱砂

本品为硫化物类矿物辰砂族辰砂，主含硫化汞（HgS）（图 9–34）。

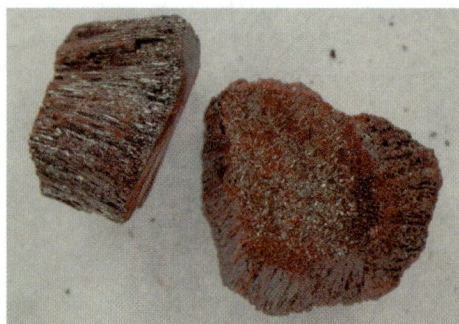

图 9–34　朱砂药材

【性状】本品为粒状或块状集合体，呈颗粒状或块片状，经水飞后呈极细粉末，鲜红色或暗红色，条痕红色至褐红色，具光泽。体重，质脆，片状者易破碎，粉末状者有闪烁的光泽。气微，味淡。

性状鉴别要点如下。

（1）鲜红色或暗红色的块片。

（2）有光泽。

（3）体重，质脆，易破碎。

（4）气微，味淡。

第二节　显微鉴别

一、植物细胞及其后含物

植物细胞是植物生命活动的结构与功能的基本单位，一般很小，高等植物中，其直径通常为 10～100μm。植物细胞的形态多种多样，常见的有圆形、椭圆形、多面体、圆柱状和纺锤状。它们是由细胞壁和原生质体组成，如图 9–35 所示。

原生质体是细胞壁内一切物质的总称，主要由细胞质和细胞核组成，在细胞质或细胞核中还有若干不同的细胞器，此外还有细胞液和后含物等。典型植物细胞的细胞质可分为膜（质膜及液泡膜）、透明质和细胞器。细胞核包括核膜、核仁、染色质和核基质 4 个部分，在传递遗传性状和控制细胞代谢起着重要作用。细胞质包括胞基质和细胞器，经常处于运动的状态。细胞质的外表为质膜，紧贴于细胞壁。质膜有选择透性，与控制细胞内外物质的交换、接受外界信号、调节细胞生命活动等有关。细胞器包括线粒体、质体、内质网、高尔基体、液泡、溶酶体、圆球体、微体、核糖核蛋白体、微管、微丝等。质体是植物特有的细胞器，有白色体、叶绿体和有色体 3 种。液泡具有贮藏、消化以及调节渗透等功能。多数分化成熟的植物细胞中，液泡约占整个细胞体积的 90%。

对药材和饮片有重要鉴别价值的细胞特征是形状、颜色、表面纹理、细胞壁及后含物等。

（一）细胞壁

细胞壁为植物细胞特有的结构，具有保护原生质体、维持细胞一定形状的作用。细胞壁可分为胞间层、初生壁和次生壁。植物细胞之间有许多细胞质丝通过细胞壁，形成胞间连丝，使相邻细胞原生质体连成统一的整体，在细胞间起着运输物质与传递刺激的作用。

1. 纹孔 胞间层为相邻的细胞所共有；初生壁位于胞间层的内侧，是细胞生长过程中所产生的；次生壁在细胞停止增大后而形成，附于初生壁的内方，有些细胞不具有次生壁。次生壁形成过程中，未增厚的部分成

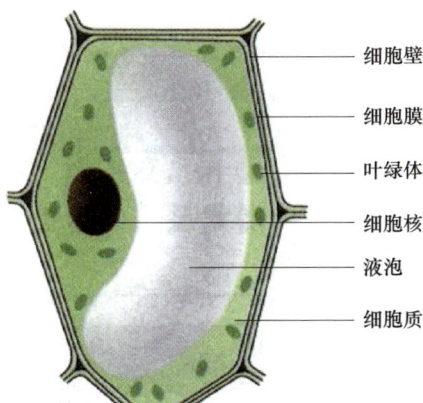

右侧标注（从上到下）：细胞壁、细胞膜、叶绿体、细胞核、液泡、细胞质

图 9-35 植物细胞

为纹孔。纹孔分为单纹孔、具缘纹孔、十字交叉纹孔。

（1）单纹孔 细胞壁上次生加厚的部分呈一圆柱形的空腔，称纹孔腔。将一对纹孔隔开的薄膜称纹孔膜，它实际上就是胞间层和初生壁。具单纹孔的细胞，如纤维、石细胞、薄壁组织。

（2）具缘纹孔 纹孔周围的次生壁离开初生壁加厚隆起，然后收缩成一拱形结构，使纹孔具有隆起的边缘，纹孔腔呈圆锥形，纹孔腔在初生壁部分的口大，向细胞内侧的口小。

裸子植物管胞上的具缘纹孔，纹孔膜的中央加厚膨大形成纹孔塞。纹孔塞的周围称纹孔塞缘。具缘纹孔有 3 个同心圆：细胞的最内侧为纹孔口边缘；中间为纹孔塞边缘；最外侧为纹孔缘边缘。

（3）十字交叉纹孔 有的植物细胞次生壁加厚严重，具缘纹孔的纹孔腔变得较小，而从纹孔腔通向细胞内侧形成一个通道，称纹孔道。有的纹孔道向细胞内侧逐渐增大，大多成一狭扁圆形。由于纹孔道的内侧开口有时不在一个平面上，在显微镜下可以看到在细胞壁上呈十字形交叉，如纤维管胞的十字交叉纹孔。

2. 胞间连丝 活细胞之间相互联系的细胞质丝，如柿胚乳的胞间连丝。

（二）细胞后含物

一些原生质体代谢活动所产生的后含物，如淀粉、蛋白质、脂肪、无机盐

晶体、鞣质、色素、树脂、树胶、植物碱等，存在于液泡和细胞质中。显微鉴别常观察的后含物有：淀粉粒（常含在各种薄壁细胞中）、糊粉粒（常含在种子胚乳细胞中）、脂肪油（常在种子胚乳细胞中）、挥发油（常在油细胞中）、黏液质（常在黏液细胞中）、菊糖（常在各种薄壁细胞中）、草酸钙结晶（针晶、簇晶、砂晶、方晶、棱晶、柱晶等）、碳酸钙结晶（又名钟乳体）、硅质晶体、橙皮苷结晶等。

1. 贮藏的营养物质 常见的贮藏营养物质有淀粉、蛋白质和脂肪等。

（1）淀粉粒 淀粉是植物细胞中最普遍的营养物质，通常呈颗粒状，称淀粉粒。

淀粉粒具有脐和轮纹。最初积累淀粉的起点叫脐。围绕脐形成的许多同心的层次叫轮纹，是由支链淀粉和直链淀粉交替积累形成的。

淀粉粒通常分为单粒、复粒和半复粒 3 种类型。单粒淀粉只有一个脐和围绕脐的许多轮纹；复粒淀粉有两个以上的脐，每个脐各有轮纹围绕；半复粒淀粉是在复粒淀粉的外围具有共同的轮纹围绕。

（2）蛋白质 贮藏的蛋白质常以结晶或无定形的形式存在，结晶的蛋白质具有晶体和胶体二重性，称为拟晶体；无定形的蛋白质常呈颗粒状，以糊粉粒的形式存在于细胞中，遇碘呈黄色。

（3）脂肪 脂肪常呈小滴状分散于细胞质中，是含热量高，贮藏形式较经济的营养物质，产生于造油体。脂肪遇苏丹Ⅲ或苏丹Ⅵ变成橙红色。

2. 结晶 草酸钙结晶按形态分成以下几种

（1）簇晶 包括莲晶、球晶、聚晶，例如大黄、人参、何首乌、白芍等。

（2）单晶 包括方晶、砂晶、棱晶等长短径相等的晶体，例如陈皮、甘草等。

（3）针晶 包括柱晶和针晶，是单子叶植物的主要特征，在双子叶植物中较少见。

根据观察的对象和目的，制作不同的切片，如横、纵切片，表面片，解离组织片，粉末制片，花粉粒与孢子制片等，并通过透化剂、染色剂、显色剂对各种组织、细胞或后含物的观察，可以达到对药材的真伪鉴定。如大黄的大型簇晶，甘草的晶鞘纤维，黄连（味连）的鲜黄色石细胞，人参的树脂道等都有独特之处。

二、药材基原植物组织及器官特征

主要观察根及根茎、茎、皮、叶、花、果实、种子等组织排列和构造。按照常规药材分类逐步讨论。

（一）根及根茎类药材

1. 根类药材 根的横切面在显微镜下观察组织构造，可区分双子叶植物根或单子叶植物根。

（1）双子叶植物根一般均具次生构造。最外层大多为周皮，由木栓层、木栓形成层及栓内层组成。木栓形成层通常发生于中柱外方部位，形成周皮后原有的表皮及皮层细胞均已死亡脱落；栓内层通常为数列细胞，有的比较发达，又名次生皮层。少数根类药材的次生构造不发达，无周皮而有表皮，如龙胆；或表皮死亡脱落由微木栓化的外皮层细胞起保护作用，称为后生表皮，如细辛；或由皮层的外部细胞木栓化起保护作用，称为后生皮层，如川乌。这些根的内皮层均较明显。

双子叶植物维管束一般为无限外韧型，由初生韧皮部、次生韧皮部、形成层、次生木质部和初生木质部组成。初生韧皮部细胞大多颓废；形成层连续成环，或束间形成层不明显；次生木质部占根的大部分，由导管、管胞、木薄壁细胞或木纤维组成，射线较明显；初生木质部位于中央，其原生木质部束呈星角状，星角的数目随科属种类而不同，有鉴定参考意义，如怀牛膝为二个角，属二原型。双子叶植物根一般无髓部；少数次生构造不发达的根初生木质部未分化到中心，中央为薄壁组织区域，形成明显的髓部，如龙胆等。

（2）单子叶植物根一般均具初生构造。最外层通常为一列表皮细胞，无木栓层，有的细胞分化为根毛，细胞外壁一般无角质层。少数根的表皮细胞进行切线分裂为多层细胞，形成根被，如百部、麦冬等。皮层宽厚，占根的大部分，内皮层及其凯氏点通常明显。

中柱与皮层的界限分明，直径较小。维管束为辐射型，韧皮部与木质部相间排列，呈辐射状，无形成层。髓部通常明显。

根类药材的横切面显微鉴别，首先应根据维管束的类型、有无形成层，区分为双子叶或单子叶植物根。其次，根中常有分泌组织存在，如桔梗、党参有乳管，人参、三七有树脂道，当归、木香有油室。草酸钙结晶也有可能看到，如人参有簇晶，甘草有方晶，怀牛膝有砂晶、麦冬有针晶。有的根含有大量淀粉粒，如葛根；有的根含有菊糖，不含淀粉粒，如桔梗。还应注意有无厚壁组织，通常根类药材可以见到韧皮纤维或木纤维，石细胞比较少见。

（3）根类药材粉末的观察。根的表皮细胞少见，有的含色素物（如紫菀根含棕紫色物），木栓组织多见，注意木栓细胞表面观的形状、颜色、壁的厚度，有的可见木栓石细胞（如党参）。导管一般较粗，注意其类型、直径、导管分子的长度及末端壁的穿孔、纹孔的形状及排列等。石细胞、纤维较常见，注意其存在状态、颜色、形状、大小、壁的厚度、孔沟的疏密及胞腔宽窄，有的纤维壁非木化或孔沟不明显。分泌组织、草酸钙结晶、菊糖都是重要的鉴别特征。淀粉粒一般较小，层纹和脐点有的不明显。根类药材的根头部如附有叶柄、茎的残基或着生毛茸，在粉末中可见到叶柄的表皮组织、气孔及毛茸。

例 9–22　甘草

本品为豆科植物甘草 *Glycyrrhiza uralensis* Fisch.、胀果甘草 *Glycyrrhiza inflate*

Bat.或光果甘草 *Glycyrrhiza glabra* L.的干燥根和根茎。

【鉴别】本品横切面：木栓层为数列棕色细胞。栓内层较窄。韧皮部射线宽广，多弯曲，常现裂隙；纤维多成束，非木化或微木化，周围薄壁细胞常含草酸钙方晶；筛管群常因压缩而变形。束内形成层明显。木质部射线宽 3～5 列细胞；导管较多，直径约至 160μm；木纤维成束，周围薄壁细胞亦含草酸钙方晶。根中心无髓；根茎中心有髓（图 9-36）。

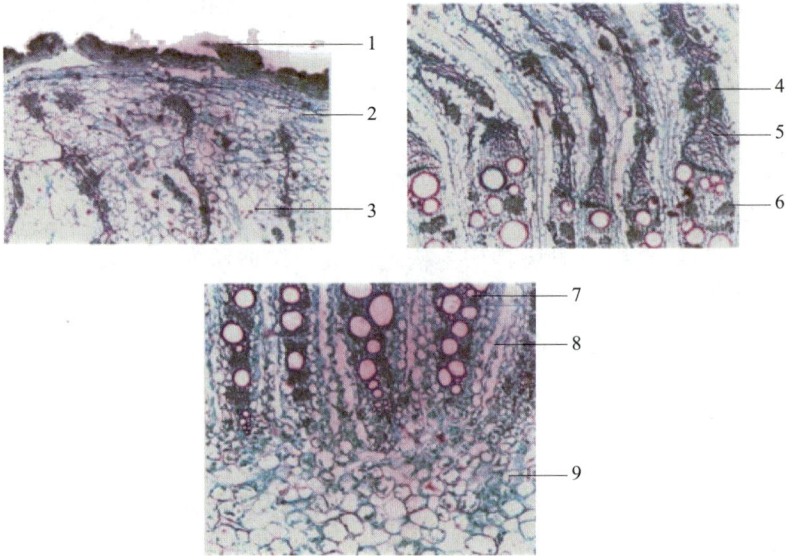

图 9-36　甘草根茎横切面

1. 木栓层　2. 皮层　3. 韧皮射线　4. 韧皮纤维束　5. 韧皮部　6. 木纤维束
7. 木质部　8. 木射线　9. 髓部

例 9-23　龙胆

本品为龙胆科植物条叶龙胆 *Gentiana manshurica* Kitag.、龙胆 *Gentiana scabra* Bge.、三花龙胆 *Gentiana triflora* Pall.或坚龙胆 *Gentiana rigescens* Franch.的干燥根和根茎。前三种习称"龙胆"，后一种习称"坚龙胆"。

【鉴别】本品横切面：**龙胆**　表皮细胞有时残存，外壁较厚。皮层窄；外皮层细胞类方形，壁稍厚，木栓化；内皮层细胞切向延长，每一细胞由纵向壁分隔成数个类方形小细胞。韧皮部宽广，有裂隙。形成层不甚明显。木质部导管 3～10 个群束。髓部明显。薄壁细胞含细小草酸钙针晶。

坚龙胆　内皮层以外组织多已脱落。木质部导管发达，均匀密布。无髓部（图 9-37）。

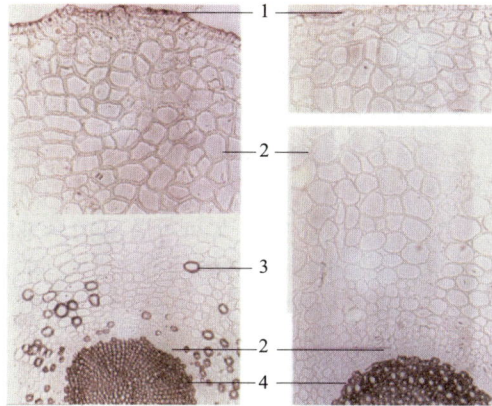

图 9-37 坚龙胆横切面

1. 内皮层　2. 韧皮部　3. 石细胞　4. 木质部

例 9-24　牛膝

本品为苋科植物牛膝 *Achyranthes bidentata* Bl.的干燥根。

【鉴别】本品横切面：木栓层为数列扁平细胞，切向延伸。栓内层较窄。异型维管束外韧型，断续排列成 2～4 轮，最外轮的维管束较小，有的仅 1 至数个导管，束间形成层几连接成环，向内维管束较大；木质部主要由导管及小的木纤维组成，根中心木质部集成 2～3 群。薄壁细胞含有草酸钙砂晶（图 9-38）。

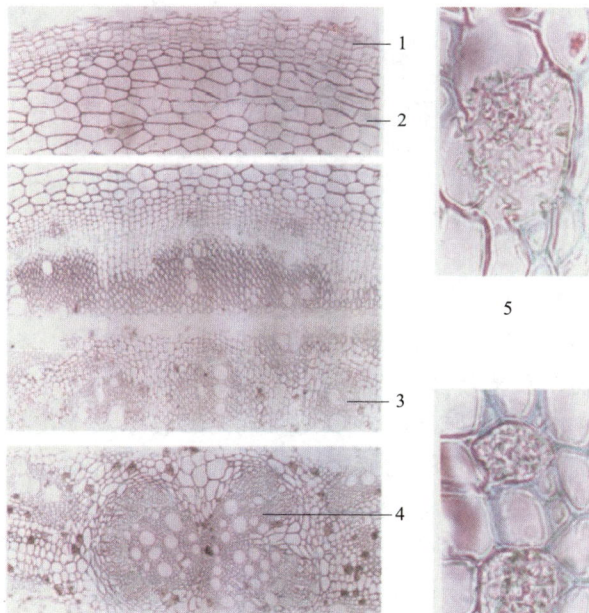

图 9-38　牛膝横切面

1. 木栓层　2. 栓内层　3. 维管束　4. 中央维管束　5. 草酸钙砂晶

例 9-25　天冬

本品为百合科植物天冬 *Asparagus cochinchinensis*（Lour.）Merr.的干燥块根。

【**鉴别**】本品横切面：根被有时残存。皮层宽广，外侧有石细胞散在或断续排列成环，石细胞浅黄棕色，长条形、长椭圆形或类圆形，直径 32～110μm，壁厚，纹孔和孔沟极细密；黏液细胞散在，草酸钙针晶束存在于椭圆形黏液细胞中，针晶长 40～99μm。内皮层明显。中柱韧皮部束和木质部束各 31～135 个，相互间隔排列，少数导管深入至髓部，髓细胞亦含草酸钙针晶束（图 9-39）。

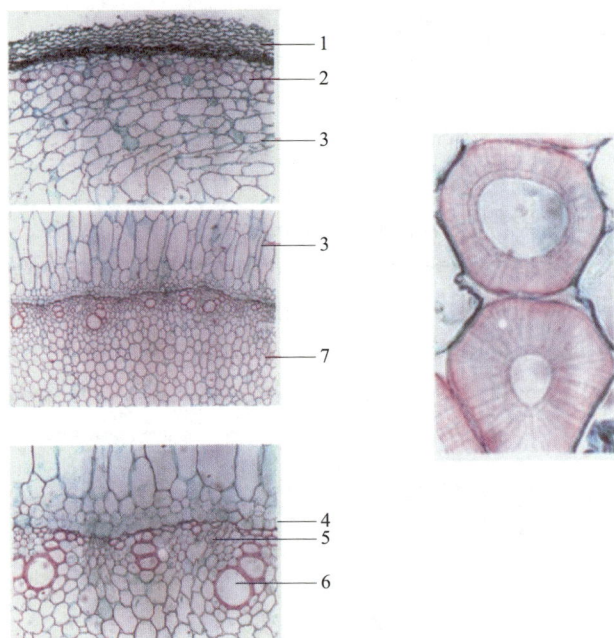

图 9-39　天冬横切面

1. 根被　2. 石细胞（右图为局部放大图）3. 皮层　4. 内皮层　5. 韧皮部　6. 木质部　7. 髓部

2. 根茎类药材　观察根茎类药材的组织构造，首先根据中柱、维管束的类型，区别其为蕨类植物、双子叶植物或单子叶植物的根茎。

（1）蕨类植物根茎的最外层，多为厚壁性的表皮及下皮细胞，基本薄壁组织较发达。中柱的类型，有的为原生中柱，木质部（只有管胞）位于中心，韧皮部位于四周，外有中柱鞘及内皮层（如海金沙）；有的为双韧管状中柱，木质部呈筒状，其内外侧各有韧皮部、中柱鞘及内皮层（如金毛狗脊）；有的为网状中柱，在横切面可见数个分体中柱断续排列成环状，每一分体中柱成一原生中柱状（如绵马贯众）。此外，有的在薄壁细胞间隙中生有单细胞间隙腺毛，内含分泌物（如绵马贯众）。根茎表面鳞片的形状、边缘特征有一定鉴别作用（如骨碎补）。

（2）双子叶植物根茎大多有木栓组织，或有木栓石细胞（如苍术、白术）；皮层中有时可见根迹维管束；中柱维管束为无限外韧型，环列；中心有髓，少数种类有三生构造，髓部有异型复合维管束（如大黄）。

（3）单子叶植物根茎的最外层多为表皮，有的皮层外侧局部形成木栓组织（如姜），或皮层细胞木栓化形成后生皮层（如藜芦），皮层中有叶迹维管束，内皮层大多明显；中柱中散有多数有限外韧维管束，也有周木维管束（如石菖蒲）。较粗的根茎、块茎等内皮层不明显。鳞茎的鳞叶表皮可见气孔。

有的根茎类药材有油室（如川芎、苍术、白术）或油细胞（如菖蒲、石菖蒲、香附）。单子叶植物根茎类药材多含草酸钙针晶束（如天南星、半夏、天麻、白及、玉竹、黄精、山药），针晶束大多存在于黏液细胞中。

此外，厚壁组织、导管以及草酸钙结晶的类型等均应注意。

（4）根茎类药材粉末的观察，与根类相似。鳞茎、块茎、球茎的淀粉粒量多较大，其形状、大小、脐点、层纹以及复粒、半复粒、多脐点单粒（如贝母类）等特征是重要鉴别依据。鳞茎的鳞叶表皮常可见气孔。单子叶植物根茎较易见到环纹导管。蕨类植物根茎只有管胞。

例 9-26　狗脊

本品为蚌壳蕨科植物金毛狗脊 *Cibotium barometz*（L.）J.Sm.的干燥根茎。

【鉴别】本品横切面：表皮细胞 1 列，残存金黄色的非腺毛。其内有 10 余列棕黄色厚壁细胞，壁孔明显。木质部排列成环，由管胞组成，其内外均有韧皮部和内皮层。皮层和髓均由薄壁细胞组成，细胞充满淀粉粒，有的含黄棕色物（图 9-40）。

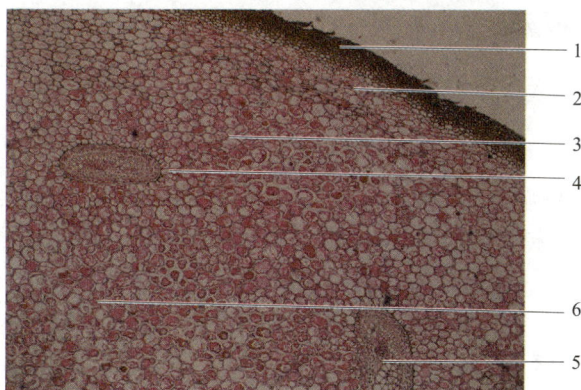

图 9-40　狗脊横切面
1. 厚壁组织　2. 皮层　3. 内皮层　4. 韧皮部　5. 木质部　6. 髓

例9-27 白茅根

本品为禾本科植物白茅 *Imperata cylindrical* Beauv.var.*major*（Nees）C.E.Hubb.的干燥根茎。

【鉴别】本品横切面：表皮细胞1列，类方形，形小，有的含硅质块。下皮纤维1～3列，壁厚，木化。皮层较宽广，有10余个叶迹维管束，有限外韧型，其旁常有裂隙；内皮层细胞内壁增厚，有的含硅质块。中柱内散有多数有限外韧型维管束，维管束鞘纤维环列，木化，外侧的维管束与纤维连接成。中央常成空洞（图9-41）。

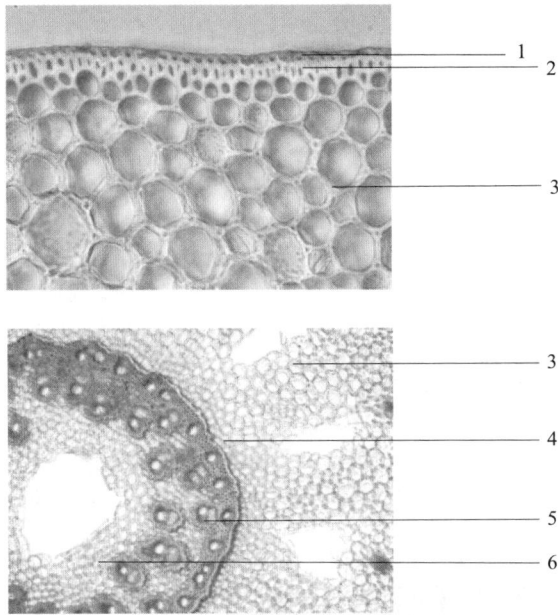

图9-41 白茅根横切面
1. 表皮 2. 下皮纤维 3. 内皮层 4. 韧皮部 5. 木质部 6. 髓

例9-28 三七

本品为五加科植物三七 *Panax notoginseng*（Burk.）F.H.Chen 的干燥根和根茎。

【鉴别】本品粉末灰黄色。淀粉粒甚多，单粒圆形、半圆形或圆多角形，直径4～30μm；复粒由2～10余分粒组成。树脂道碎片含黄色分泌物。梯纹导管、网纹导管及螺纹导管直径15～55μm。草酸钙簇晶少见，直径50～80μm（图9-42）。

例9-29 延胡索

本品为罂粟科植物延胡索 *Corydalis yanhusuo* W.T.Wang 的干燥块茎。

【鉴别】本品粉末绿黄色。糊化淀粉粒团块淡黄色或近无色。下皮厚壁细胞绿黄色，细胞多角形、类方形或长条形，壁稍弯曲，木化，有的成连珠状增厚，纹孔细密。螺纹导管直径 16～32μm（图 9-43）。

a. 淀粉粒　　　　　　　　　　　b. 树脂道

c. 导管　　　　　　　　　　　d. 草酸钙簇晶

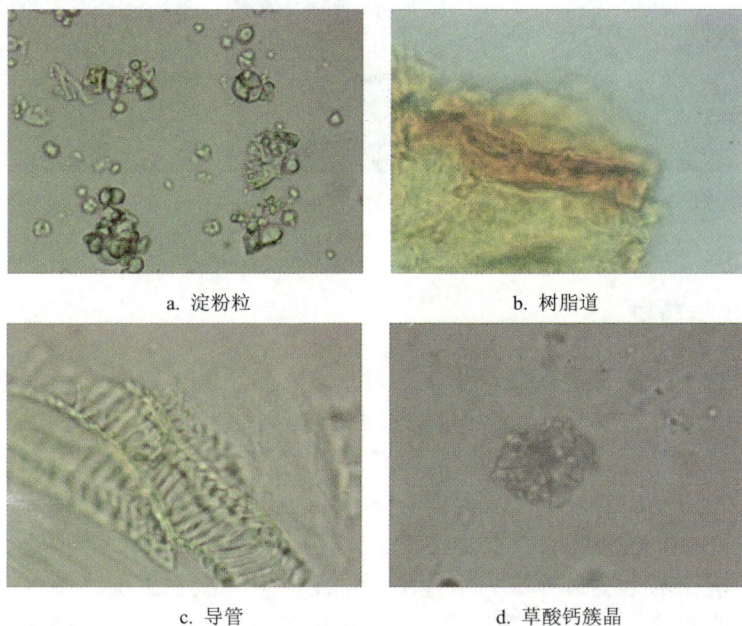

图 9-42　三七粉末

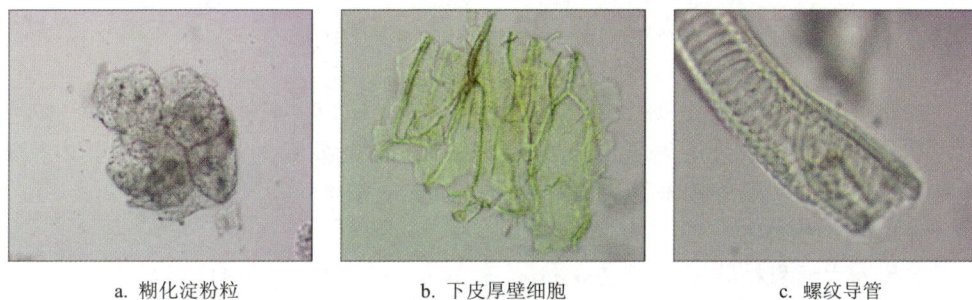

a. 糊化淀粉粒　　　　　b. 下皮厚壁细胞　　　　　c. 螺纹导管

图 9-43　延胡索粉末

例 9-30　葛根

本品为豆科植物野葛 *Pueraria lobata*（Willd.）Ohwi 的干燥根。

【鉴别】本品粉末淡棕色。淀粉粒单粒球形，直径 3～37μm，脐点点状、裂缝状或星状；复粒由 2～10 分粒组成。纤维多成束，壁厚，木化，周围细胞大多含草酸钙方晶，形成晶纤维，含晶细胞壁木化增厚。石细胞少见，类圆形或多角形，直径 38～70μm。具缘纹孔导管较大，具缘纹孔六角形或椭圆形，排列极为紧密（图 9-44）。

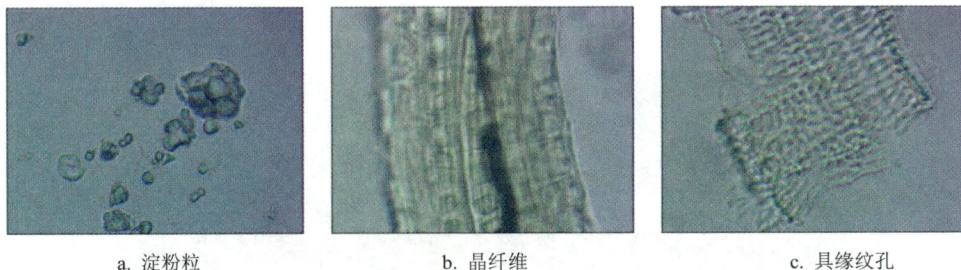

| a. 淀粉粒 | b. 晶纤维 | c. 具缘纹孔 |

图 9-44 葛根粉末

（二）茎类药材

大多为双子叶植物草质茎或木本茎，少数为单子叶植物茎。根据维管束的类型及排列，区别其为双子叶植物茎或单子叶植物茎。

双子叶植物草质茎大多有表皮，应注意细胞形状、外壁增厚、气孔及有无毛茸等；皮层为初生皮层，其外侧常分化为厚角组织；中柱鞘常分化为纤维或夹杂有石细胞；束中形成层明显；次生韧皮部大多成束状或板状；髓较大。

双子叶植物木本茎最外层为木栓组织；皮层多为次生皮层；中柱鞘厚壁组织多连续成环或断续；形成层环明显；次生韧皮部及次生木质部呈筒状结构；射线较窄，细胞壁常木化；髓较小。双子叶植物木质藤茎的木栓层较厚，有的有落皮层；维管组织被射线分隔成明显的放射状纹理，导管孔较大（如关木通），有髓周厚壁细胞，或有异型构造（髓维管束，如海风藤）。

此外，应注意有无分泌组织、草酸钙结晶、淀粉粒、树脂及色素物等。

单子叶植物茎最外层为表皮，表皮下有下皮厚壁细胞为鉴别特征，其内基本组织中散生多数有限外韧维管束，中央无髓（如石斛）。

例 9-31 野木瓜

本品为木通科植物野木瓜 *Stauntonia chinensis* DC.的干燥带叶茎枝。

【鉴别】本品茎的横切面：木栓层为 10 余列细胞，间或夹有石细胞。皮层散布石细胞群，近木栓层处几连接成环层，石细胞类方形，壁甚厚。中柱鞘纤维排列成新月形，与石细胞群连接成环；薄壁细胞含草酸钙方晶。射线细胞壁木化，纹孔明显；近形成层处射线有石细胞群。木质部均木化，导管直径 60～180μm，与木薄壁细胞、木纤维间隔排列。髓部细胞类圆形，壁木化，纹孔明显。薄壁细胞含淀粉粒（图 9-45）。

（三）皮类药材

皮类药材是指来源于木本植物形成层以外的部分，通常包括木栓组织、皮层及韧皮部。

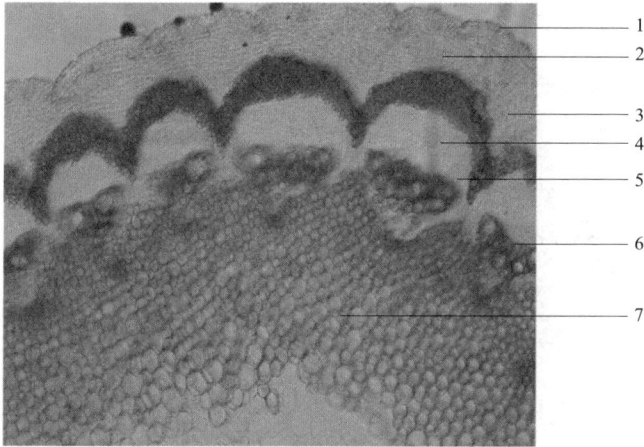

图 9-45 野木瓜茎横切面

1. 木栓层 2. 皮层 3. 中柱鞘纤维 4. 韧皮部 5. 形成层 6. 木质部 7. 髓部

木栓组织应注意木栓细胞的层数、颜色、细胞壁的增厚程度等；木栓层还有一些特殊的变化，如杜仲木栓细胞的内壁增厚，肉桂最内层木栓细胞的外壁与侧壁增厚，较老的皮可见落皮层（如地骨皮、杜仲）。

皮层狭窄，通常是由栓内层形成的次生皮层。

韧皮部占皮的绝大部分，全部有射线贯穿，通常射线所达到的部位即为韧皮部与皮层的分界，应注意韧皮射线的宽度（细胞列数）、射线细胞的形状、壁厚度、纹孔、内含物等。韧皮部及皮层往往有厚壁组织（纤维或石细胞）存在；有的皮类药材韧皮部中，纤维或石细胞切向集结成若干层带，与筛管群、薄壁组织相间排列（如杜仲、秦皮）。

例 9-32 肉桂

本品为樟科植物肉桂 *Cinnamomum cassia* Presl 的干燥树皮。

【鉴别】本品横切面：木栓细胞数列，最内层细胞外壁增厚，木化。皮层散有石细胞和分泌细胞。中柱鞘部位有石细胞群，断续排列成环，外侧伴有纤维束，石细胞通常外壁较薄。韧皮部射线宽 1~2 列细胞，含细小草酸钙针晶；纤维常 2~3 个成束；油细胞随处可见。薄壁细胞含淀粉粒（图 9-46）。

例 9-33 杜仲

本品为杜仲科植物杜仲 *Eucommia ulmoides* Oliv. 的干燥树皮。

【鉴别】本品粉末棕色。橡胶丝成条或扭曲成团，表面显颗粒性。石细胞甚多，大多成群，类长方形、类圆形、长条形或形状不规则，长约至 180μm，直径 20~80μm，壁厚，有的胞腔内含橡胶团块。木栓细胞表面观多角形，直径 15~40μm，壁不均匀增厚，木化，有细小纹孔；侧面观长方形，壁三面增厚，一面薄，孔沟明显（图 9-47）。

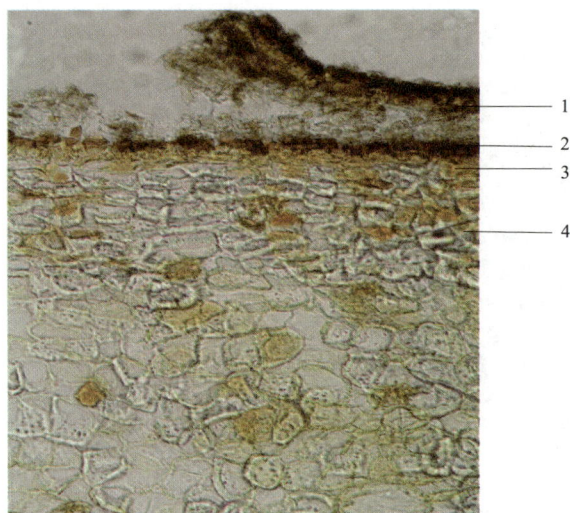

图 9-46　肉桂横切面

1. 木栓层　2. 内皮层　3. 中柱鞘石细胞　4. 韧皮部

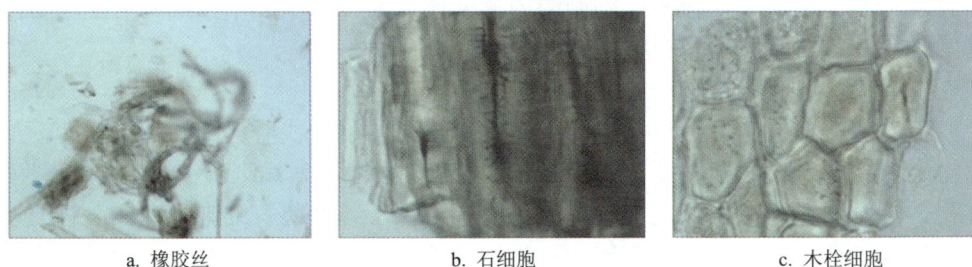

a. 橡胶丝　　　　　　b. 石细胞　　　　　　c. 木栓细胞

图 9-47　杜仲粉末

（四）木类药材

木类药材指木本植物树干、根形成层以内的所有组织，即主要为次生木质部（木材），药用一般为心材。次生木质部的主要组成有轴向系统的导管、管胞、纤维、木薄壁细胞及径向系统的射线薄壁细胞。

木类药材通常从三个切面观察组织构造。横切面主要观察木射线宽度（细胞列数）、密度，导管与木薄壁细胞的比例及分布形式，导管和木纤维的形状、直径等；切向纵切面主要观察木射线的宽度、高度及类型，木射线在切向纵切面呈梭形，其宽度是指最宽处的细胞数，高度是指从上至下的细胞数，同时观察导管、木纤维等；径向纵切面主要观察木射线的高度及细胞类型（同型细胞射线或异型细胞射线），木射线在径向纵切面呈横带状，与轴向的导管、木纤维、木薄壁细胞相垂直，同时观察导管类型、长短、直径及有无侵填体，木纤维类型及大小、壁厚度、纹孔等。

木类药材导管大多为具缘纹孔导管。木纤维可分为韧型纤维及纤维管胞，韧型纤维细胞壁无纹孔或有单斜纹孔，纤维管胞具缘纹孔。木射线细胞及木薄壁细胞一般木化，具纹孔。

樟木有油细胞；檀香有管状分泌细胞，含草酸钙方晶并形成晶鞘纤维。裸子植物木类药材主要观察管胞及木射线细胞。

例 9-34　沉香

本品为瑞香科植物白木香 *Aquilaria sinensis*（Lour.）Gilg 含有树脂的木材。

【鉴别】本品横切面：射线宽 1～2 列细胞，充满棕色树脂。导管圆多角形，直径 42～180μm，有的含棕色树脂。木纤维多角形，直径 20～45μm，壁稍厚，木化。木间韧皮部扁长椭圆状或条带状，常与射线相交，细胞壁薄，非木化，内含棕色树脂；其间散有少数纤维，有的薄壁细胞含草酸钙柱晶（图 9-48）。

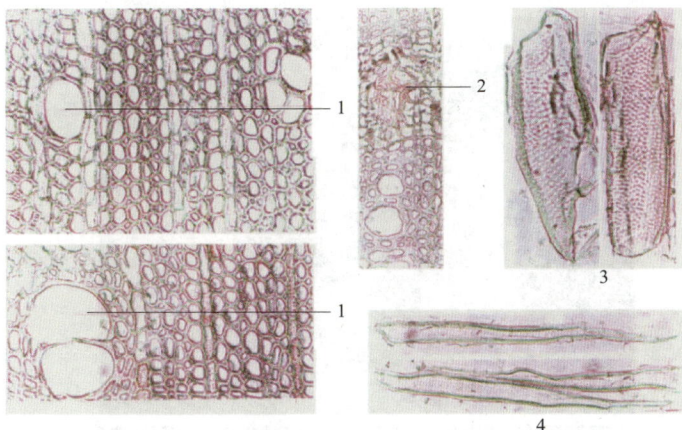

图 9-48　沉香横切面（左）和粉末（右）
1. 导管　2. 木间韧皮部　3. 导管　4. 纤维

（五）叶类药材

1. 叶类药材组织构造　通常作横切片观察，要注意上、下表皮细胞的形状、大小、外壁、气孔、角质层厚度，以及有无内含物，特别是毛茸的类型及其特征。有的表皮细胞中含钟乳体（如穿心莲），有的上、下表皮细胞外壁呈乳头状突起（如荷叶上表皮细胞外壁、箭叶淫羊藿的下表皮细胞外壁）是鉴别点。叶肉部分栅栏组织细胞的形状、层次及所占叶肉的比例和分布，有无石细胞或分泌细胞存在（如番泻叶上下两面具栅栏组织，颠茄叶栅栏组织下有结晶细胞层，桑叶有乳汁管分布）。

2. 叶的表面制片　主要观察表皮细胞、气孔及各种毛茸的全形，以及叶肉组织的某些鉴别点，如草酸钙结晶类型及其分布等。应注意上、下表皮细胞的形状，垂周壁，角质层纹理，气孔形式。毛茸为叶类药材的重要鉴别特征，应注意观察非腺毛、腺毛的细胞形状、细胞壁的厚度及其表面特征。菊科植物叶的非腺毛其顶端细胞呈水平方向延长，近中部连接几个短细胞，成"T"形毛，顶端细胞左右两臂的长短有鉴别意义；唇形科植物的腺毛，头部呈扁球形，主要由 8 个细胞组成，外被角质层，柄单细胞而短，形成腺鳞。

例 9-35　牡荆叶

本品为马鞭草科植物牡荆 *Vitex negundo* L.var.*cannabifolia*（Sieb.et Zucc.）Hand.–Mazz.的新鲜叶。

【鉴别】本品横切面：上表皮细胞排列较整齐，上、下表面均有毛茸，下表面毛茸较多。叶肉栅栏组织为 3～4 列细胞，海绵组织较疏松。主脉维管束外韧型，呈月牙形或"U"形，"U"形的凹部另有 1～5 个较小的维管束；周围薄壁细胞可见纹孔；上、下表皮内方有数列厚角细胞（图 9-49）。

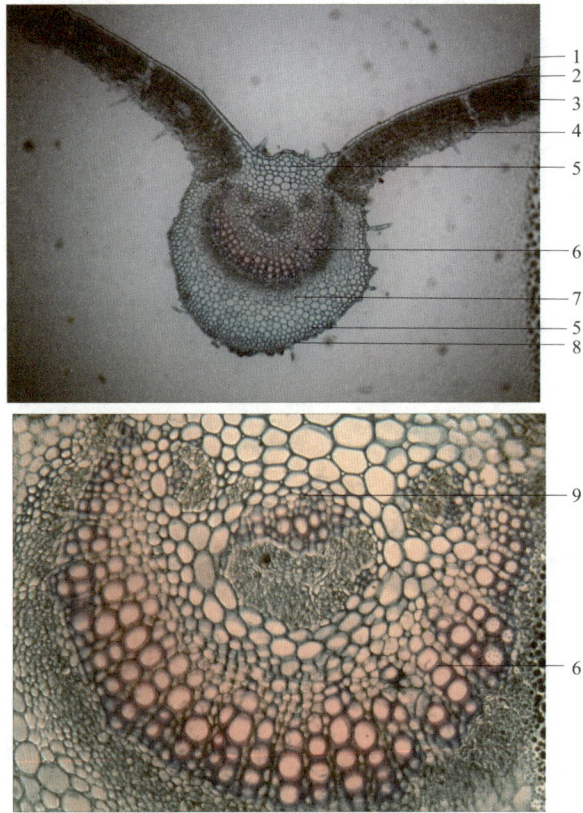

图 9-49　牡荆叶横切面（上图 4×10，下图 10×40）

1. 毛茸　2. 上表皮　3. 栅栏组织　4. 海绵组织　5. 厚角细胞　6. 主脉维管束（"U"形）

7. 薄壁细胞　8. 下表皮　9. 小维管束

例 9-36 四季青

本品为冬青科植物冬青 *Ilex chinensis* Sims 的干燥叶。

【鉴别】本品粉末呈棕褐色至灰绿色。上表皮细胞为多角形，垂周壁平直或微弯曲，壁稍厚。下表皮细胞为不规则形或类长方形，细胞较小。气孔不定式。叶肉细胞含草酸钙簇晶及少数方晶，簇晶直径 18～55μm。纤维单个散在或成束，多细长，直径 9～20μm（图 9-50）。

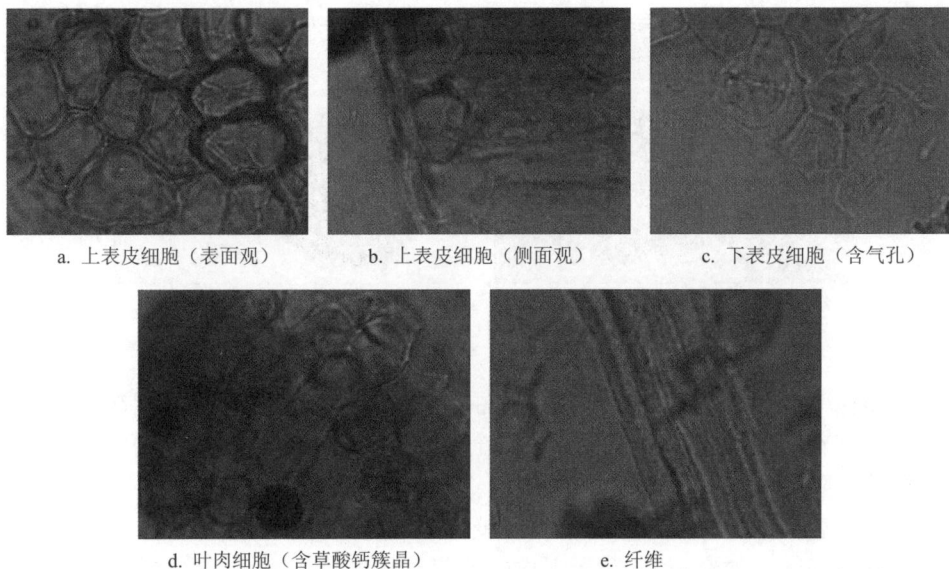

a. 上表皮细胞（表面观）　　b. 上表皮细胞（侧面观）　　c. 下表皮细胞（含气孔）

d. 叶肉细胞（含草酸钙簇晶）　　e. 纤维

图 9-50　四季青粉末

例 9-37 石韦

本品为水龙骨科植物庐山石韦 *Pyrrosia sheareri*（Bak.）Ching、石韦 *Pyrrosia Lingua*（Thunb.）Farwell 或有柄石韦 *Pyrrosia petiolosa*（Christ）Ching 的干燥叶。

【鉴别】本品粉末黄棕色。星状毛体部 7～12 细胞，辐射状排列成上、下两轮，每个细胞呈披针形，顶端急尖，有的表面有纵向或不规则网状纹理；柄部 1～9 细胞。孢子囊环带细胞，表面观扁长方形。孢子极面观椭圆形，赤道面观肾形，外壁具疣状突起。叶下表皮细胞多角形，垂周壁连珠状增厚，气孔类圆形。纤维长梭形，胞腔内充满红棕色或棕色块状物（图 9-51）。

（六）花类药材

根据药用部位的不同，将苞片、花萼、花冠、雄蕊或雌蕊等分别作表面制片，或将完整的花作表面制片观察。苞片、花萼的构造，与叶相似。

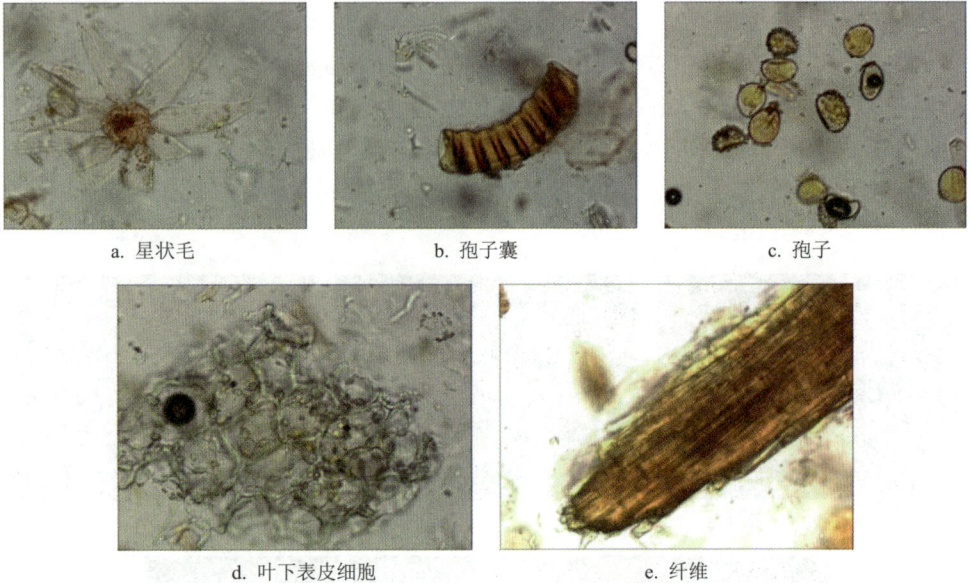

a. 星状毛　　　　　　　　　b. 孢子囊　　　　　　　　　c. 孢子

d. 叶下表皮细胞　　　　　　　　　e. 纤维

图 9–51　石韦粉末

花粉粒为花类药材的重要特征，应注意其形状、大小、萌发孔状况、外壁雕纹等（如红花花粉粒外壁呈齿状突起，金银花花粉粒外壁表面有细密短刺及圆形的细颗粒状雕纹）。

花冠上表皮细胞外壁常呈乳头状或绒毛状突起，有的花冠有油室（如丁香），或管状分泌细胞（如红花）。花冠表皮的毛茸也是重要鉴别特征。

花粉囊内壁细胞常呈网状、条状或点状增厚，且多木化。

柱头的表皮细胞特别是顶端的表皮细胞常呈乳头状突起，或分化为绒毛状（如西红花）。

花类药材粉末的观察，以花粉粒、花粉囊内壁细胞、非腺毛、腺毛为主要鉴别点，并注意草酸钙结晶、分泌组织及色素细胞等。

例 9–38　丁香

本品为桃金娘科植物丁香 *Eugenia caryophyllata* Thunb. 的干燥花蕾。

【鉴别】本品萼筒中部横切面：表皮细胞 1 列，有较厚角质层。皮层外侧散有 2～3 列径向延长的椭圆形油室，长 150～200μm；其下有 20～50 个小型双韧维管束，断续排列成环，维管束外围有少数中柱鞘纤维，壁厚，木化。内侧为数列薄壁细胞组成的通气组织，有大型腔隙。中心轴柱薄壁组织间散有多数细小维管束，薄壁细胞含众多细小草酸钙簇晶。

粉末暗红棕色。纤维梭形，顶端钝圆，壁较厚。花粉粒众多，极面观三角形，赤道表面观双凸镜形，具 3 副合沟。草酸钙簇晶众多，直径 4～26μm，存在于较小的薄壁细胞中（图 9–52）。

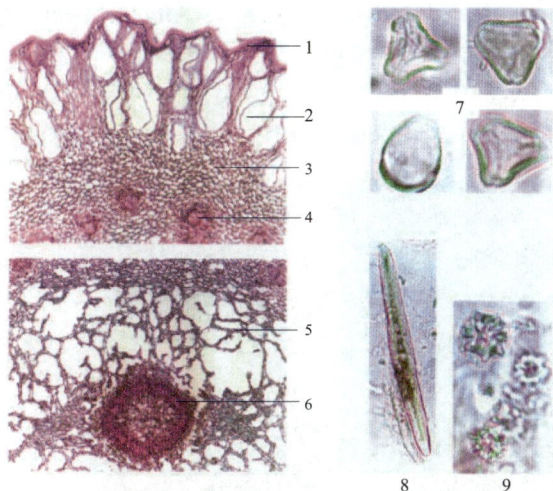

图 9–52 丁香横切面（左）和粉末（右）

1. 表皮 2. 油室 3. 皮层 4. 双韧维管束 5. 薄壁细胞 6. 中心轴柱维管束 7. 花粉粒 8. 纤维 9. 草酸钙簇晶

例 9–39 蒲黄

本品为香蒲科植物水烛香蒲 *Typha angustifolia* L.、东方香蒲 *Typha orientalis* Presl 或同属植物的干燥花粉。

【鉴别】本品粉末黄色。花粉粒类圆形或椭圆形，直径 17～29μm，表面有网状雕纹，周边轮廓线光滑，呈凸波状或齿轮状，具单孔，不甚明显（图 9–53）。

（七）果实类药材

果实类药材鉴别时，一般观察果皮的组织

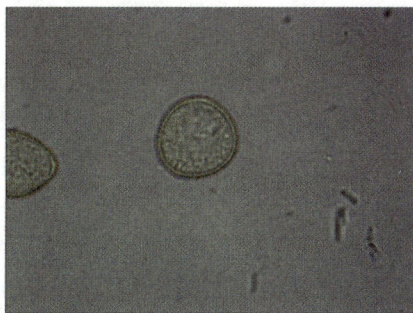

花粉粒

图 9–53 蒲黄粉末

特征。由子房壁分化和增大形成的真果的果皮，可分为外果皮、中果皮及内果皮。

外果皮为果皮的最外层组织，相当于叶的下表皮。通常为 1 列表皮细胞，观察注意点同叶。

中果皮位于内外果皮之间，相当于叶的叶肉组织，其间贯穿细小维管束，一般偏于内方，维管束大多外韧型，也有双韧型或两个外韧维管束合成维管柱；中果皮中常有分泌组织及厚壁组织分布。

内果皮的变异较大，有的为 1 列薄壁细胞，有的散在石细胞或结晶细胞层等。

粉末特征主要有果皮表皮碎片、中果皮薄壁细胞及纤维、石细胞、结晶等。

例 9–40   连翘

本品为木犀科植物连翘 *Forsythia suspensa*（Thunb.）Vahl 的干燥果实。

【鉴别】本品果皮横切面：外果皮为 1 列扁平细胞，外壁及侧壁增厚，被角质层。中果皮外侧薄壁组织中散有维管束；中果皮内侧为多列石细胞，长条形、类圆形或长圆形，壁厚薄不一，多切向镶嵌状排列。内果皮为 1 列薄壁细胞（图 9–54）。

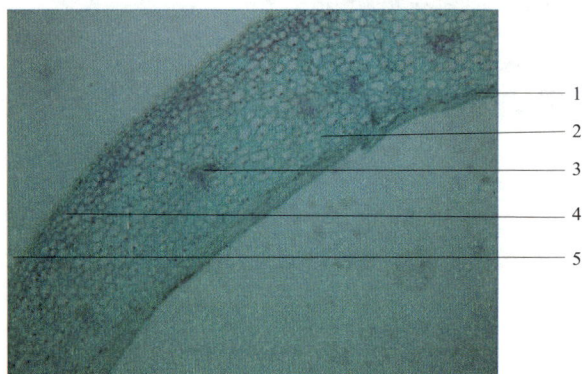

图 9–54   连翘横切面

1. 外果皮   2. 中果皮   3. 维管束   4. 石细胞   5. 内果皮

例 9–41   罂粟壳

本品为罂粟科植物罂粟 *Papaver somniferum* L.的干燥成熟果壳。

【鉴别】本品粉末黄白色。果皮外表皮细胞表面观类多角形或类方形，直径 20～50μm，壁厚，有的胞腔内含淡黄色物。果皮内表皮细胞表面观长多角形、长方形或长条形，直径 20～65μm，长 25～230μm，垂周壁厚，纹孔和孔沟明显，有的可见层纹。果皮薄壁细胞类圆形或长圆形，壁稍厚。导管多为网纹导管或螺纹导管，直径 10～70μm。韧皮纤维长梭形，直径 20～30μm，壁稍厚，斜纹孔明显，有的纹孔相交成人字形或十字形。乳汁管长条形，壁稍厚，内含淡黄色物（图 9–55）。

例 9–42   青皮

本品为芸香科植物橘 *Citrus reticulata* Blanco 及其栽培变种的干燥幼果或未成熟果实的果皮。

【鉴别】本品粉末灰绿色或淡灰棕色。中果皮薄壁组织众多，细胞形状不规则，壁稍增厚，有的呈连珠状。果皮表皮细胞表面观多角形或类方形，垂周壁增厚，气孔长圆形，直径 20～28μm，副卫细胞 5～7 个；侧面观外被角质层，靠外方的径向壁稍增厚。草酸钙方晶存在于近表皮的薄壁细胞中，呈多面形、菱形或方形，直径 3～28μm，长 24～32μm。橙皮苷结晶棕黄色，呈半圆形、类圆形或无定形团块。螺纹导管、网纹导管细小（图 9–56）。

| a. 果皮外表皮细胞 | b. 果皮内表皮细胞 | c. 果皮薄壁细胞 | d. 网状导管 |

| e. 螺纹导管 | f. 韧皮导管 | g. 乳汁管 |

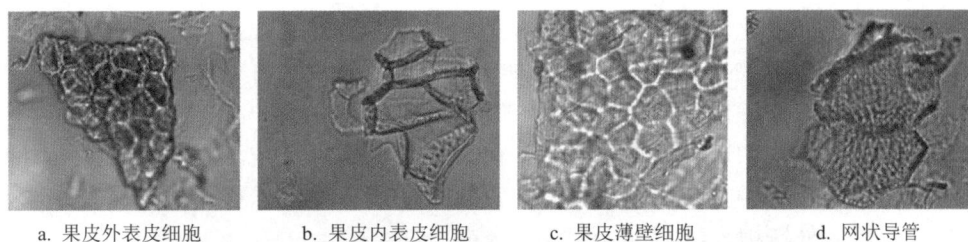

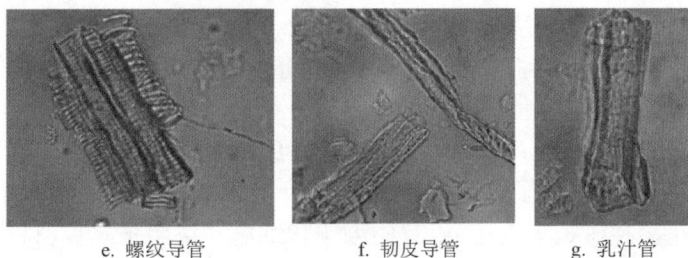

图 9-55　罂粟壳粉末

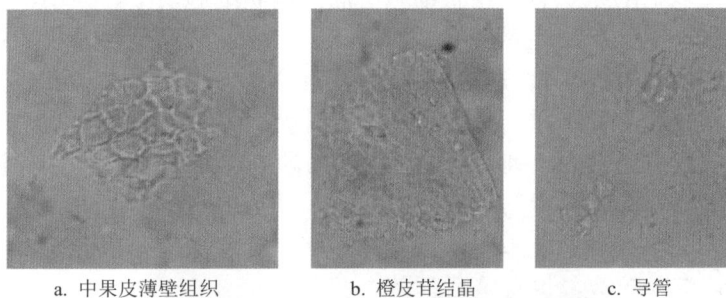

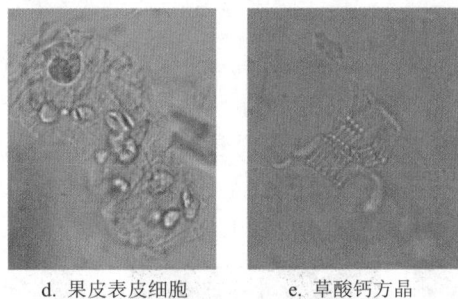

| a. 中果皮薄壁组织 | b. 橙皮苷结晶 | c. 导管 |

| d. 果皮表皮细胞 | e. 草酸钙方晶 |

图 9-56　青皮粉末

（八）种子类药材

种皮解剖构造具有多样性，有时是全科同型的，如伞形科、菊科，但往往同一科的种子，其种皮解剖构造也有很大区别。

种皮的结构取决于珠被的数目、厚度和维管束的序列，以及种子成熟过程中珠被在发育上的变化。几乎全部单子叶植物和大多数双子叶植物离瓣花类均为双珠被型；双子叶植物合瓣花类为单珠被型；相当多的科既有双珠被又有单珠被；极少数有三层珠被；也有无珠被的。

种子成熟过程中珠被发育成种皮，外珠被发育成外种皮，内珠被发育成内种皮。但在发育过程中，最常见的，也是最规律的现象是内珠被消失，也有外珠被消失，或者内外珠被界线消失，合成一个或局部合生。

种皮表皮层：注意表皮细胞的形状、大小、排列情况、壁有无增厚或木化、有无内含物等。通常为1列薄壁性细胞（牵牛子、鸦胆子）；有的有气孔（核桃仁）；有的部分细胞形成非腺毛（牵牛子）或全部分化为厚壁性的非腺毛（番木鳖）；有的有腺毛（急性子）；有的表皮由薄壁细胞与石细胞组成（杏仁、桃仁）；有的全为石细胞（五味子、天仙子、枸杞子、栀子）；有的表皮为黏液细胞组成的黏液层（芥子等十字花科种子、车前子）；有的为栅状细胞（决明子等豆科种子）；有的表皮下还有下皮（芥子、车前子、牵牛子）。

种皮表皮以下的组织有：栅状细胞层注意栅状细胞层数、大小、壁增厚情况及有无光辉带；油细胞层注意油细胞的形状、大小、分布及内含物颜色；色素层注意色素细胞层数及内含物颜色；石细胞注意分布、形状、大小及壁厚；纤维注意分布、形状、大小及壁厚；支持细胞注意形状、大小、壁增厚情况。

种皮内表皮层通常为1列薄壁细胞，有的为厚壁细胞（五味子）。注意细胞形状、大小、壁厚及有无色素。

种子的外胚乳、内胚乳或子叶细胞的形状、细胞壁增厚情况，以及所含脂肪油、糊粉粒或淀粉粒等，也有鉴别意义。

例 9-43　苘麻子

本品为锦葵科植物苘麻 *Abutilon theophrasti* Medic.的干燥成熟种子。

【鉴别】本品横切面：表皮细胞1列，扁长方形，有的分化成单细胞非腺毛。下皮细胞1列，略径向延长。栅状细胞1列，长柱形，长约至88μm，壁极厚，上部可见线形胞腔，其末端膨大，内含细小球状结晶。色素层4~5列细胞，含黄棕色或红棕色物。胚乳和子叶细胞含脂肪油和糊粉粒，子叶细胞还含少数细小草酸钙簇晶（图9-57）。

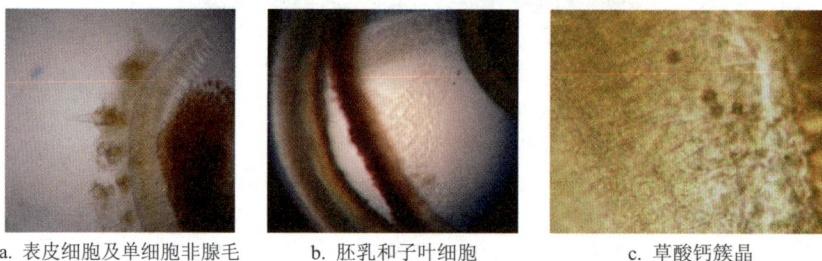

a. 表皮细胞及单细胞非腺毛　　b. 胚乳和子叶细胞　　c. 草酸钙簇晶

图 9-57　苘麻子横切面

附. 动物类药材

动物类药材来源于动物的全体、动物的一部分、动物的生理、病理产物以及动物的加工品等。从动物的物种来看包括了高等动物到低等动物，物种范围广泛、差别较大。因而动物类药材的显微鉴别难以像植物类药材那样归纳出较多的共性内容。但是，动物类药材显微鉴别的基本原理还是基于动物的细胞、组织及器官的显微构造差异，如皮肤组织及毛，角或骨组织，肌肉组织、节肢动物的体壁、分泌物等。

例 9–44 水牛角

本品为牛科动物水牛 *Bubalus bubalis* Linnaeus 的角。

【鉴别】本品粉末灰褐色。不规则碎块淡灰白色或灰黄色。纵断面观可见细长梭形纹理，有纵长裂缝，布有微细灰棕色色素颗粒；横断面观梭形纹理平行排列，并弧状弯曲似波峰样，有众多黄棕色色素颗粒。有的碎块表面较平整，色素颗粒及裂隙较小，难于察见（图9–58）。

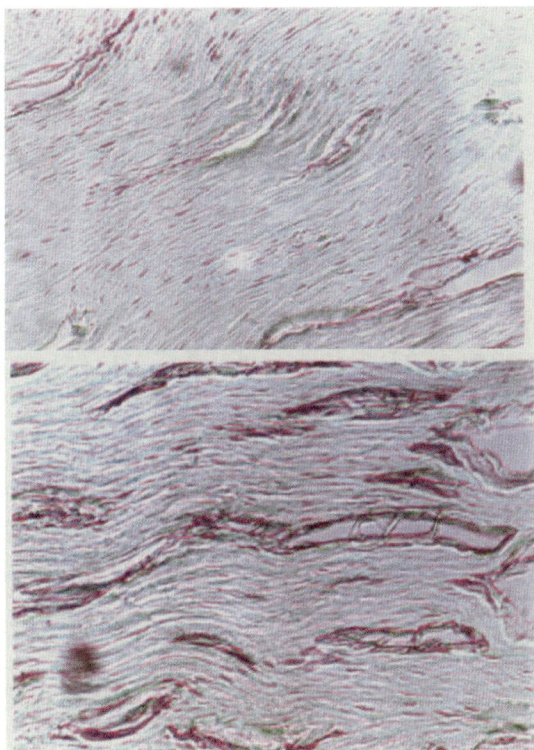

图9–58　水牛角粉末（上图为纵断面观，下图为横断面观）

第三节 理化鉴别

理化鉴别系指用化学或物理的方法，对中药所含某些化学成分进行的鉴别试验，包括一般鉴别、光谱鉴别和色谱鉴别等。通过理化鉴别，可以定性鉴别中药所含的主要化学成分或有效成分以及有无有害物质等。

进行理化鉴别前，药材的取样操作十分重要。取样的代表性直接影响到检验结果的正确性。一般是取少量的药材粗粉、切片或浸出液，经适当提取分离后进行试验，以避免出现假阳性。

一、常用的理化鉴别方法

药材中化学成分复杂，含量少，因此要求所选择的理化鉴别方法具有一定的特征性，并注意方法的专属性及重现性。

（一）一般鉴别

一般鉴别着重介绍以下三项。

1. 显色反应 利用药材所含化学成分能与某些试剂产生特殊的颜色反应来鉴别。一般在试管中进行，也有直接在药材切面或粉末上滴加试液，观察颜色变化。如苦参横切片，加氢氧化钠试液数滴，栓皮即呈橙红色，渐变为血红色，久置不消失（生物碱）。

2. 沉淀反应 利用药材所含化学成分能与某些试剂产生特殊的沉淀反应来鉴别。如芦荟水提液，加等量饱和溴水，生成黄色沉淀（芦荟苷）。

3. 微量升华 利用药材中所含化学成分，在一定温度下能升华的性质，获得升华物，在显微镜下观察其结晶形状、颜色及化学反应作为鉴别特征。

一般取金属片或载玻片，置石棉网上，金属片或载玻片上放一高约 8mm 的金属圈，圈内放置适量药材粉末，圈上覆盖载玻片，在石棉网下用酒精灯缓缓加热，至粉末开始变焦，去火待冷，载玻片上有升华物凝集。将载玻片反转后，置显微镜下观察结晶形状、色泽，或取升华物加试液观察反应。如大黄粉末微量升华物有黄色菱状针晶或羽状结晶（蒽醌化合物），加碱液溶解后显红色。

（二）光谱鉴别

利用药材中所含化学成分有的在紫外或可见光区某波长处有特殊吸收，能构成鉴别特征，可作为鉴别依据。但一定注意供试品需经适当分离、纯化处理。测定方法根据紫外–可见分光光度法（《中国药典》2015 年版四部通则 0401）的规定。

鉴别特征可采用测定最大吸收波长，如有 2～3 个特定吸收波长时，可测定其吸光度的比值。如人工牛黄的鉴别（1），取胆红素【含量测定】项下溶液，照紫外–可见分光光度法（《中国药典》2015 年版四部通则 0401）测定，在 453nm 波长处有最大吸收。如西红花的鉴别（4），取吸光度项下的溶液，照紫外–可见分光光度法（《中国药典》2015 年版四部通则 0401），在 458nm 的波长处测定吸光度，458nm 与 432nm 波长处的吸光度的比值应为 0.85～0.90。

光谱法具体内容详见第五章。

（三）色谱鉴别

利用薄层色谱、气相色谱或液相色谱对中药进行真伪鉴别的一种方法。

1. 薄层色谱鉴别 薄层色谱法是将供试品溶液与对照品溶液分别点于同一薄层板上，在展开容器内用相应的展开剂展开，使供试品所含成分分离，所得色谱图与适宜的对照品或对照药材色谱图对比，并可用薄层扫描仪进行扫描，用于鉴别、检查或含量测定的方法。由于薄层色谱法具有专属性强、快速、经济、操作简便、重现性好等优点而被广泛采用。

2. 气相色谱鉴别 气相色谱法是以气体作为流动相的一种色谱分析方法，适用于分析和分离复杂的多组分混合物，以及含挥发油成分的鉴别，一般结合含量测定进行。如麝香，取本品，照【含量测定】项下的方法试验，供试品色谱中应呈现与对照品保留时间相同的色谱峰。

3. 高效液相色谱鉴别 高效液相色谱法是在液相色谱法的基础上发展起来的分离分析技术，具有高压、分离效能高、灵敏度高及分析速度快等特点。目前，高效液相色谱法已被广泛应用于化学、医药、工业、农业和环保等领域。

高效液相色谱法一般不宜单独用于鉴别，若含量测定项下已采用了高效液相色谱法，其他手段无法鉴别时也可采用，以其主峰的保留时间与其对照品比较作为鉴别。如娑罗子，取本品，照【含量测定】项下的方法试验，对照品色谱图中 4 个主成分峰，以出峰前后顺序，分别为七叶皂苷 A、七叶皂苷 B、七叶皂苷 C 和七叶皂苷 D。供试品色谱中应呈现与七叶皂苷钠对照品 4 个主峰保留时间相同的色谱峰。

色谱法具体内容详见第六章。

二、检验实例

例 9–45 猪牙皂的理化鉴别

本品为豆科植物皂荚 *Gleditsia sinensis* Lam.的干燥不育果实。

【鉴别】取本品粉末 1g，加水 10ml，煮沸 10 分钟，滤过，滤液强烈振摇，即产生持久的泡沫（持续 15 分钟以上）（检查皂苷类成分）。

例 9–46 儿茶的理化鉴别

本品为豆科植物儿茶 *Acacia catechu*（L.f.）Willd. 的去皮枝、干的干燥煎膏。

【鉴别】取火柴杆浸于本品水浸液中，使轻微着色，待干燥后，再浸入盐酸中立即取出，置火焰附近烘烤，杆上即显深红色（检查缩合鞣质类成分）。

例 9–47 九里香的理化鉴别

本品为芸香科植物九里香 *Murraya exotica* Li.和千里香 *Murraya paniculata*（L.）Jack 的干燥叶和带叶嫩枝。

【鉴别】取本品粗粉 2g，加乙醇 20ml，回流提取 30 分钟，滤过。取滤液 5ml，蒸干，残渣加乙酸乙酯 2ml 使溶解，置于试管中，加新制的 7%盐酸羟胺甲醇溶液与 10%氢氧化钾甲醇溶液各 2～3 滴，摇匀，微热，放冷，加稀盐酸调节 pH 至 3～4，加 1%三氯化铁乙醇溶液，显紫红色（检查内酯类成分）。

例 9–48 南沙参的理化鉴别

本品为桔梗科植物轮叶沙参 *Adenophora tetraphylla*（Thunb.）Fisch 或沙参 *Adenophora stricta* Miq.的干燥根。

【鉴别】取本品粗粉 2g，加水 20ml，置于水浴中加热 10 分钟，滤过。取滤液 2ml，加 5%α–萘酚乙醇溶液 2～3 滴，摇匀，沿管壁缓缓加入硫酸 0.5ml，两液接界处即显紫红色环（检查糖类成分）。另取滤液 2ml，加碱性酒石酸铜试液 4～5 滴，置于水浴中加热 5 分钟，生成红棕色沉淀（检查游离还原性糖类成分）。

例 9–49 胆南星的理化鉴别

本品为制天南星的细粉与牛、羊或猪胆汁经加工而成，或为生天南星细粉与牛、羊或猪胆汁经发酵加工而成。

【鉴别】取本品粉末 0.2g，加水 5ml，振摇，滤过，取滤液 2ml 置于试管中，加新制的糠醛溶液（1→100）0.5ml，沿管壁加硫酸 2ml，两液接界处即显棕红色环（检查胆酸类成分）。

例 9–50 百部的理化鉴别

本品为百部科植物直立百部 *Stemona sessilifolia*（Miq.）Miq.、蔓生百部 *Stemona japonica*（Bl.）Miq.或对叶百部 *Stemona tuberosa* Lour.的干燥块根。

【鉴别】取本品粉末 5g，加 70%乙醇 50ml，加热回流 1 小时，滤过，滤液蒸去乙醇，残渣加浓氨试液调节 pH 至 10～11，再加三氯甲烷 5ml 振摇提取，分取三氯甲烷层，蒸干，残渣加 1%盐酸溶液 5ml 使溶解，滤过。滤液分为两份：一份中滴加碘化铋钾试液，生成橙红色沉淀；另一份中滴加硅钨酸试液，生成乳白色沉淀（检查生物碱类成分）。

例 9–51 番泻叶的理化鉴别

本品为豆科植物狭叶番泻 *Cassia angustifolia* Vahl 或尖叶番泻 *Cassia acutifolia*

Delile 的干燥小叶。

【鉴别】取本品粉末 25mg，加水 50ml 和盐酸 2ml，置水浴中加热 15 分钟，放冷，加乙醚 40ml，振摇提取，分取醚层，通过无水硫酸钠层脱水，滤过，取滤液 5ml，蒸干，放冷，加氨试液 5ml，溶液显黄色或橙色，置水浴中加热 2 分钟后，变为紫红色（检查蒽醌类成分）。

例 9–52 莲房的理化鉴别

本品为睡莲科植物莲 *Nelumbo nucifera* Gaertn. 的干燥花托。

【鉴别】取本品粉末 0.5g，加乙醇 5ml，温热浸泡数分钟，滤过，滤液加镁粉少量与盐酸 1~2 滴，溶液渐变为红色（检查黄酮类成分）。

例 9–53 龟甲胶的理化鉴别

本品为龟甲经水煎煮、浓缩制成的固体胶。

【鉴别】取本品粉末 2g，加水 10ml 使溶解，滤过，取滤液 1ml，加茚三酮试液 0.5ml，置水浴上加热 15 分钟，溶液显蓝紫色（检查氨基酸类成分）。

例 9–54 朱砂的理化鉴别

本品为硫化物类矿物辰砂族辰砂，主含硫化汞（HgS）。

【鉴别】（1）取本品粉末，用盐酸湿润后，在光洁的铜片上摩擦，铜片表面显银白色光泽，加热烘烤后，银白色即消失。

（2）取本品粉末 2g，加盐酸–硝酸（3:1）的混合溶液 2ml 使溶解，蒸干，加水 2ml 使溶解，滤过，滤液显汞盐（《中国药典》2015 年版四部通则 0301）与硫酸盐（《中国药典》2015 年版四部通则 0301）的鉴别反应。

例 9–55 滑石的理化鉴别

本品为硅酸盐类矿物滑石族滑石，主含含水硅酸镁 $[Mg_3(Si_4O_{10})(OH)_2]$。

【鉴别】（1）取本品粉末 0.2g，置铂坩埚中，加等量氟化钙或氟化钠粉末，搅拌，加硫酸 5ml，微热，立即将悬有 1 滴水的铂坩埚盖盖上，稍等片刻，取下铂坩埚盖，水滴出现白色浑浊。

（2）取本品粉末 0.5g，置烧杯中，加入盐酸溶液（4→10）10ml，盖上表面皿，加热至微沸，不时摇动烧杯，并保持微沸 40 分钟，取下，用快速滤纸滤过，用水洗涤残渣 4~5 次。取残渣约 0.1g，置铂坩埚中，加入硫酸（1→2）10 滴和氢氟酸 5ml，加热至冒三氧化硫白烟时，取下冷却后，加水 10ml 使溶解，取溶液 2 滴。加镁试剂（取对硝基偶氮间苯二酚 0.01g 溶于 4% 氢氧化钠溶液 1000ml 中）1 滴，滴加氢氧化钠溶液（4→10）使成碱性，生成天蓝色沉淀。

第四节 检 查

检查系指对药材和饮片的纯净程度、可溶性物质、有害或有毒物质进行的限量检查，包括水分、灰分、杂质、毒性成分、重金属及有害元素、二氧化硫残留、农药残留、黄曲霉毒素等。

一、常用的检查方法

（一）杂质检查法

1. 药材和饮片中混存的杂质 一般指下列各类物质。

（1）来源与规定相同，但其性状或药用部位与规定不符。

（2）来源与规定不同的物质。

（3）无机杂质，如砂石、泥块、尘土等。

2. 检查方法

（1）取适量的供试品，摊开，用肉眼或借助放大镜（5～10 倍）观察，将杂质拣出；如其中有可以筛分的杂质，则通过适当的筛，将杂质分出。

（2）将各类杂质分别称重，计算其在供试品中的含量（%）。如山茱萸杂质检查时应将果梗、果核挑出，丁香杂质检查时应将其花梗挑出等。

3. 注意事项

（1）药材或饮片中混存的杂质如与正品相似，难以从外观鉴别时，可称取适量，进行显微、化学或物理鉴别试验，证明其为杂质后，计入杂质重量中。

（2）个体大的药材或饮片，必要时可破开，检查有无虫蛀、霉烂或变质情况。

（3）杂质检查所用的供试品量，除另有规定外，按药材和饮片取样法（《中国药典》2015 年版四部通则 0211）称取。

（二）灰分测定法

1. 总灰分测定法 测定用的供试品须粉碎，使能通过二号筛，混合均匀后，取供试品 2～3g（如需测定酸不溶性灰分，可取供试品 3～5g），置炽灼至恒重的坩埚中，称定重量（准确至 0.01g），缓缓炽热，注意避免燃烧，至完全炭化时，逐渐升高温度至 500～600℃，使完全灰化并至恒重。根据残渣重量，计算供试品中总灰分的含量（%）。

如供试品不易灰化，可将坩埚放冷，加热水或 10%硝酸铵溶液 2ml，使残渣湿润，然后置水浴上蒸干，残渣照前法炽灼，至坩埚内容物完全灰化。

2. 酸不溶性灰分测定法　取总灰分测定法项下所得的灰分，在坩埚中小心加入稀盐酸约 10ml，用表面皿覆盖坩埚，置水浴上加热 10 分钟，表面皿用热水 5ml 冲洗，洗液并入坩埚中，用无灰滤纸滤过，坩埚内的残渣用水洗于滤纸上，并洗涤至洗液不显氯化物反应为止。滤渣连同滤纸移置同一坩埚中，干燥，炽灼至恒重。根据残渣重量，计算供试品中酸不溶性灰分的含量（%）。

（三）膨胀度测定法

1. 定义　膨胀度是药品膨胀性质的指标，系指每 1g 药品在水或其他规定的溶剂中，在一定的时间与温度条件下膨胀后所占有的体积（ml）。主要用于含黏液质、胶质和半纤维素类的天然药品。

2. 测定　按各品种项下的规定量取样，必要时按规定粉碎。称定重量，置膨胀度测定管中（全长 160mm，内径 16mm，刻度部分长 125mm，分度 0.2ml），在 20～25℃条件下，加水或规定的溶剂 25ml，密塞，振摇，静置。除另有规定外，开始 1 小时内每 10 分钟剧烈振摇一次，使供试品充分被溶剂浸润沉于测定管底部，并除去气泡，然后静置 4 小时，读取药物膨胀后的体积（ml），再静置 1 小时，如上读数，至连续两次读数的差异不超过 0.1ml 为止。每一供试品同时测定 3 份，各取最后一次读取的数值按下述计算，求其平均数。除另有规定外，按干燥品计算供试品的膨胀度（准确至 0.1）。

3. 注意事项

（1）膨胀度与供试品的粉碎度有一定关系，否则会影响测定结果。因此，每一个品种应规定粉碎程度。如《中国药典》2015 年版一部车前子、葶苈子项下规定不粉碎，直接测定，而哈蟆油规定破碎成直径约 3mm 的碎块。

（2）供试品的取用量应按各品种项下的规定，因各种药材的最佳取用量是经实验摸索后规定，一般以膨胀后的体积不超过 15ml 为宜，否则不易振摇。

4. 计算

$$S = \frac{V}{W}$$

式中，S 为膨胀度；

　　　V 为药物膨胀后的体积，ml；

　　　W 为供试品按干燥品计算的重量，g。

（四）酸败度测定法

1. 定义　酸败是指油脂或含油脂的种子类药材和饮片，在贮藏过程中发生复杂的化学变化，生成游离脂肪酸、过氧化物和低分子醛类、酮类等产物，出现特异臭味，影响药材和饮片的感观和质量。

本方法通过测定酸值、羰基值和过氧化值，以检查药材和饮片中油脂的酸败度。

2. 油脂提取　除另有规定外，取供试品 30～50g（根据供试品含油脂量而定），研碎成粗粉，置索氏提取器中，加正己烷 100～150ml（根据供试品取样量而定），置水浴上加热回流 2 小时，放冷，用 3 号垂熔玻璃漏斗滤过，滤液置水浴上减压回收溶剂至尽，所得残留物即为油脂。

3. 测定

（1）酸值测定　取油脂，照脂肪与脂肪油测定法（《中国药典》2015 年版四部通则 0713）测定。

具体内容详见第十一章第二节中脂肪与脂肪油测定法。

（2）羰基值测定　羰基值系指每 1kg 油脂中含羰基化合物的毫摩尔数。

① 试品溶液的制备　除另有规定外，取油脂 0.025～0.5g，精密称定，置 25ml 量瓶中，加甲苯适量溶解并稀释至刻度，摇匀。精密量取 5ml，置 25ml 具塞刻度试管中，加 4.3%三氯醋酸的甲苯溶液 3ml 及 0.05%2,4-二硝基苯肼的甲苯溶液 5ml，混匀，置 60℃水浴加热 30 分钟，取出冷却，沿管壁缓缓加入 4%氢氧化钾的乙醇溶液 10ml，加乙醇至 25ml，密塞，剧烈振摇 1 分钟，放置 10 分钟。

③ 空白试验　精密量取甲苯 5ml，置 25ml 具塞刻度试管中，自"加 4.3%三氯醋酸的甲苯溶液 3ml"起，如法操作并测定。

③ 测定　照紫外-可见分光光度法（《中国药典》2015 年版四部通则 0401）在 453mn 波长处测定吸光度。

④ 计算

$$供试品的羰基值 = \frac{A \times 5 \times 1000}{854 \times W}$$

式中，A 为吸光度；

　　　W 为油脂的重量，g；

　　　854 为各种羰基化合物的 2,4-二硝基苯肼衍生物的摩尔吸收系数平均值。

（3）过氧化值测定　过氧化值系指油脂中过氧化物与碘化钾作用，生成游离碘的百分数。

① 供试品溶液的制备　除另有规定外，取油脂 2～3g，精密称定，置 250ml 的干燥碘瓶中，加三氯甲烷-冰醋酸（1:1）混合溶液 30ml，使完全溶解。精密加新制碘化钾饱和溶液 1ml，密塞，轻轻振摇半分钟，在暗处放置 3 分钟，加水 100ml。

② 滴定　用硫代硫酸钠滴定液（0.01mol/L）滴定至溶液呈浅黄色时，加淀粉指示液 1ml，继续滴定至蓝色消失，读取消耗硫代硫酸钠滴定液（0.01mol/L）的体积（ml）。

③ 空白试验　取三氯甲烷-冰醋酸（1:1）混合溶液 30ml，置 250ml 碘瓶中，

自"精密加新制碘化钾饱和溶液 1ml"起，如法操作并滴定，读取消耗硫代硫酸钠滴定液（0.01mol/L）的体积（ml）数，该数值不得超过 0.1ml。

④ 计算

$$供试品过氧化值 = \frac{A - B}{W} \times 0.001\,269 \times 100$$

式中，A 为油脂消耗硫代硫酸钠滴定液的体积，ml；

B 为空白试验消耗硫代硫酸钠滴定液的体积，ml；

W 为油脂的重量，g；

0.001 269 为硫代硫酸钠滴定液（0.01mol/L）1ml 相当于碘的重量，g。

（五）铅、镉、砷、汞、铜测定法

1. 原子吸收分光光度法　本法系采用原子吸收分光光度法测定中药中的铅、镉、砷、汞、铜，所用仪器应符合使用要求。除另有规定外，按下列方法测定。

（1）铅的测定（石墨炉法）

① 测定条件　参考条件：波长 283.3nm，干燥温度 100～120℃，持续 20 秒；灰化温度 400～750℃，持续 20～25 秒；原子化温度 1700～2100℃，持续 4～5 秒。

② 铅标准贮备液的制备　精密量取铅单元素标准溶液适量，用 2%硝酸溶液稀释，制成每 1ml 含铅（Pb）1μg 的溶液，即得（0～5℃贮存）。

③ 标准曲线的制备　分别精密量取铅标准贮备液适量，用 2%硝酸溶液制成每 1ml 分别含铅 0ng、5ng、20ng、40ng、60ng、80ng 的溶液。分别精密量取 1ml，精密加含 1%磷酸二氢铵和 0.2%硝酸镁的溶液 0.5ml，混匀，精密吸取 20μl 注入石墨炉原子化器，测定吸光度，以吸光度为纵坐标，浓度为横坐标，绘制标准曲线。

④ 供试品溶液的制备

A 法：取供试品粗粉 0.5g，精密称定，置聚四氟乙烯消解罐内，加硝酸 3～5ml，混匀，浸泡过夜，盖好内盖，旋紧外套，置适宜的微波消解炉内，进行消解（按仪器规定的消解程序操作）。消解完全后，取消解内罐置电热板上缓缓加热至红棕色蒸气挥尽，并继续缓缓浓缩至 2～3ml，放冷，用水转入 25ml 量瓶中，并稀释至刻度，摇匀，即得。同法同时制备试剂空白溶液。

B 法：取供试品粗粉 1g，精密称定，置凯氏烧瓶中，加硝酸-高氯酸（4:1）混合溶液 5～10ml，混匀，瓶口加一小漏斗，浸泡过夜。置电热板上加热消解，保持微沸，若变棕黑色，再加硝酸-高氯酸（4:1）混合溶液适量，持续加热至溶液澄明后升高温度，继续加热至冒浓烟，直至白烟散尽，消解液呈无色透明或略带黄色，放冷，转入 50ml 量瓶中，用 2%硝酸溶液洗涤容器，洗液合并于量瓶中，并稀释至刻度，摇匀，即得。同法同时制备试剂空白溶液。

C 法：取供试品粗粉 0.5g，精密称定，置瓷坩埚中，于电热板上先低温炭化至无烟，移入高温炉中，于500℃灰化5～6小时（若个别灰化不完全，加硝酸适量，于电热板上低温加热，反复多次直至灰化完全），取出冷却，加10%硝酸溶液5ml使溶解，转入25ml量瓶中，用水洗涤容器，洗液合并于量瓶中，并稀释至刻度，摇匀，即得。同法同时制备试剂空白溶液。

⑤ 测定法　精密量取空白溶液与供试品溶液各1ml，精密加含1%磷酸二氢铵和0.2%硝酸镁的溶液0.5ml，混匀，精密吸取10～20μl，照标准曲线的制备项下方法测定吸光度，从标准曲线上读出供试品溶液中铅（Pb）的含量，计算，即得。

（2）镉的测定（石墨炉法）

① 测定条件　参考条件：波长228.8nm，干燥温度100～120℃，持续20秒；灰化温度300～500℃，持续20～25秒；原子化温度1500～1900℃，持续4～5秒。

② 镉标准贮备液的制备　精密量取镉单元素标准溶液适量，用2%硝酸溶液稀释，制成每1ml含镉（Cd）1μg的溶液，即得（0～5℃贮存）。

③ 标准曲线的制备　分别精密量取镉标准贮备液适量，用2%硝酸溶液稀释制成每1ml分别含镉0ng、0.8ng、2.0ng、4.0ng、6.0ng、8.0ng的溶液。分别精密吸取10μl，注入石墨炉原子化器，测定吸光度，以吸光度为纵坐标，浓度为横坐标，绘制标准曲线。

④ 供试品溶液的制备　同铅测定项下供试品溶液的制备。

⑤ 测定法　精密吸取空白溶液与供试品溶液各10～20μl，照标准曲线的制备项下方法测定吸光度（若供试品有干扰，可分别精密量取标准溶液、空白溶液和供试品溶液各1ml，精密加含1%磷酸二氢铵和0.2%硝酸镁的溶液0.5ml，混匀，依法测定），从标准曲线上读出供试品溶液中镉（Cd）的含量，计算，即得。

（3）砷的测定（氢化物法）

① 测定条件　采用适宜的氢化物发生装置，以含1%硼氢化钠和0.3%氢氧化钠溶液（临用前配制）作为还原剂，盐酸溶液（1→100）为载液，氮气为载气，检测波长为193.7nm。

② 砷标准贮备液的制备　精密量取砷单元素标准溶液适量，用2%硝酸溶液稀释，制成每1ml含砷（As）1μg的溶液，即得（0～5℃贮存）。

③ 标准曲线的制备　分别精密量取砷标准贮备液适量，用2%硝酸溶液稀释制成每1ml分别含砷0ng、5ng、10ng、20ng、30ng、40ng的溶液。分别精密量取10ml，置25ml量瓶中，加25%碘化钾溶液（临用前配制）1ml，摇匀，加10%抗坏血酸溶液（临用前配制）1ml，摇匀，用盐酸溶液（20→100）稀释至刻度，摇匀，密塞，置80℃水浴中加热3分钟，取出，放冷。取适量，吸入氢化物发生装置，测定吸收值，以峰面积（或吸光度）为纵坐标，浓度为横坐标，绘制标准曲线。

④ 供试品溶液的制备 同铅测定项下供试品溶液的制备中的 A 法或 B 法制备。

⑤ 测定法 精密吸取空白溶液与供试品溶液各 10ml，照标准曲线的制备项下，自"加 25%碘化钾溶液（临用前配制）1ml"起，依法测定。从标准曲线上读出供试品溶液中砷（As）的含量，计算，即得。

（4）汞的测定（冷蒸气吸收法）

① 测定条件 采用适宜的氢化物发生装置，以含 0.5%硼氢化钠和 0.1%氢氧化钠的溶液（临用前配制）作为还原剂，盐酸溶液（1→100）为载液，氮气为载气，检测波长为 253.6nm。

② 汞标准贮备液的制备 精密量取汞单元素标准溶液适量，用 2%硝酸溶液稀释，制成每 1ml 含汞（Hg）1μg 的溶液，即得（0～5℃贮存）。

③ 标准曲线的制备 分别精密量取汞标准贮备液 0ml、0.1ml、0.3ml、0.5ml、0.7ml、0.9ml，置 50ml 量瓶中，加 20%硫酸溶液 10ml、5%高锰酸钾溶液 0.5ml，摇匀，滴加 5%盐酸羟胺溶液至紫红色恰消失，用水稀释至刻度，摇匀。取适量，吸入氢化物发生装置，测定吸收值，以峰面积（或吸光度）为纵坐标，浓度为横坐标，绘制标准曲线。

④ 供试品溶液的制备

A 法：取供试品粗粉 0.5g，精密称定，置聚四氟乙烯消解罐内，加硝酸 3～5ml，混匀，浸泡过夜，盖好内盖，旋紧外套，置适宜的微波消解炉内进行消解（按仪器规定的消解程序操作）。消解完全后，取消解内罐置电热板上，于 120℃缓缓加热至红棕色蒸气挥尽，并继续浓缩至 2～3ml，放冷，加 20%硫酸溶液 2ml、5%高锰酸钾溶液 0.5ml，摇匀，滴加 5%盐酸羟胺溶液至紫红色恰消失，转入 10ml 量瓶中，用水洗涤容器，洗液合并于量瓶中，并稀释至刻度，摇匀，必要时离心，取上清液，即得。同法同时制备试剂空白溶液。

B 法：取供试品粗粉 1g，精密称定，置凯氏烧瓶中，加硝酸–高氯酸（4:1）混合溶液 5～10ml，混匀，瓶口加一小漏斗，浸泡过夜，置电热板上，于 120～140℃加热消解 4～8 小时（必要时延长消解时间，至消解完全），放冷，加 20%硫酸溶液 5ml、5%高锰酸钾溶液 0.5ml，摇匀，滴加 5%盐酸羟胺溶液至紫红色恰消失，转入 25ml 量瓶中，用水洗涤容器，洗液合并于量瓶中，并稀释至刻度，摇匀，必要时离心，取上清液，即得。同法同时制备试剂空白溶液。

⑤ 测定法 精密吸取空白溶液与供试品溶液适量，照标准曲线制备项下的方法测定。从标准曲线上读出供试品溶液中汞（Hg）的含量，计算，即得。

（5）铜的测定（火焰法）

① 测定条件 检测波长为 324.7nm，采用空气–乙炔火焰，必要时进行背景校正。

② 铜标准贮备液的制备　精密量取铜单元素标准溶液适量，用 2%硝酸溶液稀释，制成每 1ml 含铜（Cu）10μg 的溶液，即得（0～5℃贮存）。

③ 标准曲线的制备　分别精密量取铜标准贮备液适量，用 2%硝酸溶液制成每 1ml 分别含铜 0μg、0.05μg、0.2μg、0.4μg、0.6μg、0.8μg 的溶液。依次喷入火焰，测定吸光度，以吸光度为纵坐标，浓度为横坐标，绘制标准曲线。

④ 供试品溶液的制备　同铅测定项下供试品溶液的制备。

⑤ 测定法　精密吸取空白溶液与供试品溶液适量，照标准曲线的制备项下的方法测定。从标准曲线上读出供试品溶液中铜（Cu）的含量，计算，即得。

2. 电感耦合等离子体质谱法　本法系采用电感耦合等离子体质谱仪测定中药中的铅、砷、镉、汞、铜，所用仪器应符合使用要求。

① 标准品贮备溶液的制备　分别精密量取铅、砷、镉、汞、铜单元素标准溶液适量，用 10%硝酸溶液稀释制成每 1ml 分别含铅、砷、镉、汞、铜为 1μg、0.5μg、1μg、1μg、10μg 的溶液，即得。

② 标准品溶液的制备　精密量取铅、砷、镉、铜标准品贮备液适量，用 10%硝酸溶液稀释制成每 1ml 含铅、砷 0ng、1ng、5ng、10ng、20ng，含镉 0ng、0.5ng、2.5ng、5ng、10ng，含铜 0ng、50ng、100ng、200ng、500ng 的系列浓度混合溶液。另精密量取汞标准品贮备液适量，用 10%硝酸溶液稀释制成每 1ml 分别含汞 0ng、0.2ng、0.5ng、1ng、2ng、5ng 的溶液，本液应临用配制。

③ 内标溶液的制备　精密量取锗、铟、铋单元素标准溶液适量，用水稀释制成每 1ml 各含 1μg 的混合溶液，即得。

④ 供试品溶液的制备　取供试品于 60℃干燥 2 小时，粉碎成粗粉，取约 0.5g，精密称定，置耐压耐高温微波消解罐中，加硝酸 5～10ml（如果反应剧烈，放置至反应停止）。密闭并按各微波消解仪的相应要求及一定的消解程序进行消解。消解完全后，消解液冷却至 60℃以下，取出消解罐，放冷，将消解液转入 50ml 量瓶中，用少量水洗涤消解罐 3 次，洗液合并于量瓶中，加入金单元素标准溶液（1μg/ml）200μl，用水稀释至刻度，摇匀，即得（如有少量沉淀，必要时可离心分取上清液）。

除不加金单元素标准溶液外，余同法制备试剂空白溶液。

⑤ 测定法　测定时选取的同位素为 ^{63}Cu、^{75}As、^{114}Cd、^{202}Hg 和 ^{208}Pb，其中 ^{63}Cu、^{75}As 以 ^{72}Ge 作为内标，^{114}Cd 以 ^{115}In 作为内标，^{202}Hg、^{208}Pb 以 ^{209}Bi 作为内标，并根据不同仪器的要求选用适宜校正方程对测定的元素进行校正。

仪器的内标进样管在仪器分析工作过程中始终插入内标溶液中，依次将仪器的样品管插入各个浓度的标准品溶液中进行测定（浓度依次递增），以测量值（3 次读数的平均值）为纵坐标，浓度为横坐标，绘制标准曲线。将仪器的样品管插入供试品溶液中，测定，取 3 次读数的平均值。从标准曲线上计算得相应的浓度。

在同样的分析条件下进行空白试验，根据仪器说明书的要求扣除空白干扰。

（六）二氧化硫残留量测定法

1. 定义 用硫黄熏蒸药材和饮片的过程中，单质硫生成二氧化硫，与药材中无机元素生成亚硫酸盐。一般对亚硫酸盐其残留量的控制及监测均以二氧化硫计。

本法系用酸碱滴定法、气相色谱法、离子色谱法分别作为第一法、第二法、第三法测定经硫黄熏蒸处理过的药材或饮片中二氧化硫的残留量。可根据具体品种情况选择适宜方法进行二氧化硫残留量测定。

2. 第一法（酸碱滴定法）

（1）**原理** 将药材以蒸馏法进行处理，样品中的亚硫酸盐系列物质加酸处理后转化为二氧化硫后，随氮气流带入到含有过氧化氢的吸收瓶中，过氧化氢将其氧化为硫酸根离子，采用酸碱滴定法测定，计算药材及饮片中的二氧化硫残留量。

（2）**仪器装置** 如图9-59。A 为1000ml 两颈圆底烧瓶；B 为竖式回流冷凝管；C 为（带刻度）分液漏斗；D 为连接氮气流入口；E 为二氧化硫气体导出口。另配磁力搅拌器、电热套、氮气源及气体流量计。

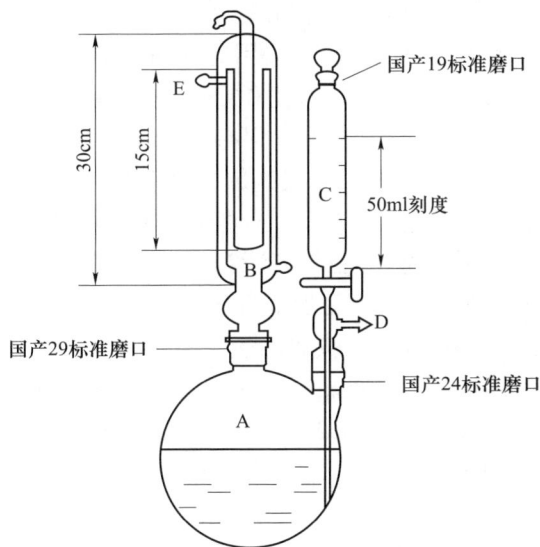

图 9-59 酸碱滴定法蒸馏仪器装置

（3）**测定法** 取药材或饮片细粉约 10g（如二氧化硫残留量较高，超过1000mg/kg，可适当减少取样量，但应不少于 5g），精密称定，置两颈圆底烧瓶中，加水 300～400ml。打开回流冷凝管开关给水，将冷凝管的上端 E 口处连接一橡胶导气管置于 100ml 锥形瓶底部。锥形瓶内加入 3%过氧化氢溶液 50ml 作为吸收液

（橡胶导气管的末端应在吸收液液面以下）。使用前，在吸收液中加入 3 滴甲基红乙醇溶液指示剂（2.5mg/ml），并用 0.01mol/L 氢氧化钠滴定液滴定至黄色（即终点；如果超过终点，则应舍弃该吸收溶液）。开通氮气，使用流量计调节气体流量至约 0.2L/min；打开分液漏斗 C 的活塞，使盐酸溶液（6mol/L）10ml 流入蒸馏瓶，立即加热两颈烧瓶内的溶液至沸，并保持微沸；烧瓶内的水沸腾 1.5 小时后，停止加热。吸收液放冷后，置于磁力搅拌器上不断搅拌，用氢氧化钠滴定液（0.01mol/L）滴定，至黄色持续时间 20 秒不褪，并将滴定的结果用空白实验校正。

$$供试品中二氧化硫残留量（\mu g/g）= \frac{(A-B) \times c \times 0.032 \times 10^6}{W}$$

式中，A 为供试品溶液消耗氢氧化钠滴定液的体积，ml；

B 为空白消耗氢氧化钠滴定液的体积，ml；

c 为氢氧化钠滴定液摩尔浓度，mol/L；

0.032 为 1ml 氢氧化钠滴定液（1mol/L）相当的二氧化硫的质量，g；

W 为供试品的重量，g。

3. 第二法（气相色谱法） 本法系用气相色谱法（《中国药典》2015 年版四部通则 0521）测定药材及饮片中的二氧化硫残留量。

（1）色谱条件与系统适用性试验　采用 GS–GasPro 键合硅胶多孔层开口管色谱柱（如 GS–GasPro，柱长 30m，柱内径 0.32mm）或等效柱，热导检测器，检测器温度为 250℃。程序升温：初始 50℃，保持 2 分钟，以每分钟 20℃升至 200℃，保持 2 分钟。进样口温度为 200℃，载气为氦气，流速为每分钟 2.0ml。顶空进样，采用气密针模式（气密针温度为 105℃）的顶空进样，顶空瓶的平衡温度为 80℃，平衡时间均为 10 分钟。系统适用性试验应符合气相色谱法要求。

（2）对照品溶液的制备　精密称取亚硫酸钠对照品 500mg，置于 10ml 量瓶中，加入含 0.5%甘露醇和 0.1%乙二胺四乙酸二钠的混合溶液溶解，并稀释至刻度，摇匀，制成每 1ml 含亚硫酸钠 50.0mg 的对照品贮备溶液。分别精密量取对照品贮备溶液 0.1ml、0.2ml、0.4ml、1ml、2ml，置于 10ml 量瓶中，用含 0.5%甘露醇和 0.1%乙二胺四乙酸二钠的溶液分别稀释成每 1ml 含亚硫酸钠 0.5mg、1mg、2mg、5mg、10mg 的对照品溶液。分别准确称取 1g 氯化钠和 1g 固体石蜡（熔点 52～56℃）于 20ml 顶空进样瓶中，精密加入 2mol/L 盐酸溶液 2ml，将顶空瓶置于 60℃水浴中，待固体石蜡全部溶解后取出，放冷至室温使固体石蜡凝固密封于酸液层之上（必要时用空气吹去瓶壁上冷凝的酸雾）；分别精密量取上述 0.5mg/ml、1mg/ml、2mg/ml、5mg/ml、10mg/ml 的对照品溶液各 100μl 置于石蜡层上方，密封，即得。

（3）供试品溶液的制备　分别准确称取 1g 氯化钠和 1g 固体石蜡（熔点 52～56℃）于 20ml 顶空进样瓶中，精密加入 2mol/L 盐酸溶液 2ml，将顶空瓶置于 60℃水浴中，待固体石蜡全部溶解后取出，放冷至室温使固体石蜡重新凝固，取样品细粉约 0.2g，精密称定，置于石蜡层上方，加入含 0.5%甘露醇和 0.1%乙二胺四乙酸二钠的混合溶液 100μl，密封，即得。

（4）测定法　分别精密吸取经平衡后的对照品溶液和供试品溶液顶空瓶气体 1ml，注入气相色谱仪，记录色谱图。按外标工作曲线法定量，计算样品中亚硫酸根含量，测得结果乘以 0.5079，即为二氧化硫含量。

4. 第三法（离子色谱法）

（1）原理　本方法将药材以水蒸气蒸馏法进行处理，样品中的亚硫酸盐系列物质加酸处理后转化为二氧化硫，随水蒸气蒸馏，并被过氧化氢吸收、氧化为硫酸根离子后，采用离子色谱法（《中国药典》2015 年版四部通则 0513）检测，并计算药材及饮片中的二氧化硫残留量。

（2）仪器装置　离子色谱法水蒸气蒸馏装置如图 9-60。蒸馏部分装置需定做，另配电热套。

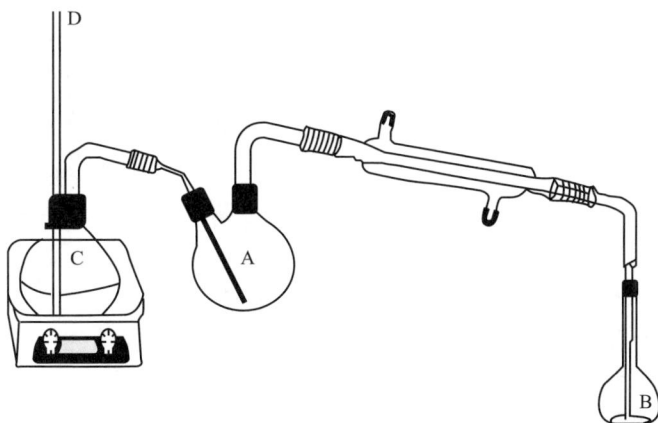

图 9-60　离子色谱法水蒸气蒸馏装置

A. 两颈烧瓶　B. 接收瓶　C. 圆底烧瓶　D. 直形长玻璃管

（3）色谱条件与系统适用性试验　采用离子色谱法。色谱柱采用以烷醇季铵为功能基的乙基乙烯基苯−二乙烯基苯聚合物树脂作为填料的阴离子交换柱（如 AS 11−HC，250mm×4mm）或等效柱，保护柱使用相向填料的阴离子交换柱（如 AG 11−HC，50mm×4mm），洗脱液为 20mmol/L 氢氧化钾溶液（由自动洗脱液发生器产生）；若无自动洗脱液发生器，洗脱液采用终浓度为 3.2mmol/L Na_2CO_3，1.0mmol/L $NaHCO_3$ 的混合溶液；流速为 1ml/min，柱温为 30℃。阴离子抑制器和电导检测器。系统适用性试验应符合离子色谱法要求。

（4）对照品溶液的制备　取硫酸根标准溶液，加水制成每 1ml 分别含硫酸根 1μg/ml、5μg/ml、20μg/ml、50μg/ml，100μg/ml、200μg/ml 的溶液，各进样 10μl，绘制标准曲线。

（5）供试品溶液的制备　取供试品粗粉 5～10g（不少于 5g），精密称定，置瓶 A（两颈烧瓶）中，加水 50ml，振摇，使分散均匀，接通水蒸气蒸馏瓶 C。吸收瓶 B（100ml 纳氏比色管或量瓶）中加入 3%过氧化氢溶液 20ml 作为吸收液，吸收管下端插入吸收液液面以下。A 瓶中沿瓶壁加入 5ml 盐酸，迅速密塞，开始蒸馏，保持 C 瓶沸腾并调整蒸馏火力，使吸收管端的馏出液的流出速率约为 2ml/min。蒸馏至瓶 B 中溶液总体积约为 95ml（时间 30～40 分钟），用水洗涤尾接管并将其转移至吸收瓶中，并稀释至刻度，摇匀，放置 1 小时后，以微孔滤膜滤过，即得。

（6）测定法　分别精密吸取相应的对照品溶液和供试品溶液各 10μl，进样，测定，计算样品中硫酸根含量，按照（$SO_2/SO_4^{2-}=0.6669$）计算样品中二氧化硫的含量。

（七）农药残留量测定法

1. 概述　农药残留是指使用农药后，残留在农作物和环境中的农药母体以及有毒理学意义的特殊衍生物，如降解或转化产物、代谢物和杂质等。残留农药的毒性分为急性毒性和慢性毒性两种。因摄入了过量的残留农药而引起的急性中毒现象一般是高毒农药违规使用造成的；残留农药的慢性毒性则更为隐蔽，也更为常见。残留农药对人体的神经系统、内分泌系统、生殖系统往往具有潜在危害，有的农药更有致癌、致畸、致突变作用。残留农药的危害与农药的种类和残留量密切相关。为防止在服用中药的过程中农药残留危害人体健康，需要在安全性评价基础上，制订每种农药在各种中药中的最大残留限量。

本方法系用气相色谱法（《中国药典》2015 年版四部通则 0521）和质谱法（《中国药典》2015 年版四部通则 0431）测定药材、饮片及制剂中部分农药残留量。

2. 第一法　有机氯类农药残留量测定法–色谱法。

有机氯类农药是一类组成上含有氯原子的有机杀虫、杀菌剂，主要分为两大类：一是以滴滴涕、六六六、五氯硝基苯为代表的氯代苯类；另一类是以艾氏剂、狄氏剂、七氯为代表的氯化甲撑萘类。由于有机氯农药具有高度稳定性、残留期长，对自然环境和食物链已造成了严重污染，目前在世界范围内许多有机氯农药已被禁止使用。

《中国药典》收录的有机氯农药残留测定法有以下两种方法。

（1）9 种有机氯类农药残留量测定法

① 色谱条件与系统适用性试验　以（14%–氰丙基–苯基）甲基聚硅氧烷或（5%苯基）甲基聚硅氧烷为固定液的弹性石英毛细管柱（30m×0.32mm×0.25μm），^{63}Ni–ECD 电子捕获检测器。进样口温度 230℃，检测器温度 300℃，不分流进样。程序升温：初始 100℃，每分钟 10℃升至 220℃，每分钟 8℃升至 250℃，保持 10 分钟。理论板数按 α–BHC 峰计算应不低于 $1×10^6$，两个相邻色谱峰的分离度应大

于 1.5。

② 对照品贮备溶液的制备 精密称取六六六（BHC）（α–BHC、β–BHC、γ–BHC、δ–BHC）、滴滴涕（DDT）（p，p'–DDE、p，p'–DDD、o，p'–DDT、p，p'–DDT）及五氯硝基苯（PCNB）农药对照品适量，用石油醚（60～90℃）分别制成每 1ml 约含 4～5μg 的溶液，即得。

③ 混合对照品贮备溶液的制备 精密量取上述各对照品贮备液 0.5ml，置 10ml 量瓶中，用石油醚（60～90℃）稀释至刻度，摇匀，即得。

④ 混合对照品溶液的制备 精密量取上述混合对照品贮备液，用石油醚（60～90℃）制成每 1L 分别含 0μg、1μg、5μg、10μg、50μg、100μg、250μg 的溶液，即得。

⑤ 供试品溶液的制备 药材或饮片 取供试品，粉碎成粉末（过三号筛），取约 2g，精密称定，置 100ml 具塞锥形瓶中，加水 20ml 浸泡过夜，精密加丙酮 40ml，称定重量，超声处理 30 分钟，放冷，再称定重量，用丙酮补足减失的重量，再加氯化钠约 6g，精密加二氯甲烷 30ml，称定重量，超声 15 分钟，再称定重量，用二氯甲烷补足减失的重量，静置（使分层），将有机相迅速移入装有适量无水硫酸钠的 100ml 具塞锥形瓶中，放置 4 小时。精密量取 35ml，于 40℃水浴上减压浓缩至近干，加少量石油醚（60～90℃）如前反复操作至二氯甲烷及丙酮除净，用石油醚（60～90℃）溶解并转移至 10ml 具塞刻度离心管中，加石油醚（60～90℃）精密稀释至 5ml，小心加入硫酸 1ml，振摇 1 分钟离心（3000 转/分钟）10 分钟，精密量取上清液 2ml，置具刻度的浓缩瓶（图 9–61）中，连接旋转蒸发器，40℃下（或用氮气）将溶液浓缩至适量，精密稀释至 1ml，即得。

制剂 取供试品，研成细粉（蜜丸切碎，液体直接量取），精密称取适量（相当于药材 2g），以下按上述供试品溶液制备法制备，即得供试品溶液。

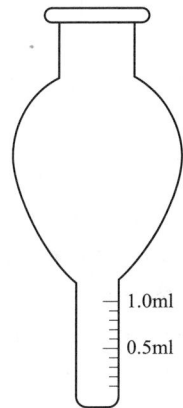

图 9–61 刻度浓缩瓶

⑥ 测定法 分别精密吸取供试品溶液和与之相对应浓度的混合对照品溶液各 1μl，注入气相色谱仪，按外标法计算供试品中 9 种有机氯农药残留量。

（2）22 种有机氯类农药残留量测定法

① 色谱条件与系统适用性试验 分析柱：以 50%苯基 50%二甲基聚硅氧烷为固定液的弹性石英毛细管柱（30m×0.25mm×0.25μm）；验证柱：以 100%二甲基聚硅氧烷为固定液的弹性石英毛细管柱（30m×0.25mm×0.25μm）。^{63}Ni–ECD 电子捕获检测器。进样口温度 240℃，检测器温度 300℃，不分流进样，流速为恒压模式（初始流速为 1.3ml/min）。程序升温：初始 70℃，保持 1 分钟，每分钟 10℃升至 180℃，保持 5 分钟，再以每分钟 5℃升至 220℃，最后以每分钟 100℃升至 280℃

保持 8 分钟。理论板数按 α-BHC 计算应不低于 1×10^6，两个相邻色谱峰的分离度应大于 1.5。

② 对照品贮备溶液的制备　精密称取《中国药典》2015 年版四部通则 2341 规定的 22 种农药对照品适量，用异辛烷分别制成相应浓度，即得。

③ 混合对照品贮备溶液的制备　精密量取上述对照品贮备溶液各 1ml，置 100ml 量瓶中，用异辛烷稀释至刻度，摇匀，即得。

④ 混合对照品溶液的制备　分别精密量取上述混合对照品贮备溶液，用异辛烷制成每 1L 分别含 10μg、20μg、50μg、100μg、200μg、500μg 的溶液，即得（其中 β-六六六、异狄氏剂、p, p′-滴滴滴、o, p′-滴滴涕每 1L 分别含 20μg、40μg、100μg、200μg、400μg、1000μg）。

⑤ 供试品溶液的制备　取供试品，粉碎成粉末（过三号筛），取约 1.5g，精密称定，置于 50ml 聚苯乙烯具塞离心管中，加入水 10ml，混匀，放置 2 小时，精密加入乙腈 15ml，剧烈振摇提取 1 分钟，再加入预先称好的无水硫酸镁 4g 与氯化钠 1g 的混合粉末，再次剧烈振摇 1 分钟后，离心（4000 转/分钟）1 分钟。精密吸取上清液 10ml，40℃减压浓缩至近干，用环己烷-乙酸乙酯（1:1）混合溶液分次转移至 10ml 量瓶中，加环己烷-乙酸乙酯（1:1）混合溶液至刻度，摇匀，转移至预先加入 1g 无水硫酸钠的离心管中，振摇，放置 1 小时，离心（必要时滤过），取上清液 5ml 过凝胶渗透色谱柱［400mm×25mm，内装 BIO-Beads S-X3 填料；以环己烷-乙酸乙酯（1:1）混合溶液为流动相；流速为每分钟 5.0ml］净化，收集 18～30 分钟的洗脱液，于 40℃水浴减压浓缩至近干，加少量正己烷替换两次，加正己烷 1ml 使溶解，转移至弗罗里硅土固相萃取小柱［1000mg/6ml，用正己烷-丙酮（95:5）混合溶液 10ml 和正己烷 10ml 预洗］上，残渣用正己烷洗涤 3 次，每次 1ml，洗液转移至同一弗罗里硅土固相萃取小柱上，再用正己烷-丙酮（95:5）混合溶液 10ml 洗脱，收集全部洗脱液，置氮吹仪上吹至近干，加异辛烷定容至 1ml，涡旋使溶解，即得。

⑥ 测定法　分别精密吸取供试品溶液和混合对照品溶液各 1μl，注入气相色谱仪，按外标准曲线法计算供试品中 22 种有机氯农药残留量。

⑦ 限度　除另有规定外，每 1kg 药材或饮片中含总六六六（α-BHC、β-BHC、γ-BHC、δ-BHC 之和）不得过 0.2mg；总滴滴涕（p, p′-DDE、p, p′-DDD、o, p′-DDT、p, p′-DDT 之和）不得过 0.2mg；五氯硝基苯不得过 0.1mg；六氯苯不得过 0.1mg；七氯、顺式环氧七氯和反式环氧七氯之和不得过 0.05mg；艾氏剂和狄氏剂之和不得过 0.05mg；异狄氏剂不得过 0.05mg；顺式氯丹、反式氯丹和氧化氯丹之和不得过 0.05mg；α-硫丹、β-硫丹和硫丹硫酸盐之和不得过 3mg。

（3）注意事项

① 当供试品中有农药检出时，可在验证柱中确认检出的结果，再进行定量。

必要时，可用气相色谱–质谱法进行确证。

② 加样回收率应在 70%～120% 之间。

③ 为保证基线稳定，空白无干扰，试验用到的器皿应严格清洗，但不建议使用含卤素的洗涤剂。

④ 对照品应使用国家标准物质研究中心提供所需的农药对照品。通常首先配制成浓度均为 1μg 的对照品混合储备溶液，可密封后于冰箱中短期保存。临用时，按药典要求制备成不同浓度系列的混合对照品溶液。

⑤ 有机氯农药残留测定属痕量分析，对溶剂的纯度要求很高，一般应使用农药残留级试剂。

3. 第二法 有机磷类农药残留量测定法–色谱法。

有机磷类农药是目前我国使用最主要的一类农药，在我国农药生产种类中，杀虫剂占农药总产量的 70%，而在杀虫剂总产量中，有机磷农药又占了近 70%，可见其在我国农业生产中占有的重要地位。

有机磷农药在结构上的共性是分子组成上均含有磷，多数属于磷酸酯或硫代磷酸酯类化合物，在残留分析中，利用这一特点，采用高专属性、高灵敏度的氮磷检测器（NPD）或火焰光度检测器（FPD）检测。

（1）色谱条件与系统适用性试验 以 50% 苯基 50% 二甲基聚硅氧烷或（5% 苯基）甲基聚硅氧烷为固定液的弹性石英毛细管柱（30m×0.25mm×0.25μm），氮磷检测器（NPD）或火焰光度检测器（FPD）。进样口温度 220℃，检测器温度 300℃，不分流进样。程序升温：初始 120℃，每分钟 10℃升至 200℃，每分钟 5℃升至 240℃，保持 2 分钟，每分钟 20℃升至 270℃，保持 0.5 分钟。理论板数按敌敌畏峰计算应不低于 6000，两个相邻色谱峰的分离度应大于 1.5。

（2）对照品贮备溶液的制备 精密称取对硫磷、甲基对硫磷、乐果、氧化乐果、甲胺磷、久效磷、二嗪磷、乙硫磷、马拉硫磷、杀扑磷、敌敌畏、乙酰甲胺磷农药对照品适量，用乙酸乙酯分别制成每 1ml 约含 100μg 的溶液，即得。

（3）混合对照品贮备溶液的制备 分别精密量取上述各对照品贮备溶液 1ml，置 20ml 棕色量瓶中，加乙酸乙酯稀释至刻度，摇匀，即得。

（4）混合对照品溶液的制备 精密量取上述混合对照品贮备溶液，用乙酸乙酯制成每 1ml 含 0.1μg、0.5μg、1μg、2μg、5μg 的浓度系列，即得。

（5）供试品溶液的制备 药材或饮片 取供试品，粉碎成粉末（过三号筛），取约 5g，精密称定，加无水硫酸钠 5g，加入乙酸乙酯 50～100ml，冰浴超声处理 3 分钟，放置，取上层液滤过，药渣加入乙酸乙酯 30～50ml，冰浴超声处理 2 分钟，放置，滤过，合并两次滤液，用少量乙酸乙酯洗涤滤纸及残渣，与上述滤液合并。取滤液于 40℃以下减压浓缩至近干，用乙酸乙酯转移至 5ml 量瓶中，并稀释至刻度；精密吸取上述溶液 1ml，置石墨化炭小柱（250mg/3ml 用乙酸乙酯 5ml

预洗）上，用正己烷–乙酸乙酯（1:1）混合溶液 5ml 洗脱，收集洗脱液，置氮吹仪上浓缩至近干，加乙酸乙酯定容至 1ml，涡旋使溶解，即得。

（6）测定法　分别精密吸取供试品溶液和与之相对应浓度的混合对照品溶液各 1μl，注入气相色谱仪，按外标法计算供试品中 12 种有机磷农药残留量。

（7）注意事项

① 为保证基线稳定，空白无干扰，试验用到的器皿应严格清洗，但不建议使用含磷的洗涤剂。

② 对照品应使用国家标准物质研究中心提供所需的农药对照品。通常首先配制成浓度均为 1μg 的对照品混合储备溶液，可密封后于冰箱中短期保存。临用时，按药典要求制备成不同浓度系列的混合对照品溶液。

③ 有机磷类农药残留测定属痕量分析，对溶剂的纯度要求很高，一般应使用农药残留级试剂。

④ 分析过程中，应仔细调整氮磷检测器相关参数，以有助于获得较高的灵敏度和对称的色谱峰。

4. 第三法　拟除虫菊酯类农药残留量测定法–色谱法。

拟除虫菊酯类农药是近年发展较快的一类重要的仿生性杀虫剂，目前是我国提倡推广的农药产品，由于其高效、低毒、广谱的特性，其应用日益广阔。拟除虫菊酯类农药蓄积性较弱，不易引起慢性中毒。但当拟除虫菊酯类农药与有机磷类农药混合使用时，可产生协同毒性作用，增加毒性危害。

（1）色谱条件与系统适用性试验　以（5%苯基）甲基聚硅氧烷为固定液的弹性石英毛细管柱（30m×0.32mm×0.25μm），^{63}Ni–ECD 电子捕获检测器。进样口温度 270℃，检测器温度 330℃。不分流进样（或根据仪器设置最佳的分流比）。程序升温：初始 160℃，保持 1 分钟，每分钟 10℃升至 278℃，保持 0.5 分钟，每分钟 1℃升至 290℃，保持 5 分钟。理论板数按溴氰菊酯峰计算应不低于 10^5，两个相邻色谱峰的分离度应大于 1.5。

（2）对照品贮备溶液的制备　精密称取氯氰菊酯、氰戊菊酯及溴氰菊酯农药对照品适量，用石油醚（60～90℃）分别制成每 1ml 约含 20～25μg 的溶液，即得。

（3）混合对照品贮备溶液的制备　精密量取上述各对照品贮备液 1ml，置 10ml 量瓶中，用石油醚（60～90℃）稀释至刻度，摇匀，即得。

（4）混合对照品溶液的制备　精密量取上述混合对照品贮备液，用石油醚（60～90℃）制成每 1L 分别含 0μg、2μg、8μg、40μg、200μg 的溶液，即得。

（5）供试品溶液的制备　药材或饮片　取供试品，粉碎成粉末（过三号筛），取约 1～2g，精密称定，置 100ml 具塞锥形瓶中，加石油醚（60～90℃）–丙酮（4:1）混合溶液 30ml，超声处理 15 分钟，滤过，药渣再重复上述操作 2 次后，合并滤液，滤液用适量无水硫酸钠脱水后，于 40～45℃减压浓缩至近干，用少量石油醚（60～

90℃）反复操作至丙酮除净，残渣用适量石油醚（60～90℃）溶解，置混合小柱[从上至下依次为无水硫酸钠 2g、弗罗里硅土 4g、微晶纤维素 1g、氧化铝 1g、无水硫酸钠 2g，用石油醚（60～90℃）–乙醚（4:1）混合溶液 20ml 预洗]上，用石油醚（60～90℃）–乙醚（4:1）混合溶液 90ml 洗脱，收集洗脱液，于 40～45℃减压浓缩至近干，再用石油醚（60～90℃）3～4ml 重复操作至乙醚除净，用石油醚（60～90℃）溶解并转移至 5ml 量瓶中，并稀释至刻度，摇匀，即得。

（6）测定法　分别精密吸取供试品溶液和与之相对应浓度的混合对照品溶液各 1μl 注入气相色谱仪，按外标法计算供试品中 3 种拟除虫菊酯农药残留量。

（7）注意事项

① 拟除虫菊酯类农药分子量较大，挥发性较小，因此在气相分析中保留时间较长。

② 拟除虫菊酯类农药多有异构体，计算时一般以异构体峰面积之和计算。

③ 拟除虫菊酯类农药稳定性差，低于 1μg/ml 浓度的对照品溶液应现用现配。

④ 为保证分析结果的可靠，应随行空白及加标回收实验。

⑤ 药材样品基质差异很大，如净化效果难以保证时可考虑采用凝胶渗透色谱或固相萃取方法进行尝试。

5. 第四法　农药多残留量测定法–质谱法。

（1）气相色谱–串联质谱法

① 色谱条件　以 5% 苯基甲基聚硅氧烷为固定液的弹性石英毛细管柱（30m×0.25mm×0.25μm 色谱柱）。进样口温度 240℃，不分流进样。载气为高纯氦气（He）。进样口为恒压模式，柱前压力为 146kPa。程序升温：初始温度 70℃，保持 2 分钟，先以每分钟 25℃升温至 150℃，再以每分钟 3℃升温至 200℃，最后以每分钟 8℃升温至 280℃，保持 10 分钟。

② 质谱条件　以三重四极杆串联质谱仪检测；离子源为电子轰击源（EI），离子源温度 230℃。碰撞气为氮气或氩气。质谱传输接口温度 280℃。质谱监测模式为多反应监测（MRM），各化合物参考保留时间、监测离子对、碰撞电压（CE）与检出限参考值参见《中国药典》2015 年版四部通则 2341 规定的 76 种农药及内标对照品、监测离子对、碰撞电压（CE）与检出限参考值。为提高检测灵敏度，可根据保留时间分段监测各农药。

③ 对照品贮备溶液的制备　精密称取《中国药典》2015 年版四部通则 2341 规定的 76 种与 155 种农药对照品适量，根据各农药溶解性加乙腈或甲苯分别制成每 1ml 含 1000μg 的溶液，即得（可根据具体农药的灵敏度适当调整贮备液配制的浓度）。

④ 内标贮备溶液的制备　取氘代莠去津和氘代倍硫磷对照品适量，精密称定，加乙腈溶解并制成每 1ml 各含 1000μg 的混合溶液，即得。

⑤ 混合对照品溶液的制备 精密量取上述各对照品贮备液适量，用含 0.05% 醋酸的乙腈分别制成每 1L 含 100μg 和 1000μg 的两种溶液，即得。

⑥ 内标溶液的制备 精密量取内标贮备溶液适量，加乙腈制成每 1ml 含 6μg 的溶液，即得。

⑦ 基质混合对照品溶液的制备 取空白基质样品 3g，一式 6 份，同供试品溶液的制备方法处理至"置氮吹仪上于 40℃ 水浴浓缩至约 0.4ml"，分别加入混合对照品溶液（100μg/L）50μl、100μl，混合对照品溶液（1000μg/L）50μl、100μl、200μl、400μl，加乙腈定容至 1ml，涡旋混匀，用微孔滤膜滤过（0.22μm），取续滤液，即得系列基质混合对照品溶液。

⑧ 供试品溶液的制备 药材或饮片 取供试品，粉碎成粉末（过三号筛），取约 3g，精密称定，置 50ml 聚苯乙烯具塞离心管中，加入 1% 冰醋酸溶液 15ml，涡旋使药粉充分浸润，放置 30 分钟，精密加入乙腈 15ml 与内标溶液 100μl 涡旋使混匀，置振荡器上剧烈振荡（500 次/分钟）5 分钟，加入无水硫酸镁与无水乙酸钠的混合粉末（4:1）7.5g，立即摇散，再置振荡器上剧烈振荡（500 次/分钟）3 分钟，于冰浴中冷却 10 分钟，离心（4000 转/分钟）5 分钟，取上清液 9ml，置已预先装有净化材料的分散固相萃取净化管［无水硫酸镁 900mg，*N*–丙基乙二胺（PSA）300mg，十八烷基硅烷键合硅胶 300mg，硅胶 300mg，石墨化炭黑 90mg］中，涡旋使充分混匀，再置振荡器上剧烈振荡（500 次/分钟）5 分钟使净化完全，离心（4000 转/分钟）5 分钟，精密吸取上清液 5ml，置氮吹仪上于 40℃ 水浴浓缩至约 0.4ml，加乙腈定容至 1ml，涡旋混匀，用微孔滤膜（0.22μm）滤过，取续滤液，即得。

⑨ 测定法 精密吸取供试品溶液和基质混合对照品溶液各 1μg，注入气相色谱–串联质谱仪，按内标标准曲线法计算供试品中 74 种农药残留量。

（2）液相色谱–串联质谱法

① 色谱条件 以十八烷基硅烷键合硅胶为填充剂（柱长 15cm，内径为 3mm，粒径为 3.5μm）；以 0.1% 甲酸（含 10mmol/L 甲酸铵）溶液为流动相 A，以乙腈为流动相 B，按表 9–1 进行梯度洗脱；柱温为 35℃，流速为 0.4ml/min。

表 9–1 流动相梯度

时间（分钟）	流动相 A（%）	流动相 B（%）
0～1	95	5
1～4	95→40	5→60
4～14	40→0	60→100
14～18	0	100
18～26	95	5

② 质谱条件 以三重四极杆串联质谱仪检测；离子源为电喷雾（ESI）离子源，使用正离子扫描模式。监测模式为多反应监测（MRM），各化合物参考保留时间、监测离子对、碰撞电压（CE）和检出限参考值参见《中国药典》2015年版四部通则2341规定的155种农药及内标对照品、监测离子对、碰撞电压（CE）与检出限参考值。为提高检测灵敏度，可根据保留时间分段监测各农药。

③ 对照品贮备溶液的制备、内标贮备溶液的制备、混合对照品溶液的制备、内标溶液的制备、基质混合对照品溶液的制备与供试品溶液的制备 均同气相色谱-串联质谱法项下。

④ 测定法 分别精密吸取气相色谱-串联质谱法中的供试品溶液和基质混合对照品工作溶液各 1～10μl（根据检测要求与仪器灵敏度可适当调整进样量），注入液相色谱-串联质谱仪，按内标标准曲线法计算供试品中153种农药残留量。

（3）注意事项

① 依据各品种项下规定的监测农药种类并参考相关农药限度规定配制对照品溶液。

② 空白基质样品为经检测不含待测农药的同品种样品。

③ 加样回收率应在 70%～120%之间。在方法重现性可获得的情况下，部分农药固收率可放宽至 50%～130%。

④ 进行样品测定时，如果检出色谱峰的保留时间与对照品一致，并且在扣除背景后的质谱图中，所选择的监测离子对均出现，而且所选择的监测离子对峰面积比与对照品的监测离子对峰面积比一致（相对比例＞50%，允许±20%偏差；相对比例＞20%～50%，允许±25%偏差；相对比例＞10%～20%，允许±30%偏差；相对比例≤10%，允许±50%偏差），则可判断样品中存在该农药。如果不能确证，选用其他监测离子对重新进样确证或选用其他检测方式的分析仪器进行确证。

⑤ 气相色谱-串联质谱法测定的农药，推荐选择氘代倍硫磷作为内标；液相色谱-串联质谱法测定的农药，推荐选择氘代莠去津作为内标。

⑥ 方法提供的监测离子对测定条件为推荐条件，各实验室可根据所配置仪器的具体情况作适当调整；在样品基质有测定干扰的情况下，可选用其他监测离子对。

⑦ 对于特定农药或供试品，分散固相萃取净化管中净化材料的比例可作适当调整，但须进行方法学考察以确保结果准确。

⑧ 在进行气相色谱-串联质谱法测定时，为进一步优化方法效能，供试品溶液最终定容的溶剂可由乙腈经溶剂替换为甲苯（经氮吹至近干加入甲苯1ml即可）。

（八）黄曲霉毒素测定法

1. 概述 黄曲霉毒素可以由曲霉菌黄曲霉、寄生曲霉、集封曲霉和伪溜曲霉4种真菌产生，是一组化学结构类似的二呋喃香豆素的衍生化合物。中药在贮藏、制备、运输过程中如保存不当有受潮霉变而污染黄曲霉毒素的可能。黄曲霉毒素是目前世界上已知的毒性最强的化合物之一，其致癌性肯定。对中药中黄曲霉毒素残留量进行严格控制对保证药用安全具有重要意义。

2. 第一法 高效液相色谱法。

（1）色谱条件与系统适用性试验 以十八烷基硅烷键合硅胶为填充剂；以甲醇-乙腈-水（40:18:42）为流动相；采用柱后衍生法检测。① 碘衍生法：衍生溶液为 0.05%的碘溶液（取碘 0.5g，加入甲醇 100ml 使溶解，用水稀释至 1000ml 制成），衍生化泵流速每分钟 0.3ml，衍生化温度 70℃。② 光化学衍生法：光化学衍生器（254nm），以荧光检测器检测，激发波长 λ_{ex}=360nm（或 365nm），发射波长 λ_{ex}=450nm。两个相邻色谱峰的分离度应大于 1.5。

（2）混合对照品溶液的制备 精密量取黄曲霉毒素混合对照品溶液（黄曲霉毒素 B_1、黄曲霉毒素 B_2、黄曲霉毒素 G_1、黄曲霉毒素 G_2 标示浓度分别为 1.0μg/ml、0.3μg/ml、1.0μg/ml、0.3μg/ml），置于 10ml 量瓶中，用甲醇稀释至刻度，作为贮备溶液。精密量取贮备溶液 1ml，置于 25ml 量瓶中，用甲醇稀释至刻度，即得。

（3）供试品溶液的制备 取供试品粉末约 15g（过二号筛），精密称定，置于均质瓶中，加入氯化钠 3g，精密加入 70%甲醇溶液 75ml，高速搅拌 2 分钟（搅拌速度大于 11000r/min），离心 5 分钟（离心速度 2500r/min），精密量取上清液 15ml，置于 50ml 量瓶中，用水稀释至刻度，摇匀，用微孔滤膜（0.45μm）滤过，量取续滤液 20ml，通过免疫亲和柱，流速每分钟 3ml，用水 20ml 洗脱，洗脱液弃去，使空气进入柱子，将水挤出柱子，再用适量甲醇洗脱，收集洗脱液，置于 2ml 量瓶中，并用甲醇稀释至刻度，摇匀，即得。

（4）测定法 分别精密吸取上述混合对照品溶液 5μl、10μl、15μl、20μl、25μl，注入液相色谱仪，测定峰面积，以峰面积为纵坐标，进样量为横坐标，绘制标准曲线。另精密吸取上述供试品溶液 20～25μl，注入液相色谱仪，测定峰面积，从标准曲线上读出供试品中相当于黄曲霉毒素 B_1、黄曲霉毒素 B_2、黄曲霉毒素 G_1、黄曲霉毒素 G_2 的量，计算，即得。

3. 第二法 高效液相色谱-串联质谱法。

（1）色谱、质谱条件与系统适用性试验 以十八烷基硅烷键合硅胶为填充剂；以 10mmol/L 醋酸铵溶液为流动相 A，以甲醇为流动相 B；柱温 25℃；流速每分钟 0.3ml；按表 9-2 中的规定进行梯度洗脱。

表 9-2 流动相梯度

时间（分钟）	流动相 A（%）	流动相 B（%）
0～4.5	65→15	35→85
4.5～6	15→0	85→100
6～6.5	0→65	100→35
6.5～10	65	35

以三重四极杆串联质谱仪检测；电喷雾离子源（ESI），采集模式为正离子模式；各化合物监测离子对和碰撞电压（CE）参考值见《中国药典》2015 年版四部通则 2351 规定。

（2）系列混合对照品溶液的制备　精密量取黄曲霉毒素混合对照品溶液（黄曲霉毒素 B_1、黄曲霉毒素 B_2、黄曲霉毒素 G_1、黄曲霉毒素 G_2 的标示浓度分别为 1.0μg/ml、0.3μg/ml、1.0μg/ml、0.3μg/ml）适量，用 70%甲醇稀释成含黄曲霉毒素 B_2、G_2 浓度为 0.04～3ng/ml，含黄曲霉毒素 B_1、G_1 浓度为 0.12～10ng/ml 的系列对照品溶液，即得（必要时可根据样品实际情况，制备系列基质对照品溶液）。

（3）供试品溶液的制备　同第一法。

（4）测定法　精密吸取上述系列对照品溶液各 5μl，注入高效液相色谱–质谱仪，测定峰面积，以峰面积为纵坐标，进样浓度为横坐标，绘制标准曲线。另精密吸取上述供试品溶液 5μl，注入高效液相色谱–串联质谱仪，测定峰面积，从标准曲线上读出供试品中相当于黄曲霉毒素 B_1、黄曲霉毒素 B_2、黄曲霉毒素 G_1、黄曲霉毒素 G_2 的浓度，计算，即得。

4. 注意事项

（1）本实验应有相应的安全、防护措施，并不得污染环境。

（2）残留有黄曲霉毒素的废液或废渣的玻璃器皿，应置于专用贮存容器（装有 10%次氯酸钠溶液）内，浸泡 24 小时以上，再用清水将玻璃器皿冲洗干净。

（3）当测定结果超出限度时，采用第二法进行确认。

二、检验实例

例 9–56　丁香的杂质检查

仪器：电子天平，型号：BSA124S–CW，编号：××××××。

取本品，照药材和饮片取样法（《中国药典》2015 年版四部通则 0211），称取本品约 100g，挑出杂质，称取杂质重量。数据如下。

样品总重量为：101.2145g

杂质重量：3.2514g

杂质（%）=3.2514÷101.2145×100%=3.2%（修约为 3%）

规定：不得过 4%。

结论：符合规定。

注：所得数据保留位数与规定限度相比，应多保留一位数，然后再修约至限度相同位数，下同。

例 9–57　车前子的总灰分、酸不溶性灰分检查

1. 总灰分

仪器：马福炉，型号：BF51732BC–1，编号：××××××；

电子天平，型号：ML204T，编号：××××××。

取本品，粉碎，过二号筛，称取本品 3.4070g，照灰分测定法（《中国药典》2015 年版四部通则 2302 总灰分测定法）进行测定，结果如下。

灰化温度：580℃

坩埚恒重数据（g）：26.7734　26.7733

样品灰化后与坩埚的重量（g）：26.9625　26.9624

总灰分（%）=（26.9624−26.7733）÷3.4070×100%=5.55%（修约为 5.6%）

2. 酸不溶性灰分

仪器：马福炉，型号：BF51732BC-1，编号：××××××；

电子天平，型号：ML204T，编号：××××××。

取上述所得的灰分，照灰分测定法（《中国药典》2015 年版四部通则 2302 酸不溶性灰分测定法）进行测定，结果如下。

灰化温度：580℃

坩埚恒重数据（g）：26.7734　26.7733

样品灰化后与坩埚的重量（g）：26.7948　26.7949

酸不溶性灰分（%）=（26.7948−26.7733）÷3.4070×100%=0.63%（修约为 0.6%）

规定：总灰分不得过 6.0%。

酸不溶性灰分不得过 2.0%。

结论：符合规定。

例 9-58　车前子的膨胀度检查

仪器：电子天平，型号：ML204，编号：××××××。

取本品 3 份，每份 1g，称定重量，按膨胀度测定法（《中国药典》2015 年版四部通则 2101）测定，另称取样品同时进行水分测定，结果如下。

水分：5.2%

样品重量（g）：1.001　1.002　1.005

样品膨胀后的体积（ml）：5.40　5.40　5.45

膨胀管对应的校正值：0.893　0.897　0.902

对应膨胀度 S：5.08　5.10　5.16

平均膨胀度 S：5.11（修约为 5.1）

规定：应不低于 4.0。

结论：符合规定。

例 9-59　枳壳中铅的测定

照铅、镉、砷、汞、铜测定法测定（《中国药典》2015 年版四部通则 2321 原子吸收分光光度法）。

仪器：原子吸收分光光度计，型号：AA-7000F，编号：××××××；

电子天平，型号：BS124S–CW，编号：××××××。

测定波长：283.3nm

实验操作如下。

标准储备液的制备　精密量取铅单元素标准溶液国家标准物质（标准值：1000μg/ml）1ml 置 100ml 量瓶中，用 2%硝酸稀释至刻度，摇匀（浓度为：10μg/ml），再精密量取 5ml 置 50ml 量瓶中，用 2%硝酸稀释至刻度，摇匀，即得（浓度为 1μg/ml）。

标准曲线的制备　精密吸取铬标准储备液 0、0.5、1.0、1.5、2.0、2.5ml，分别置 50ml 量瓶中，用 2%硝酸稀释至刻度，摇匀，即得（即铬的浓度为 0、10、20、30、40、50ng/ml）。

标准曲线测定　分别吸取上述标准溶液 20μl，注入石墨炉原子化器，测定吸光度，以吸光度为纵坐标，浓度为横坐标，绘制标准曲线，线性方程为：

$$A=0.0085183c+0.056510$$

$$r=0.9979$$

供试品溶液的制备　取供试品 1g，精密称定，置聚四氟乙烯内罐，加硝酸 4ml 浸泡过夜。再加过氧化氢（30%）2ml。盖好内盖，旋紧不锈钢外套，放入恒温干燥箱，140℃保持 4 小时，在箱内自然冷却至室温，用滴管将消化液洗入 25ml 量瓶中，用水少量多次洗涤罐，洗液合并于容量瓶中并定容至刻度，混匀备用；同时作试剂空白。

测定法　精密量取空白溶液和供试品溶液各 20μl，照标准曲线的制备项下方法测定吸光度，从标准曲线上读出浓度。

检验记录及结果：

表 9–3　枳壳中铅的测定结果

编号	测得浓度（μg/ml）	取样量（g）	稀释倍数	单位换算系数	含量（mg/kg）	平均值（mg/kg）	修约（mg/kg）
1	/	1.0367	25	1	/	/	未检出
2	/	1.0638			/		

计算公式：含量=测得浓度×稀释倍数×单位换算系数/取样量

规定：应≤5.0mg/kg。

结论：符合规定。

例 9–60　薄荷脑中铅、镉、砷、汞、铜的测定

照铅、镉、砷、汞、铜测定法测定（《中国药典》2015 年版四部通则 2321 电感耦合等离子体质谱法）。

仪器：电感耦合等离子体质谱仪，型号：Agilent7700，编号：××××××；电子天平，型号：BS124S–CW，编号：××××××。

仪器条件如下。

反射功率：1600W；采样深度：7.6mm；载气流速：0.79L/min；辅助气流速：0.35L/min；泵速：0.1 转/秒；S/C 温度：2.0℃；离子透镜 1:3.5V；离子透镜 2:–99.5V；反应模式：氦模式；氦气流速：4.5ml/min。

实验操作如下。

标准储备液的制备　精密量取汞单元素标准溶液 1ml，置 100ml 量瓶中，用 2%硝酸稀释至刻度，摇匀（浓度为 10μg/ml），再精密量取 1ml，置 100ml 量瓶中，用 2%硝酸稀释至刻度，摇匀，即得（浓度为 1μg/ml）。精密量取铅、镉、砷、铜混合标准溶液 5ml，置 50ml 量瓶中，用 2%硝酸稀释至刻度，摇匀，即得铅、镉、砷、铜的混合标准储备液（浓度为 1000ng/ml）。

标准曲线的制备　精密量取铅、镉、砷、铜混合标准储备液 0、0.5、1.0、2.0、3.0、4.0、5.0ml，分别置 100ml 量瓶中，用 2%硝酸稀释至刻度，摇匀，即得（即铅、镉、砷、铜的标准曲线系列浓度为 0、5、10、20、30、40、50ng/ml）。精密量取汞标准储备液 0、0.2、0.4、0.8、1.2、2.0ml，分别置 100ml 量瓶中，用 2%硝酸稀释至刻度，摇匀，即得（即汞的浓度为 0、0.2、0.4、0.8、1.2、2.0ng/ml）。

内标溶液的制备　精密吸取 ^{72}Ge、^{115}In、^{209}Bi 标准溶液 1ml，置 100ml 量瓶中，用 2%硝酸稀释至刻度，摇匀，即得（^{72}Ge、^{115}In、^{209}Bi 的内标溶液浓度为 1μg/ml）。

供试品溶液的制备　精密称取供试品约 0.5g，置聚四氟乙烯内罐，加硝酸 5ml 置微波消解仪中进行消解，消解完全后取消解内管置赶酸仪上缓缓加热至红棕色蒸气挥尽，消解罐自然冷却至室温，将消解液转入 50ml 量瓶中，用去离子水少量多次洗涤消解罐，洗液合并于量瓶中，用去离子水稀释至刻度，摇匀，即得。同法同时制备试剂空白溶液。

测定法　测定时选取的同位素为 ^{63}Cu、^{75}As、^{114}Cd、^{202}Hg 和 ^{208}Pb，其中 ^{63}Cu、^{75}As 以 ^{72}Ge 作为内标，^{114}Cd 以 ^{115}In 作为内标，^{202}Hg、^{208}Pb 以 ^{209}Bi 作为内标，标准进样管始终插入内标溶液中，依次从样品管中吸入各个浓度的标准溶液，以测量值为纵坐标，浓度为横坐标，绘制标准曲线。

校正曲线：铅：$y=0.0143x-0.0072$　$r=0.9985$

镉：$y=0.0012x+3.5093\times10^{-6}$　$r=0.9996$

砷：$y=0.0039x+4.0101\times10^{-5}$　$r=0.9965$

汞：$y=0.0038x-7.9327\times10^{-7}$　$r=0.9926$

铜：$y=0.0204x+0.0036$　$r=0.9920$

检验记录及结果：

表 9-4　薄荷脑中铅、镉、砷、汞、铜的测定结果

元素	测得浓度（ng/ml）	取样量（g）	稀释倍数	含量（mg/kg）	修约（mg/kg）	DL（ng/kg）	检出限（mg/kg）
铅	0.611			0.0601	0.06	0.1143	0.01
镉	0.008			0.0008	0.001	0.0022	0.0002
砷	0.211	0.5086	50	0.0207	0.02	0.0079	0.001
汞	/			/	/	0.0006	0.00006
铜	0.168			0.0165	0.02	0.0264	0.003

计算公式=测得浓度×稀释倍数/取样量×1000

规定：铅不得过 5mg/kg；镉不得过 0.3mg/kg；砷不得过 2mg/kg；汞不得过 0.2mg/kg；铜不得过 20mg/kg。

结论：符合规定。

例 9-61　人参中农药残留量的测定

照农药残留量测定法（《中国药典》2015 年版四部通则 2341 第一法 22 种有机氯类农药残留量测定法）。

仪器：气相色谱仪，型号：Agilent7890，编号：××××××；

电子天平，型号：BS124S-CW，编号：××××××。

实验操作如下。

1. 色谱条件　色谱柱：DB-1701，30m×0.530mm×1.50μm；进样口：280℃；检测器：ECD；检测器温度：300℃；进样方式：不分流；进样体积：1μl；柱流速：1.0ml/min；柱温：初始 60℃，以每分钟 60℃升温至 170℃，以每分钟 2℃升温至 185℃（保持 30 分钟），以每分钟 2℃升温至 210℃（保持 10 分钟），以每分钟 5℃升温至 245℃（保持 3 分钟），以每分钟 40℃升温至 280℃。

2. 标准品　17 种混合标准品 α-BHC、β-BHC、γ-BHC、δ-BHC、p, p'-DDE、o, p'-DDT、p, p'-DDD、p, p'-DDT、五氯硝基苯、六氯苯、七氯、顺式环氧七氯、反式环氧七氯、艾氏剂、顺式氯丹、反式氯丹、氧化氯丹标准品均购自 ××××××，批号分别为 ××××××。

3. 标准曲线的绘制

（1）系列混合标准溶液的配制　精密吸取上述 17 种有机氯类农药混合对照品贮备液 1.0ml 置 10ml 量瓶中，用异辛烷稀释至刻度，得浓度为 1.0μg/ml 的溶液，作为混合对照品母液。分别精密吸取混合对照品母液 0.1ml、0.2ml、0.5ml、1.0ml、2.0ml、4.0ml 置 10ml 量瓶中，加异辛烷至刻度，摇匀，即得 17 种有机氯类农药

系列混合对照品溶液。

（2）标准曲线的绘制 分别吸取上述系列混合标准溶液 1μl，进行 GC 分析。以系列标准溶液浓度为横坐标，峰面积为纵坐标，绘制标准曲线，结果 17 种对照品标准曲线线性良好，r^2 均大于 0.9990。

4. 供试品溶液的制备 取供试品，粉碎成粉末（过三号筛），取约 1.5g，精密称定，置于 50ml 聚苯乙烯具塞离心管中，加入水 10ml，混匀，放置 2 小时，精密加入乙腈 15ml，剧烈振摇提取 1 分钟，再加入预先称好的无水硫酸镁 4g 与氯化钠 1g 的混合粉末，再次剧烈振摇 1 分钟后，离心（4000 转/分钟）1 分钟。精密吸取上清液 10ml，40℃减压浓缩至近干，用环己烷-乙酸乙酯（1:1）混合溶液分次转移至 10ml 量瓶中，加环己烷-乙酸乙酯（1:1）混合溶液至刻度，摇匀，转移至预先加入 1g 无水硫酸钠的离心管中，振摇，放置 1 小时，离心，取上清液 5ml 过凝胶渗透色谱柱［400mm×25mm，内装 BIO-Beads S-X3 填料；以环己烷-乙酸乙酯（1:1）混合溶液为流动相；流速为每分钟 5.0ml］净化，收集 18～30 分钟的洗脱液，于 40℃水浴减压浓缩至近干，加少量正己烷替换两次，加正己烷 1ml 使溶解，转移至弗罗里硅土固相萃取小柱［1000mg/6ml，用正己烷-丙酮（95:5）混合溶液 10ml 和正己烷 10ml 预洗］上，残渣用正己烷洗涤 3 次，每次 1ml，洗液转移至同一弗罗里硅土固相萃取小柱上，再用正己烷-丙酮（95:5）混合溶液 10ml 洗脱，收集全部洗脱液，置氮吹仪上吹至近干，加异辛烷定容至 1ml，涡旋使溶解，即得。

5. 测定 精密吸取上述混合对照品溶液和供试品溶液各 1μl，分别注入气相色谱仪中，记录色谱图，按外标标准曲线法计算供试品中 17 种有机氯农药残留量。

6. 检出限 六六六检出限为 0.002mg/kg，滴滴涕检出限为 0.002mg/kg，五氯硝基苯检出限为 0.002mg/kg，七氯检出限为 0.002mg/kg，艾氏剂检出限为 0.002mg/kg，氯丹检出限为 0.002mg/kg。

7. 样品测定 精密吸取 1μl 供试品溶液进行 GC 分析。结果如下：供试品色谱中，在与 α-BHC、顺式环氧七氯对照品保留时间位置上，出现了色谱峰。为保证检验结果准确，进一步用 GC-MS 法确证（该法进行了方法学验证考察）。

8. 验证试验

仪器：气相色谱/质谱联用仪，型号：GCMS-QP2010ULTRA，编号：××××××；

电子天平，型号：BT25S，编号：××××××。

实验操作如下。

色谱条件 色谱柱：DB-5MS，30m×0.25mm（内径），0.25μm（膜厚）；进样口：280℃；进样方式：不分流进样；进样体积：1μl；柱温：40℃（保持 1 分钟），以每分钟 30℃升温至 130℃，再以每分钟 5℃升温至 250℃，再以每分钟 10℃升温至 300℃，保持 5 分钟；流速：1.0ml/min，离子源温度：230℃；检测器电压：1.00kV；GC/MS 接口温度：280℃；溶剂延迟：5.5 分钟；电离方式：EI。

选择离子监测：

表 9-5 离子监测

序号	对照品	定性离子
1	α-BHC	181、183、217、145
2	顺式环氧七氯	353、355、351、265、263

对照品溶液的配制 分别精密称取 α-BHC、顺式环氧七氯各 1.02mg、1.05mg，分别加异辛烷制成 1μg/ml 的溶液，即得。

供试品溶液的配制 取上述气相色谱测定项下的供试品溶液作为供试品溶液。

样品测定 精密吸取上述对照品溶液和供试品溶液各 1μl，进行 GC-MS 分析。供试品色谱中，在与 α-BHC、顺式环氧七氯对照品保留时间位置上，未出现色谱峰。

规定：含总六六六（α-BHC、β-BHC、γ-BHC、δ-BHC 之和）不得过 0.2mg/kg；总滴滴涕（p, p'-DDE、p, p'-DDD、o, p'-DDT、p, p'-DDT 之和）不得过 0.2mg/kg；五氯硝基苯不得过 0.1mg/kg；六氯苯不得过 0.1mg/kg；七氯（七氯、环氧七氯之和）不得过 0.05mg/kg；艾氏剂不得过 0.05mg/kg；氯丹（顺式氯丹、反式氯丹、氧化氯丹之和）不得过 0.1mg/kg。

结果：符合规定。

第五节 指纹图谱/特征图谱

指纹图谱和特征图谱技术能反映中药内在质量的整体变化情况，符合中药整体、宏观分析的质量控制特点。

一、中药指纹图谱

（一）中药指纹图谱的概念和特点

中药指纹图谱系指药材、饮片及其制剂经适当处理后，采用一定的分析方法与技术所建立的能够标示其某种特性（如化学、生物学的或其他特征）的图谱。中药指纹图谱是一种综合的、可量化的质量控制手段，主要用于评价中药质量的真实性、稳定性和一致性。

中药指纹图谱的基本属性是整体性和模糊性。整体性强调指纹图谱特征的完整面貌。任何一种中药，不管它的个体之间有何等程度的差异，作为一个物种或产品的群体，总有它固有的共性特征，这是由物种的遗传或制备工艺的稳定性所决定的。中药指纹图谱是现有研究方法中整体表征中药复杂体系最合适的模式，即通过各种测定手段对中药复杂多源物质体系进行检测，尽可能全面地获得中药化学成分群的特征信息，实现中药的质量评价和质量控制。模糊性强调的是对照样品与待测样品之间指纹图谱的相似性，而不是完全相同。它是由中药自身的属性决定，即中药来源的多样性、化学成分的复杂性和可变性，决定了由中药化学成分组成的指纹图谱也是相对"模糊"的。

中药指纹图谱是一种被广泛接受的中药或植物药质量评价模式，它可以从药材生产、采收加工、贮藏及制剂的原料、半成品、成品、流通产品等各个角度和方面，通过相似性和相关性比对，发现质量变异和缺陷，从而全面、特异地把握中药质量。此外，在中药化学指纹图谱的基础上，进一步辨识和确定与特定药效指标相关的药效成分群，建立药效指标与药效组分之间的关联对应关系—药效组分指纹图谱，则能较好地解决中药质量评价的科学性问题。

（二）中药指纹图谱的建立

中药指纹图谱的建立主要包括样品收集、制备、分析方法的建立及数据处理等步骤。

1. 样品收集　样品的收集是研究指纹图谱最初也是最关键的步骤，收集的样品必须具有真实性和代表性，样品量应不少于 10 批，所有样品需符合法定标准的质量要求。

2. 供试品溶液的制备　在中药指纹图谱研究中，制备样品的基本原则是代表性和完整性。应根据供试品所含化学成分的理化性质和检测方法的需要，选择适宜的方法进行制备。制备方法必须尽可能将化学成分最大限度地提取、富集和纯化，使得该供试品的主要化学成分在指纹图谱中得以体现。

3. 对照品（参照物）的选择与制备　建立指纹图谱需设立参照物，根据供试品中所含化学成分的性质，选择适宜的对照品作为参照物；若没有适宜的对照品，可选择适宜的内标物作为参照物。

4. 试验方法与条件的选择　根据中药所含化学成分的理化性质，通过比较试验，从中选取相对简单易行的试验方法和条件，获取代表品种特征的指纹图谱，并满足指纹图谱的专属性、重现性和普适性。

方法和条件需经过严格的方法学验证。由于指纹图谱具有量化的特性，所以从样品的称取、供试液的制备和色谱分析过程均需定量操作。常用指纹图谱获取技术主要有 HPLC、TLC、GC 及其他色谱技术。方法的选择应根据研究对象的实际需要和各种不同色谱技术的优势和特点来确定，目的是保证方法的重现性和反映中药的化学成分。

（三）中药指纹图谱的方法学验证

中药指纹图谱的方法学验证，应主要考察稳定性、精密度、重复性。

1. 稳定性试验 主要考察供试品的稳定性。取同一供试品，分别在不同时间检测，考察色谱峰的相对保留时间、峰面积比值的一致性，确定检测时间。采用光谱方法检测的供试品，参照色谱方法学考察的要求进行相应考察。

2. 精密度试验 主要考察仪器的精密度。取同一供试品，连续进样 5 次以上，考察色谱峰的相对保留时间、峰面积比值的一致性。采用高效液相色谱和气相色谱制定指纹图谱，在指纹图谱中规定共有峰峰面积比值的各色谱峰，其峰面积比值的相对标准偏差（RSD）不得大于 3%，其他方法不得大于 5%。采用光谱方法检测的供试品，参照色谱方法进行相应考察，相对标准偏差（RSD）不得大于 3%。各色谱峰的相对保留时间应在平均保留时间±1 分钟内。

3. 重复性试验 主要考察实验方法的重现性。取同一批号的供试品 5 份以上，按照供试品的制备和检测方法制备供试品并进行检测，考察色谱峰的相对保留时间、峰面积比值的一致性。采用高效液相色谱和气相色谱制定指纹图谱，在指纹图谱中规定共有峰面积比值的各色谱峰，其峰面积比值的相对标准偏差（RSD）不得大于 3%，其他方法不得大于 5%。采用光谱方法检测的供试品，参照色谱方法进行相应考察，相对标准偏差（RSD）不得大于 3%。各色谱峰的相对保留时间应在平均保留时间±1 分钟内。

（四）中药指纹图谱的重要参数

1. 共有指纹峰的标定 采用色谱法制定指纹图谱，必须根据参照物的保留时间，计算指纹峰的相对保留时间。根据 10 批次以上供试品的检测结果，标定共有指纹峰。色谱法采用相对保留时间标定指纹峰，光谱法采用波长或波数标定指纹峰。

2. 共有指纹峰面积的比值 以对照品作为参照物的指纹图谱，以参照物峰面积作为 1，计算各共有指纹峰峰面积与参照物峰面积的比值；以内标物作为参照物的指纹图谱，则以共有指纹峰中其中一个峰（要求峰面积相对较大、较稳定的共有峰）的峰面积作为 1，计算其他各共有指纹峰峰面积的比值。各共有指纹峰的面积比值必须相对固定。

3. 重叠率 是指供试品图谱与指纹图谱中的共有峰数乘以 2，占有两者色谱峰总数的百分率。重叠率反映指纹图谱的相似程度，重叠率愈大，指纹图谱相似度高。

4. n 强峰 n 强峰反映了中药各主要化学成分的相对含量情况，是评价中药质量的中药信息和依据。n 强峰的选择应根据实际供试品的出峰情况、峰面积而定。

（五）中药指纹图谱的评价

指纹图谱的评价指标是供试品指纹图谱与该品种对照用指纹图谱及供试品之间指纹图谱的相似性。

按评价方法不同，可分为特征指纹图谱和指纹图谱，特征指纹图谱指供试品特征图谱应有几个特征峰，以参照物为 S 峰，计算各特征峰与 S 峰的相对保留时间，应在规定值的±5%范围内。

对照指纹图谱可用对照样品指纹图谱特征峰集中位置的量度和它们离散程度的量度来表征。目前对照指纹图谱的建立方法主要有均值法和中位数法，这两种方法被大部分相似度评价系统所采用。

计算相似度大多是采用国家药典委员会推荐的"中药指纹图谱计算机辅助相似度评价软件"来计算。除个别品种视具体情况而定外，一般指纹图谱相似度计算结果在 0.9～1.0（或以 90～100 表示）之间为符合要求。相似度小于 0.9，但直观比较难以否定的样品，可进一步采用模式识别法（如主成分分析）检查原因。

（六）检验实例

例 9-62　薄荷素油的指纹图谱（气相色谱法）

本品为唇形科植物薄荷 *Mentha haplocalyx* Briq.的新鲜茎和叶经水蒸气蒸馏、冷冻、部分脱脑加工提取的挥发油。

色谱条件与系统适用性试验　以改性聚乙二醇为固定相的毛细管柱（柱长为 30m，内径为 0.25mm，膜厚度为 0.25μm）；柱温为程序升温：初始温度 60℃，保持 4 分钟，以每分钟 1.5℃的速率升温至 130℃，再以每分钟 20℃的速率升温至 200℃；进样口温度 250℃；检测器温度 250℃；分流进样，分流比 100:1。理论板数按薄荷脑峰计算应不低于 50000。

参照物溶液的制备　取桉油精对照品、（-）-薄荷酮对照品、薄荷脑对照品，精密称定，分别加无水乙醇制成每 1ml 含 5mg 的溶液，即得。

供试品溶液的制备　取本品，即得。

测定　分别精密吸取参照物溶液 2μl 和供试品溶液 0.2μl，注入气相色谱仪，测定，记录色谱图，即得，供试品指纹图谱中应分别呈现与参照物色谱峰保留时间相同的色谱峰，按中药色谱指纹图谱相似度评价系统计算，供试品指纹图谱与对照指纹图谱（图 9-62）的相似度不得低于 0.90。

积分参数　斜率灵敏度为 1，峰宽为 0.1，最小峰面积为 20，最小峰高为 10。

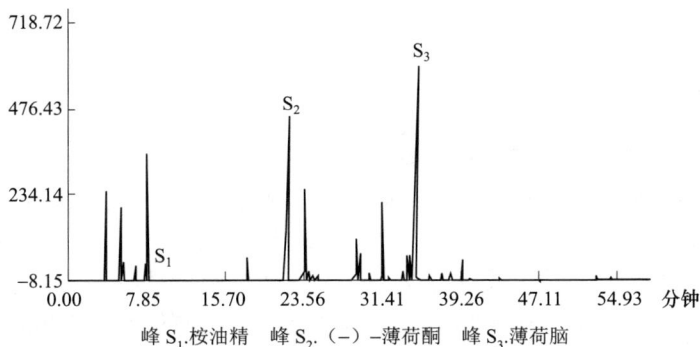

峰 S$_1$.桉油精　峰 S$_2$.（−）-薄荷酮　峰 S$_3$.薄荷脑

图 9-62　薄荷素油对照指纹图谱

二、中药特征图谱

（一）中药特征图谱的概念和特点

中药特征图谱系指某些药材、提取物或制剂经适当处理后，采用一定的分析手段，得到的能够标示其化学特征的色谱或光谱等图谱。由于色谱兼具分离和鉴别以及定量测定的能力，色谱图中各色谱峰的顺序、面积、比例、保留时间可以表达某个品种特有的化学特征，对具体品种能够显示其特异性，因此，常作为综合的量化色谱鉴别手段。

（二）中药特征图谱的建立

1. 样品的采集、制备与方法选择　建立中药特征图谱时，应收集有代表性样品各 10 批次以上，样品应混合均匀，以确保建立的图谱具有特征性。

制备供试品溶液时，应选择合适的溶剂进行提取分离、尽可能保证能够充分反映供试样品的基本特性。测定方法的选择应能确保图谱具有特征性，使样品中的成分较多地在特征图谱中反映出来，并达到较好的分离。

2. 结果处理及特征性认证　对供试品中的色谱峰尽可能进行峰的成分确认，并对特征图谱中具有特殊意义的峰予以编号，同时选定一个参照峰，一般是面积大、分离度好的主峰，计算其他峰的相对峰面积、相对保留时间及其 *RSD* 值，要求相对保留时间在规定值的±5%之内，以确认其具有特征性。对色谱峰多的样品，参照物最好能有 2～3 个，以便于对照图谱定位。

3. 方法学验证　中药色谱特征图谱的方法学验证，应主要考察专属性、重现性、可操作性，符合特征图谱测定的要求。

中药特征图谱与指纹图谱的区别在于，中药特征图谱不需要计算相似度；而指纹图谱对保留时间、峰面积等无要求，只要相似度大于 0.9 即可，特征图谱的要求较指纹图谱要高一些。

（三）检验实例

例 9-63　山楂叶提取物的特征图谱

本品为蔷薇科植物山里红 *Crataegus pinnatifida* Bge. var. *major* N. E. Br.或山楂 *Crataegus pinnatifida* Bge.的干燥叶经加工制成的提取物。

色谱条件与系统适用性试验　以十八烷基硅烷键合硅胶为填充剂；以四氢呋喃-甲醇-乙腈-乙酸-水（38:3:3:4:152）为流动相；检测波长为330nm。理论板数按牡荆素鼠李糖苷峰计算应不低于2500。

参照物溶液的制备　取牡荆素鼠李糖苷对照品适量，精密称定，加 60%乙醇制成每 1ml 含 100μg 的溶液，即得。

供试品溶液的制备　取本品 50mg，精密称定，置 50ml 量瓶中，加 60%乙醇溶解并稀释至刻度，即得。

测定　分别精密吸取参照物溶液与供试品溶液各 10μl，注入液相色谱仪，测定，记录色谱图，即得。供试品特征图谱中应呈现 4 个特征峰，与参照物峰相应的峰为 S 峰，计算各特征峰与 S 峰的相对保留时间，应在规定值的±5%范围之内。相对保留时间规定值为：0.76（峰 1）、1.00（峰 S）、1.55（峰 2）、1.94（峰 3）（图 9-63）。

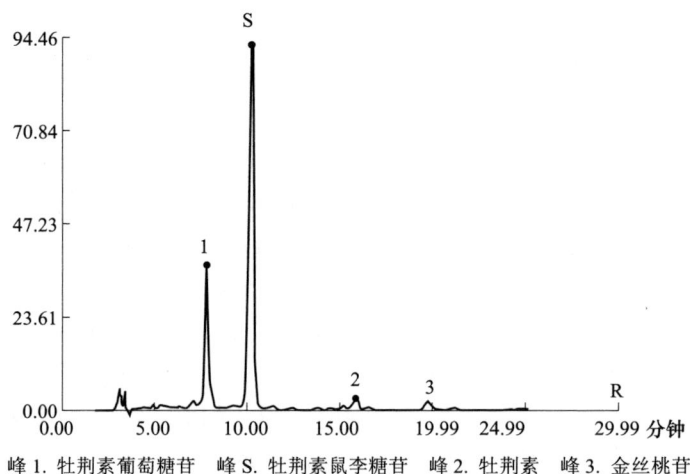

峰 1. 牡荆素葡萄糖苷　峰 S. 牡荆素鼠李糖苷　峰 2. 牡荆素　峰 3. 金丝桃苷

图 9-63　山楂叶提取物对照特征图谱

积分参数　斜率灵敏度为 5，峰宽为 0.04，最小峰面积为 10，最小峰高为 S 峰峰高的 1%。

第六节　含量测定

"含量测定"系指用化学、物理或生物的方法,对供试品含有的有关成分进行检测。药材和饮片进行含量测定时应注意以下几点。

(1)进行测定时,需粉碎的药材和饮片,应按药品标准项下规定的要求粉碎过筛,并注意混匀。

(2)测定的方法按药品标准项下规定的方法或指定的有关通则方法进行。

(3)药材炮制项下仅规定除去杂质的炮制品,除另有规定外,应按药材标准检验。

下面主要介绍《中国药典》2015年版四部通则中药材特有的含量测定方法。

一、鞣质含量测定法

1. 概述　本法系采用磷钼酸–干酪素紫外–可见分光光度法对鞣质含量进行测定,该法可用于药材和饮片中总鞣质的含量测定。本实验应避光操作。

2. 仪器与用具

(1)紫外–可见分光光度计。

(2)量瓶、移液管、具塞锥形瓶。

3. 试药与试液

(1)试药　没食子酸对照品,磷酸、盐酸(分析纯),干酪素(生化试剂)。

(2)试液

磷钼钨酸试液:应符合《中国药典》2015年版四部通则8002的规定。

29%碳酸钠溶液:取碳酸钠($NaCO_3 \cdot 10H_2O$)29g或无水碳酸钠10.8g,加水100ml溶解。

4. 操作方法

(1)对照品溶液的制备　精密称取没食子酸对照品50mg,置100ml棕色量瓶中,加水溶解并稀释至刻度,精密量取5ml,置50ml棕色量瓶中,用水稀释至刻度,摇匀,即得(每1ml中含没食子酸0.05mg)。

(2)标准曲线的制备　精密量取对照品溶液0.5ml、1.0ml、2.0ml、3.0ml、4.0ml、5.0ml,分别置25ml棕色量瓶中,各加入磷钼钨酸试液1ml,再分别加水11.5ml、11ml、10ml、9ml、8ml、7ml,用29%碳酸钠溶液稀释至刻度,摇匀,放置30分钟以相应的试剂为空白,照紫外–可见分光光度法(《中国药典》2015年版四部通则0401),在760nm的波长处测定吸光度,以吸光度为纵坐标,浓度为横坐标,绘制标准曲线。

（3）供试品溶液的制备 取药材粉末适量（按品种项下的规定），精密称定，置 250ml 棕色量瓶中，加水 150ml，放置过夜，超声处理 10 分钟，放冷，用水稀释至刻度，摇匀，静置（使固体物沉淀），滤过，弃去初滤液 50ml，精密量取续滤液 20ml，置 100ml 棕色量瓶中，用水稀释至刻度，摇匀，即得。

（4）测定法

总酚 精密量取供试品溶液 2ml，置 25ml 棕色量瓶中，照标准曲线的制备项下的方法，自"加入磷钼钨酸试液 1ml"起，加水 10ml，依法测定吸光度，从标准曲线中读出供试品溶液中没食子酸的量（mg），计算，即得。

不被吸附的多酚 精密量取供试品溶液 25ml，加至已盛有干酪素 0.6g 的 100ml 具塞锥形瓶中，密塞，置 30℃水浴中保温 1 小时，时时振摇，取出，放冷，摇匀，滤过，弃去初滤液，精密量取续滤液 2ml，置 25ml 棕色量瓶中，照标准曲线的制备项下的方法，自"加入磷钼钨酸试液 1ml"起，加水 10ml，依法测定吸光度，从标准曲线中读出供试品溶液中没食子酸的量（mg），计算，即得。

5. 记录与计算

（1）记录对照品、供试品的取样量，过程中供试品溶液稀释、量取的体积等；标准曲线的制备中对照品溶液的量取体积以及相应的吸光度值，计算回归方程。

（2）分别按标准曲线法计算总酚量和不被吸附的多酚量，两者之差为鞣质含量。即：鞣质含量=总酚量−不被吸附的多酚量。

6. 注意事项

（1）测定时，同时进行干酪素吸附空白试验，计算扣除空白值。

（2）显色溶液在 30 分钟后反应完全，在 3 小时内稳定。因此，规定后放置 30 分钟后测定吸光度。

二、挥发油测定法

1. 概述 挥发油成分较为复杂，但由于其能随水蒸气馏出，且不溶于水或难溶于水而易溶于有机溶剂，因而常采用水蒸气蒸馏方法测定挥发油的含量。测定用的供试品，除另有规定外，须粉碎使能通过二号至三号筛，并混合均匀。

2. 仪器 如图 9-64。A 为 1000ml（或 500ml、2000ml）的硬质圆底烧瓶，上接挥发油测定器 B，B

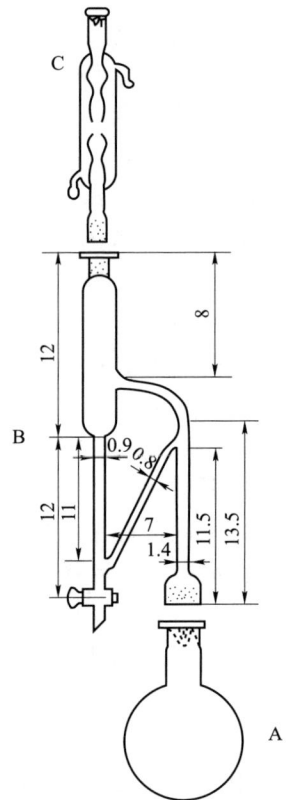

单位：cm

图 9-64 挥发油测定仪器装置

的上端连接回流冷凝管 C。以上各部均用玻璃磨口连接。测定器 B 应具有 0.1ml 的刻度。全部仪器应充分洗净，并检查接合部分是否严密，以防挥发油逸出。

3. 操作方法

（1）甲法 本法适用于测定相对密度在 1.0 以下的挥发油。取供试品适量（相当于含挥发油 0.5～1.0ml），称定重量（准确至 0.01g），置烧瓶中，加水 300～500ml（或适量）与玻璃珠数粒，振摇混合后，连接挥发油测定器与回流冷凝管。自冷凝管上端加水使充满挥发油测定器的刻度部分，并溢流入烧瓶时为止。置电热套中或用其他适宜方法缓缓加热至沸，并保持微沸约 5 小时，至测定器中油量不再增加，停止加热，放置片刻，开启测定器下端的活塞，将水缓缓放出，至油层上端到达刻度 0 线上面 5mm 处为止。放置 1 小时以上，再开启活塞使油层下降至其上端恰与刻度 0 线平齐，读取挥发油量，并计算供试品中挥发油的含量（%）。

（2）乙法 本法适用于测定相对密度在 1.0 以上的挥发油。取水约 300ml 与玻璃珠数粒，置烧瓶中，连接挥发油测定器。自测定器上端加水使充满刻度部分，并溢流入烧瓶时为止，再用移液管加入二甲苯 1ml，然后连接回流冷凝管。将烧瓶内容物加热至沸腾，并继续蒸馏，其速度以保持冷凝管的中部呈冷却状态为度。30 分钟后，停止加热，放置 15 分钟以上，读取二甲苯的容积。然后照甲法自"取供试品适量"起，依法测定，自油层量中减去二甲苯量，即为挥发油量，再计算供试品中挥发油的含量（%）。

4. 注意事项 装置中挥发油测定器的支管分岔处应与基准线平行。

三、浸出物测定法

1. 概述 浸出物测定法系指用水、乙醇或其他适宜溶剂，有针对性地对药材及提取物中可溶性物质进行测定的方法。适用于有效成分尚不清楚或确实无法建立含量测定，以及虽建立含量测定但所测含量甚微的药材及制剂。是控制药品质量的指标之一。

浸出物测定应选择对有效成分溶解度大，非有效成分或杂质溶解度小的溶剂。

根据采用溶剂不同分为：水溶性浸出物、醇溶性浸出物及挥发性醚浸出物等 3 种测定法。

2. 仪器与用具

（1）分析天平 感量 0.1mg。

（2）药筛 二号、四号筛。

（3）锥形瓶、移液管、蒸发皿、干燥器、冷凝管、索氏提取器。

（4）电烘箱、电热套、水浴锅。

3. 试药 乙醇、乙醚等均为分析纯；干燥剂五氧化二磷为化学纯。

4. 操作方法

（1）水溶性浸出物测定法　测定用的供试品需粉碎，使能通过二号筛，并混合均匀。

冷浸法　取供试品约 4g，精密称定，置 250～300ml 的锥形瓶中，精密加水 100ml，密塞，冷浸，前 6 小时内时时振摇，再静置 18 小时，用干燥滤器迅速滤过，精密量取续滤液 20ml，置已干燥至恒重的蒸发皿中，在水浴上蒸干后，于 105℃干燥 3 小时，置干燥器中冷却 30 分钟，迅速精密称定重量。除另有规定外，以干燥品计算供试品中水溶性浸出物的含量（%）。

热浸法　取供试品约 2～4g，精密称定，置 100～250ml 的锥形瓶中，精密加水 50～100ml，密塞，称定重量，静置 1 小时后，连接回流冷凝管，加热至沸腾，并保持微沸 1 小时。放冷后，取下锥形瓶，密塞，再称定重量，用水补足减失的重量，摇匀，用干燥滤器滤过，精密量取滤液 25ml，置已干燥至恒重的蒸发皿中，在水浴上蒸干后，于 105℃干燥 3 小时，置干燥器中冷却 30 分钟，迅速精密称定重量。除另有规定外，以干燥品计算供试品中水溶性浸出物的含量（%）。

（2）醇溶性浸出物测定法　照水溶性浸出物测定法测定。除另有规定外，以各品种项下规定浓度的乙醇代替水为溶剂。

（3）挥发性醚浸出物测定法　取供试品（过四号筛）2～5g，精密称定，置五氧化二磷干燥器中干燥 12 小时，置索氏提取器中，加乙醚适量，除另有规定外，加热回流 8 小时，取乙醚液，置干燥至恒重的蒸发皿中，放置，挥去乙醚，残渣置五氧化二磷干燥器中干燥 18 小时，精密称定，缓缓加热至 105℃，并于 105℃干燥至恒重。其减失重量即为挥发性醚浸出物的重量。

5. 注意事项

（1）浸出物测定，供试品应测定 2 份，2 份的相对平均偏差应小于 5%。

（2）凡以干燥品计算，操作时同时取供试品测定水分含量，计算时扣除水分的量。凡未规定水分检查的制剂，浸出物含量可不以干燥品计。

（3）对于浸出物含量较高的供试品，在水浴上蒸干时应注意，先蒸至近干，然后旋转蒸发皿至浸出物均匀平铺于蒸发皿中，最后再蒸干。

（4）挥发性醚浸出物测定时"残渣置五氧化二磷干燥器中，干燥 18 小时"此步操作主要目的是除去醚浸出物的水分，以防止在下一步加热操作中水分蒸发干扰测定，如果水分较多应及时更换干燥器中的五氧化二磷干燥剂。

6. 记录与计算

（1）记录　精密加水（或乙醇）的体积，冷浸、加热回流的时间，精密量取滤液的体积，干燥的温度、时间，蒸发皿恒重的数据，供试品称量的数据，干燥后及干燥至恒重的数据。

（2）计算

$$水（醇）溶性浸出物（\%）=\frac{（浸出物及蒸发皿重-蒸发皿重）\times 加水（或乙醇）体积}{供试品的重量\times 量取滤液的体积}\times 100\%$$

$$挥发性醚浸出物（\%）=\frac{105℃干燥前浸出物及蒸发皿重-105℃干燥后浸出物及蒸发皿重}{供试品的重量}\times 100\%$$

四、桉油精含量测定法

照气相色谱法（《中国药典》2015 年版四部通则 0521）进行测定。

操作方法如下。

（1）色谱条件与系统适用性试验　以聚乙二醇 20000（PEG–20M）和硅酮（OV–17）为固定液，涂布浓度分别为 10% 和 2%；涂布后的载体以 7:3 的比例（重量比）装入同一柱内（PEG 在进样口端）；柱温为 110℃±5℃；理论板数按桉油精峰计算应不低于 2500；桉油精与相邻杂质峰的分离度应符合要求。

（2）校正因子的测定　取环己酮适量，精密称定，加正己烷溶解并稀释成每 1ml 含 50mg 的溶液，作为内标溶液。另取桉油精对照品约 100mg，精密称定，置 10ml 量瓶中，精密加入内标溶液 2ml，用正己烷稀释至刻度，摇匀，取 1μl 注入气相色谱仪，连续进样 3~5 次，测定峰面积，计算校正因子。

（3）测定法　取供试品约 100mg，精密称定，置 10ml 量瓶中，精密加入内标溶液 2ml，用正己烷溶解并稀释至刻度，摇匀，作为供试品溶液。取 1μl 注入气相色谱仪，测定，即得。

五、检验实例

例 9–64　肉桂的挥发油含量测定

仪器：电子天平，型号：BSA124S–CW，编号：×××××××。

取本品，粉碎，过三号筛，称取细粉约 100g，照挥发油测定法（《中国药典》2015 年版四部通则 2204 乙法）测定。结果数据如下。

取样量（g）：102.3654　105.6824

挥发油读数（ml）：1.95　2.05

挥发油含量（ml/g）：1.90%　1.94%

平均挥发油含量（ml/g）：1.92%（修约为 1.9%）

相对平均偏差：1.0%

规定：不得少于 1.2%（ml/g）。

结论：符合规定。

例 9–65 白术的浸出物测定

照醇溶性浸出物测定法项下的热浸法测定，用 60%乙醇作溶剂，不得少于35.0%。

仪器：电子天平，型号：CP225D，编号：××××××；

恒温干燥箱，型号：GFL–230，编号：××××××。

干燥温度：105℃

测定法：热浸法。

稀释倍数：4

检验记录及结果：

表 9–6 白术浸出物测定结果

编号	水分（%）	时间（h）	蒸发皿重（g）	取样量（g）	时间（h）	浸出物及蒸发皿重（g）	浸出物（%）	平均值（%）	相对平均偏差（%）
1		5	65.1213	2.0831	3	65.3233	44.23		
		1	65.1215						
	12.3							43.9	0.8
2		5	88.4854	2.0813	3	88.6840	43.52		
		1	88.4856						

规定：不得少于 35.0%。

结论：符合规定。

第十章 | 化学原料药检验

化学原料药是指用于生产各类制剂的原料药物，是制剂中的有效成分，由化学合成、植物提取或者生物技术所制备的各种用来作为药用的粉末、结晶、浸膏等，但患者无法直接服用的物质。化学原料药主要特点是不能直接用于临床使用，它是原材料，只有通过加工之后才能成为药物制剂，然后根据实验才能成为可供临床应用的产品。化学原料药质量好坏决定制剂质量的好坏，因此其质量标准应要求严格，世界各国对于广泛应用的化学原料药都制订了严格的药典标准和质量控制方法。

第一节 性 状

性状项下分别记载药品的外观、臭、味、溶解度以及物理常数等。在一定程度上反映药品的质量特性。

一、外观性状

外观性状是对药品的色泽和外表感观的规定。描述药品的外观特性，色泽、本身固有的和特殊的臭和味。

二、溶解度

1. 概述 按溶解度大小依次排列，即：极易溶解、易溶、溶解、略溶、微溶、极微溶解和几乎不溶或不溶，所用溶剂，按极性大小依次排列：水、甲醇、乙醇、丙酮、乙酸乙酯、三氯甲烷、乙醚或环己烷等。

极易溶解系指溶质 1g（ml）能在溶剂不到 1ml 中溶解；

易溶系指溶质 1g（ml）能在溶剂 1～不到 10ml 中溶解；

溶解系指溶质 1g（ml）能在溶剂 10～不到 30ml 中溶解；

略溶系指溶质 1g（ml）能在溶剂 30～不到 100ml 中溶解；

微溶系指溶质 1g（ml）能在溶剂 100 至不到 1000ml 中溶解；

极微溶解系指溶质 1g（ml）能在溶剂 1000 至不到 10000ml 中溶解；

几乎不溶或不溶系指溶质 1g（ml）在溶剂 10000ml 中不能完全溶解。

2. 操作方法 除另有规定外，称取研成细粉的供试品或量取液体供试品，于 25℃±2℃一定容量的溶剂中，每隔 5 分钟强力振摇 30 秒钟；观察 30 分钟内的溶解情况，如无目视可见的溶质颗粒或液滴时，即视为完全溶解。

三、引湿性

1. 概述 药物的引湿性是指在一定温度及湿度条件下该物质吸收水分能力或程度的特性。供试品为符合药品质量标准的固体原料药，试验结果可作为选择适宜的药品包装和贮存条件的参考。

潮解：吸收足量水分形成液体。

极具引湿性：引湿增重不小于 15%。

有引湿性：引湿增重小于 15%但不小于 2%。

略有引湿性：引湿增重小于 2%但不小于 0.2%。

无或几乎无引湿性：引湿增重小于 0.2%。

2. 操作方法

（1）取干燥的具塞玻璃称量瓶（外径为 50mm，高为 15mm），于试验前一天置于适宜的 25℃±1℃恒温干燥器（下部放置氯化铵或硫酸铵饱和溶液）或人工气候箱（设定温度为 25℃±1℃，相对湿度为 80%±2%）内，精密称定重量（m_1）。

（2）取供试品适量，平铺于上述称量瓶中，供试品厚度一般约为 1mm，精密称定重量（m_2）。

（3）将称量瓶敞口，并与瓶盖同置于上述恒温恒湿条件下 24 小时。

（4）盖好称量瓶盖子，精密称定重量（m_3）。

3. 计算

$$增重百分率 = \frac{m_3 - m_2}{m_2 - m_1} \times 100\%$$

四、物理常数

物理常数包括相对密度、馏程、熔点、凝点、旋光度、折光率、黏度等。具体内容详见第十一章第一节。

第二节 鉴 别

化学原料药的鉴别是检验的重要环节，必须在鉴别无误后，才能再进行其他检查、含量测定等检验，鉴别通常是根据反映该药品某些物理、化学或生物学等特性所进行的药物鉴别试验，具有准确，专属性强，灵敏度高、操作简便快速等特点。

本节主要介绍化学原料药常用的一般鉴别试验、紫外–可见分光光度法、红外分光光度法和 X 射线衍射法。

一、一般鉴别试验

（一）概述

一般鉴别试验是通过化学反应进行试验来证明药品中含有某一离子或基团，而不是对未知物进行定性分析，对无机药品是根据阴、阳离子的特殊反应进行鉴别，对有机药品则大都采用官能团反应进行鉴别，以《中国药典》2015 年版四部通则 0301 一般鉴别试验为依据。通常有水杨酸盐、丙二酰脲类、有机氟化物、亚硫酸盐、托烷生物碱类、汞盐、芳香第一胺类、苯甲酸盐、乳酸盐、枸橼酸盐、酒石酸盐、钙盐、钠盐、钡盐、酒石酸盐、铋盐、钾盐、铁盐、铵盐、硫酸盐、硝酸盐、氯化物、溴化物、碘化物等化学鉴别试验。

（二）试药与试液

试药：应符合《中国药典》2015 年版四部通则 8001 的要求，使用时应研成粉末或配成试液。

试液：除另有规定外，均应按《中国药典》2015 年版四部通则 8002 项下的方法进行配制和贮藏，要求新配制的，必须临用新制。

（三）操作方法

同《中国药典》2015 年版四部通则 0301 项下的各方法。

（四）注意事项

（1）供试品和供试液的取用量应按各该药品项下的规定，固体供试品应研成细粉。

（2）试药和试液的加入量、方法和顺序均应按各试验项下的规定；如未作规定，试液应逐滴加入，边加边振摇；并注意观察反应现象。

（3）试验在试管或离心管中进行，如需加热，应小心仔细，并使用试管夹，边加热边振摇，试管口不要对着试验操作者。

（4）试验中需要蒸发时，应置于玻璃蒸发皿或瓷蒸发皿中，在水浴上进行。

（5）沉淀反应、有色沉淀反应宜在白色背景下进行观察，白色沉淀反应应在黑色或深色背景下进行观察，如沉淀少不易观察时，可加入适量的某种与水互不混溶的有机溶剂，使原来悬浮在水中的沉淀集中于两液层之间，以便观察。

（6）试验中需分离沉淀时，采用离心机分离，经离心沉降后，用吸出法或倾泻法分离沉淀。

（7）颜色反应须在玻璃试管中进行，并注意观察颜色的变化。

（8）试验温度应按各试验项下规定的温度，如达不到时，可适当加温。

（9）反应灵敏度极高的试验，必须保证试剂的纯度和仪器的洁净，为此应同时进行空白试验，用于对照。

（10）反应不够灵敏、试验条件不易掌握的试验，可用对照品进行对照试验。

（11）一般鉴别试验中列有一项以上的试验方法时，除另有明确规定外，应逐项进行试验，方能证实，不得任选其中之一作为依据。

（12）水杨酸盐鉴别试验　水杨酸与三氯化铁的反应极为灵敏，只需取稀溶液进行试验；如取用量大，产生颜色过深，可加水稀释后观察。

（13）托烷生物碱类鉴别试验　如供试品量少，显色不明显时，可改用氢氧化钾小颗粒少许，则在氢氧化钾表面形成深紫色。

（14）枸橼酸盐鉴别试验　高锰酸钾的加入量不宜过多，否则枸橼酸盐将被进一步氧化，致使在加硫酸汞试液或溴试液后均不生成白色沉淀。

（15）钠盐鉴别试验　本反应极灵敏，最低检出量约为 0.1ng 的钠离子；若由于试药和所用仪器引入微量钠盐时，均能出现鲜黄色火焰，故应在测试前，将铂丝烧红，趁热浸入盐酸中，如此反复处理，直至火焰不现黄色，再蘸取试样进行试验。并只有当强烈的黄色火焰持续数秒钟不褪，才能确认为正反应。

（16）铋盐鉴别试验　必须注意供试溶液的浓度，若铋盐量少时，只能形成红棕色溶液而无沉淀产生，且最后一步反应现象不明显。

（17）钡盐鉴别试验　透视观察所用的绿色玻璃应选能透过 488nm 波长的滤光片。

（18）银盐鉴别试验　加稀盐酸后生成的白色氯化银沉淀，可被光分解，其颜色变为灰黑色，故试验宜避光进行。

二、紫外-可见分光光度法

具体内容详见第五章第一节。

三、红外分光光度法

具体内容详见第五章第二节。

四、X 射线衍射法

具体内容详见第五章第五节。

第三节 检 查

化学原料药的检查通常是其生产、贮藏和使用过程中可能含有或产生并需要控制的杂质检查项目。本节主要介绍结晶性检查法、粒度或粒度分布测定法、制药用水电导率测定法、制药用水中总有机碳测定法和杂质检查法。

一、结晶性检查法

用以检查药物是否为晶体。固态物质分为结晶质和非晶质两大类。可用下列方法检查物质的结晶性。

（一）偏光显微镜法

1. 概述　偏光显微镜法是利用许多晶体具有光学各向异性，当光线通过这些透明晶体时会发生双折射现象的原理。

2. 仪器与用具　偏光显微镜由照明系统、显微镜和补偿器三大部分组成。照明系统包括低压照明电源和卤素灯光源灯室构成；显微镜系统由偏光显微镜主机、偏光单目镜筒和物镜等组成；补偿器包括石膏试板、云母试板和石英楔。

3. 操作方法　取供试品颗粒少许，置载玻片上，加液状石蜡适量使晶粒浸没其中，在偏光显微镜下检视，当转动载物台时，应呈现双折射和消光位等各品种项下规定的晶体光学性质。

4. 注意事项

（1）显微镜应放置在室温环境中，避免阳光直射并应防尘；应轻拿轻放，避免振动和撞击。

（2）镜头必须保持清洁，镜头表面的微小尘土应用吹风球吹去，或用干净软毛刷拂去，也可以用纱布蘸少量乙醇或乙醚擦去镜头表面的油剂或指纹。

（3）不能用有机溶剂擦零件表面，特别是塑料件，应用中性洗涤剂清洁。

（4）低压照明电源上的电位器旋钮旋至电压最小，然后打开电源开关。

（5）卤素灯不得超压使用，在额定电压下使用可以大大延长灯泡的寿命。

（6）注意各物镜的工作距离，当载玻片接近物镜工作距离时，应放慢调焦速度，注意观察视场，一旦看到图像，改用微调手轮调节，直至图像清晰。

（7）补偿器有助于消光位和双折射现象的观察，可以根据具体情况选择使用。

（二）X 射线粉末衍射法

结晶质呈现特征的衍射图（尖锐的衍射峰），而非晶质的衍射图则呈弥散状。测定方法见 X 射线衍射法（《中国药典》2015 年版四部通则 0451）。目前，中国药典收载的品种尚无采用该法进行结晶性检查。

二、粒度或粒度分布测定法

粒子的大小称为粒度。一般颗粒的大小又以直径表示，故也称为粒径。样品中的各个颗粒大小不同，这时要用粒度分布才能较全面地描述样品颗粒整体大小，粒度分布指一系列不同粒径区间颗粒分别占试样总量的百分比，可以用表格或曲线的形式来表示。

由于实际颗粒的形状通常为非球形的，难以直接用直径表示其大小，因此在颗粒粒度测试领域，对非球形颗粒，通常以等效粒径（一般简称粒径）来表征颗粒的粒径。等效粒径是指当一个颗粒的某一物理特性与同质球形颗粒相同或相近时，就用该球形颗粒的直径代表这个实际颗粒的直径。由此可知，粒径是表征单个颗粒大小的参数，对非球形颗粒它是一个相对值。而粒径分布是表征颗粒群（有许多个颗粒组成）的参数，是一个统计值，反映了组成颗粒群中所有颗粒大小的规律。

大多数原料药和部分药物制剂（如粉针剂、散剂、颗粒剂、粉雾剂、软膏剂、脂质体等）及制剂中间体（如片剂和胶囊剂）呈粉状或颗粒状，除化学性质外，对这类药物的物理性质进行检测，也是控制其质量的一个重要手段。药物的粒子大小及其粒度分布对药物的有效性、稳定性及安全性都具有重要影响。因此，在药物研究过程中，为保证药物质量，对药物的粒度和粒度分布进行研究，其意义重大。

粒度或粒度分布测定法共有 3 种，第一法为显微镜法，第二法为筛分法，第三法为光散射法，其中第一法、第二法用于测定药物制剂的粒子大小或限度，第三法用于测定原料药或药物制剂的粒度分布。

（一）显微镜法

1. 概述　显微镜法是将粒子放在显微镜下，根据投影图像测得供试品粒径的方法。本法中的粒度，系以显微镜下观察到的长度来表示。

2. 仪器与用具 显微镜，镜台测微尺和目镜测微尺，盖玻片，载玻片，计数器。

3. 操作方法 取供试品，用力摇匀，黏度较大者可按各品种项下的规定加适量甘油溶液（1→2）稀释，照各品种项下的规定，量取供试品，置载玻片上，覆以盖玻片，轻压使颗粒分布均匀，注意防止气泡混入，半固体可直接涂在载玻片上，立即在 50～100 倍显微镜下检视盖玻片全部视野，应无凝聚现象，并不得检出各品种项下规定的 50μm 及以上的粒子。再在 200～500 倍的显微镜下检视该剂型或各品种项下规定的视野内的总粒数及规定大小的粒数，并计算其所占比例（%）。

4. 注意事项

（1）所用器具应清洁。

（2）盖盖玻片时，先使其一边与药物接触，慢慢放下，以防止气泡混入，轻压使颗粒分布均匀。

（3）盖玻片、载玻片应平整、光洁、无痕、透明度好。

（4）直接取样时，取样量应适量。

（二）筛分法

1. 概述 筛分法一般分为手动筛分法、机械筛分法与空气喷射筛分法。机械筛分法系采用机械方法或电磁方法，产生垂直振动、水平圆周运动、拍打、拍打与水平圆周运动相结合等振动方式进行筛分。空气喷射筛分法系使用空气流带动颗粒运动。

本法适用于局部用散剂、颗粒剂、制剂中间体和原辅料的粒度测定。其中手动筛分法和机械筛分法适用于测定大部分粒径大于 75μm 的样品，空气喷射筛分法适用于测定粒径小于 75μm 的样品。

2. 仪器与用具 天平、振动筛分仪、振动筛分仪、药筛。

3. 操作方法

（1）手动筛分法

① 单筛分法 称取各品种项下规定的供试品，置规定号的药筛中（筛下配有密合的接收容器），筛上加盖。按水平方向旋转振摇至少 3 分钟，并不时在垂直方向轻叩筛。取筛下的颗粒及粉末，称定重量，计算其所占比例（%）。

② 双筛分法 取单剂量包装的 5 袋（瓶）或多剂量包装的 1 袋（瓶），称定重量，置该剂型或品种项下规定的上层（孔径大的）药筛中（下层的筛下配有密合的接收容器），保持水平状态过筛，左右往返，边筛动边拍打 3 分钟。取不能通过大孔径筛和能通过小孔径筛的颗粒及粉末，称定重量，计算其所占比例（%）。

（2）机械筛分法 除另有规定外，取直径为 200mm 规定号的药筛和接收容器，称定重量，根据供试品的容积密度，称取供试品 25～100g，置最上层（孔径最大的）药筛中（最下层的筛下配有密合的接收容器），筛上加盖。设定振动方式和振动频率，振动 5 分钟。取各药筛与接收容器，称定重量，根据筛分前后的重量差异计算各药筛上和接收容器内颗粒及粉末所占比例（%）。重复上述操作直至连续两次筛分后，各药筛上遗留颗粒及粉末重量的差异不超过前次遗留颗粒及粉末重量的 5%或两次重量的差值不大于 0.1g；若某一药筛上遗留颗粒及粉末的重量小于供试品取样量的 5%，则该药筛连续两次的重量差异应不超过 20%。

（3）空气喷射筛分法 每次筛分时仅使用一个药筛。如需测定颗粒大小分布，应从孔径最小的药筛开始顺序进行。除另有规定外，取直径为 200mm 规定号的药筛，称定重量，根据供试品的容积密度，称取供试品 25～100g，置药筛中，筛上加盖。设定压力，喷射 5 分钟。取药筛，称定重量，根据筛分前后的重量差异计算药筛上颗粒及粉末所占比例（%）。重复上述操作直至连续两次筛分后，药筛上遗留颗粒及粉末重量的差异不超过前次遗留颗粒及粉末重量的 5%或两次重量的差值不大于 0.1g；若药筛上遗留的颗粒及粉末重量小于供试品取样量的 5%，则连续两次的重量差异应不超过 20%。

4. 注意事项 筛分试验时需注意环境湿度，防止样品吸水或失水。对易产生静电的样品，可加入 0.5%胶质二氧化硅和（或）氧化铝等抗静电剂，以减小静电作用产生的影响。

（三）光散射法

1. 概述 单色光束照射到颗粒供试品后即发生散射现象。由于散射光的能量分布与颗粒的大小有关，通过测量散射光的能量分布（散射角），依据米氏散射理论和弗朗霍夫近似理论，即可计算出颗粒的粒度分布。

2. 仪器与用具 所用仪器为激光散射粒度分布仪，通常采用激光为光源。测量范围可达 0.02～3500μm。

仪器性能要求：光源发出的激光强度应稳定，并且能够自动扣除电子背景和光学背景等的干扰。

采用粒径分布特征值 $[d（0.1）、d（0.5），d（0.9）]$ 已知的"标准粒子"对仪器进行评价。通常用相对标准偏差（RSD）表征"标准粒子"的粒径分布范围，当 RSD 小于 50%（最大粒径与最小粒径的比率约为 10:1）时，平行测定 5 次，"标准粒子"的 $d（0.5）$ 均值与其特征值的偏差应小于 3%，平行测定的 RSD 不得过 3%；"标准粒子"的 $d（0.1）$ 和 $d（0.9）$ 均值与其特征值的偏差均应小于 5%，平行测定的 RSD 均不得过 5%；对粒径小于 10μm 的"标准粒子"，

测定的 d（0.5）均值与其特征值的偏差应小于 6%，平行测定的 RSD 不得过 6%；d（0.1）和 d（0.9）的均值与其特征值的偏差均应小于 10%，平行测定的 RSD 均不得过 10%。

3. 操作方法 根据供试品的性状和溶解性能，选择湿法测定或干法测定；湿法测定用于测定混悬供试品或不溶于分散介质的供试品，干法测定用于测定水溶性或无合适分散介质的固态供试品。

（1）湿法测定 湿法测定的检测下限通常为 20nm。

根据供试品的特性，选择适宜的分散方法使供试品分散成稳定的混悬液；通常可采用物理分散的方法如超声、搅拌等，通过调节超声功率和搅拌速度，必要时可加入适量的化学分散剂或表面活性剂，使分散体系成稳定状态，以保证供试品能够均匀稳定地通过检测窗口，得到准确的测定结果。

只有当分散体系的双电层电位处于一定范围内，体系才处于稳定状态，因此，在制备供试品的分散体系时，应注意测量体系的电位，以保证分散体系的重现性。

湿法测量所需要的供试品量通常应达到检测器遮光度范围的 8%～20%；最先进的激光粒度仪对遮光度的下限要求可低至 0.2%。

（2）干法测定 干法测定的检测下限通常为 200nm。

通常采用密闭测量法，以减少供试品吸潮。选用的干法进样器及样品池需克服偏流效应，根据供试品分散的难易，调节分散器的气流压力，使不同大小的粒子以同样的速度均匀稳定地通过检测窗口，以得到准确的测定结果。

对于化学原料药，应采用喷射式分散器。在样品盘中先加入适量的金属小球，再加入供试品，调节振动进样速度、分散气压（通常为 0～0.4MPa）和样品出口的狭缝宽度，以控制供试品的分散程度和通过检测器的供试品量。

干法测量所需要的供试品量通常应达到检测器遮光度范围的 0.5%～5%。

4. 注意事项

（1）仪器光学参数的设置与供试品的粒度分布有关。粒径大于 10μm 的微粒，对系统折光率和吸光度的影响较小；粒径小于 10μm 的微粒，对系统折光率和吸光度的影响较大。在对不同原料和制剂的粒度进行分析时，目前还没有成熟的理论用于指导对仪器光学参数的设置，应由实验比较决定，并采用标准粒子对仪器进行校准。

（2）对有色物质、乳化液和粒径小于 10μm 的物质进行粒度分布测量时，为了减少测量误差，应使用米氏理论计算结果，避免使用以弗朗霍夫近似理论为基础的计算公式。

（3）对粒径分布范围较宽的供试品进行测定时，不宜采用分段测量的方法，而应使用涵盖整个测量范围的单一量程检测器，以减少测量误差。

（4）每次测试完毕后，应用洁净水或适宜的溶剂进行管路清洗数次，直到背景正常。

三、制药用水电导率测定法

1. 概述 该测定法是用于检查制药用水的电导率进而控制水中电解质总量的一种测定方法。电导率是表征物体导电能力的物理量，其值为物体电阻率的倒数，单位是 S/cm 或μS/cm。

纯水中的水分子也会发生某种程度的电离而产生氢离子与氢氧根离子，所以纯水的导电能力尽管很弱，但也具有可测定的电导率。水的电导率与水的纯度密切相关，水的纯度越高，电导率越小，反之亦然。当空气中的二氧化碳等气体溶于水并与水相互作用后，便可形成相应的离子，从而使水的电导率增高。水中含有其他杂质离子时，也会使水的电导率增高。另外，水的电导率还与水的 pH 与温度有关。

2. 仪器设备 测定水的电导率必须使用精密的并经校正的电导率仪，电导率仪的电导池包括两个平行电极，这两个电极通常由玻璃管保护，也可以使用其他形式的电导池。根据仪器设计功能和使用程度，应对电导率仪定期进行校正，电导池常数可使用电导标准溶液直接校正，或间接进行仪器比对，电导池常数必须在仪器规定数值的±2%范围内。进行仪器校正时，电导率仪的每个量程都需要进行单独校正。仪器最小分辨率应达到 0.1μS/cm，仪器精度应达到±0.1μS/cm。

3. 操作方法

（1）纯化水 可使用在线或离线电导率仪，记录测定温度。在温度和电导率限度表中，找到测定温度对应的电导率值即为限度值。如测定温度未在表中列出，则应采用线性内插法计算得到限度值。如测定结果不大于限度值，则判为符合规定；如测定的电导率值大于限度值，则判为不符合规定。

（2）注射用水 可使用在线或离线电导率仪。一般采用三步法测定，在温度和电导率限度表中，不大于测定温度的最接近温度值，对应的电导率值即为限度值。如测定的电导率值不大于限度值，则判为符合规定；如测定的电导率值大于限度值，则继续进行下一步测定。第二步取足够量的水样（不少于 100ml），置适当容器中，搅拌，调节温度至 25℃，剧烈搅拌，每隔 5 分钟测定电导率，当电导率值的变化小于 0.1μS/cm 时，记录电导率值。如测定的电导率仍不符合规定，则继续按进行下一步测定。第三步应在上一步测定后 5 分钟内进行，调节温度至 25℃，在同一水样中加入饱和氯化钾溶液（每 100ml 水样中加入 0.3ml），测定 pH 值，精确至 0.1pH 单位（《中国药典》2015 年版四部通则 0631），在 pH 值和电导率的限度表中找到对应的电导率限度，并与第二步中测得的电导率值比较，如测得的电导率值不大于该限度值，则判为符合规定；如测得的电导率值超出该限度值或 pH 值不在 5.0～7.0 范围内，则判为不符合规定。

（3）灭菌注射用水　调节温度至 25℃，使用离线电导率仪进行测定。标示装量为 10ml 或 10ml 以下时，电导率限度为 25μS/cm；标示装量为 10ml 以上时，电导率限度为 5μS/cm。测定的电导率值不大于限度值，则判为符合规定；如测定的电导率值大于限度值，则判为不符合规定。

4. 注意事项　温度对样品的电导率测定值有较大影响，电导率仪可根据测定样品的温度自动补偿测定值并显示补偿后读数。水的电导率采用温度修正的计算方法所得数值误差较大，因此本法采用非温度补偿模式，温度测量的精确度应在 ±2℃ 以内。

四、制药用水中总有机碳测定法

1. 概述　用于检查制药用水中有机碳总量，用以间接控制水中的有机物含量。总有机碳检查也被用于制水系统的流程控制，如监控净化和输水等单元操作的效能。制药用水中的有机物质一般来自水源、供水系统（包括净化、贮存和输送系统）以及水系统中菌膜的生长。通常采用蔗糖作为易氧化的有机物、1,4-对苯醌作为难氧化的有机物，按规定制备各自的标准溶液，在总有机碳测定仪上分别测定相应的响应值，以考察所采用技术的氧化能力和仪器的系统适用性。

2. 仪器　总有机碳测定仪主要由进样器、氧化单元、二氧化碳测定单元、控制系统和数据显示系统等部分组成。

3. 试剂

（1）总有机碳检查用水　应采用每升含总有机碳低于 0.10mg，电导率低于 1.0μS/cm（25℃）的高纯水。所用总有机碳检查用水与制备对照品溶液及系统适用性试验溶液用水应是同一容器所盛之水。

（2）蔗糖对照品溶液的制备　除另有规定外，取经 105℃ 干燥至恒重的蔗糖对照品适量，精密称定，加总有机碳检查用水溶解并稀释制成每升中约含 1.20mg 的溶液（每升含碳 0.50mg）。

（3）1,4-对苯醌对照品溶液　除另有规定外，取 1,4-对苯醌对照品适量，精密称定，加总有机碳检查用水溶解并稀释制成每升中含 0.75mg 的溶液（每升含碳 0.50mg）。

4. 系统适用性试验　取总有机碳检查用水、蔗糖对照品溶液和 1,4-对苯醌对照品溶液分别进样，依次记录仪器总有机碳响应值。按下式计算，以百分数表示的响应效率应为 85%～115%。

$$(r_{ss}-r_w)/(r_s-r_w)\times100\%$$

式中，r_w 为总有机碳检查用水的空白响应值；

r_s 为蔗糖对照品溶液的响应值；

r_{ss} 为 1,4-对苯醌对照品溶液的响应值。

5. 结果与判定　取供试制药用水适量，按仪器规定方法测定。记录仪器的响应值 r_u，除另有规定外，供试制药用水的响应值应不大于 r_s-r_w（0.50mg/L）。

6. 注意事项

（1）由于有机物的污染和二氧化碳的吸收都会影响测定结果的正确性，所以，测定的各个环节都应注意避免污染。取样时应采用密闭容器，取样后，应立即测试。

（2）所使用的玻璃器皿必须严格清除有机残留物，并必须用总有机碳检查用水做最后的漂洗。

（3）此方法可同时用于预先经校正并通过系统适用性试验的，在线或离线仪器操作。这种由在线或离线测定的水的质量与水样在水系统中的采集位置密切相关。应注意水样的采集位置必须能真实反映制药用水的质量。

五、杂质检查法

任何影响药物纯度的物质统称为杂质。药品的杂质是指药品中存在的无治疗作用，或影响药品稳定性和疗效，甚至对人体健康有害的物质。

（一）药品杂质的来源

通常药品的杂质主要是由于生产工艺和贮藏过程中可能引入的杂质。

1. 药品生产过程中引入的杂质　在药品生产过程中，未反应完全的原材料、反应的中间体和副产物，在精制时未能完全除去，就会成为产品中的杂质。还有从植物原料中提取分离药品时，由于植物中常含有与药品结构、性质相近的物质，很难完全分离除去，也可能引入药品中。

另外，在生产合成中，会使用不同种类的试剂、溶剂等，这些化合物如不能完全除去，也会产生杂质。用有机溶剂提取或精制后，可能造成药品的残留溶剂。

此外，生产中所用的设备、器皿以及其他不耐酸、碱的金属工具，都可能引入金属杂质等。

2. 药品贮藏过程中引入的杂质　药品因贮藏不当或贮藏时间过长，在外界条件如温度、湿度、日光、空气等的影响或微生物的作用，可能发生水解、氧化等变化，产生有关杂质。水解反应是药品易发生的一种降解反应，酯、酰胺等类药品在水分存在下均易水解，如阿司匹林可水解生成水杨酸和醋酸，氯霉素水解生成二醇物和对硝基苯甲醛，增加刺激性。在酸、碱或高温条件下，水解反应更易发生。如青霉素遇碱易水解成青霉酸，受热可进一步分解为D–青霉胺和青霉醛，使青霉素失效。具有羟基、巯基、亚硝基以及长链共轭双键等结构的药品，在空气中容易被氧化。因此，药品的贮藏也是保证临床用药安全有效的重要环节，在药典及国家药品标准中对每一种药品均规定了贮存条件。

（二）药品杂质的分类

根据我国《化学药物杂质研究的技术指导原则》中的要求，药品中的杂质按其理化性质一般分为三类：无机杂质、有机杂质及残留溶剂。按其来源，杂质可以分为工艺杂质（包括合成中未反应完全的反应物及试剂、中间体、副产物等）、降解产物、从反应物及试剂中混入的杂质等。按照其毒性分类，杂质又可分为毒性杂质和普通杂质等。杂质还可按其化学结构分类，如其他甾体、其他生物碱、几何异构体、光学异构体和聚合物等。

目前我们通常所说的杂质一般多按按理化性质分类，有机杂质包括工艺中引入的杂质和降解产物等，可能是已知的或未知的、挥发性的或不挥发性的。由于这类杂质的化学结构一般与活性成分类似或具渊源关系，故通常又可称之为有关物质。无机杂质是指在原料药及制剂生产或传递过程中产生的杂质，这些杂质通常是已知的，主要包括：反应试剂、配位体、催化剂、重金属、其他残留的金属、无机盐、助滤剂、活性炭等。残留溶剂是指在原料药及制剂生产过程中使用的有机溶剂。

（三）药品杂质限量的计算

从杂质的来源考虑，完全去除药品的杂质，既不可能也没有必要。但是，药品中的杂质必须有限量要求，杂质的限量就是药品中所含杂质的最大允许量。药品中一般杂质的检查多采用限量检查，该检查不要求测定杂质的准确含量，只检查其是否超过限量。

杂质的限量通常采用百分比或ppm表示。根据定义，杂质的限量可按照以下公式计算：

$$杂质限量（L）=（杂质最大允许量/供试品量）\times 100\%$$
$$杂质限量（L）=（杂质最大允许量/供试品量）\times 10^6$$

有时候供试品中所含杂质的量是通过与一定量杂质标准溶液进行比较，所以也可表示如下：

$$杂质限量（L）=\frac{V \times c}{m} \times 100\%$$

式中，V为杂质标准溶液的体积；

c 为杂质标准溶液的浓度；

m 为供试品量。

（四）药品杂质的分析方法

分析方法的选择直接关系到杂质测定结果的专属性与准确性，因此，在进行杂质检查时要选择合适的杂质分析方法。

1. 无机杂质的限量检查法 无机杂质的产生主要与生产工艺过程有关。由于许多无机杂质直接影响药品的稳定性，并可反映生产工艺本身的情况，对于无机杂质，一般采用药典通则中的限量检查方法，都是经典、简便而又行之有效的检测方法，作为限量检查。

（1）氯化物检查法 氯化物检查法是检查药物在硝酸溶液中可以溶解的氯化物杂质。利用氯化物在酸性条件下与硝酸银试液作用，生成氯化银白色沉淀，与一定量的标准氯化钠溶液在相同条件下生成的氯化银沉淀比较，不得更浓。以检查供试品中氯化物的限量。

① 操作方法 除另有规定外，取各品种项下规定量的供试品，加水溶解使成25ml（溶液如显碱性，可滴加硝酸使成中性），再加稀硝酸10ml；溶液如不澄清，应滤过；置50ml纳氏比色管中，加水使成约40ml，摇匀，即得供试品溶液。另取该品种项下规定量的标准氯化钠溶液，置50ml纳氏比色管中，加稀硝酸10ml，加水使成40ml，摇匀，即得对照溶液。于供试品溶液与对照溶液中，分别加入硝酸银试液1.0ml，用水稀释使成50ml，摇匀，在暗处放置5分钟，同置黑色背景上，从比色管上方向下观察、比较，即得。

供试品溶液如带颜色，除另有规定外，可取供试品溶液两份，分别置50ml纳氏比色管中，一份中加硝酸银试液1.0ml，摇匀，放置10分钟，如显浑浊，可反复滤过，至滤液完全澄清，再加规定量的标准氯化钠溶液与水适量使成50ml，摇匀，在暗处放置5分钟，作为对照溶液；另一份中加硝酸银试液1.0ml与水适量使成50ml，摇匀，在暗处放置5分钟，按上述方法与对照溶液比较，即得。

标准氯化钠溶液的制备：称取氯化钠0.165g，置1000ml量瓶中，加水适量使溶解并稀释至刻度，摇匀，作为贮备液。临用前，精密量取贮备液10ml，置100ml量瓶中，加水稀释至刻度，摇匀，即得（每1ml相当于10μg的Cl）。

② 注意事项

a. 供试品溶液与对照溶液应同时操作，加入试剂的顺序应一致。

b. 应将供试品管与对照管同时置黑色台面上，自上而下观察浊度。必要时可变换两者的位置后再观察。

c. 用滤纸滤过时，滤纸中如含有氯化物，可预先用含有硝酸的水溶液洗净后使用。

d. 为使所产生的氯化银混浊均匀，先制成 40ml 的水溶液，再加入硝酸银试液，加入后应缓慢混匀。

③ 记录　记录实验时的室温、取样量、标准氯化钠溶液的浓度和所取毫升数，以及比较所产生浑浊的观察结果。

④ 结果与判定　供试管的浑浊浅于对照管的浑浊，判为符合规定；反之，则不符合规定。

（2）硫酸盐检查法　硫酸盐检查法是检查药物在盐酸溶液中可以溶解的硫酸盐杂质。利用硫酸盐在盐酸酸性条件下与氯化钡试液作用，生成硫酸钡白色浑浊，与一定量的标准硫酸钾溶液在相同条件下生成的浑浊液比较，不得更浓，以检查供试品中硫酸盐的限量。

① 操作方法　除另有规定外，取各品种项下规定量的供试品，加水溶解使成约 40ml（溶液如显碱性，可滴加盐酸使成中性）；溶液如不澄清，应滤过；置 50ml 纳氏比色管中，加稀盐酸 2ml，摇匀，即得供试品溶液。另取该品种项下规定量的标准硫酸钾溶液，置 50ml 纳氏比色管中，加水使成约 40ml，加稀盐酸 2ml，摇匀，即得对照溶液。于供试品溶液与对照溶液中，分别加入 25%氯化钡溶液 5ml，用水稀释至 50ml，充分摇匀，放置 10 分钟，同置黑色背景上，从比色管上方向下观察、比较，即得。

供试品溶液如带颜色，除另有规定外，可取供试品溶液两份，分别置 50ml 纳氏比色管中，一份中加 25%氯化钡溶液 5ml，摇匀，放置 10 分钟，如显浑浊，可反复滤过，至滤液完全澄清，再加规定量的标准硫酸钾溶液与水适量使成 50ml，摇匀，放置 10 分钟，作为对照溶液；另一份中加 25%氯化钡溶液 5ml 与水适量使成 50ml，摇匀，放置 10 分钟，按上述方法与对照溶液比较，即得。

标准硫酸钾溶液的制备：称取硫酸钾 0.181g，置 1000ml 量瓶中，加水适量使溶解并稀释至刻度，摇匀，即得（每 1ml 相当于 100μg 的 SO_4）。

② 注意事项

a. 加 25%氯化钡溶液后，应充分摇匀，以免影响浊度。

b. 25%氯化钡溶液如存放时间过长，有沉淀析出，即不能使用，应予新配。

c. 如用滤纸滤过时，应预先用含有盐酸的水溶液洗净后，再滤过供试品溶液。

d. 应将供试品管与对照管同时置黑色台面上，自上而下观察浊度。必要时可变换两者的位置后再观察。

③ 记录　记录实验时室温、取样量、标准硫酸钾溶液的浓度和所取毫升数，以及比较所产生浑浊的观察结果。

④ 结果与判定　供试管的浑浊浅于对照管的浑浊，判为符合规定；反之，则不符合规定。

（3）硫化物检查法　硫化物检查法系用于检查某些药物在生产工艺中未能除尽的微量硫化物杂质的一种限度检查方法。利用硫化物和稀盐酸作用产生硫化氢气体，遇醋酸铅试纸产生棕色斑点，与一定量的标准硫化钠溶液在相同条件下产生的斑点比较，不得更浓，以检查供试品中硫化物的限量。

① 仪器装置　照砷盐检查法项下第一法的仪器装置。但在测试时，导气管 C 中不装入醋酸铅棉花，并将旋塞 D 的顶端平面上的溴化汞试纸改用醋酸铅试纸，盖上旋塞 E 并旋紧。

② 试剂与试液　标准硫化钠溶液的制备：取硫化钠约 10g，加水溶解成 200ml，摇匀。

标定：精密量取上述溶液 50ml，置碘瓶中，精密加碘滴定液（0.05mol/L）25ml 与盐酸 2ml，摇匀，用硫代硫酸钠滴定液（0.1mol/L）滴定，至近终点时，加淀粉指示液 2ml，继续滴定至蓝色消失，并将滴定的结果用空白试验校正。每 1ml 碘滴定液（0.05mol/L）相当于 1.603mg 的 S。

根据上述测定结果，量取剩余的原溶液适量，用水精密稀释成每 1ml 中含 5μg 的 S，即得。本液须临用前配制。

③ 操作方法　标准硫斑的制备：精密量取标准硫化钠溶液 1ml，置 A 瓶中，加水 10ml 与稀盐酸 10ml，迅即将照上法装妥的导气管 C 密塞于 A 瓶上，摇匀，并将 A 瓶置 80～90℃水浴中加热 10 分钟，取出醋酸铅试纸，即得。

除另有规定外，取各品种项下规定量的供试品，置 A 瓶中，加水（如供试品为油状液，改用乙醇）10ml 与稀盐酸 10ml，迅即将照上法装妥的导气管 C 密塞于 A 瓶上，摇匀，并将 A 瓶置 80～90℃水浴中加热 10 分钟，取出醋酸铅试纸，将生成的硫斑与上述标准硫斑比较，颜色不得更深。

④ 注意事项

a. 标准硫化钠溶液极不稳定，在室温下含硫量易变化，应临用新配。

b. 标准硫斑与供试品硫斑必须在相同条件下同时操作。

⑤ 记录　记录实验时的室温、取样量、标准硫化钠溶液的配制、标定和稀释数据，以及所取的毫升数与结果。

⑥ 结果与判定　供试管硫斑浅于标准硫斑，判为符合规定；反之，则不符合规定。

（4）硒检查法　硒检查法系用于检查某些药物在生产工艺中未能除尽的微量硒杂质的一种限度检查方法。本法原理为采用氧瓶燃烧法将供试品经燃烧分解，使结合在骨架上或被吸附的硒成为硒的氧化物，利用盐酸羟胺，将 Se^{6+} 还原为 Se^{4+}，在 pH 2.0±0.2 条件下与二氨基萘作用，生成 4,5-苯并苯硒二唑，用环己烷提取后，在 378nm 处测定吸光度，并与硒对照液同法测得的吸光度比较。

① 试剂与试液　标准硒溶液的制备：取已知含量的亚硒酸钠适量，精密称定，加硝酸溶液（1→30）制成每 1ml 中含硒 1.00mg 的溶液；精密量取 5ml 置 250ml 量瓶中，加水稀释至刻度，摇匀后，再精密量取 5ml，置 100ml 量瓶，加水稀释至刻度，摇匀，即得（每 1ml 相当于 1μg 的 Se）。

硒对照溶液的制备：精密量取标准硒溶液 5ml，置 100ml 烧杯中，加硝酸溶液（1→30）25ml 和水 10ml，摇匀，即得。

供试品溶液的制备：除另有规定外，取各品种项下规定量的供试品，照氧瓶燃烧法，用 1000ml 的燃烧瓶，以硝酸溶液（1→30）25ml 为吸收液，进行有机破坏后，将吸收液移置 100ml 烧杯中，用水 15ml 分次冲洗燃烧瓶及铂丝，洗液并入吸收液中，即得。

② 操作方法　将上述硒对照溶液与供试品溶液分别用氨试液调节 pH 至 2.0±0.2 后，转移至分液漏斗中，用水少量分次洗涤烧杯，洗液并入分液漏斗中，使成 60ml，各加盐酸羟胺溶液（1→2）1ml，摇匀后，立即精密加二氨基萘试液 5ml，摇匀，室温放置 100 分钟，精密加环己烷 5ml，强烈振摇 2 分钟，静置分层，弃去水层，环己烷层用无水硫酸钠脱水后，照紫外–可见分光光度法（《中国药典》2015 年版四部通则 0401），在 378mn 的波长处分别测定吸光度。供试品溶液的吸光度不得大于硒对照溶液的吸光度。

亚硒酸钠含量测定法：取亚硒酸钠约 0.1g，精密称定，置碘瓶中，加水 50ml、碘化钾 3g 与盐酸溶液（1→2）10ml，密塞，放置 5 分钟，再加水 50ml，用硫代硫酸钠滴定液（0.1mol/L）滴定，至溶液由红棕色至橙红色，加淀粉指示液 2ml，继续滴定至溶液由蓝色至紫红色。每 1ml 硫代硫酸钠滴定液（0.1mol/L）相当于 4.324mg 的 Na_2SeO_3 或 1.974mg 的 Se。

③ 注意事项

a. 实验中供试品取样量较大，一般为 0.05～0.1g，氧瓶燃烧应注意保证氧气充足，使燃烧完全（应无灰色、黑色颗粒）。

b. 测定吸光度时，显色剂二氨基萘试液应临用新配。

c. 萃取的酸性条件为 pH 2.0±0.2，应严格控制溶液的 pH。

d. 显色时间必须放置 100 分钟，否则反应不完全致使吸光度偏低。

④ 记录与计算　应记录亚硒酸钠含量测定过程中的称样量，滴定液浓度，空白及样品消耗滴定液的毫升数，计算及结果；标准硒溶液配制过程中亚硒酸钠取样量及其稀释倍数；供试品的取样量显色时溶液的 pH，显色放置时间，以及测定波长和测得的吸光度等。

⑤ 结果与判定　供试品溶液的吸光度≤硒对照溶液的吸光度，判为符合规

定；供试品溶液的吸光度＞硒对照溶液的吸光度，则为不符合规定。

（5）氟检查法 氟检查法是检测含氟药物中氟含量的方法，作为含氟药物的氟含量检查控制。原理为含氟化合物经氧瓶燃烧法燃烧分解为无机 F^-，在 pH 4.3 时，F^-与茜素氟蓝和 Ce^{3+}以 1:1:1 结合成蓝紫色水溶性螯合物，用氟对照溶液经同法处理后，在 610nm 波长处分别测定吸光度。用于检查药品中氟的含量。

① 仪器设备 氧气燃烧瓶，紫外–可见分光光度计。

② 试剂与试液 氟化钠、茜素氟蓝试液、硝酸亚铈试液。

③ 操作方法 氟对照溶液的制备：精密称取经 105℃干燥 1 小时的氟化钠 22.1mg，置 100ml 量瓶中，加水溶解并稀释至刻度，摇匀；精密量取 20ml，置另一 100ml 量瓶中，加水稀释至刻度，摇匀，即得（每 1ml 相当于 20μg 的 F）。

供试品溶液的制备：取供试品适量（约相当于含氟 2.0mg），精密称定，照氧瓶燃烧法（《中国药典》2015 年版四部通则 0703）进行有机破坏，用水 20ml 为吸收液，俟吸收完全后，再振摇 2~3 分钟，将吸收液移置 100ml 量瓶中，用少量水冲洗瓶塞及铂丝，合并洗液及吸收液，加水稀释至刻度，摇匀，即得。

精密量取对照溶液与供试品溶液各 2ml，分别置 50ml 量瓶中，各加茜素氟蓝试液 10ml，摇匀，再加 12%醋酸钠的稀醋酸溶液 3.0ml 与硝酸亚铈试液 10ml，加水稀释至刻度，摇匀，在暗处放置 1 小时，照紫外–可见分光光度法（《中国药典》2015 年版四部通则 0401），置吸收池中，在 610nm 的波长处分别测定吸光度，计算，即得。

④ 注意事项

a. 样品燃烧时必须燃烧完全，应无灰色、黑色颗粒。

b. 实验中应有防护措施，如佩戴防护眼罩、眼镜等。

c. 在操作中，各试剂的加入量应准确，而且各试剂加入顺序对测定吸光度有影响，应按规定顺序进行。

d. 显色时间对吸光度也有影响，应注意对照溶液和供试品溶液加入显色剂后放置时间要一致，暗处放置 1 小时以保证反应完全。

e. 茜素氟蓝试液应临用新配较好，并严格控制其 pH。

⑤ 记录与计算 记录各项称量及稀释倍数、显色剂加入顺序及加入量、显色放置时间，以及测得的吸光度等。

计算公式：

$$F\% = (A_i \times c_r)/(A_r \times c_i)$$

式中，A_i 为供试品溶液的吸光度；

A_r 为对照品溶液的吸光度；

c_i 为供试品溶液的浓度；

c_r 为对照品溶液的浓度。

（6）氰化物检查法　氰化物是一种剧毒物质，在个别药品或其制剂中，由于所用的原料、生产过程的副产物或贮存期间的分解等原因，可能引入痕量的氰化物。

第一法

本法是在微酸条件下产生的氢氰酸与碱性硫酸亚铁作用生成亚铁氰化物，再与三氯化铁反应生成普鲁士蓝。

① 仪器装置　照砷盐检查法项下第一法的仪器装置；但在使用时，导气管 C 中不装醋酸铅棉花，并将旋塞 D 的顶端平面上的溴化汞试纸改用碱性硫酸亚铁试纸。临用前，取滤纸片，加硫酸亚铁试液与氢氧化钠试液各 1 滴，使湿透，即得。

② 操作方法　除另有规定外，取各品种项下规定量的供试品，置 A 瓶中，加水 10ml 与 10% 酒石酸溶液 3ml，迅速将照上法装妥的导气管 C 密塞于 A 瓶上，摇匀，小火加热，微沸 1 分钟。取下碱性硫酸亚铁试纸，加三氯化铁试液与盐酸各 1 滴，15 分钟内不得显绿色或蓝色。

③ 注意事项

a. 本试验所用仪器装置的连接处应严密，以免氢氰酸外逸，影响结果。

b. 操作中，注意"小心加热，微沸 1 分钟"，应严格遵守，以保证氢氰酸与碱性硫酸亚铁反应，提高灵敏度。

c. 必要时，可以氰化物（CN）5μg 作为阳性对照。

④ 记录　应记录供试品的取用量及试验结果。

⑤ 结果与判定　如试纸显绿色或蓝色，判为不符合规定。

第二法

本法是基于药物中痕量的氰化物经水解形成挥发性的氢氰酸，于密闭容器中扩散进入三硝基苯酚锂试液中，生成红色的异红紫酸盐，照紫外-分光光度法（《中国药典》2015 年版四部通则 0401），在 500nm 的波长处测定吸光度，与规定量的标准氰化钾溶液同样测得的吸光度比较。

① 仪器装置　仪器装置见图 10-1。A 为 200ml 具塞锥形瓶；B 为 5ml 的烧杯，其口径大小应能置于 A 瓶中。

② 操作方法　标准氰化钾溶液的制

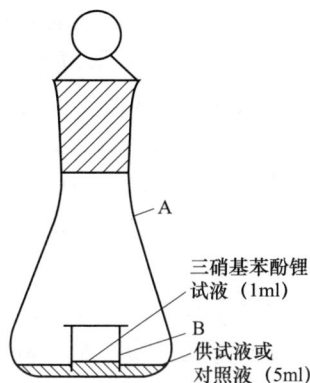

三硝基苯酚锂试液（1ml）

供试液或对照液（5ml）

图 10-1　氰化物检查第二法仪器装置

备：取氰化钾 25mg，精密称定，置 100ml 量瓶中，加水溶解并稀释至刻度，摇匀。临用前，精密量取 5ml，置 250ml 量瓶中，加水稀释至刻度，摇匀，即得（每 1ml 相当于 2μg 的 CN），本液须临用前配制。

　　除另有规定外，取各品种项下规定量的供试品，置 A 瓶中，加水至 5ml，摇匀，立即将精密加有三硝基苯酚锂试液 1ml 的 B 杯置入 A 瓶中，密塞，在暗处放置过夜；取出 B 杯，精密加水 2ml 于 B 杯中，混匀，照紫外-可见分光光度法（《中国药典》2015 年版四部通则 0401），在 500nm 的波长处测定吸光度，与该品种项下规定的标准氰化钾溶液加水至 5ml 按同法操作所得的吸光度相比较，不得更大。

　　③ 注意事项

　　a. 温度对氢氰酸的扩散有影响，室温放置即可，但以 25℃ 为最佳。放置过夜一般为放置 15 小时。

　　b. 氰化钾应密封保存，防止其受潮分解。

　　c. 氰化钾溶液长期放置易水解，故标准氰化钾溶液应临用时新鲜配制。

　　d. 氰化钾为毒性物质，应按剧毒品取用和保管。废弃的氰化钾溶液不得直接倒入下水道中，应加入过量的硫酸亚铁处理后再处理。

　　④ 记录　应记录仪器型号、供试品的取用量、标准氰化钾溶液的用量、测得的吸光度。

　　⑤ 结果与判定　供试品溶液的吸光度≤规定量标准氰化钾溶液的吸光度，判为符合规定；供试品溶液的吸光度＞规定量标准氰化钾溶液的吸光度，则为不符合规定。

　　第三法

　　在酸性条件下溴化氰与吡啶联苯胺发生显色反应，采用紫外-可见分光光度法测定 Hib 多糖衍生物中溴化氰的含量。

　　① 试剂　60% 的吡啶溶液：量取吡啶 30ml，加水 20ml，摇匀，即得。

　　2% 盐酸溶液：量取盐酸 0.5ml，加水 9.5ml，摇匀，即得。

　　吡啶联苯胺溶液：取联苯胺 0.5g，精密称定，加 60% 吡啶溶液 50ml 溶解，再加入 2% 盐酸溶液 10ml，摇匀，即得。临用前配制。

　　② 对照溶液的制备　0.1mg/ml 溴化氰对照贮备液：取溴化氰 10mg，精密称定，加乙腈适量使溶解，加水稀释至 100ml，摇匀，即得。临用前配制。

　　溴化氰对照工作液（500ng/ml）：精密量取溴化氰对照贮备液 1ml，加水稀释至 200ml，摇匀，即得。

　　③ 供试品溶液的制备　取多糖衍生物适量，配制成 10mg/ml 的溶液，即得。

　　④ 操作方法　量取吡啶联苯胺溶液 2.0ml，加水 2.0ml，混匀，20℃ 以下、暗处放置 15 分钟后，在波长 520mn 处测定吸光度，作为空白对照。量取供试品溶液 2.0ml，加吡啶联苯胺溶液 2.0ml，混匀，20℃ 以下、暗处放置 15 分钟后，在波长

520nm 处测定吸光度。分别量取溴化氰对照工作液 0.1ml、0.2ml、0.4ml、0.6ml、0.8ml、1.0ml 于试管中，每管依次加水 1.9ml、1.8ml、1.6ml、1.4ml、1.2ml、1.0ml，加入吡啶联苯胺溶液 2.0ml，混匀，20℃以下、暗处放置 15 分钟后，在波长 520mn 处测定吸光度。

⑤ 注意事项

a. 吡啶联苯胺溶液应临用前配制；溴化氰对照溶液配制时，应对 0.1mg/ml 溴化氰对照贮备液进行新鲜配制。

b. 因测定吸光度的方法是采用标准曲线，应注意系列浓度标准溶液配制准确，而且暗处放置时间足够。

⑥ 结果与计算　以对照工作液中溴化氰的含量（ng/ml），对其相应的吸光度作线性回归，求得线性回归方程，将供试品溶液的吸光度代入线性回归方程，求得供试品溶液中溴化氰的含量 B（ng/ml）。

$$供试品中溴化氰的含量（ng/mg）=B/20$$

式中，B 为供试品溶液中溴化氰的含量，ng/ml；

20 为供试品溶液中多糖衍生物的含量（mg/ml）。

（7）铁盐检查法　铁盐检查法是检测药物中残存无机铁盐的方法，在药物的合成中，铁盐通常作为催化剂参与药物合成，其在成品中可能存在微量残留，此外，铁盐残留也可由合成器皿和不锈钢管道等引入。原理为利用硫氰酸盐在酸性溶液中与供试品溶液中的三价铁生成红色的可溶性硫氰酸铁的配位化合物，与一定量标准铁溶液用同法处理后进行比色。

① 试剂　标准铁溶液的制备：称取硫酸铁铵 $[FeNH_4(SO_4)_2 \cdot 12H_2O]$ 0.863g，置 1000ml 量瓶中，加水溶解后，加硫酸 2.5ml，用水稀释至刻度，摇匀，作为贮备液。临用前，精密量取贮备液 10ml，置 100ml 量瓶中，加水稀释至刻度，摇匀，即得（每 1ml 相当于 10μg 的 Fe）。

② 操作方法　除另有规定外，取各品种项下规定量的供试品，加水溶解使成 25ml，移置 50ml 纳氏比色管中，加稀盐酸 4ml 与过硫酸铵 50mg，用水稀释使成 35ml 后，加 30%硫氰酸铵溶液 3ml，再加水适量稀释成 50ml，摇匀；如显色，立即与标准铁溶液一定量制成的对照溶液（取该品种项下规定量的标准铁溶液，置 50ml 纳氏比色管中，加水使成 25ml，加稀盐酸 4ml 与过硫酸铵 50mg，用水稀释使成 35ml，加 30%硫氰酸铵溶液 3ml，再加水适量稀释成 50ml，摇匀）比较，即得。

如供试管与对照管色调不一致时，可分别移至分液漏斗中，各加正丁醇 20ml 提取，俟分层后，将正丁醇层移置 50ml 纳氏比色管中，再用正丁醇稀释至 25ml，比较，即得。

③ 注意事项

a. 中性或碱性溶液中，Fe^{3+} 可水解生成棕色水合羟基铁离子或红色氢氧化铁沉淀，故反应需在酸性溶液中进行；硝酸中可能含有亚硝酸，能与SCN⁻作用生成红色化合物，在稀盐酸的微酸性溶液中，既可防止 Fe^{3+} 的水解，又可避免弱酸如醋酸盐、磷酸盐、砷酸盐等干扰。

b. 温度和光线影响颜色的稳定性。温度越高，褪色越快，测定时应注意供试液与标准液实验条件一致，以减少误差。标准铁贮备液应存放于阴凉处，存放期间如出现浑浊或其他异常情况，不得再使用。

c. 当供试溶液管与对照溶液管色调不一致，或所呈硫氰酸铁的颜色较浅不便比较时，可分别移入分液漏斗中，加正丁醇提取，分取正丁醇层比色。因硫氰酸铁配位离子在正丁醇等有机溶剂中的溶解度大，经萃取后比色，不仅能增加颜色深度，还能排除某些干扰物质的影响。

④ 记录　记录实验时的室温、取样量、标准铁溶液的取用毫升数和结果。

⑤ 结果与判定　供试管所显的颜色浅于对照管时，判为符合规定；供试管所显颜色深于对照管时，则为不符合规定。

（8）铵盐检查法　铵盐检查法是检测某些药品中微量铵盐的一种限度检查方法。原理是将供试品置于蒸馏瓶中，加无氨蒸馏水与氧化镁，加热蒸馏，馏出液导入酸性溶液中，最后将溶液碱化，与碱性碘化汞钾试液显色，并与标准氯化铵溶液 2.0ml 同法制得的对照液进行比较。

① 试剂与试液　标准氯化铵溶液的制备：称取氯化铵 29.7mg，置于 1000ml量瓶中，加水适量使溶解并稀释至刻度，摇匀，即得（每 1ml 相当于 10μg 的 NH_4）。

② 操作方法　除另有规定外，取各品种项下规定量的供试品，置于蒸馏瓶中，加无氨蒸馏水 200ml，加氧化镁 1g，加热蒸馏，馏出液导入加有稀盐酸 1滴与无氨蒸馏水 5ml 的 50ml 纳氏比色管中，俟馏出液达 40ml 时，停止蒸馏，加氢氧化钠试液 5 滴，加无氨蒸馏水至 50ml，加碱性碘化汞钾试液 2ml，摇匀，放置 15 分钟，如显色，与标准氯化铵溶液 2ml 按上述方法制成的对照溶液比较，即得。

③ 注意事项

a. 在整个试验中，一定要使用无氨蒸馏水。所用玻璃仪器或器具应事先用无氨蒸馏水冲洗。

b. 停止蒸馏前，一定要事先将冷凝管尖端提出液面，避免溶液倒吸。

c. 在试验中应注意空气中氨气的干扰。

d. 若碱性碘化汞钾试液放置时间过长，使用前应进行检查，方法为：取碱性碘化汞钾试液 2ml，加入于标准氯化铵溶液 5ml 与无氨水 45ml 的混合溶液中，应即时显黄棕色。

④ 记录　记录实验时的室温、取样量、标准氯化铵溶液的取用量及实验

结果。

⑤ 结果与判定 供试管所显颜色浅于对照管时，判为符合规定；反之，则判为不符合规定。

（9）重金属检查法 本法所指的重金属系指在规定实验条件下能与硫代乙酰胺或硫化钠作用显色的金属杂质。采用硫代乙酰胺试液或硫化钠试液作显色剂，以铅（Pb）的限量表示。

由于实验条件不同，分为 3 种方法。第一法适用于溶于水、稀酸或有机溶剂如乙醇的药品，供试品不经破坏，在酸性溶液中进行显色，检查重金属；第二法适用于难溶或不溶于水、稀酸或乙醇的药品，或受某些因素（如自身有颜色的药品、药品中的重金属不呈游离状态或重金属离子与药品形成配位化合物等）干扰不适宜采用第一法检查的药品，供试品需经有机破坏，残渣经处理后在酸性溶液中进行显色，检查重金属；第三法用来检查能溶于碱而不溶于稀酸（或在稀酸中即生成沉淀）的药品中的重金属。检查时，按药品项下规定的方法选用。

① 试剂与试液 标准铅溶液的制备：称取硝酸铅 0.1599g，置 1000ml 量瓶中，加硝酸 5ml 与水 50ml 溶解后，用水稀释至刻度，摇匀，作为贮备液。精密量取贮备液 10ml，置 100ml 量瓶中，加水稀释至刻度，摇匀，即得（每 1ml 相当于 10μg 的 Pb）。本液仅供当日使用。

硫代乙酰胺试液、硫化钠试液、醋酸盐缓冲液（pH 3.5）等按规定配制。

稀焦糖溶液：取蔗糖或葡萄糖约 5g，在玻棒不断搅拌下，加热至呈棕色糊状，放冷，用水溶解成约 25ml，滤过，贮于滴瓶中备用。临用时，根据供试液色泽深浅，取适量调节使用。

配制与贮存用的玻璃容器均不得含铅。

② 操作方法

第一法

除另有规定外，取 25ml 纳氏比色管 3 支，甲管中加标准铅溶液一定量与醋酸盐缓冲液（pH 3.5）2ml 后，加水或各品种项下规定的溶剂稀释成 25ml，乙管中加入按各品种项下规定的方法制成的供试品溶液 25ml，丙管中加入与乙管相同重量的供试品，加配制供试品溶液的溶剂适量使溶解，再加与甲管相同量的标准铅溶液与醋酸盐缓冲液（pH 3.5）2ml 后，用溶剂稀释成 25ml；若供试品溶液带颜色，可在甲管中滴加少量的稀焦糖溶液或其他无干扰的有色溶液，使之与乙管、丙管一致；再在甲、乙、丙三管中分别加硫代乙酰胺试液各 2ml，摇匀，放置 2 分钟，同置白纸上，自上向下透视，当丙管中显出的颜色不浅于甲管时，乙管中显示的颜色与甲管比较，不得更深。

如丙管中显出的颜色浅于甲管，应取样按第二法重新检查。如在甲管中滴加稀焦糖溶液或其他无干扰的有色溶液，仍不能使颜色一致时，应取样按第二法检查。

供试品如含高铁盐影响重金属检查时，可在甲、乙、丙三管中分别加入相同量的维生素 C 0.5～1.0g，再照上述方法检查。

配制供试品溶液时，如使用的盐酸超过 1ml，氨试液超过 2ml，或加入其他试剂进行处理者，除另有规定外，甲管溶液应取同样同量的试剂置瓷皿中蒸干后，加醋酸盐缓冲液（pH 3.5）2ml 与水 15ml，微热溶解后，移置纳氏比色管中，加标准铅溶液一定量，再用水或各品种项下规定的溶剂稀释成 25ml。

第二法

除另有规定外，当需改用第二法检查时，取各品种项下规定量的供试品，按炽灼残渣检查法（《中国药典》2015 年版四部通则 0841）进行炽灼处理，然后取遗留的残渣；或直接取炽灼残渣项下遗留的残渣；如供试品为溶液，则取各品种项下规定量的溶液，蒸发至干，再按上述方法处理后取遗留的残渣；加硝酸 0.5ml，蒸干，至氧化氮蒸气除尽后（或取供试品一定量，缓缓炽灼至完全炭化，放冷，加硫酸 0.5～1ml，使恰湿润，用低温加热至硫酸除尽后，加硝酸 0.5ml，蒸干，至氧化氮蒸气除尽后，放冷，在 500～600℃炽灼使完全灰化），放冷，加盐酸 2ml，置水浴上蒸干后加水 15ml，滴加氨试液至对酚酞指示液显微粉红色，再加醋酸盐缓冲液（pH 3.5）2ml，微热溶解后，移置纳氏比色管中，加水稀释成 25ml 作为乙管；另取配制供试品溶液的试剂，置瓷皿中蒸干后，加醋酸盐缓冲液（pH 3.5）2ml 与水 15ml，微热溶解后，移置纳氏比色管中，加标准铅溶液一定量，再用水稀释成 25ml，作为甲管；再在甲、乙两管中分别加硫代乙酰胺试液各 2ml，摇匀，放置 2 分钟，同置白纸上，自上向下透视，乙管中显出的颜色与甲管比较，不得更深。

第三法

除另有规定外，取供试品适量，加氢氧化钠试液 5ml 与水 20ml 溶解后，置纳氏比色管中，加硫化钠试液 5 滴，摇匀，与一定量的标准铅溶液同样处理后的颜色比较，不得更深。

③ 注意事项

a. 标准铅溶液应在临用前精密量取标准铅贮备液新鲜稀释配制，应当日使用。配制与贮存用的玻璃容器均不得含铅。

b. 硫代乙酰胺试液与重金属反应受溶液的 pH、硫代乙酰胺试液加入量、显色时间等因素的影响，通常用醋酸盐缓冲液（pH 3.5）2ml 调节 pH，显色剂硫代乙酰胺试液用量 2ml，显色时间为 2 分钟，是最适合显色反应的条件，故配制醋酸盐缓冲液（pH 3.5）时，要调节溶液的 pH，注意控制硫代乙酰胺的加入量和硫代乙酰胺显色剂的显色时间。

c. 为方便目视比较，这 3 种方法中的标准铅溶液用量以 2.0ml（相当于 20μg 的 Pb）为宜，颜色适中，故在检验中，如供试品取样量与标准铅溶液的取用量均未指明时，常以标准铅溶液为 2.0ml 来计算供试品的取样量，并进行试验。

d. 如取炽灼残渣项下遗留的残渣做重金属检查时，炽灼温度必须控制在 500～600℃。

e. 供试品中如含有高铁盐，在弱酸性溶液中会使硫代乙酰胺水解生成的硫化氢进一步氧化，影响检查，加入维生素 C 可将高铁离子还原为亚铁离子而消除干扰。

f. 如供试品自身为重金属的盐，在检查这类药品中的其他金属时，必须先将供试品本身的金属离子除去，再进行检查。

g. 药品本身生成的不溶性硫化物，影响重金属检查，可加入掩蔽剂以避免干扰。

h. 试验时，三管应平行操作。同时按顺序加入试剂，试剂加入量、操作条件等应一致。

④ 记录与计算 记录标准铅贮备液的来源及标准铅溶液的制备、所采用的方法、供试品取样量、供试液的制备或供试品处理的方法、标准铅溶液取用量等，以及操作过程中使用的特殊试剂、试剂名称和用量或对检查结果有影响的试剂用量、实际过程中出现的现象及实验结果等。

标准铅溶液浓度计算如下。

1mol 硝酸铅［$Pb(NO_3)_2$］的质量为 331.21g，含铅（Pb）为 207.2g，称取硝酸铅 0.1599g，配成 1000ml 贮备液，含 Pb 量为：

$$207.2×0.1599×10^6/(331.21×1000)=100.0μg/ml$$

标准铅溶液以贮备液稀释 10 倍后所得浓度为 10μg/ml。

重金属限量计算：

$$重金属限量（ppm）=\frac{标准铅溶液体积（ml）×标准铅溶液浓度（μg/ml）}{供试品取样量（g）}$$

标准铅溶液取样量计算如下。

$$V_{标准铅溶液ml数}=重金属限量（ppm）×供试品重/标准铅溶液浓度（μg/ml）$$

⑤ 结果与判定 第一法中，当丙管显示的颜色不浅于甲管时，乙管中显示的颜色与甲管比较，乙管所呈颜色浅于甲管，判为符合规定。如丙管中显出的颜色浅于甲管，应重新取样按第二法检查。如供试液略带颜色，在甲管中滴加稀焦糖溶液或其他无干扰的有色溶液，仍不能使三管颜色一致时，应取样按第二法重新检查。

第二、第三法，甲管与乙管比较，乙管所显示的颜色浅于甲管，判为符合规定。

（10）砷盐检查法　砷盐检查包括有两种方法，第一法为古蔡氏法，是利用金属锌与酸作用产生新生态的氢与药品中的砷盐反应生成具有挥发性的砷化氢，遇溴化汞产生黄色至棕色的砷斑，与同一条件下定量标准砷溶液所产生的砷斑比较，以判定砷盐的限量。第二法为二乙基二硫代氨基甲酸银法，是将生成的砷化氢气体导入盛有二乙基二硫代氨基甲酸银试液的管中，使之还原为红色胶态银，与同一条件下定量的标准砷溶液所制成的对照液比较，或在 510nm 波长处测定吸光度，以判定含砷盐的限度或含量。

① 仪器与用具

第一法（古蔡氏法）

仪器装置见图 10-2。A 为 100ml 标准磨口锥形瓶；B 为中空的标准磨口塞，上连导气管 C（外径 8.0mm，内径 6.0mm），全长约 180mm；D 为具孔的有机玻璃旋塞，其上部为圆形平面，中央有一圆孔，孔径与导气管 C 的内径一致，其下部孔径与导气管 C 的外径相适应，将导气管 C 的顶端套入旋塞下部孔内，并使管壁与旋塞的圆孔相吻合，黏合固定；E 为中央具有圆孔（孔径 6.0mm）的有机玻璃旋塞盖，与 D 紧密吻合。

第二法（二乙基二硫代氨基甲酸银法）

仪器装置如图 10-3。A 为 100ml 标准磨口锥形瓶；B 为中空的标准磨口塞，上连导气管 C（一端外径为 8mm，内径为 6mm；另一端长为 180mm，外径为 4mm，内径为 1.6mm，尖端内径为 1mm）。D 为平底玻璃管（长为 180mm，内径为 10mm，于 5.0ml 处有一刻度）。

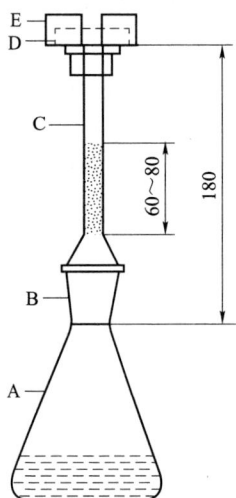

单位：mm

图 10-2　砷盐检查第一法仪器装置

② 试剂与试液　标准砷溶液的制备：称取三氧化二砷 0.132g，置 1000ml 量瓶中，加 20%氢氧化钠溶液 5ml 溶解后，用适量的稀硫酸中和，再加稀硫酸 10ml，用水稀释至刻度，摇匀，作为贮备液。临用前，精密量取贮备液 10ml，置 1000ml 量瓶中，加稀硫酸 10ml，用水稀释至刻度，摇匀，即得（每 1ml 相当于 1μg 的 As）。

碘化钾试液（临用新配）、酸性氯化亚锡试液、乙醇制溴化汞试液、溴化汞试纸、锌粒、醋酸铅棉花。

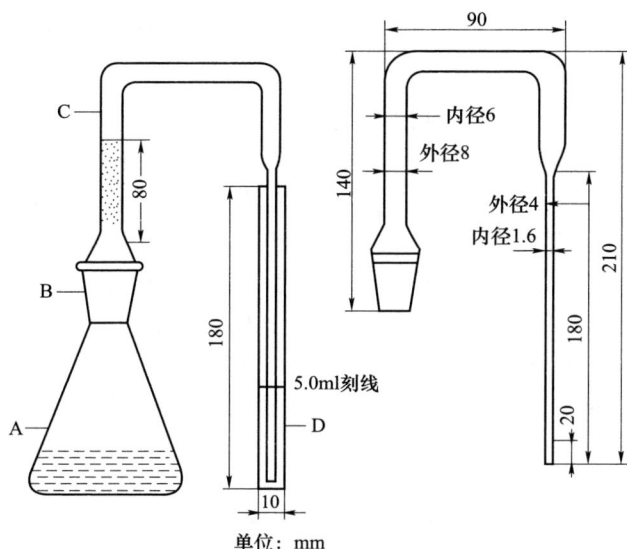

单位: mm

图 10-3　砷盐检查第二法仪器装置

③ 操作方法

第一法（古蔡氏法）

测试时，于导气管 C 中装入醋酸铅棉花 60mg，松紧适中，装管高度为 60～80mm，再于旋塞 D 的顶端平面上放一片溴化汞试纸（试纸大小以能覆盖孔径而不露出平面外为宜），盖上旋塞盖 E 并旋紧，即得。

标准砷斑的制备：精密量取标准砷溶液 2ml，置 A 瓶中，加盐酸 5ml 与水 21ml，再加碘化钾试液 5ml 与酸性氯化亚锡试液 5 滴，在室温放置 10 分钟后，加锌粒 2g，立即将照上法装妥的导气管 C 密塞于 A 瓶上，并将 A 瓶置 25～40℃ 水浴中，反应 4～5 分钟，取出溴化汞试纸，即得。若供试品需经有机破坏后再行检砷，则应取标准砷溶液代替供试品，照该品种项下规定的方法同法处理后，依法制备标准砷斑。

检查法：取按各品种项下规定方法制成的供试品溶液，置 A 瓶中，照标准砷斑的制备，自"再加碘化钾试液 5ml"起，依法操作。将生成的砷斑与标准砷斑比较，不得更深。

第二法（二乙基二硫代氨基甲酸银法）

测试时，于导气管 C 中装入醋酸铅棉花 60mg（装管高度约 80mm），并于 D 管中精密加入二乙基二硫代氨基甲酸银试液 5ml。

标准砷对照液的制备：精密量取标准砷溶液 2ml，置 A 瓶中，加盐酸 5ml 与水 21ml，再加碘化钾试液 5ml 与酸性氯化亚锡试液 5 滴，在室温放置 10 分钟后，加锌粒 2g，立即将导气管 C 与 A 瓶密塞，使生成的砷化氢气体导入 D 管中，并将

A 瓶置 25～40℃水浴中反应 4～5 分钟，取出 D 管，添加三氯甲烷至刻度，混匀，即得。

若供试品需经有机破坏后再行检查砷，则应取标准砷溶液代替供试品，照各品种项下规定的方法同法处理后，依法制备标准砷对照液。

检查法：取照各品种项下规定方法制成的供试品溶液，置 A 瓶中，照标准砷对照液的制备，自"再加碘化钾试液 5ml"起，依法操作。将所得溶液与标准砷对照液同置白色背景上，从 D 管上方向下观察、比较，所得溶液的颜色不得比标准砷对照液更深。必要时，可将所得溶液转移至 1cm 吸收池中，照紫外–可见分光光度法（《中国药典》2015 年版四部通则 0401）在 510nm 波长处以二乙基二硫代氨基甲酸银试液作空白，测定吸光度，与标准砷对照液按同法测得的吸光度比较，即得。

④ 注意事项

a. 所用仪器和试液等照此方法检查，均不应生成砷斑，或经空白试验至多生成仅可辨认的斑痕。

b. 制备标准砷斑或标准砷对照液，应与供试品检查同时进行。标准砷溶液应于试验当日配制，标准砷贮备液存放时间一般不宜超过 1 年。

c. 本法所用锌粒应无砷，锌粒大小影响反应速度，一般选用粒径 2mm 左右的锌粒。反应温度一般控制在 30℃左右。

d. 醋酸铅棉花系取脱脂棉 1.0g，浸入醋酸铅试液与水的等容混合液 12ml 中，湿透后，挤压除去过多的溶液，并使之疏松，在 100℃以下干燥后，贮于玻璃塞瓶中备用。

e. 准备溴化汞试纸所用的滤纸，应选用质量较好、组织疏松的中速定量滤纸，溴化汞试纸一般宜新鲜装备。

⑤ 记录与计算　记录采用的方法，供试品取样量，标准砷溶液取用量，操作过程，使用特殊试剂、试液的名称和用量，实验过程中出现的现象及实验结果等。

标准砷溶液的浓度计算如下。

1mol 的三氧化二砷质量为 197.82g，含砷（As）74.92×2，称取三氧化二砷 0.132g 溶于 1000ml 溶液中配成贮备液，每 1ml 含 As 量为：

$$74.92×2×0.132×1000/（197.8×1000）=0.10mg$$

标准砷溶液以贮备液定量稀释 100 倍，即为 1.0μg/ml。

砷限量计算如下。

$$砷限量\% = \frac{标准砷溶液体积（ml）×标准砷溶液浓度（g/ml）}{供试品量（g）}×100\%$$

如取标准砷溶液 2.0ml，标准砷溶液浓度 0.000001g，供试品 1.0g，则

砷限量%=2×0.000001/1×100%=0.0002%

⑥ 结果与判定　第一法供试液生成的砷斑浅于标准砷斑，判为符合规定。

第二法供试液所得的颜色浅于标准砷对照液判为符合规定；或在 510nm 波长处测得吸光度小于标准砷对照液的吸光度，判为符合规定。

（11）干燥失重测定法　药品的干燥失重是指药品在规定条件下干燥后所减失重量的百分率。减失的重量主要是水、结晶水及其他物质。由减失的重量和取样量计算干燥失重。

① 仪器与用具　烘箱（控温精度±1℃）、恒温减压干燥箱、干燥器、减压干燥器、真空泵、分析天平（感量 0.1mg）。

② 试剂与试液　干燥剂：硅胶、五氧化二磷、无水氯化钙。

③ 操作方法　取供试品,混合均匀（如为较大的结晶,应先迅速捣碎使成 2mm 以下的小粒）,取约 1g 或各品种项下规定的重量,置于与供试品相同条件下干燥至恒重的扁形称量瓶中,精密称定,除另有规定外,在 105℃干燥至恒重。由减失的重量和取样量计算供试品的干燥失重。

④ 注意事项

a. 供试品干燥时,应平铺在扁形称量瓶中,厚度不可超过 5mm,如为疏松物质,厚度不可超过 10mm。放入烘箱或干燥器进行干燥时,应将瓶盖取下,置称量瓶旁,或将瓶盖半开进行干燥；取出时,须将称量瓶盖好。置烘箱内干燥的供试品,应在干燥后取出置干燥器中放冷,然后称定重量。

b. 干燥失重在 1.0%以下的品种可只做一份,1.0%以上的品种应同时做平行实验两份。

c. 供试品如未达规定的干燥温度即融化时,除另有规定外,应先将供试品在低于熔化温度 5～10℃的温度下干燥至大部分水分除去后,再按规定条件干燥。

d. 当用减压干燥器（通常为室温）或恒温减压干燥器（温度应按各品种项下的规定设置）时,除另有规定外,压力应在 2.67kPa（20mmHg）以下。干燥器中常用的干燥剂为五氧化二磷、无水氯化钙或硅胶；恒温减压干燥器中常用的干燥剂为五氧化二磷。应及时更换干燥剂,使其保持在有效状态。

e. 采用烘箱和恒温减压干燥箱干燥时,待温度升至规定值并达到平衡后,再放入供试品,按规定条件进行干燥。

f. 称定扁形称量瓶和供试品以及干燥后的恒重,均应准确至 0.1mg 位。

⑤ 记录与计算　记录干燥时的温度、压力、干燥剂的种类,干燥与放冷至室温的时间,称量及恒重的数据、计算和结果（如做平行实验、取其平均值）等。

计算公式：

$$干燥失重\% = (W_1 + W_2 - W_3) / W_1 \times 100\%$$

式中，W_1 为供试品的重量，g；

$\qquad$ W_2 为称量瓶恒重的重量，g；

$\qquad$ W_3 为（称量瓶+供试品）恒重的重量，g。

⑥ 结果与判定　计算结果按"有效数字和数值的修约及其运算"修约，使其与标准规定限度的有效数位一致。其数值在限度要求范围内，判为符合规定；不在限度要求范围内，则判为不符合规定。

（12）水分测定法　水分测定法是药品质量标准中的常规检查项目。药品中的水分包括结晶水和吸附水。水分含量的多少，对药品的稳定性、理化性质及药效作用等均有影响，控制药品的水分可预防药品吸潮、霉变、水解、氧化等。因此，有必要对药品中的水分进行检查并控制其限度。水分测定法分为 5 种方法。

第一法（费休氏法）

① 容量滴定法　是根据碘和二氧化硫在吡啶和甲醇溶液中与水定量反应的原理来测定水分。为化学原料药水分测定中较为常用的一种方法。

a. 仪器　水分测定仪。

b. 试剂　费休氏试液、无水甲醇、吡啶等。

一般使用稳定的市售费休氏试液。临用前应标定其滴定度，标定时精密称取纯化水 10～30mg，用水分测定仪直接标定；或精密称取纯化水 10～30mg，置干燥的具塞锥形瓶中，除另有规定外，加无水甲醇适量，在避免空气中水分侵入的条件下，用费休氏试液滴定至溶液由浅黄色变为红棕色，另做空白试验，按下式计算：

$$F = W / (A - B)$$

式中，F 为每 1ml 费休氏试液相当于水的重量，mg；

$\qquad$ W 为称取纯化水的重量，mg；

$\qquad$ A 为滴定所消耗费休氏试液的容积，ml；

$\qquad$ B 为空白所消耗费休氏试液的容积，ml。

c. 操作方法　精密称取供试品适量（约消耗费休氏试液 1～5ml），除另有规定外，溶剂为无水甲醇，用水分测定仪直接测定。或精密称取供试品适量，置干燥的具塞锥形瓶中，加溶剂适量，在不断振摇（或搅拌）下用费休氏试液滴定至溶液由浅黄色变为红棕色，另做空白试验，按下式计算：

$$供试品中水分含量\% = (A - B)F / W \times 100\%$$

式中，A 为供试品所消耗费休氏试液的体积，ml；

$\qquad$ B 为空白所消耗费休氏试液的体积，ml；

$\qquad$ F 为每 1ml 费休氏试液相当于水的重量，mg；

$\qquad$ W 为供试品的重量，mg。

d. 注意事项

一是所用仪器应干燥，并能避免空气中水分的侵入；测定应在干燥处进行。

二是费休氏试液应遮光，密封，阴凉干燥处保存。

三是如供试品吸湿性较强，可称取供试品适量置干燥的容器中，密封（可在干燥的隔离箱中操作），精密称定，用干燥的注射器注入适量无水甲醇或其他适宜溶剂，精密称定总重量，振摇使供试品溶解，测定该溶液水分。洗净并烘干容器，精密称定其重量。同时测定溶剂的水分。按下式计算：

$$供试品中水分含量 = \frac{(W_1 - W_3)c_1 - (W_1 - W_2)c_2}{W_2 - W_3} \times 100\%$$

式中，W_1 为供试品、溶剂和容器的重量，g；

W_2 为供试品、容器的重量，g；

W_3 为容器的重量，g；

c_1 为供试品溶液的水分含量，g/g；

c_2 为溶剂的水分含量，g/g。

四是对热稳定的供试品，亦可将水分测定仪和市售卡氏干燥炉联用测定水分。即将一定量的供试品在干燥炉或样品瓶中加热，并用干燥气体将蒸发出的水分导入水分测定仪中测定。

② 库仑滴定法　本法以卡尔–费休氏（Karl–Fischer）反应为基础，应用永停滴定法（《中国药典》2015 年版四部通则 0701）测定水分。与容量滴定法相比，库仑滴定法中滴定剂碘不是从滴定管加入，而是由含有碘离子的阳极电解液电解产生。一旦所有水被滴定完全，阳极电解液中就会出现少量过量的碘，使铂电极极化而停止碘的产生。根据法拉第定律，产生碘的量与通过的电量成正比，因此可以通过测量电量总消耗的方法来测定水分总量。

a. 试剂　费休氏试液按卡尔–费休氏库仑滴定仪的要求配制或使用市售费休氏试液，无需标定滴定度。

b. 操作方法　于滴定杯加入适量费休氏试液，先将试液和系统中的水分预滴定除去，然后精密量取供试品适量（含水量约为 0.5～5mg），迅速转移至滴定杯中，以永停滴定法（《中国药典》2015 年版四部通则 0701）指示终点，从仪器显示屏上直接读取供试品中水分的含量，其中每 1mg 水相当于 10.72 库仑电量。

c. 注意事项　本法主要用于测定含微量水分（0.0001%～0.1%）的供试品，特别适用于测定化学惰性物质如烃类、醇类和酯类中的水分。

所用仪器应干燥，并能避免空气中水分的侵入；测定操作应在干燥处进行。

第二法（烘干法）

本法适用于不含或少含挥发性成分的药品。

操作方法：取供试品 2～5g，平铺于干燥至恒重的扁形称量瓶中，厚度不超过 5mm，疏松供试品不超过 10mm，精密称定，开启瓶盖在 100～105℃干燥 5 小时，将瓶盖盖好，移置干燥器中，放冷 30 分钟，精密称定，再在上述温度干燥 1 小时，放冷，称重，至连续两次称重的差异不超过 5mg 为止。根据减失的重量，计算供试品中含水量（%）。

第三法（减压干燥法）

本法适用于含有挥发性成分的贵重药品。

减压干燥器：取直径 12cm 左右的培养皿，加入五氧化二磷干燥剂适量，铺成 0.5～1cm 的厚度，放入直径 30cm 的减压干燥器中。

操作方法：取供试品 2～4g，混合均匀，分别取 0.5～1g，置于已在供试品同样条件下干燥并称重的称量瓶中，精密称定，打开瓶盖，放入上述减压干燥器中，抽气减压至 2.67kPa（20mmHg）以下，并持续抽气半小时，室温放置 24 小时。在减压干燥器出口连接无水氯化钙干燥管，打开活塞，待内外压一致，关闭活塞，打开干燥器，盖上瓶盖，取出称量瓶迅速精密称定重量，计算供试品中的含水量（%）。

第四法（甲苯法）

仪器装置：见图 10-4。图中 A 为 500ml 的短颈圆底烧瓶；B 为水分测定管；C 为直形冷凝管，外管长 40cm。使用前，全部仪器应清洁，并置烘箱中烘干。

操作方法：取供试品适量（约相当于含水量 1～4ml），精密称定，置于 A 瓶中，加甲苯约 200ml，必要时加入干燥、洁净的无釉小瓷片数片或玻璃珠数粒，连接仪器，自冷凝管顶端加入甲苯至充满 B 管的狭细部分。将 A 瓶置电热套中或用其他适宜方法缓缓加热，待甲苯开始沸腾时，调节温度，使每秒馏出 2 滴。待水分完全馏出，即测定管刻度部分的水量不再增加时，将冷凝管内部先用甲苯冲洗，再用饱蘸甲苯的长刷或其他适宜方法，将管壁上附着的甲苯推下，继续蒸馏 5 分钟，放冷至室温，拆卸装置，如有水黏附在 B 管的管壁上，可用蘸甲苯的铜丝推下，放置使水分与甲苯完全分离（可加亚甲蓝粉末少量，使水染成蓝色，以便分离观察）。检读水量，并计算成供试品的含水量（%）。

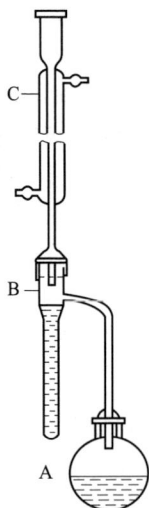

图 10-4 甲苯法仪器装置

注意事项：一是测定用的甲苯须先加水少量充分振摇后放置，将水层分离弃去，经蒸馏后使用。二是测定用的供试品，一般先破碎成直径不超过 3mm 的颗粒或碎片；直径和长度在 3mm 以下的可不破碎。

第五法（气相色谱法）

本法是利用气相色谱法测定水分。

色谱条件与系统适用性试验：用直径为 0.18～0.25mm 的二乙烯苯-乙基乙烯苯型高分子多孔小球作为载体，或采用极性与之相适应的毛细管柱，柱温为 140～150℃，热导检测器检测；注入无水乙醇，照气相色谱法（《中国药典》2015 年版四部通则 0521）测定，应符合下列要求：理论板数按水峰计算应大于 1000，理论板数按乙醇峰计算应大于 150；水和乙醇两峰的分离度应大于 2；用无水乙醇进样 5 次，水峰面积的相对标准偏差不得大于 3.0%。

对照溶液的制备：取纯化水约 0.2g，精密称定，置 25ml 量瓶中，加无水乙醇至刻度，摇匀，即得。

供试品溶液的制备：取供试品适量（含水量约 0.2g），剪碎或研细，精密称定，置具塞锥形瓶中，精密加入无水乙醇 50ml，密塞，混匀，超声处理 20 分钟，放置 12 小时，再超声处理 20 分钟，密塞放置，待澄清后倾取上清液，即得。对照溶液与供试品溶液的配制须用新开启的同一瓶无水乙醇。

测定法：取无水乙醇、对照溶液及供试品溶液各 1～5μl，注入气相色谱仪，测定，即得。

用外标法计算供试品中的含水量。计算时应扣除无水乙醇中的含水量，方法如下：

$$\text{对照溶液中实际加入的水的峰面积}=\text{对照溶液中总水峰面积}-K\times\text{对照溶液中乙醇峰面积}$$

$$\text{供试品中水的峰面积}=\text{供试品溶液中总水峰面积}-K\times\text{供试品溶液中乙醇峰面积}$$

$$K=\frac{\text{无水乙醇中水峰面积}}{\text{无水乙醇中乙醇峰面积}}$$

（13）炽灼残渣检查法　炽灼残渣是指药品经加热灼烧至完全灰化，再加硫酸 0.5～1.0ml 并炽灼 700～800℃至恒重后遗留的金属氧化物或其硫酸盐。

① 仪器用具　马福炉、坩埚、分析天平。

② 试液　硫酸（分析纯）。

③ 操作方法　取供试品 1.0～2.0g 或各品种项下规定的重量，置已炽灼至恒重的坩埚（如供试品分子结构中含有碱金属或氟元素，则应使用铂坩埚）中，精密称定，缓缓炽灼至完全炭化，放冷；除另有规定外，加硫酸 0.5～1ml 使湿润，低温加热至硫酸蒸气除尽后，在 700～800℃炽灼使完全灰化，移置干燥器内，放冷，精密称定后，再在 700～800℃炽灼至恒重，即得。如需将残渣留作重金属检查，则炽灼温度必须控制在 500～600℃。

④ 注意事项

a. 炭化时应在电炉上缓缓灼烧，避免供试品受热骤然膨胀或燃烧而溢出。炽灼至样品全部变黑色，不再冒烟，放冷至室温。应在通风柜中进行。

b. 炭化后加硫酸时应加热至硫酸蒸气除尽，白烟完全消失。应在通风柜内进行。

c. 坩埚应编码标记，包括盖子，从马福炉中取出时的温度、先后顺序、放冷时间以及称量顺序，均应前后一致。

d. 坩埚放冷后干燥器内易形成负压，应小心开启干燥器。

⑤ 计算

$$炽灼残渣\% = \frac{残渣及坩埚重量 - 空坩埚重量}{供试品重量} \times 100\%$$

⑥ 结果与判定　计算结果按"有效数字和数值的修约及其运算"修约，使其与标准规定限度的有效数位一致。其数值≤限度值，判为符合规定；数值＞限度值，则判为不符合规定。

（14）易炭化物检查法　该法系检查药物中夹杂有遇硫酸易炭化或易氧化而呈色的有机杂质。检查时，将一定量的供试品加入硫酸中溶解后，静置，产生的颜色与标准比色液比较，以控制易炭化物限量。

① 试剂与试液　硫酸、各种色调色号标准比色液（按药典规定配制）。

② 操作方法　取内径一致的比色管两支：甲管中加各品种项下规定的对照溶液 5ml；乙管中加硫酸［含 H_2SO_4 94.5%～95.5%（g/g）］5ml 后，分次缓缓加入规定量的供试品，振摇使溶解。除另有规定外，静置 15 分钟后，将甲乙两管同置白色背景前，平视观察，乙管中所显颜色不得较甲管更深。

③ 注意事项

a. 供试品如为固体，应先研成细粉。如需加热才能溶解时，可取供试品与硫酸混合均匀，加热溶解后，放冷，再移置比色管中。

b. 比色管应干燥、洁净，如乙管中加硫酸后，在加入供试品之前已显色，应重新洗涤比色管，干燥后使用。

c. 乙管必须先加硫酸再加供试品，以防供试品黏结不易溶解完全。

d. 必须分次向乙管缓缓加入供试品，边加边振摇，使溶解完全，避免因一次加入量过多而导致供试品结块。

④ 结果与判定　乙管所显颜色如浅于甲管，判为符合规定；乙管所显颜色如深于甲管，则判为不符合规定。

（15）合成多肽中的醋酸测定法　该法系用液相色谱法测定合成多肽中醋酸或醋酸盐的含量。原理是依据醋酸在 210nm 波长处的末端吸收与其浓度成正比，因此，以冰醋酸为外标，制备醋酸对照溶液。通过醋酸峰面积与其浓度的对应关系来计算供试品中的醋酸含量。

① 仪器 高效液相色谱仪。

② 操作方法 除另有规定外，按下列方法测定。

对照溶液的制备：取冰醋酸适量，精密称定，用流动相 A–流动相 B（95:5）的混合溶液定量稀释制成每 1ml 中约含 0.1mg 的溶液（浓度可随供试品中醋酸的含量作适当调整）。

供试品溶液的制备：照各品种项下规定的方法制备（取样量应根据其醋酸含量而定）。

色谱条件与系统适用性试验：用十八烷基硅烷键合硅胶为填充剂（250mm×4.6mm，5μm）；以磷酸溶液（在 1000ml 水中加磷酸 0.7ml，用 0.42%氢氧化钠溶液调节 pH 至 3.0）为流动相 A；甲醇为流动相 B；流速为每分钟 1.2ml；检测波长为 210mn。按表 10–1 进行梯度洗脱。理论板数按醋酸峰计算应不低于 2000。醋酸峰的保留时间约在 3~4 分钟。

表 10–1 流动相洗脱梯度

时间（分钟）	流动相 A（%）	流动相 B（%）
0~5	95	5
5~10	50	50
10~20	50	50
20~22	95	5
22~30	95	5

测定法：精密量取对照溶液和供试品溶液各 10μl，分别注入液相色谱仪，记录色谱图，按外标法以峰面积计算多肽中醋酸的含量。

③ 注意事项及计算可详见高效液相色谱法项下。

（16）2–乙基己酸测定法 2–乙基己酸在β–内酰胺类抗生素的合成过程中，被作为钠离子、钾离子或镁离子的载体参与合成过程，因此其在成品中会有微量的残留。本法系采用气相色谱法测定β–内酰胺类药物中的 2–乙基己酸的量。

① 仪器 气相色谱仪。

② 操作方法 色谱条件与系统适用性试验：用聚乙二醇（PEG–20M）或极性相似的毛细管柱；柱温为 150℃；进样口温度为 200℃；检测器温度为 300℃。2–乙基己酸峰的理论板数应不低于 5000，各色谱峰之间的分离度应大于 2.0。取对照品溶液连续进样 5 次，2–乙基己酸峰与内标峰面积之比的相对标准偏差应不大于 5%。

内标溶液的制备：称取 3–环己丙酸约 100mg，置 100ml 量瓶中，用环己烷溶解并稀释至刻度，摇匀，即得。

供试品溶液的制备：精密称取供试品约 0.3g，加 33% 盐酸溶液 4.0ml 使溶解，精密加入内标溶液 1ml，剧烈振摇 1 分钟，静置使分层（如有必要，可离心），取上层溶液作为供试品溶液。必要时可进行二次提取：分取出下层溶液，精密加入内标溶液 1ml，剧烈振摇 1 分钟，静置使分层（如有必要，可离心），弃去下层溶液，合并上清液，作为供试品溶液。

对照品溶液的制备：精密称取 2-乙基己酸对照品 75mg，置 50ml 量瓶中，用内标溶液溶解并稀释至刻度，摇匀。精密量取 1ml，加 33% 盐酸溶液 4.0ml，剧烈振摇 1 分钟，静置使分层（如有必要，可离心），取上层溶液作为对照品溶液。如供试品进行二次提取，对照品也相应进行二次提取：分取出下层溶液，加入内标溶液 1ml，再剧烈振摇 1 分钟，静置分层（如有必要，可离心），弃去下层溶液，合并上清液，作为对照品溶液。

测定法：取对照品溶液与供试品溶液各 1μl，分别注入气相色谱仪，记录色谱图，计算结果。

③ 计算　按照以下公式计算 2-乙基己酸含量（%）：

$$2-乙基己酸含量（\%）=\frac{A_T \times I_R \times M_R \times 0.02}{A_R \times I_T \times M_T} \times 100\%$$

式中，A_T 为供试品溶液色谱图中 2-乙基己酸的峰面积；

A_R 为对照品溶液色谱图中 2-乙基己酸的峰面积；

I_T 为供试品溶液色谱图中内标的峰面积；

I_R 为对照品溶液色谱图中内标的峰面积；

M_T 为供试品的重量，g；

M_R 为 2-乙基己酸对照品的重量，g。

2. 有机杂质或有关物质检查法　主要由于原材料、生产工艺和贮藏过程中可能引入的杂质，为保证原料药的安全有效，对杂质进行严格控制，故对杂质的检查在原料药检验中是重要的检验项目，原料药的杂质包括已知杂质、未知杂质等。采用的检验方法具有专属、灵敏、简便的特点，目前应用薄层色谱法、高效液相色谱法及紫外-可见分光光度法等，也有容量分析法、重量法、显色反应或比浊法等。

另外化学原料药自身有不少存在异构体，一般在检验中进行异构体检查，以控制异构体比例，大多数采用色谱法进行检测。

（1）薄层色谱法　在有关物质检查中，薄层色谱法是常用方法之一，通常采用前述方法，其中明确了供试品溶液、对照品溶液的制备、点样量、薄层板、展开剂、展开条件和检测手段，用于已知杂质检查时，可用一种或几种一定量已知杂质对照同时展开、检查、比较；用于未知杂质检查时，可用供试品溶液或主成分对照品溶液自身稀释对照法；如同时含有已知杂质和未知杂质，可杂质对照品法和自身稀释对照法并用。通常规定了杂质斑点数和单一杂质量，而且斑点清晰分离。

① 杂质对照品法　适用于已知杂质并存在杂质对照品的样品检查。

② 供试品自身对照法　适用于无杂质对照品的情况，将供试品溶液按限量要求稀释至一定浓度作为对照溶液，与供试品溶液分别点于同一薄层板，展开、检查，供试品溶液所显杂质斑点，不得深于对照溶液所显主斑点。要求供试品与所检杂质所显颜色一致，显示灵敏度也相同。

③ 对照药物法　当无适当的杂质作对照品，尤其是供试品所显示的杂质斑点与主成分斑点有差异，难以判断时，可采用与供试品相同的药品作为对照品，此对照品中所含待检杂质应符合限量要求，且稳定性好。

（2）高效液相色谱法　最常采用的检测方法，具体操作见前述高效液相色谱法的要求，通常用于有机杂质、有关物质等的检查，方法中除引用含量测定项下的色谱条件外，对于色谱条件与系统适用性都有相应要求与规定，通常采用紫外检测器，并明确供试品溶液和对照溶液或对照品溶液的制备方法。

对于已知杂质的检查，采用杂质对照品外标法得到杂质量；对于一般的有关物质，通常采用自身对照法为多。

① 加校正因子的主成分自身对照法　在建立方法时，按照各品种项下的规定，精密称取杂质对照品和待测成分对照品各适量。配制测定杂质校正因子的溶液，进样，记录色谱图，计算得到校正因子。测定杂质含量时，按各品种项下规定的杂质限度，将供试品溶液稀释成与杂质限度相当的溶液作为对照溶液，分别取供试品溶液和对照品溶液，进样，得供试品溶液色谱图中的杂质峰面积，分别乘以相应的校正因子后与对照溶液主成分的峰面积比较，计算杂质含量。

② 不加校正因子的主成分自身对照法　测定杂质含量时，如没有杂质对照品，可采用不加校正因子的主成分自身对照法，此法在日常检验中是最普遍采用的方法之一，按各品种项下规定的杂质限度，将供试品溶液稀释成与杂质限度相当的溶液作为对照溶液，分别取供试品溶液和对照品溶液，进样，色谱图上杂质的峰面积与对照溶液主成分的峰面积比较，计算杂质含量。

（3）气相色谱法　通常采用《中国药典》2015 年版通则 0521 所述方法，除药品中残留溶剂外，也可用于一些挥发性有机杂质的检查。

（4）分子排阻法　可用于检测高分子杂质检查，一般用于抗生素原料药在生产及贮存过程中产生的高分子聚合物及可能产生引起过敏反应的高分子物质的检查，是抗生素类原料药的特殊控制。

（5）紫外-可见分光光度法　取供试品，通过测定吸光度，来控制杂质的限量，目前这种方法应用已不多见。

（6）电泳法和毛细管电泳法　可用于有机杂质、有关物质等的检查，定量测定采用内标法或面积归一化法。

（7）容量分析法　除了上述阐述的限量检查法，还有一些药品采用化学分析法对杂质或有关物质进行检验测定，如维生素 E 中的生育酚检查，甲状腺粉的脂肪检查等。

3. 残留溶剂测定法　药品中的残留溶剂系指在原料药或辅料的生产中，以及在制剂制备过程中使用的，但在工艺过程中未能完全去除的有机溶剂。除另有规定外，药品中常见的残留溶剂及限度见《中国药典》2015 年版四部通则 0861 的规定；对其他溶剂，应根据生产工艺的特点，制定相应的残留溶剂限度，使其符合产品规范、药品生产质量管理规范（GMP）或其他基本的质量要求。

（1）仪器　气相色谱仪，带 FID 检测器、顶空进样装置。

（2）色谱柱

毛细管柱：除另有规定外，极性相近的同类色谱柱之间可以互换使用。

非极性色谱柱：固定液为 100% 的二甲基、聚硅氧烷的毛细管柱。

极性色谱柱：固定液为聚乙二醇（PEG–20M）的毛细管柱。

中极性色谱柱：固定液为（35%）二苯基–（65%）甲基聚硅氧烷、（50%）二苯基–（50%）二甲基聚硅氧烷、（35%）二苯基–（65%）二甲基聚硅氧烷、（14%）氰丙基苯基–（86%）二甲基聚硅氧烷、（6%）氰丙基苯基–（94%）二甲基聚硅氧烷的毛细管柱等。

弱极性色谱柱：固定液为（5%）苯基–（95%）甲基聚硅氧烷、（5%）二苯基–（95%）二甲基硅氧烷共聚物的毛细管柱等。

填充柱：以直径为 0.18～0.25mm 的二乙烯苯–乙基乙烯苯型高分子多孔小球或其他适宜的填料作为固定相。

（3）供试品溶液的制备

① 顶空进样　除另有规定外，精密称取供试品 0.1～1g；通常以水为溶剂；对于非水溶性药物，可采用 N，N–二甲基甲酰胺、二甲基亚砜或其他适宜溶剂；根据供试品和待测溶剂的溶解度，选择适宜的溶剂且应不干扰待测溶剂的测定。根据各品种项下残留溶剂的限度规定配制供试品溶液，其浓度应满足系统定量测定的需要。

② 溶液直接进样　精密称取供试品适量，用水或合适的有机溶剂使溶解；根据各品种项下残留溶剂的限度规定配制供试品溶液，其浓度应满足系统定量测定的需要。

（4）对照品溶液的制备　精密称取各品种项下规定检查的有机溶剂适量，采用与制备供试品溶液相同的方法和溶剂制备对照品溶液；如用水作溶剂，应先将待测有机溶剂溶解在 50%二甲基亚砜或 N，N–二甲基甲酰胺溶液中，再用水逐步稀释。若为限度检查，根据残留溶剂的限度规定确定对照品溶液的浓度；若为定量测定，为保证定量结果的准确性，应根据供试品中残留溶剂的实际残留量确定对照品溶液的浓度；通常对照品溶液色谱峰面积不宜超过供试品溶液中对应的残留溶剂色谱峰面积的 2 倍。

必要时，应重新调整供试品溶液或对照品溶液的浓度。

（5）系统适用性试验　用待测物的色谱峰计算，毛细管色谱柱的理论板数一般不低于 5000；填充柱的理论板数一般不低于 1000。色谱图中，待测物色谱峰与其相邻色谱峰的分离度应大于 1.5。以内标法测定时，对照品溶液连续进样 5 次，所得待测物与内标物峰面积之比的相对标准偏差（RSD）应不大于 5%；若以外标法测定，所得待测物峰面积的 RSD 应不大于 10%。

（6）测定法

① 第一法（毛细管柱顶空进样等温法）当需要检查有机溶剂的数量不多，且极性差异较小时，可采用此法。

色谱条件：柱温一般为 40～100℃；常以氮气为载气，流速为每分钟 1.0～2.0ml；以水为溶剂时，顶空瓶平衡温度为 70～85℃，顶空瓶平衡时间为 30～60 分钟；进样口温度为 200℃；如采用火焰离子化检测器（FID），温度为 250℃。

测定：取对照品溶液和供试品溶液，分别连续进样不少于 2 次，测定待测峰的峰面积。

对色谱图中未知有机溶剂的鉴别，可参考《中国药典》2015 年版四部通则 0861 相关规定进行初筛。

② 第二法（毛细管柱顶空进样系统程序升温法）当需要检查的有机溶剂数量较多，且极性差异较大时，可采用此法。

色谱条件：柱温一般先在 40℃维持 8 分钟，再以每分钟 8℃的升温速率升至 120℃，维持 10 分钟；以氮气为载气，流速为每分钟 2.0ml；以水为溶剂时顶空瓶平衡温度为 70～85℃，顶空瓶平衡时间为 30～60 分钟；进样口温度为 200℃；如采用 FID 检测器，进样口温度为 250℃。具体到某个品种的残留溶剂检查时，可根据该品种项下残留溶剂的组成调整升温程序。

测定：取对照品溶液和供试品溶液，分别连续进样不少于 2 次，测定待测峰的峰面积。对色谱图中未知有机溶剂的鉴别，可参考《中国药典》2015 年版四部通则 0861 相关规定进行初筛。

③ 第三法（溶液直接进样法）可采用填充柱，亦可采用适宜极性的毛细管柱。

测定：取对照品溶液和供试品溶液，分别连续进样 2～3 次，测定待测峰的峰面积。

限度检查：除另有规定外，按各品种项下规定的供试品溶液浓度测定。以内标法测定时，供试品溶液所得被测溶剂峰面积与内标峰面积之比不得大于对照品溶液的相应比值。以外标法测定时，供试品溶液所得被测溶剂峰面积不得大于对照品溶液的相应峰面积。以标准加入法测定时，供试品溶液所得被测溶剂峰面积与内标峰面积之比不得大于对照品溶液相应色谱峰面积在扣除供试品溶液峰面积与内标峰面积的比值。

定量测定：按内标法或外标法计算各残留溶剂的量。

（7）注意事项

① 除另有规定外，顶空条件的选择

a. 应根据供试品中残留溶剂的沸点选择顶空平衡温度。对沸点较高的残留溶剂，通常选择较高的平衡温度；但此时应兼顾供试品的热分解特性，尽量避免供试品产生的挥发性热分解产物对测定的干扰。

b. 顶空平衡时间一般为 30～45 分钟，以保证供试品溶液的气液两相有足够的时间达到平衡。顶空平衡时间通常不宜过长，如超过 60 分钟，可能引起顶空瓶的气密性变差，导致定量准确性的降低。对于有传输管的顶空进样器，传输管温度应适当，通常比进样针温度高 10℃左右。

c. 对照品溶液与供试品溶液必须使用相同的顶空条件。

② 定量方法的验证　当采用顶空进样时，供试品与对照品处于不完全相同的基质中，故应考虑气液平衡过程中的基质效应（供试品溶液与对照品溶液组成差异对顶空气液平衡的影响），由于标准加入法可以消除供试品溶液基质与对照品溶液基质不同所致的基质效应的影响，故通常采用标准加入法验证定量方法的准确性；当标准加入法与其他定量方法的结果不一致时，应以标准加入法的结果为准。

③ 干扰峰的排除　供试品中的未知杂质或其挥发性热降解物易对残留溶剂的测定产生干扰。干扰作用包括在测定的色谱系统中未知杂质或其挥发性热降解物与待测物的保留值相同（共出峰）；或热降解产物与待测物的结构相同（如甲氧基热裂解产生甲醇）。当测定的残留溶剂超出限度，但未能确定供试品中是否有未知杂质或其挥发性热降解物对测定有干扰作用时，应通过试验排除干扰作用的存在。对第一类干扰作用，通常采用在另一种极性不同的色谱柱系统中对相同供试品再进行测定，比较不同色谱系统中测定结果的方法。如两者结果一致，则可以排除测定中有共出峰的干扰；如两者结果不一致，则表明测定中有共出峰的干扰，对第二类干扰作用，通常要通过测定已知不含该溶剂的对照样品来加以判断。

④ 含氮碱性化合物的测定 普通气相色谱仪中的不锈钢管路、进样器的衬管等对有机胺等含氮碱性化合物具有较强的吸附作用，致使其检出灵敏度降低，应采用惰性的硅钢材料或镍钢材料管路；采用溶液直接进样法测定时，供试品溶液应不呈酸性，以免待测物与酸反应后不易气化。通常采用弱极性的色谱柱或其填料预先经碱处理过的色谱柱分析含氮碱性化合物，如果采用胺分析专用柱进行分析，效果更好。对不宜采用气相色谱法测定的含氮碱性化合物，如 N-甲基吡咯烷酮等，可采用其他方法如离子色谱法等测定。

⑤ 检测器的选择 对含卤素元素的残留溶剂如三氯甲烷等，采用电子捕获检测器（ECD），易得到高的灵敏度。

⑥ 由于不同的实验室在测定同一供试品时可能采用了不同的实验方法，当测定结果处于合格与不合格边缘时，以采用内标法或标准加入法为准。

⑦ 顶空平衡温度一般应低于溶解供试品所用溶剂的沸点 10℃ 以下，能满足检测灵敏度即可；对于沸点过高的溶剂，如甲酰胺、2-甲氧基乙醇、2-乙氧基乙醇、乙二醇、N-甲基吡咯烷酮等，用顶空进样测定的灵敏度不如直接进样，一般不宜用顶空进样方式测定。

⑧ 利用保留值定性是气相色谱中最常用的定性方法。色谱系统中载气的流速、载气的温度和柱温等的变化都会使保留值改变，从而影响定性结果。校正相对保留时间（RART）只受柱温和固定相性质的影响，以此作为定性分析参数较可靠。应用中通常选用甲烷测定色谱系统的死体积（t_0），以丁酮为参比物，

$$RART = \frac{t_R - t_0}{t_R' - t_0}$$

式中，t_R 为组分的保留时间；

t_R' 为参比物的保留时间。

将得到的 RART 值与《中国药典》2015 年版四部通则 0861 规定的 RART 值比较，确定供试品中的残留溶剂种类，利用 RART 定性的时间窗可设定为 5%。

（8）应用

① 测定方法的初步选择 根据待测样品的结构和溶解性，选择合适的顶空条件和溶剂；根据实验中确定的待检的残留溶剂种类，在通则项下各有机溶剂等温法测定的保留值表和各有机溶剂在程序升温法测定的保留值表中选择合适的色谱柱系统以达到最好的分离，选择一种与待测残留溶剂无干扰的内标。

② 测定方法的考察与优化 用所选溶剂配制对照品溶液并加入内标，并在所选色谱柱系统考察是否能够达到分离要求，内标是否合适。如不能达到要求，根

据情况适当地调整，如调整柱温、流速等，或选用其他色谱柱系统。

精密称取样品 0.2g 置于 20ml 顶空瓶中，加溶剂 2.0ml 溶解，加盖密封作为供试品溶液。在所确定的色谱条件下测定，考察供试品中待测残留溶剂是否达到分离要求，内标峰是否有干扰，如不能达到要求，根据情况适当调整，如调整柱温、流速等，或选用其他色谱柱系统，最终确定色谱条件和内标。

③ 测定步骤的选择　供试品残留溶剂测定要求中规定检测的残留溶剂种类较少时，可选择传统的测定方法，即按标准中规定检测的残留溶剂种类配制对照品溶液，以最终确定的测定方法分别测定供试品溶液，计算供试品中残留溶剂的量。

供试品残留溶剂测定标准中规定的残留溶剂种类较多，但实际所含有的残留溶剂种类较少时，可先测定供试品溶液，利用残留溶剂双柱初筛确定供试品中实际所含残留溶剂的种类，配制相应的对照品溶液，以建立的气相色谱方法测定供试品溶液和对照品溶液，计算供试品残留溶剂的量。

④ 定量测定　配制足够量的一定浓度的内标溶液备用。一般精密称取样品 0.2g 置于顶空瓶中，加内标溶液 2.0ml 溶解，加盖密封作为供试品溶液。根据供试品溶液的浓度计算按限度应配制的对照品溶液浓度，并用内标溶液稀释。

在相同条件下测定对照品和供试品，并按内标法计算结果，或直接外标法进行测定和计算。具体计算可见气相色谱法项下的计算。

（9）结果与判定　测定结果小于规定的限度的组分，为残留溶剂项符合规定的组分。

第四节　含量测定

含量测定是指准确测定药品有效成分或指标性成分的含量，化学原料药的含量测定是评价药品质量的主要指标之一，因此要考虑测定结果的重复性与精密度。对于测定方法，根据药物的化学结构、理化性质和使用该药物生产制剂剂量等特点综合考虑适宜的方法，应能准确测试有效成分的含量，并应具有一定的分辨力、专属性、稳定性和灵敏度，其准确度和精密度均高。化学原料药自身的纯度较高，含量限度比较严格，一般低限不低于 98.0%，高限不得过 101.0%。如果杂质可严格控制，则可着重于测定方法的准确性。

化学原料药的含量测定方法常采用光谱法和色谱法，下面主要介绍几种化学原料药特殊的含量测定方法。

一、氧瓶燃烧法

（一）概述

氧瓶燃烧法系指将含有卤素或硫等元素的有机物，在充满氧气的燃烧瓶中，在铂丝的催化作用下进行燃烧，使有机化合物快速分解为水溶性的无机离子型产物，燃烧产物被吸入吸收液后，采用适宜的分析方法检查或测定卤素或硫等元素的含量。吸收液常用水、稀酸、稀碱、过氧化氢溶液或含有过氧化氢的稀酸、稀碱溶液。

（二）仪器与用具

1. 仪器装置 燃烧瓶为 500ml、1000ml 或 2000ml 磨口、硬质玻璃锥形瓶，瓶塞应严密、空心，底部熔封铂丝一根（直径为 1mm），铂丝下端做成网状或螺旋状，长度约为瓶身长度的 2/3（图 10-5）。

2. 检验用具 无灰滤纸（称取和包裹供试品用）；透明胶纸袋（称取液体供试品用）。

（三）试药与试液

供氧装置，一般用氧气瓶；吸收液按各该品种项下的规定。

图 10-5 燃烧瓶

（四）操作方法

按各品种项下的规定，精密称取供试品适量；如为固体应研细，并置准备好的无灰滤纸中心，液体样品置由透明胶纸折叠好的纸袋中；按《中国药典》2015年版四部通则 0703 规定的方法折叠后（图 10-6），将胶纸对折，紧粘住底部及另一边，并使上口敞开；精密称定重量，用滴管将供试品从上口滴在无灰滤纸条上，立即捏紧粘住上口，精密称定重量，两次重量之差即为供试品的重量，将含有供试品的纸袋固定于铂丝下端的网内或螺旋处，使尾部露出。另在燃烧瓶内按各品种项下的规定加入吸收液，并将瓶口用水湿润，小心急速通入氧气约 1 分钟（通气管应接近液面，使瓶内空气排尽），立即用表面皿覆盖瓶口，移置他处；点燃包有供试品的滤纸尾部，迅速放入燃烧瓶中，按紧瓶塞，用水少量封闭瓶口，俟燃烧完毕（应无黑色碎片），充分振摇，使生成的烟雾被完全吸入吸收液中，放置 15 分钟，用水少量冲洗瓶塞及铂丝，合并洗液及吸收液。同法另做空白试验然后按各品种项下规定的方法进行检查或测定。

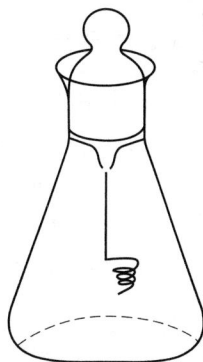

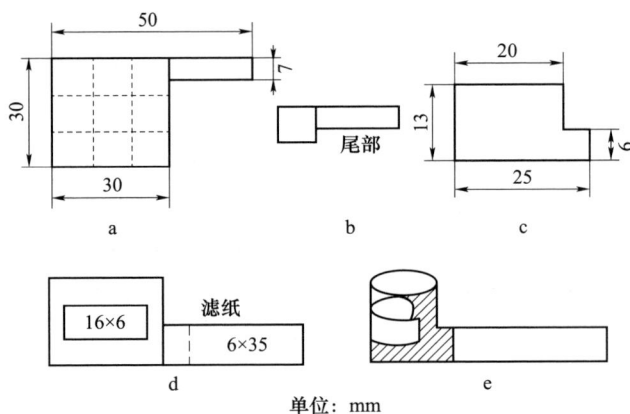

单位：mm

图 10-6 滤纸折叠方法

（五）注意事项

（1）取样用的无灰滤纸剪裁和折叠时，手不能接触滤纸，特别是测定和检查氯化物，可将无灰滤纸夹在其他洁净的纸张中间，剪后用镊子折叠并夹入螺旋状铂丝中；液体样品取样亦可在供固体取样的无灰滤纸中心一格位置加垫 1～2 张小无灰滤纸片，将少量供试品滴加在小滤纸片上，立即按规定折叠。液体及易挥发的样品，应在燃烧瓶内加入吸收液，通氧气后取样，以减少样品的挥发及在滤纸上的渗透。

（2）将铂丝绕成螺旋状，在操作中尽量将螺旋底部缠密，使孔隙小，并保持铂丝干燥，便于供试品燃烧完全；夹持包有供试品的滤纸要松紧适度，夹不紧易掉下，夹过紧则不易燃烧完全。

（3）燃烧瓶中氧气是否充足，对保证燃烧完全相当重要，应以大流量急速通氧，保证充足氧气；通氧气时注意安全，周围不能有明火。

（4）有的品种取样量大，一次燃烧不完全，可分两次取样燃烧。即在第一次取规定量的半量，按法操作，俟燃烧完毕后的烟雾完全被吸入吸收液后，再取规定量的另一半量，在原燃烧瓶通氧后燃烧，吸收入同一吸收液中。

（5）点燃样品包燃烧时要压紧瓶塞，防止产生的热气顶冲瓶塞，烟雾逸出；燃烧后瓶内为负压，若瓶塞打不开，可微微加温，但温度不要太高，以免瓶塞冲出。

（6）整个操作务必小心防爆，为保证安全，样品燃烧时要有防爆措施，操作人员可戴防护面罩，也可用透明塑料或有机玻璃挡板遮挡；在一般情况下，燃烧在瞬间完成，不致出现危险。点火燃烧操作应远离氧气瓶。

二、维生素 A 测定法

本法是用紫外–可见分光光度法（《中国药典》2015 年版四部通则 0401）或高效液相色谱法（《中国药典》2015 年版四部通则 0512）测定维生素 A 的含量，以单位表示，每单位相当于全反式维生素 A 醋酸酯 0.344μg 或全反式维生素 A 醇 0.300μg。测定应在半暗室中尽快进行。

（一）第一法（紫外–可见分光光度法）

1. 概述 由于维生素 A 原料药中混有其他杂质，采用紫外–可见分光光度法测得的吸光度不是维生素 A 独有的吸收。在以下规定的条件下，非维生素 A 物质的无关吸收所引入的误差可以用校正公式校正，以便得到正确结果。

校正公式采用三点法，除其中一点是在吸收峰波长处测得外，其他两点分别在吸收峰两侧的波长处测定，因此仪器波长应准确，在测定前，应对仪器波长进行校正。

2. 仪器与用具 紫外–可见分光光度计（按规定校正仪器的波长、吸光度及杂散光，符合要求后方可用于测定）；分液漏斗、减压干燥器、带回流冷凝管的皂化瓶、液相色谱仪。

3. 试药与试液 环己烷、异丙醇使用前应按《中国药典》2015 年版四部通则 0401 紫外–可见分光光度法项下"对溶剂的要求"进行检查，符合规定后方可使用。

不含过氧化物的乙醚：取化学试剂乙醚，照《中国药典》2015 年版二部"麻醉乙醚"项下检查过氧化物，应符合规定。如不符合规定，可于临用前用 5%硫代硫酸钠溶液振摇，静置，分取乙醚层，再用水振摇洗涤 2 次，重蒸，弃去首尾 5%部分，馏出的乙醚再检查过氧化物，应符合规定。提取用的乙醚均应为不含过氧化物的乙醚。

甘油淀粉润滑剂：取甘油 22g，加入可溶性淀粉 9g，边加边搅拌均匀，加热至 140℃，保持 30 分钟，并不断搅拌，此时应成为均匀的半透明黏稠物（无白色粉末状物），放冷，即得。

4. 操作方法 取供试品适量，精密称定，加环己烷溶解并定量稀释制成每 1ml 中含 9～15 单位的溶液，照紫外–可见分光光度法（《中国药典》2015 年版四部通则 0401），测定其吸收峰的波长，并在表 10–2 所列各波长处测定吸光度，计算各吸光度与波长 328nm 处吸光度的比值和波长 328nm 处的 $E_{1cm}^{1\%}$ 值。

表 10–2 测定波长及吸光度比值

波长（nm）	吸光度比值
300	0.555
316	0.907
328	1.000
340	0.811
360	0.299

（1）如果吸收峰波长在 326～329nm 之间，且所测得各波长吸光度比值不超过表 10–2 中规定的±0.02，可用下式计算含量：

$$每 1g 供试品中含有的维生素 A 的单位 = E_{1cm}^{1\%}（328mn）×1900$$

（2）如果吸收波长在 326～329mn 之间，但所测得的各波长吸光度比值超过表 10–2 中规定值的±0.02，应按下式求出校正后的吸光度，然后再计算含量：

$$A_{328}（校正）=3.52（2A_{328}-A_{316}-A_{340}）$$

（3）如果在 328nm 处的校正吸光度与未校正吸光度相差不超过±3.0%，则不用校正，仍以未经校正的吸光度计算含量。

（4）如果校正吸光度与未校正吸光度相差在-15%～-3%之间，则以校正吸光度计算含量。

（5）如果校正吸光度超出未校正吸光度的-15%～-3%的范围，或者吸收峰波长不在 326～329nm 之间，则供试品须按下述方法测定。

另精密称取供试品适量（约相当于维生素 A 总量 500 单位以上，重量不多于 2g），置皂化瓶中，加乙醇 30ml 与 50%氢氧化钾溶液 3ml，置水浴中煮沸回流 30 分钟，冷却后，自冷凝管顶端加水 10ml 冲洗冷凝管内部管壁，将皂化液移至分液漏斗中（分液漏斗活塞涂以甘油淀粉润滑剂），皂化瓶用水 60～100ml 分数次洗涤，洗液并入分液漏斗中，用不含过氧化物的乙醚振摇提取 4 次，每次振摇约 5 分钟，第一次 60ml，以后各次 40ml，合并乙醚液，用水洗涤数次，每次约 100ml，洗涤应缓缓旋动，避免乳化，直至水层遇酚酞指示液不再显红色，乙醚液用铺有脱脂棉与无水硫酸钠的滤器滤过，滤器用乙醚洗涤，洗液与乙醚液合并，置 250ml 量瓶中，用乙醚稀释至刻度，摇匀；精密量取适量，置蒸发皿内，微温挥去乙醚，迅速加异丙醇溶解并定量稀释制成每 1ml 中含维生素 A 9～15 单位，照紫外-可见分光光度法（《中国药典》2015 年版四部通则 0401），在 300nm、310nm、325nm 与 334nm 四个波长处测定吸光度，并测定吸收峰的波长。吸收峰的波长应在 323～327nm 之间，且 300mn 波长处的吸光度与 325nm 波长处的吸光度的比值应不超过

0.73，按下式计算校正吸光度：

$$A_{325}（校正）= 6.815A_{325}-2.555A_{310}-4.260A_{334}$$

每 1g 供试品中含有的维生素 A 的单位 $= E_{1cm}^{1\%}$（325nm，校正）×1830

如果校正吸光度在未校正吸光度的 97%～103% 之间，则仍以未经校正的吸光度计算含量。

（6）如果吸收峰的波长不在 323～327nm 之间，或 300nm 波长处的吸光度与 325nm 波长处的吸光度的比值超过 0.73，则应自上述皂化后的乙醚提取液 250ml 中，另精密量取适量（相当于维生素 A 300～400 单位），微温挥去乙醚至约剩 5ml，再在氮气流下吹干，立即精密加入甲醇 3ml，溶解后，采用维生素 D 测定法（《中国药典》2015 年版四部通则 0722）第二法项下的净化用色谱系统，精密量取溶解后溶液 500μl，注入液相色谱仪，分离并准确收集含有维生素 A 的流出液，在氮气流下吹干，而后照上述方法自"迅速加异丙醇溶解"起，依法操作并计算含量。

5. 注意事项

（1）供试品测定主要根据供试品中有无干扰测定的杂质而定，一般含维生素 A 单位较高（每 1g 含 10000 单位以上）的可按不经皂化，直接测定酯式维生素 A 操作，但有时因其稀释用油的干扰较大，仍应按经皂化提取，除去干扰后，测定维生素 A 醇操作。

（2）稀释用溶剂环己烷与异丙醇，均需按紫外–可见分光光度法中"对溶剂的要求"进行检查，符合后才能使用；如溶剂不符合要求，应重蒸或处理后重蒸，收集中间馏分经检查合格后使用。

（3）光线能引起维生素 A 的分解，故本测定法应在避光条件下操作。一般在 15～25℃室温下进行，操作时应注意所用溶剂与稀释供试品及测定温度尽可能相近，以免溶剂在不同温度时体积不同，造成误差。

（4）维生素 A 酯的环己烷溶液，稳定性虽较好，但因本测定法的操作时间较长，仍应尽快连续操作完成。当提取的乙醚液在减压干燥器中抽干后，要立即加入异丙醇溶解，以防止维生素 A 的分解。

（5）应注意乙醚液只能在温水浴（避免明火）中加热，低温蒸发。

6. 记录与计算 记录称量、稀释等实验过程，还应有检查溶剂的记录，以及记录最大吸收波长和各个规定波长处测得的吸光度。

计算：按上述操作方法项下的计算公式进行计算，即得。应平行测定两份。

（二）第二法（高效液相色谱法）

1. 概述 本法适用于维生素 A 醋酸酯原料及其制剂中维生素 A 的含量测定。

2. 仪器与用具 高效液相色谱仪。

3. 操作方法

（1）色谱条件与系统适用性试验 用硅胶为填充剂；以正己烷–异丙醇（997:3）为流动相；检测波长为 325nm。取系统适用性试验溶液 10μl，注入液相色谱仪，调整色谱系统，维生素 A 醋酸酯峰与其顺式异构体峰的分离度应大于 3.0。精密量取对照品溶液 10μl，注入液相色谱仪，连续进样 5 次，主成分峰面积的相对标准偏差不得过 3.0%。

（2）溶液的制备 取维生素 A 对照品适量（约相当于维生素 A 醋酸酯300mg），置烧杯中，加入碘试液 0.2ml，混匀，放置约 10 分钟，定量转移至 200ml量瓶中，用正己烷稀释至刻度，摇匀，精密量取 1ml，置 100ml 量瓶中，用正己烷稀释至刻度，摇匀。

（3）测定 精密称取供试品适量（约相当于 15mg 维生素 A 醋酸酯），置 100ml量瓶中，用正己烷稀释至刻度，摇匀，精密量取 5ml，置 50ml 量瓶中，用正己烷稀释至刻度，摇匀，作为供试品溶液。另精密称取维生素 A 对照品适量，同法制成对照品溶液。精密量取供试品溶液与对照品溶液各 10μl，分别注入液相色谱仪，记录色谱图，按外标法以峰面积计算，即得。

4. 注意事项 若维生素 A 对照品中含有维生素 A 醋酸酯顺式异构体，则可直接用作系统适用性试验的分离度考察，不必再做破坏实验制备系统适用性溶液。

5. 记录与计算 记录：按规定做好称量、稀释等实验记录，还应有仪器、色谱参数及色谱图的记录。

计算：按照高效液相色谱法计算出维生素 A 含量，应平行测定两份。

$$c_X = \frac{c_R \times A_X}{A_R}$$

式中，c_X 为供试品溶液的浓度；

c_R 为对照品溶液的浓度；

A_X 为供试品溶液的峰面积；

A_R 为对照品溶液的峰面积。

三、维生素 D 测定法

（一）概述

本法系用高效液相色谱法（《中国药典》2015 年版四部通则 0512）测定维生素 D（包括维生素 D_2 和维生素 D_3，下同）的总量，以单位表示，每单位相当于维生素 D0.025μg。测定应在半暗室中及避免氧化的情况下进行。无维生素 A 醇及其他杂质干扰的供试品可用第一法测定，否则应按第二法处理后测定；如果按第二法处理后，前维生素 D 峰仍受杂质干扰，仅有维生素 D 峰可以分离时，则应按第三法测定。

（二）仪器与用具

仪器：高效液相色谱仪。

（三）操作方法

1. 第一法

（1）对照品贮备溶液的制备　根据各品种中所含维生素 D 的成分，精密称取相应的维生素 D_2 或 D_3 对照品 25mg，置 100ml 棕色量瓶中，加异辛烷 80ml，避免加热，超声处理 1 分钟使完全溶解，用异辛烷稀释至刻度，摇匀，作为贮备溶液（1）；精密量取 5ml，置 50ml 棕色量瓶中，用异辛烷稀释至刻度，摇匀，充氮密塞，避光，0℃以下保存，作为贮备溶液（2）。

测定维生素 D_2 时，应另取维生素 D_3 对照品 25mg，同法制成维生素 D_3 对照品贮备溶液，供系统适用性试验用。

（2）色谱条件与系统适用性试验　用硅胶为填充剂；以正己烷-正戊醇（997:3）为流动相；检测波长为 254nm。量取维生素 D_3 对照品贮备溶液（1）5ml，置具塞玻璃容器中，通氮后密塞，置 90℃ 水浴中加热 1 小时，取出，迅速冷却，加正己烷 5ml，摇匀，置 1cm 具塞石英吸收池中，在 2 支 8W 主波长分别为 254nm 和 365nm 的紫外光灯下，将石英吸收池斜放成 45% 并距灯管 5～6cm，照射 5 分钟，使溶液中含有前维生素 D_3、反式维生素 D_3、维生素 D_3 和速甾醇 D_3；量取该溶液注入液相色谱仪，进样 5 次，记录峰面积，维生素 D_3 峰的相对标准偏差应不大于 2.0%；前维生素 D_3 峰（与维生素 D_3 相对保留时间约为 0.5）与反式维生素 D_3 峰（与维生素 D_3 相对保留时间约为 0.6）以及维生素 D_3 峰与速甾醇 D_3 峰（与维生素 D_3 相对保留时间约为 1.1）的分离度均应大于 1.0。

（3）校正因子测定　精密量取对照品贮备溶液（2）5ml，置 50ml 量瓶中，用正己烷稀释至刻度，摇匀，作为对照品溶液；取 10μl 注入液相色谱仪，记录色谱图，计算维生素 D 的校正因子 f_1。

$$f_1 = c_1 / A_1$$

式中，c_1 为维生素 D 对照品溶液的浓度，μg/ml；

A_1 为对照品溶液色谱图中维生素 D 峰的峰面积。

另精密量取对照品贮备溶液（2）5ml，置 50ml 量瓶中，加 2，6-二叔丁基对甲酚结晶 1 粒，通氮排除空气后，密塞，置 90℃ 水浴中加热 1.5 小时，取出，迅速冷却，用正己烷稀释至刻度，摇匀，作为混合对照品溶液；取 10μl 注入液相色谱仪，记录色谱图，计算前维生素 D 的校正因子 f_2。

$$f_2 = (c_1 - f_1 A_1) / A_2$$

式中，c_1 为 f_1 测定项下维生素 D 对照品溶液的浓度，μg/ml；

    f_1 为维生素 D 的校正因子；

    A_1 为混合对照品溶液色谱图中维生素 D 峰的峰面积；

    A_2 为混合对照品溶液色谱图中前维生素 D 峰的峰面积。

（4）测定法　取该制剂项下制备的供试品溶液进行测定，按下列公式计算维生素 D 及前维生素 D 折算成维生素 D 的总量（c_i）。

$$c_i = f_1 A_{i1} + f_2 A_{i2}$$

式中，A_{i1} 为维生素 D 峰的峰面积；

    A_{i2} 为前维生素 D 峰的峰面积。

2. 第二法

（1）供试品溶液 A 的制备　精密称取供试品适量（相当于维生素 D 总量 600 单位以上，重量不超过 2.0g），置皂化瓶中，加乙醇 30ml、维生素 C 0.2g 与 50% 氢氧化钾溶液 3ml（若供试量为 3g，则加 50% 氢氧化钾溶液 4ml），置水浴上加热回流 30 分钟，冷却后，自冷凝管顶端加水 10ml 冲洗冷凝管内壁，将皂化液移至分液漏斗中，皂化瓶用水 60～100ml 分数次洗涤，洗液并入分液漏斗中，用不含过氧化物的乙醚振摇提取 3 次，第一次 60ml，以后每次 40ml，合并乙醚液，用水洗涤数次，每次约 100ml，洗涤时应缓缓旋动，避免乳化，直至水层遇酚酞指示液不再显红色，静置，分取乙醚提取液，加入干燥滤纸条少许振摇除去乙醚提取液中残留的水分，分液漏斗及滤纸条再用少量乙醚洗涤，洗液与提取液合并，置具塞圆底烧瓶中，在水浴上低温蒸发至约 5ml，再用氮气流吹干，迅速精密加入甲醇 3ml，密塞，超声处理助溶后，移入离心管中，离心，取上清液作为供试品溶液 A。

（2）净化用色谱系统分离收集维生素 D　精密量取上述供试品溶液 A500μl，注入以十八烷基硅烷键合硅胶为填充剂的液相色谱柱，以甲醇–乙腈–水（50:50:2）为流动相进行分离，检测波长为 254nm，记录色谱图，维生素 D 与前维生素 D 应为重叠峰，并能与维生素 A 及其他杂质分开。准确收集含有维生素 D 及前维生素 D 混合物的全部流出液，置具塞圆底烧瓶中，用氮气流迅速吹干，精密加入正己烷溶液适量，使每 1ml 中含维生素 D50～140 单位，密塞，超声处理使溶解，即得供试品溶液 B。

（3）测定法　取供试品溶液 B，照第一法进行含量测定，进样量为 100～20μl。

3. 第三法

（1）供试品溶液的制备　取该制剂项下制备的供试品溶液 A，按上述第二法净化用色谱系统分离维生素 D 项下的方法处理，至"用氮气流迅速吹干"后，加入异辛烷 2ml 溶解，通氮排除空气后，密塞，置 90℃水浴中，加热 1.5 小时后，立即通氮在 2 分钟内吹干，迅速精密加入正己烷 2ml，溶解后，即得供试品溶液 C。

（2）对照品溶液的制备　精密量取对照品贮备溶液（1）适量，加异辛烷定量稀释制成每 1ml 中约含维生素 D50 单位，精密量取 2ml，置具塞圆底烧瓶中，照供试品溶液制备项下的方法，自"通氮排除空气后"起，依法操作，得对照品溶液。

（3）测定法　照第一法项下的色谱条件，精密量取对照品溶液与供试品溶液 C 各 200μl，注入液相色谱仪，记录色谱图，按外标法以峰面积计算维生素 D 的含量。

（四）注意事项

（1）应按照高效液相色谱法的相关规定进行测定。
（2）维生素 D 的性质不稳定，比较敏感，应严格注意避光操作。

（五）记录与计算

1. 记录　高效液相色谱仪型号、色谱条件、供试品与对照品名称、批号及取用量、系统适用性试验的色谱图及含量测定的图谱。

2. 计算　按上述操作方法项下的计算公式进行计算，应平行测定两份。

四、蛋白质含量测定法

组成蛋白质的基本单位是氨基酸，氨基酸通过脱水缩合形成肽链，蛋白质是一条或多条多肽链组成的生物大分子。不同品种应针对自身蛋白质特性选择适宜的测定方法并做相应方法学验证，同时应尽可能选用与待测定品种蛋白质结构相同或相近的蛋白质作对照品。

（一）第一法　凯氏定氮法

本法系依据蛋白质为含氮的有机化合物，当与硫酸和硫酸铜、硫酸钾一同加热消化时使蛋白质分解，分解的氨与硫酸结合生成硫酸铵。然后碱化蒸馏使氨游离，用硼酸液吸收后以硫酸滴定液滴定，根据酸的消耗量算出含氮量，再将含氮量乘以换算系数，即为蛋白质的含量。

本法灵敏度较低，适用于 0.2～2.0mg 氮的测定。氮转化成蛋白质的换算系数因蛋白质中所含氨基酸的结构差异会稍有区别。

1. 供试品溶液的制备　照各品种项下规定的方法制备。

2. 测定

（1）本测定法适用于不含无机含氮物质及有机非蛋白质含氮物质的供试品。精密量取各品种项下规定的供试品溶液适量，置于凯氏定氮瓶中，照氮测定法（《中国药典》2015 年版四部通则 0704 第二法或第三法）测定供试品溶液的含氮量。除另有规定外，氮转换为蛋白质的换算系数为 6.25。

（2）本测定法适用于添加无机含氮物质及有机非蛋白质含氮物质的供试品。除另有规定外，精密量取各品种项下规定的总氮及非蛋白氮供试品溶液适量，分别置于凯氏定氮瓶中，照氮测定法（《中国药典》2015 年版四部通则 0704 第二法或第三法）测定，以总氮量减去非蛋白氮量即为供试品溶液的含氮量。除另有规定外，氮转换为蛋白质的换算系数为 6.25。

3. 非蛋白氮供试品溶液制备常用方法

（1）钨酸沉淀法　精密量取供试品适量（蛋白质含量不高于 0.2g），置 20ml 量瓶中，加水 10ml，加 10%钨酸钠溶液 2.0ml，0.33mol/L 硫酸溶液 2ml，加水至刻度。或精密量取上述供试品 2ml，加水 14.0ml，10%钨酸钠溶液 2.0ml，0.33mol/L 硫酸溶液 2.0ml 摇匀，静置 30 分钟，滤过，弃去初滤液，取续滤液，即得（可依据蛋白质浓度适当调整 10%钨酸钠溶液及 0.33mol/L 硫酸溶液用量，使钨酸终浓度保持 1%）。

（2）三氯醋酸沉淀法　精密量取供试品适量（蛋白质含量 6~12mg），加等体积的 10%三氯醋酸溶液，混匀，静置 30 分钟，滤过，弃去初滤液，取续滤液，即得（可依据蛋白质浓度适当调整 10%三氯醋酸溶液用量，使三氯醋酸终浓度保持 5%）。

（二）第二法　福林酚法（Lowry 法）

本法系依据蛋白质分子中含有的肽键在碱性溶液中与 Cu^{2+} 螯合形成蛋白质–铜复合物，此复合物使酚试剂的磷钼酸还原，产生蓝色化合物，同时在碱性条件下酚试剂易被蛋白质中酪氨酸、色氨酸、半胱氨酸还原呈蓝色反应。在一定范围内其颜色深浅与蛋白质浓度呈正比，以蛋白质对照品溶液作标准曲线，采用比色法测定供试品中蛋白质的含量。

本法灵敏度高，测定范围为 20~25μg。但对本法产生干扰的物质较多，对双缩脲反应产生干扰的离子，同样容易干扰福林酚反应，且影响更大。如还原物质、酚类、枸橼酸、硫酸铵、三羟甲基氨基甲烷缓冲液、甘氨酸、糖类、甘油等均有干扰作用。

除另有规定外，按方法 1 操作；如有干扰物质时，除另有规定外，按方法 2 操作并需经方法学验证。

1. 方法 1

（1）碱性铜试液 取氢氧化钠 10g，碳酸钠 50g，加水 400ml 使溶解，作为甲液；取酒石酸钾 0.5g，加水 50ml 使溶解，另取硫酸铜 0.25g，加水 30ml 使溶解，将两液混合作为乙液。临用前，合并甲、乙液，并加水至 500ml。

（2）对照品溶液的制备 除另有规定外，取血清白蛋白（牛）对照品或蛋白质含量测定国家标准品，加水溶解并制成每 1ml 中含 0.2mg 的溶液。

（3）供试品溶液的制备 照各品种项下规定的方法制备（蛋白质浓度应与对照品溶液基本一致）。

（4）测定 精密量取对照品溶液 0.0ml、0.2ml、0.4ml、0.6ml、0.8ml、1.0ml（对照品溶液取用量可在本法测定范围内进行适当调整），分别置具塞试管中，各加水至 1.0ml，再分别加入碱性铜试液 1.0ml，摇匀，室温放置 10 分钟，各加入福林酚试液［取福林试液中的贮备液（2mol/L 酸浓度）1→16］4.0ml，立即混匀，室温放置 30 分钟,照紫外–可见分光光度法(《中国药典》2015 年版四部通则 0401)，在 650nm 的波长处测定吸光度；同时以 0 号管作为空白。以对照品溶液浓度与其相对应的吸光度计算线性回归方程。另精密量取供试品溶液适量，同法测定。从线性回归方程计算供试品溶液中的蛋白质浓度，并乘以稀释倍数，即得。

2. 方法 2 测定前将脱氧胆酸盐–三氯醋酸加入样品中，通过将蛋白质沉淀来去除干扰物质。这种方法也可用于将稀溶液中的蛋白质浓集。

（1）试剂 试液 A：取 1%氢氧化钠溶液 200ml 与 5%碳酸钠溶液 200ml 混合，加水稀释至 500ml。

试液 B：取 2.98%二水合酒石酸二钠溶液 100ml 与 1.25%硫酸铜溶液 100ml 混合，加水稀释至 250ml，临用新制。

试液 C：取试液 A 与试液 B 按 50:1 的比例混合，临用新制。

福林酚试液：取福林试液中的贮备液（2mol/L 酸浓度）1→2（所配得的福林酚试液应满足以下要求：取供试品溶液 1ml，加试液 C 5ml 和配好的福林酚试液 0.5ml，所得溶液的 pH 应为 10.3±0.3。若溶液 pH 超出范围，应适当调整福林酚试液的稀释倍数）。

去氧胆酸钠试液：取去氧胆酸钠适量，加水制成每 1ml 中含 1.5mg 的溶液。

（2）对照品溶液的制备 除另有规定外，取血清白蛋白（牛）对照品或蛋白质含量测定国家标准品适量，加水分别制成每 1ml 中含 0.00mg、0.01mg、0.02mg、0.03mg、0.04mg、0.05mg 的溶液（对照品溶液浓度可在本法测定范围内进行适当调整）。

（3）供试品溶液的制备 照各品种项下规定的方法制备（蛋白质浓度应与对照品溶液基本一致）。

（4）测定 精密量取各对照品溶液 1.0ml，分别置玻璃试管中，加入去氧胆酸钠试液 0.1ml，涡旋混匀，室温放置 10 分钟，加入 72%三氯醋酸溶液 0.1ml，涡旋混匀，在 3000 转/分钟条件下离心 30 分钟，轻轻倒出上清液，用吸管将剩余液体移除。蛋白质沉淀用试液 C 1ml 复溶后，再加入试液 C 5ml，混匀，室温放置 10 分钟，加入福林酚试液 0.5ml，立即混匀，室温放置 30 分钟，照紫外-可见分光光度法（《中国药典》2015 年版四部通则 0401），在 750nm 的波长处测定吸光度；同时以 0 号管作为空白。以对照品溶液浓度与其相对应的吸光度计算线性回归方程。另精密量取供试品溶液 1.0ml，同法测定。从线性回归方程计算供试品溶液中的蛋白质浓度，并乘以稀释倍数，即得。

（三）第三法 双缩脲法

本法系依据蛋白质分子中含有的两个以上肽键在碱性溶液中与 Cu^{2+} 形成紫红色络合物，在一定范围内其颜色深浅与蛋白质浓度呈正比，以蛋白质对照品溶液作标准曲线，采用比色法测定供试品中蛋白质的含量。

本法快速、灵敏度低，测定范围通常可达 1～10mg。本法干扰测定的物质主要有硫酸铵、三羟甲基氨基甲烷缓冲液和某些氨基酸等。

1. 双缩脲试液　取硫酸铜 1.5g、酒石酸钾钠 6.0g 和碘化钾 5.0g，加水 500ml 使溶解，边搅拌边加入 10%氢氧化钠溶液 300ml，用水稀释至 1000ml，混匀，即得。

2. 对照品溶液的制备　除另有规定外，取血清白蛋白（牛）对照品或蛋白质含量测定国家标准品，加水溶解并制成每 1ml 中含 10mg 的溶液。

3. 供试品溶液的制备　照各品种项下规定的方法制备（蛋白质浓度应与对照品溶液基本一致）。

4. 测定　精密量取对照品溶液 0.0ml、0.2ml、0.4ml、0.6ml、0.8ml、1.0ml（对照品溶液取用量可在本法测定范围内进行适当调整），分别置具塞试管中，各加水至 1.0ml，再分别加入双缩脲试液 4.0ml，立即混匀，室温放置 30 分钟，照紫外-可见分光光度法（《中国药典》2015 年版四部通则 0401），在 540nm 的波长处测定吸光度；同时以 0 号管作为空白。以对照品溶液浓度与其相对应的吸光度计算线性回归方程。另精密量取供试品溶液适量，同法操作。从线性回归方程计算供试品溶液中的蛋白质浓度，并乘以稀释倍数，即得。

（四）第四法 2,2′-联喹啉-4,4′二羧酸法（BCA 法）

本法系依据蛋白质分子在碱性溶液中将 Cu^{2+} 还原为 Cu^+，2,2′-联喹啉二羧酸（BCA）与 Cu^+ 结合形成紫色复合物，在一定范围内其颜色深浅与蛋白质浓度呈正比，以蛋白质对照品溶液作标准曲线，采用比色法测定供试品中蛋白质的含量。

本法灵敏度较高，测定范围可达 80～400μg。本法测定的供试品中不能有还原剂和铜螯合物，否则干扰测定。

1. 铜-BCA 试液 取 2,2′-联喹啉-4,4′二羧酸钠 1g，无水碳酸钠 2g，酒石酸钠 0.16g，氢氧化钠 0.4g 与碳酸氢钠 0.95g，加水使溶解成 100ml，调节 pH 至 11.25，作为甲液；另取 4%硫酸铜溶液作为乙液。临用前取甲液 100ml，加入乙液 2ml，混匀，即得。

2. 对照品溶液的制备 除另有规定外，取血清白蛋白（牛）对照品或蛋白质含量测定国家标准品，加水溶解并制成每 1ml 中含 0.8mg 的溶液。

3. 供试品溶液的制备 照各品种项下规定的方法制备（蛋白质浓度应与对照品溶液基本一致）。

4. 测定 精密量取对照品溶液 0.0ml、0.1ml、0.2ml、0.3ml、0.4ml、0.5ml（对照品溶液取用量可在本法测定范围内进行适当调整），分别置具塞试管中，各加水至 0.5ml，再分别加入铜-BCA 试液 10.0ml，立即混匀，置 37℃水浴中保温 30 分钟，放冷，照紫外-可见分光光度法（《中国药典》2015 年版四部通则 0401），立即在 562nm 的波长处测定吸光度；同时以 0 号管作为空白。以对照品溶液浓度与其相对应的吸光度计算线性回归方程。另精密量取供试品溶液适量，同法测定。从线性回归方程计算供试品溶液中的蛋白质浓度，并乘以稀释倍数，即得。

（五）第五法 考马斯亮蓝法（Bradford 法）

本法系依据在酸性溶液中考马斯亮蓝 G250 与蛋白质分子中的碱性氨基酸（精氨酸）和芳香族氨基酸结合形成蓝色复合物，在一定范围内其颜色深浅与蛋白质浓度呈正比，以蛋白质对照品溶液作标准曲线，采用比色法测定供试品中蛋白质的含量。

本法灵敏度高，通常可测定 1～200μg 的蛋白质量。本法主要的干扰物质有去污剂、TritonX-100、十二烷基硫酸钠（SDS）等，供试品缓冲液呈强碱性时也会影响显色。

1. 酸性染色液 取考马斯亮蓝 G250 0.1g，加乙醇 50ml 溶解后，加磷酸 100ml，加水稀释至 1000ml，混匀。滤过，取滤液，即得。本试剂应置棕色瓶内，如有沉淀产生，使用前需经滤过。

2. 对照品溶液的制备 除另有规定外，取血清白蛋白（牛）对照品或蛋白质含量测定国家标准品，加水溶解并制成每 1ml 中含 1mg 的溶液。

3. 供试品溶液的制备 照各品种项下规定的方法制备（蛋白质浓度应与对照品溶液基本一致）。

4. 测定 精密量取对照品溶液 0.0ml、0.01ml、0.02ml、0.04ml、0.06ml、0.08ml、0.1ml（对照品溶液取用量可在本法测定范围内进行适当调整），分别置具塞试管中，各加水至0.1ml，再分别加入酸性染色液5.0ml，立即混匀，照紫外-可见分光光度法（《中国药典》2015年版四部通则0401），立即在595nm的波长处测定吸光度；同时以0号管作为空白。以对照品溶液浓度与其相对应的吸光度计算线性回归方程。另精密量取供试品溶液适量，同法测定，从线性回归方程计算供试品溶液中的蛋白质浓度，并乘以稀释倍数，即得。

5. 注意事项 本法测定时不可使用可与染色物结合的比色皿（如石英比色皿），建议使用玻璃比色皿或其他适宜材料的比色皿。

（六）第六法 紫外-可见分光光度法

本法系依据蛋白质分子中含有共轭双键的酪氨酸、色氨酸等芳香族氨基酸，其在280nm波长处具最大吸光度，在一定范围内其吸光度大小与蛋白质浓度呈正比。

本法操作简便快速，适用于纯化蛋白质的检测，一般供试品浓度为0.2～2mg/ml。本法准确度较差，干扰物质多。测定法（2）适用于供试品溶液中存在核酸时的蛋白质测定。

1. 对照品溶液与供试品溶液的制备 照各品种项下规定的方法制备。

2. 测定

（1）取供试品溶液，照紫外-可见分光光度法（《中国药典》2015年版四部通则0401），在280nm的波长处测定吸光度，以吸收系数法或对照品比较法计算供试品中蛋白质的含量。

（2）取供试品溶液，照紫外-可见分光光度法（《中国药典》2015年版四部通则0401），在280nm与260nm的波长处测定吸光度，按下式计算供试品中蛋白质的含量。

$$蛋白质浓度(mg/ml) = 1.45 \times A_{280} - 0.74 \times A_{260}$$

第五节 检验实例

一、性状

例10-1 恩替卡韦的溶解度

仪器：ML204电子天平，编号××××××。

实验操作如下。

取本品1.0042g，置于80℃ 29ml热水中，每隔5分钟强力振摇30秒，30分钟内完全溶解。

取本品1.0032g，置于25℃ 29ml二甲基亚砜中，每隔5分钟强力振摇30秒，

30 分钟内完全溶解。

取本品 0.1029g，置于 25℃ 99ml 水中，每隔 5 分钟强力振摇 30 秒，30 分钟内完全溶解。

取本品 0.1016g，置于 25℃ 99ml 甲醇中，每隔 5 分钟强力振摇 30 秒，30 分钟内完全溶解。

取本品 0.0102g，置于 25℃ 99ml 二氯甲烷中，每隔 5 分钟强力振摇 30 秒，30 分钟内完全溶解。

取本品 0.99mg，置于 25℃10ml 乙醚中，每隔 5 分钟强力振摇 30 秒，30 分钟内不能完全溶解。

结果：在热水、二甲基亚砜中溶解，在水、甲醇中微溶，在二氯甲烷中极微溶解，在乙醚中不溶。

规定：应在热水、二甲基亚砜中溶解，在水、甲醇中微溶，在二氯甲烷中极微溶解，在乙醚中不溶。

结论：符合规定。

例 10–2　恩替卡韦的引湿性

仪器：ML204 电子天平，编号××××××。

实验操如下。

取干燥的具塞玻璃称量瓶，于试验前一天置于适宜的 25℃恒温干燥器（下部放置氯化铵饱和溶液）内，精密称定重量（m_1）。

取供试品适量，平铺于上述称量瓶中，供试品厚度约为 1mm，精密称定重量（m_2）。

将称量瓶敞口，并与瓶盖同置于上述恒温恒湿条件下 24 小时。

盖好称量瓶盖子，精密称定重量（m_3）。

测定数据如下（单位：g）：

$$m_1=29.1702, \quad m_2=30.2299, \quad m_3=30.2661$$

计算：

$$增重百分率 = \frac{m_3 - m_2}{m_2 - m_1} \times 100\% = \frac{30.2661 - 30.2299}{30.2299 - 29.1702} \times 100\% = 3.4\%$$

结果：有引湿性，引湿增重为 3.4%。

规定：应有引湿性，引湿增重小于 5%，但不小于 2%。

结论：符合规定。

二、鉴别

例 10–3　瑞格列奈的紫外光谱鉴别

仪器：UV–2401 紫外分光光度计，编号××××××。

精密称取本品 19.96mg，置 100ml 量瓶中，加 0.1mol/L 盐酸溶液溶解并稀释至刻度，摇匀，精密量取 5ml，置 50ml 量瓶中，加 0.1mol/L 盐酸溶液稀释至刻度，摇匀，即得供试品溶液，照紫外–可见分光光度法（《中国药典》2015 年版四部通则 0401）测定，在 200～350nm 范围内扫描。

结果：在 243nm 与 297nm 的波长处有最大吸收，在 229nm 的波长处有最小吸收。

规定：在 243nm 与 298nm 的波长处应有最大吸收，在 229nm 的波长处应有最小吸收。

结论：符合规定。

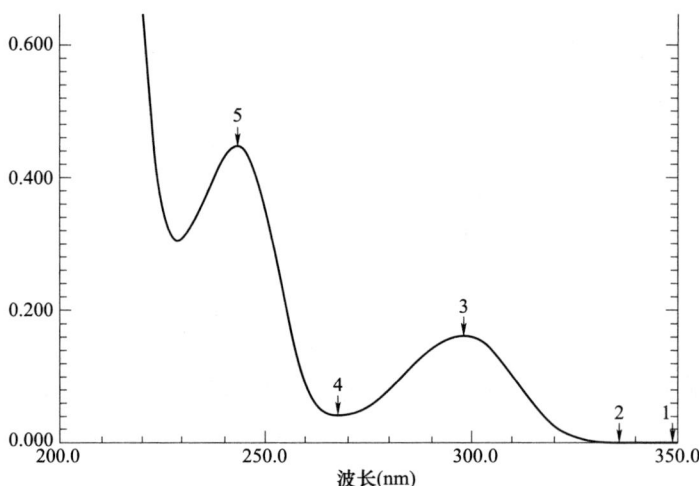

图 10–7　瑞格列奈的紫外光谱图

三、检查

例 10–4　灭菌注射用水的电导率检查

仪器：电导率仪，编号××××××。

取本品 100ml 于锥形瓶中，依法操作。

测定值（μS/cm）：① 6.15；② 6.20；③ 6.21。

平均值（μS/cm）：6.1867；修约为 6μS/cm。

规定：不得过 25μS/cm。

结果：符合规定。

例 10–5　门冬酰胺的氯化物检查

仪器：ML204 电子天平，编号××××××。

供试品溶液：取本品 1.0g，加水溶解使成约 40ml，置 50ml 纳氏比色管中，摇匀。

标准氯化钠溶液：取标准氯化钠溶液 5.0ml，置 50ml 纳氏比色管中，加水使成约 40ml，摇匀，即得。

测定：于供试品管与对照管中，分别加入硝酸银试液 1.0ml，用水稀释使成 50ml，摇匀，在暗处放置 5 分钟，同置黑色背景上，从比色管上方向下观察、比较，即得。

结果：供试液的颜色浅于对照液。

规定：与对照液比较，不得更浓（0.005%）。

结论：符合规定。

例 10-6 氯化钙的硫酸盐检查

仪器：ML204 电子天平，编号×××××××。

供试品溶液：取本品 1.0g，加水溶解使成约 40ml，置 50ml 纳氏比色管中，加稀盐酸 2ml，摇匀。

标准硫酸钾溶液：取标准硫酸钾 2.0ml，置 50ml 纳氏比色管中，加水使成约 40ml，加稀盐酸 2ml，摇匀，即得。

测定：于供试管与对照管中，分别加入 25%氯化钡溶液 5ml，用水稀释至 50ml，充分摇匀，放置 10 分钟，同置黑色背景上，从比色管上方向下观察、比较。

结果：供试管的颜色浅于对照管。

规定：与对照液比较，供试管的颜色不得更浓（0.02%）。

结论：符合规定。

例 10-7 盐酸溴己新的重金属检查

仪器：ML204 电子天平，编号×××××××。

取炽灼残渣项下遗留的残渣，依法检查。

标准铅溶液：精密量取标准铅贮备液（每 1ml 相当于 100μg 的 Pb）10ml，置 100ml 量瓶中，加水稀释至刻度即得标准铅溶液（每 1ml 相当于 10μg 的 Pb）。

试验操作如下。

甲管：取配制供试品溶液的试剂，置瓷皿中蒸干后，加醋酸盐缓冲液（pH 3.5）2ml 与水 15ml，微热溶解后，移置纳氏比色管中，加标准铅溶液 1ml，再加水稀释成 25ml，作为甲管。

标准铅溶液取用量计算：

$$标准铅溶液用量（ml）=(10×1.0)/10=1$$

乙管：取炽灼残渣项下遗留的残渣，加硝酸 0.5ml，蒸干，至氧化氮蒸气除尽后，放冷，加盐酸 2ml，置水浴上蒸干后加水 15ml，滴加氨试液至对酚酞指示液显微粉红色，再加醋酸盐缓冲液（pH 3.5）2ml，微热溶解后，移置纳氏比色管中，加水稀释成 25ml，作为乙管。

结果：在甲、乙两管中分别加硫代乙酰胺试液各 2ml，摇匀，放置 2 分钟，同置白纸上，自上向下透视。乙管中显示的颜色与甲管比较，浅于甲管。

规定：不得过百万分之十。

结论：符合规定。

例 10-8 氨基己酸的砷盐检查

仪器：ML204 电子天平，编号××××××。

取本品 1.0g，加水 23ml 溶解后，按砷盐检查法第一法检查。

标准砷溶液：精密量取标准砷贮备液（每 1ml 相当于 100μg 的 As）1ml，置 100ml 量瓶中，加稀硫酸 1ml，加水稀释至刻度即得标准砷溶液（每 1ml 相当于 1μg 的 As）。

供试品溶液：精密称取本品 1.0g，置凯氏烧瓶中，加硫酸 5ml，用小火消化使炭化，控制温度不超过 120℃，小心滴加浓过氧化氢溶液，俟反应停止，继续加热，并滴加浓过氧化氢溶液至溶液无色，冷却，加水 10ml，蒸发至浓烟发生使除尽过氧化氢，加盐酸 5ml，加水约 10ml。

空白溶液的制备：取凯氏烧瓶，加试液同法操作，即得。

标准砷斑的制备：精密量取标准砷溶液 2ml，置瓶中，加盐酸 5ml 与水 21ml，再加碘化钾试液 5ml 与酸性氯化亚锡试液 5 滴，在室温放置 10 分钟后，加锌粒 2g，立即将装妥的导气管 C 密塞于 A 瓶上，并将 A 瓶置 25～40℃ 水浴中，反应 4～5 分钟，取出溴化汞试纸，即得（装置见本章第三节五、杂质检查法中的砷盐检查法）。

供试品砷斑的制备：取供试品溶液，加碘化钾试液 5ml，依法操作，取出溴化汞试纸，即得。

空白砷斑：同上法操作，即得空白砷斑。

结果：供试品溶液的砷斑颜色浅于标准砷斑。

规定：不得过 0.0002%。

结论：符合规定。

例 10-9 盐酸溴己新的干燥失重检查

仪器：ML204 电子天平，编号××××××。

单位：g。

干燥温度：105℃。

空称量瓶恒重第一次：① 32.8514；② 32.4931。

空称量瓶恒重第二次：① 32.8511；② 32.4828。

取样：① 1.0188；② 1.0815。

干燥后称量瓶+样重干燥第一次恒重：① 33.8691；② 33.5638。

干燥后称量瓶+样重干燥第二次恒重：① 33.8688；② 33.5635。

计算如下。

① $\dfrac{32.8511+1.0188-33.8688}{1.0188}\times100\%=0.11\%$

② $\dfrac{32.4928+1.0815-33.5635}{1.0815}\times100\%=0.10\%$

平均值：0.1%。

结果：0.1%。

规定：减失重量不得过 0.5%。

结论：符合规定。

例 10–10　硫酸小诺霉素的炽灼残渣检查

仪器：MS205DU 电子天平，编号××××××；

BF51732BC–1 马福炉，编号××××××。

单位：g。

炽灼温度：700℃。

空坩埚恒重第一次：① 38.2890；② 38.2961。

空坩埚恒重第二次：① 38.2893；② 38.2963。

取样：① 1.5212；② 1.5301。

干燥后坩埚+样重干燥第一次恒重：① 38.2961；② 39.5465。

干燥后坩埚+样重干燥第二次恒重：① 38.2963；② 39.5467。

计算如下。

① $\dfrac{38.2890+1.5212-38.2961}{1.5212}\times100\%=0.47\%$

② $\dfrac{38.2961+1.5301-39.5465}{1.5301}\times100\%=0.40\%$

结果：0.4%。

规定：不得过 0.5%。

结论：符合规定。

例 10–11　恩替卡韦的水分检查

取本品，照水分测定第一法测定。

仪器：ML204 电子天平，编号××××××；

870 水分测定仪，编号××××××。

滴定液标定（mg/ml）：4.1684，4.1599，4.1578。

平均：4.1620mg/ml。

样品测定的水分：6.22%，6.16%，6.23%。

平均：6.2%。

规定：为 5.8%～6.5%。

结论：符合规定。

例 10–12　恩替卡韦的三氯甲烷检查

照残留溶剂测定法第三法测定。

仪器：ML204 电子天平，编号××××××；

7890A 气相色谱仪，编号××××××。

色谱条件如下。

色谱柱：DB–624 毛细管柱（内径 0.53mm，柱长 30m，液膜厚度：3.0μm）。

检测器：电子捕获检测器（ECD）。

程序升温：初始温度 60℃，维持 6 分钟，再以每分钟 20℃的升温速率升至 200℃，维持 4 分钟。进样口温度：200℃；检测器温度：300℃；载气：氮气，流速为每分钟 4.5ml；进样方式为分流进样，分流比：15:1。

对照品：三氯甲烷，来源于××××××，批号：××××××，含量≥99%。

对照品溶液的制备：精密称取三氯甲烷适量，加二甲基亚砜使溶解并制成每1ml 中含三氯甲烷 2.4μg 的溶液，作为对照品溶液。

供试品溶液的制备：精密称取本品约 0.2g，置于 5ml 量瓶中，加二甲基亚砜使溶解并稀释至刻度，摇匀，作为供试品溶液。

测定：精密量取对照品溶液与供试品溶液各 1.0μl，分别注入气相色谱仪，记录色谱图（图 10–8，图 10–9），按外标法以峰面积计算，即得。

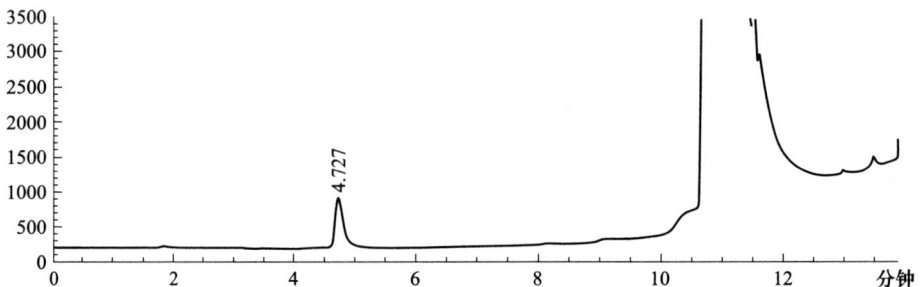

图 10–8　恩替卡韦的三氯甲烷对照 GC 图谱

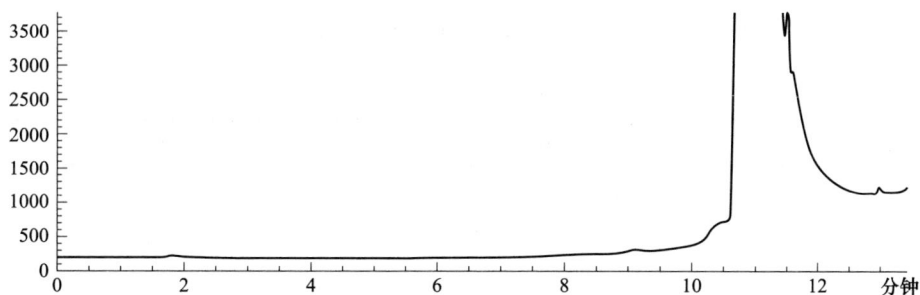

图 10-9 恩替卡韦的三氯甲烷供试品 GC 图谱

计算结果如表 10-3：

表 10-3 恩替卡韦的三氯甲烷检查计算结果

	取样量（g）	对照品峰面积 A_r	稀释倍数	含量（%）	f 值	平均 f 值	RSD（%）
对照品	0.2567	6910.5	100000	99	3.67749×10^{-10}	3.6744×10^{-10}	0.1
		6926.4			3.66905×10^{-10}		
		6912.2			3.67659×10^{-10}		

	取样量（g）	供试品峰面积 A_s	稀释倍数	换算系数	含量（%）	平均（%）
供试品	0.2012	/	5	1	/	未检出
	0.2036	/			/	

公式	$$f = \frac{W_r \times 对照品含量}{A_r \times 对照品稀释倍数}$$ $$含量（\%） = \frac{A_s \times f \times 供试品稀释倍数 \times 换算系数}{供试品取样量} \times 100\%$$

结果：未检出。

规定：应不得过 0.006%。

结论：符合规定

例 10-13 恩替卡韦的有关物质检查

仪器：MS105 电子天平，编号××××××；

Waters Alliance2695 高效液相色谱仪，编号××××××。

色谱条件如下。

色谱柱：TECHMATE C_{18}-ST II（250mm×4.6mm，5μm）；柱温：30℃。

流动相：A 相为 5%乙腈的水溶液（用磷酸调节 pH 至 3.0）；B 相为乙腈，

按表 10–4 进行梯度洗脱，检测波长为 254nm，流速为每分钟 1.0ml。

表 10–4　流动相梯度

时间（分钟）	流动相 A（%）	流动相 B（%）
0	100	0
17	100	0
40	25	75
40.1	100	0
50	100	0

恩替卡韦对照品，来源于中国食品药品检定研究院，批号为×××××××–×××××××，含量为 93.8%；恩替卡韦非对映异构体 [（1S，3S，4R）] 对照品，来源于××××××，批号为××××××，含量为 95.7%。

系统适用性试验：精密称取恩替卡韦、恩替卡韦非对映异构体 [（1S，3S，4R）] 适量，用流动相 A 溶解并稀释成每 1ml 中约含恩替卡韦 0.1mg 和非对映异构体 1μg 的溶液，作为系统适用性溶液。取其 20μl 注入液相色谱仪，出峰顺序依次为恩替卡韦非对映异构体、恩替卡韦，理论板数按恩替卡韦峰计不得低于 10000，分离度应符合要求。

系统适应性试验结果：理论板数按恩替卡韦峰计为 14058，恩替卡韦峰与恩替卡韦非对映异构体 [（1S，3S，4R）] 峰的分离度为 5.5（符合规定）（图 10–10）。

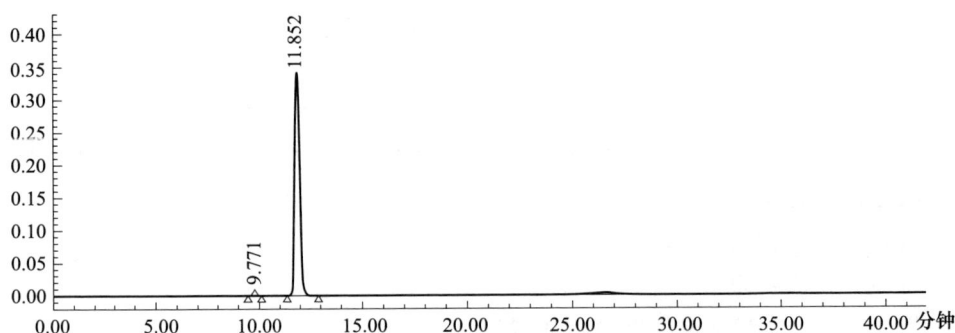

图 10–10　恩替卡韦有关物质的系统适用性图谱

测定：取本品适量，精密称定，用流动相 A 使溶解并稀释成每 1ml 约含 0.1mg 的溶液，作为供试品溶液；精密量取上述溶液 1ml，置 100ml 量瓶中，用流动相 A 稀释至刻度，摇匀，作为对照溶液；精密量取对照溶液和供试品溶液各 20μl，分别注入液相色谱仪，记录色谱图（图 10–11），计算，即得。

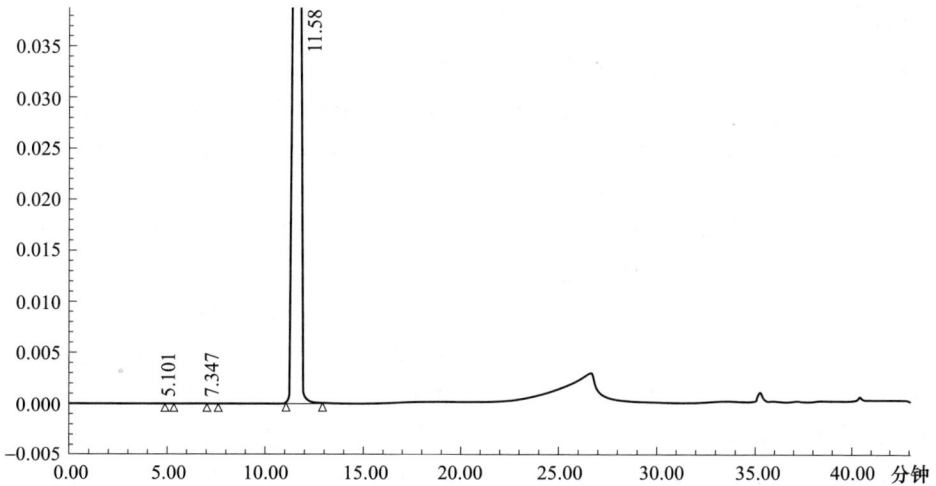

图 10-11　恩替卡韦有关物质的供试品 HPLC 图谱

计算结果如表 10-5。

表 10-5　恩替卡维的有关物质检查计算结果

| 对照溶液峰面积 1 | | 对照溶液峰面积 2 | | 稀释倍数 |
| 53651 | | 56133 | | 100 |

	峰面积 1	峰面积 2	峰面积 1	峰面积 2	平均值
单个杂质 1（最大单个杂质）	1980	2181	0.037%	0.039%	0.04%
单个杂质 2	1131	1084	0.021%	0.019%	0.02%
各杂质总和	3111	3265	0.058%	0.058%	0.06%
计算公式		峰面积（%）$=\dfrac{供试品溶液中杂质峰面积}{对照溶液峰面积\times 稀释倍数}\times 100\%$			

结果：单一杂质峰面积小于对照溶液主峰面积的 0.1 倍（0.04%），各杂质峰面积的和小于对照溶液主峰面积的 0.3 倍（0.06%）。

规定：供试品溶液色谱图中如有杂质峰，单一杂质峰面积不得大于对照溶液主峰面积的 0.1 倍（0.1%），各杂质峰面积的和不得大于对照溶液主峰面积的 0.3 倍（0.3%）。

结论：符合规定。

例 10-14　哌拉西林的聚合物检查

仪器：BT125D 电子天平，编号×××××；

LC-20AD 高效液相色谱仪，编号×××××。

色谱条件如下。

色谱柱：SEPHADEX G-10 10mm×400mm；

流动相：A 相为 pH 7.0 的 0.05mol/L 磷酸盐缓冲液［0.05mol/L 磷酸氢二钠溶液-0.05mol/L 磷酸二氢钠溶液（61:39）］，B 相为水，检测波长为 254nm，流速每分钟 1.0ml。

哌拉西林对照品，来源于中国食品药品检定研究院，批号为××××××-××××××，含量为 96.2%。

系统适用性试验：量取 0.1mg/ml 蓝色葡聚糖 2000 溶液 100μl，注入液相色谱仪，分别以流动相 A、B 进行测定，记录色谱图。理论板数按蓝色葡聚糖 2000 峰计算均不低于 500，拖尾因子均应小于 2.0。在两种流动相系统中蓝色葡聚糖 2000 峰的保留时间的比值应在 0.93～1.07 之间，对照溶液主峰与供试品溶液中聚合物峰与相应色谱系统中蓝色葡聚糖 2000 峰的保留时间的比值均应在 0.93～1.07 之间。

混合样品溶液量取 100μl，注入液相色谱仪，用流动相 A 进行测定，记录色谱图。高聚体的峰高与单体与高聚体之间的谷高比应大于 2.0。另以流动相 B 为流动相，精密量取对照溶液 100μl，连续进样 5 次，峰面积的相对标准偏差应不大于5.0%。

系统适应性试验结果如表 10-6（符合规定）。

表 10-6　系统适应性试验结果

适用性	（按蓝色葡聚糖 2000 计）			理论板数	拖尾因子	
	流动相 A			1391	1.0	
	流动相 B			1923	0.9	
保留时间比	保留时间（min）				保留时间比值	
		蓝色葡聚糖	对照主峰	供试品聚合物峰	A，B 流动相系统中蓝色葡聚糖峰	1.06
	流动相 A	26.542	–	27.633	对照主峰与 B 系统蓝色葡聚糖峰	1.02
	流动相 B	24.924	25.325	–	供试品聚合物峰与 A 系统蓝色葡聚糖峰	1.04
对照品溶液连续 5 次 RSD（%）					2.8	
高聚体的峰高			3.8		两者比：2.3	
单体与高聚体之间谷高			1.6			

测定操作如下。

混合样品溶液的制备：取本品约 0.2g，精密称定，置 10ml 量瓶中，加 4ml 2% 无水碳酸钠溶液使溶解，用 0.3mg/ml 的蓝色葡聚糖 2000 溶液稀释至刻度，摇匀，作为混合样品溶液。

对照品溶液的制备：取哌拉西林对照品适量，精密称定，加 4ml 2% 无水碳酸钠溶液使溶解，加水溶解定量稀释制成每 1ml 中约含 0.1mg 的溶液。

供试品溶液的制备：取本品约 0.2g，精密称定，置 10ml 量瓶中，加 4ml 2% 无水碳酸钠溶液使溶解，加水溶解并稀释至刻度，摇匀。

立即精密量取 100μl 供试品溶液注入液相色谱仪，以流动相 A 为流动相进行测定，记录色谱图。另精密量取对照溶液 100μl 注入液相色谱仪，以流动相 B 为流动相进行测定，记录色谱图（图 10-12、图 10-13），计算即得。

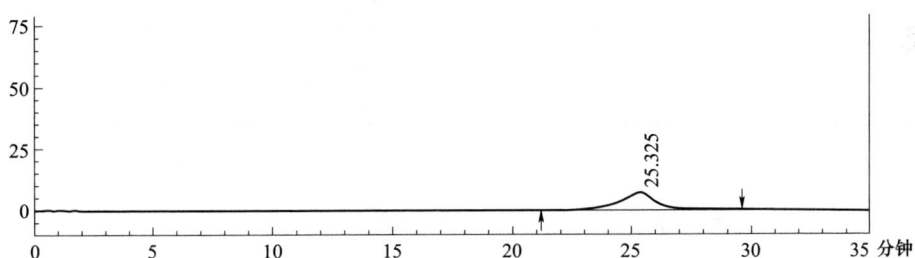

图 10-12　哌拉西林聚合物的对照品溶液在流动相 B 中的图谱

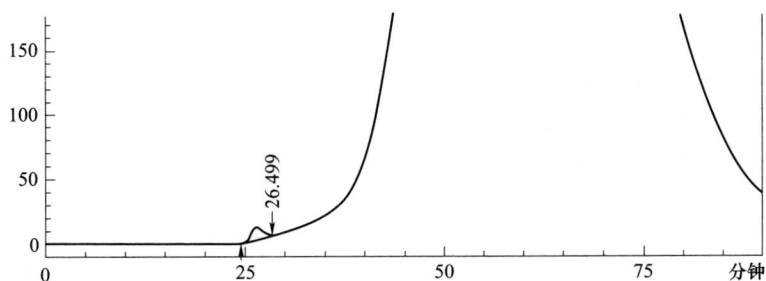

图 10-13　哌拉西林聚合物的混合样品溶液在流动相 A 中的图谱

计算结果如表 10-7：

表 10-7 哌拉西林的聚合物检查计算结果

	取样量 W_r （mg）	峰面积 A_r	稀释倍数	含量 （%）	f 值	平均 f 值	RSD （%）
对照品计算	21.2	782538	200	96.2	$1.3031×10^{-7}$	$1.3541×10^{-7}$	2.8
		763359			$1.3358×10^{-7}$		
		752387			$1.3553×10^{-7}$		
		741671			$1.3749×10^{-7}$		
		727759			$1.4012×10^{-7}$		

	取样量 W_s （g）	峰面积 A_s	稀释倍数	聚合物量（%） （按粉末计）	修约（%）
供试品计算	0.2427	119939	10	0.0669	0.07

公式	$$f = \frac{W_r × 对照品含量}{A_r × 对照品稀释倍数}$$ $$聚合物量（\%）= \frac{A_s × f × 供试品稀释倍数}{W_s × 1000} × 100\%$$

结果：0.07%。

规定：按外标法计算，含哌拉西林聚合物的量不得过 0.2%。

结论：符合规定。

例 10-15　瑞格列奈中左旋异构体检查

仪器：MS105 电子天平，编号×××××；

Waters Alliance2695 高效液相色谱仪，编号×××××。

色谱条件如下。

色谱柱：DAICEL（填料 CHIRALPAK AGP，100mm×4.6mm，5μm）；柱温：30℃。

流动相：A 相为磷酸盐缓冲液（取磷酸二氢钾 2.72g，加水 800ml 使溶解，用氢氧化钠试液调节 pH 至 7.0，加水稀释至 1000ml，摇匀）；B 相为乙腈，按表 10-8 进行梯度洗脱，检测波长为 240nm，流速为每分钟 0.5ml。

表 10-8　流动相梯度

时间（分钟）	流动相 A（%）	流动相 B（%）
0	90	10
5	75	25
10	75	25
13	90	10
25	90	10

消旋瑞格列奈对照品，来源于××××××，批号为××××××–××××××。

系统适用性试验：精密称取消旋瑞格列奈 11.65mg，置 10ml 量瓶中，加乙醇溶解并稀释至刻度，摇匀，精密量取 1ml，置 10ml 量瓶中，加磷酸盐缓冲液稀释至刻度，摇匀，即得。取 20μl，注入液相色谱仪，记录色谱图，出峰顺序依次为瑞格列奈峰与左旋异构体峰，其分离度应符合要求。

系统适用性试验结果：瑞格列奈峰与左旋异构体峰的分离度为 7.1（符合规定）（图 10-14）。

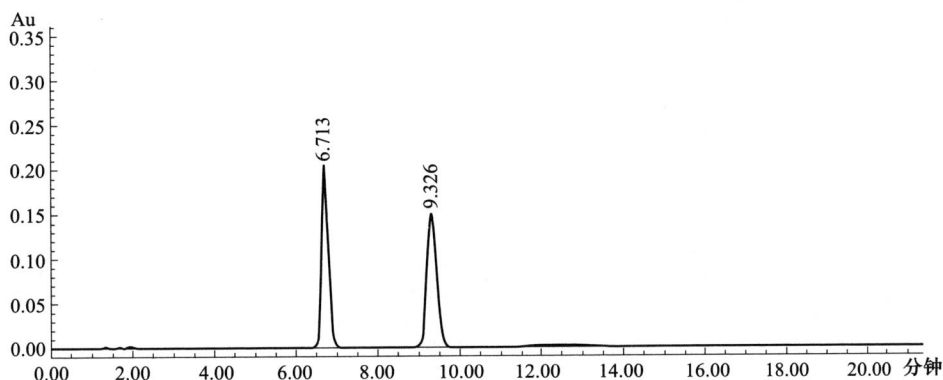

图 10-14 瑞格列奈左旋异构体的系统适用性图谱

测定操作如下。

精密称取本品① 20.26mg，② 20.21mg，置 10ml 量瓶中，加乙醇溶解并稀释至刻度，摇匀，精密量取 1ml，置 10ml 量瓶中，加磷酸盐缓冲液稀释至刻度，摇匀，作为供试品溶液；精密量取供试品溶液 1ml，置 100ml 量瓶中，用磷酸盐缓冲液稀释至刻度，摇匀，作为对照溶液；精密量取供试品溶液与对照溶液各 20μl，分别注入液相色谱仪，记录色谱图，计算，即得。

计算结果如表 10-9。

表 10-9 瑞格列奈中左旋异构体检查计算结果

序号	对照溶液峰面积	供试品中左旋异构体峰面积	供试品中左旋异构体峰面积（%）	稀释倍数
1	102598	2447	0.02	
2	101543	2276	0.02	100
平均值	—	—	0.02	

计算公式	$峰面积（\%）=\dfrac{供试品溶液中左旋异构体峰面积}{对照溶液峰面积×稀释倍数}×100\%$

结果：供试品溶液的色谱图中的左旋异构体峰峰面积小于对照溶液主峰面积的 0.2 倍（0.02%）。

规定：供试品溶液的色谱图中如有左旋异构体峰，其峰面积不得大于的对照溶液主峰面积的 0.2 倍（0.2%）。

结论：符合规定。

第十一章 | 药用辅料检验

　　药用辅料系指生产药品和调配处方时使用的赋形剂和附加剂，是除活性成分或前体以外，在安全性方面已进行了合理的评估，并且包含在药物制剂中的物质。在作为非活性物质时，药用辅料除了赋形、充当载体、提高稳定性外，还具有增溶、助溶、调节释放等重要功能，是可能会影响到制剂的质量、安全性和有效性的重要成分。其中赋形剂主要作为药物载体，赋以各种制剂以一定的系统和结构，附加剂主要用以保持药物和剂型的质量稳定性。药用辅料应化学性质稳定，不易受温度、pH、光线、保存时间等的影响；与主药无相互作用，一般情况下不影响主药的剂量、疗效和制剂主成分的检验，尤其不影响安全性，应符合药用要求。

　　药用辅料的检验内容主要包括两部分：① 与生产工艺及安全性有关的常规试验，如性状、鉴别、检查、含量测定等项目；② 影响制剂性能的功能性指标，如黏度、粒度等。

　　药用辅料的残留溶剂、微生物限度、热原、细菌内毒素、无菌等应符合所应用制剂的相应要求。注射剂、滴眼剂等无菌制剂药用辅料应符合注射级或眼用制剂的要求，供注射用辅料的细菌内毒素应符合要求（《中国药典》2015 年版四部通则 1143），用于有除菌工艺或最终灭菌工艺制剂的供注射用辅料应符合微生物限度和控制菌要求（《中国药典》2015 年版四部通则 1105 与通则 1106），用于无菌生产工艺且无除菌工艺制剂的供注射用辅料应符合无菌要求（《中国药典》2015 年版四部通则 1101）。

　　本章主要讨论药用辅料的检验项目有性状、检查和含量测定，鉴别涉及的项目和方法与化学原料药差不多，具体内容详见第十章有关内容。

第一节　性　状

　　药用辅料的性状反映了其特有的物理性质，与化学原料药一样，包括外观、溶解度和物理常数等。本节着重讨论物理常数测定法。

一、相对密度测定法

（一）概述

相对密度系指在相同的温度、压力条件下，某物质的密度与水的密度之比。除另有规定外，温度为20℃。

纯物质的相对密度在特定的条件下为不变的常数。但如物质的纯度不够，则其相对密度的测定值会随着纯度的变化而改变。因此，测定药品的相对密度，可用以检查药品的纯度。

相对密度测定法有两种，即比重瓶法和韦氏比重秤法。液体药品的相对密度，一般用比重瓶法测定；测定易挥发液体的相对密度时，宜采用韦氏比重秤测定（图11-1，图11-2）。

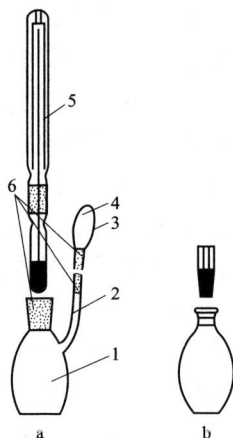

图 11-1　比重瓶

1. 比重瓶主体　2. 侧管　3. 侧孔　4. 罩
5. 温度计　6. 玻璃磨口

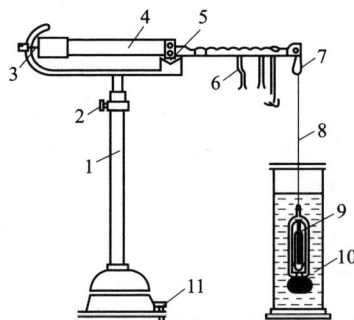

图 11-2　韦氏比重秤

1. 支架　2. 调节器　3. 指针　4. 横梁　5. 刀口　6. 游码
7. 小钩　8. 细铂丝　9. 玻璃锤　10. 玻璃圆筒　11. 调整螺丝

比重瓶法为测定相对密度的常用方法，比重瓶测定时的环境（指比重瓶和天平的放置环境）温度应低于20℃或各品种项下规定的温度。

（二）仪器与用具

比重瓶，韦氏比重秤，电子天平。

（三）操作方法

1. 比重瓶法

（1）取洁净、干燥并精密称定重量的比重瓶（图11-1b），装满供试品（温度应低于 20℃或各品种项下规定的温度）后，插入中心有毛细孔的瓶塞，用滤纸将从塞孔溢出的液体擦干，置 20℃（或各品种项下规定的温度）的恒温水浴中，放置若干分钟，随着供试液温度的上升，过多的液体将不断从塞孔溢出，随时用滤纸将瓶塞顶端擦干，待液体不再由塞孔溢出，使内容物的温度达到 20℃（或各品种项下规定的温度），迅即将比重瓶自水浴中取出，再用滤纸将比重瓶的外面擦净，精密称定，减去比重瓶的重量，求得供试品的重量。

将供试品倾去，洗净比重瓶，装满新沸过的冷水，再照上法测得同一温度时水的重量。

（2）另外，采用带温度计的比重瓶时（图 11-1a），取洁净、干燥并精密称定重量的比重瓶，装满供试品（温度应低于 20℃或各品种项下规定的温度）后，装上温度计（瓶中应无气泡），置 20℃（或各品种项下规定的温度）的水浴中放置若干分钟，使内容物的温度达到 20℃（或各品种项下规定的温度），用滤纸除去溢出侧管的液体，立即盖上罩。然后将比重瓶自水浴中取出，再用滤纸将比重瓶的外面擦净，精密称定，减去比重瓶的重量，求得供试品的重量后，将供试品倾去，洗净比重瓶，装满新沸过的冷水，再照上法测得同一温度时水的重量。

2. 韦氏比重秤法 取 20℃时相对密度为 1 的韦氏比重秤（图 11-2），用新沸过的冷水将所附玻璃圆筒装至八分满，置 20℃（或各品种项下规定的温度）的水浴中，搅动玻璃圆筒内的水，调节温度至 20℃（或各品种项下规定的温度），将悬于秤端的玻璃锤浸入圆筒内的水中，秤臂右端悬挂游码于 1.0000 处，调节秤臂左端平衡用的螺旋使平衡，然后将玻璃圆筒内的水倾去，拭干，装入供试液至相同的高度，并用同法调节温度后，再把拭干的玻璃锤浸入供试液中，调节秤臂上游码的数量与位置使平衡，读取数值，即得供试品的相对密度。

如该比重秤系在 4℃时相对密度为 1，则用水校准时游码应悬挂于 0.9982 处，并应将在 20℃测得的供试品相对密度除以 0.9982。

（四）注意事项

1. 比重瓶法

（1）比重瓶必须洁净、干燥，操作顺序为先称量空比重瓶重，再装供试品称重，最后装水称重。

（2）装过供试液的比重瓶必须冲洗干净，如供试品为油剂，测定后应尽量倾去，连同瓶塞可用乙醇冲洗，完全洗去后，再用水冲洗干净。

（3）供试品及水装瓶时，应小心缓慢沿壁倒入比重瓶内，避免产生气泡，如有气泡，应稍放置待气泡消失后再调温称重。

（4）将比重瓶从水浴中取出时，应用手指拿住瓶颈，而不能拿瓶肚，以免液体因手温影响体积膨胀外溢。

（5）测定有腐蚀性供试品时，为避免腐蚀天平盘，可在称量时用一表面皿放置天平盘上，再放比重瓶称量。

（6）当室温高于 20℃或各品种项下规定的温度时，必须设法调节环境温度至略低于规定的温度。否则，易造成虽经规定温度下平衡的比重瓶内的液体在称重过程中因环境温度高于规定温度而膨胀外溢，从而导致误差。

2. 韦氏比重秤法

（1）韦氏比重秤应安装在固定平放的操作台上，避免受热、冷、气流及震动的影响。

（2）比重秤的玻璃圆筒应洁净，在装水及供试液时的高度应一致，使玻璃锤沉入液面的深度前后一致。

（3）比重秤的玻璃锤应全部浸入液体内。

（五）记录与计算

比重瓶法应记录测定用比重瓶类型、天平型号、仪器编号、测定温度、室温、各项称量数据等。其计算公式：

$$供试品的相对密度 = \frac{供试品的重量}{水的重量}$$

二、馏程测定法

（一）概述

液体的蒸气压随温度升高而增大。当蒸气压增大到与外界大气压相等时，液体沸腾，此时的温度称为沸点。液体的沸点随所受到的压力而改变。通常所说的沸点，是指在 101.3kPa（760mmHg）压力下液体沸腾的温度。纯物质一般具有固定的沸点，不纯的物质其沸点往往为一个区间，称为沸点范围或馏程。我们所测定的馏程是指一种液体照下述方法蒸馏，校正到标准大气压［101.3kPa（760mmHg）］下，自开始馏出第 5 滴算起，至供试品仅剩 3～4ml 或一定比例的容积馏出时的温度范围。某些液体药品具有一定的馏程，测定馏程可以区别或检查药品的纯度。

（二）仪器与用具

仪器装置见图 11-3。A 为蒸馏瓶；B 为冷凝管，馏程在 130℃以下时用水冷却，馏程在 130℃以上时用空气冷凝管；C 为具有 0.5ml 刻度的 25ml 量筒；D 为分浸型具有 0.2℃刻度的温度计，预先经过校正，温度计汞球的上端与蒸馏瓶出口支管的下壁相齐；根据供试品馏程的不同，可选用不同的加热器，通常馏程在 80℃ 以下时用水浴（其液面始终不得超过供试品液面），80℃ 以上时用直接火焰或其他 电热器加热。

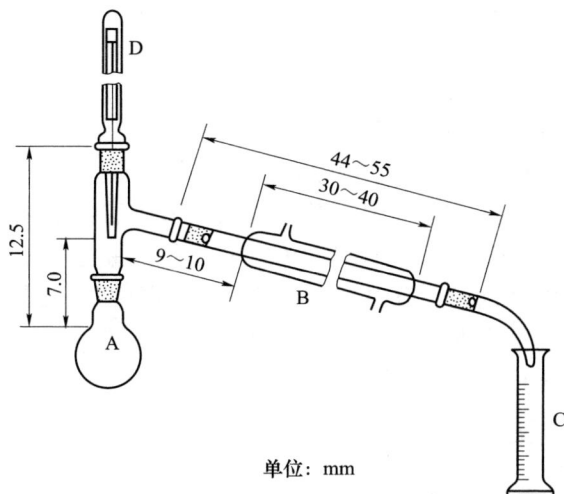

单位：mm

图 11-3 馏程测定法的蒸馏装置

（三）操作方法

取供试品 25ml，经长颈的干燥小漏斗，转移至干燥蒸馏瓶中，加入洁净的无 釉小瓷片数片，插上带有磨口的温度计，冷凝管的下端通过接流管接以 25ml 量筒 为接收器。如用直接火焰加热，则将蒸馏瓶置石棉板中心的小圆孔上（石棉板宽 12～15cm，厚 0.3～0.5cm，孔径 2.5～3.0cm），并使蒸馏瓶壁与小圆孔边缘紧密贴 合，以免汽化后的蒸气继续受热，然后用直接火焰加热使供试品受热沸腾，调节 加热强度使每分钟馏出 2～3ml，注意检读自冷凝管开始馏出第 5 滴时与供试品仅 剩 3～4ml 或一定比例的容积馏出时，温度计上所显示的温度范围，即为供试品的 馏程。

测定时，如要求供试品在馏程范围内馏出不少于 90% 时，应使用 100ml 蒸馏 瓶，并量取供试品 50ml，接收器用 50ml 量筒。

（四）注意事项

（1）根据供试品馏程的不同，可选用不同的冷却方法：通常馏程在 130℃ 以下 的，用水冷却冷凝管；馏程在 130℃ 以上的，使用空气冷凝管，防止因温差过大使 冷凝管炸裂。冷却水的流速由馏程高低决定，对馏程较低的液体药品，需加大冷 却水流速。

（2）所使用的标准磨口蒸馏装置，其带有磨口的温度计为分浸型具有 0.5℃刻度，测温范围不宜太宽，一般宜采用校准过的高于馏程 10～20℃的温度计，温度计的位置对馏程影响较大，应安装准确，使温度计汞球的上端与蒸馏瓶支管下壁处于同一水平，并使温度计与蒸馏头的纵轴重合，不可偏向管壁。若具固定磨口塞的温度计位置不正确，可改用包有铝箔的软木塞或橡皮塞，插入温度计，调整到正确位置。

（3）为防止蒸馏时发生暴沸现象，可预先加一些沸石或加入数根一端封闭的玻璃毛细管（开口端朝下，长度要使上端能立在蒸馏瓶的颈部），以防止过热或暴沸，使沸腾平衡，应不得在供试品加热之后再投入沸石或毛细管，以免供试品突然暴沸溢出，造成烫伤或燃爆事故。随着加热进行，液温不断升高，蒸气压也不断增大；当有小气泡从沸石上升时（同时参考浴液温度），就要调整加热速度，使沸腾逐渐开始；更应控制加热，使冷凝液逐滴馏出，防止开始时馏出过快。控制馏速为每分钟 2～3ml（约每 10 秒 8～10 滴），并时刻注意和记录温度计读数。

（五）记录与结果

（1）应记录测定用仪器型号、仪器编号、室温、相对湿度、各项数据等。

（2）馏程测定一般是在常压下进行的。测定馏程时，必须同时记录大气压力，并对测得的馏程加以校正。气压如在 101.3kPa（760mmHg）以上，每高 0.36kPa（2.7mmHg），应将测得的温度减去 0.1℃；如在 101.3kPa（760mmHg）以下，每低 0.36kPa（2.7mmHg），应增加 0.1℃。必要时应加以温度计的校正值。

三、熔点测定法

（一）概述

熔点系指一种物质按照规定的方法测定由固相熔化成液相时的温度，是物质的一项物理常数。依法测定熔点，可以鉴别或检查药品的纯度。

根据被测物质的不同性质，在《中国药典》2015 年版四部通则 0612 项下列有 3 种不同的测定方法，分别用于测定易粉碎的固体药品、不易粉碎的固体药品和凡士林及其类似物质，并在各品种项下明确规定应选用的方法；当在品种项下未注明方法时，均系指采用第一法。在第一法中，又因熔融时是否同时伴有分解现象，而规定有不同的升温速度和观测方法。由于因测定方法、受热条件和判断标准的不同，常导致测得的结果有明显的差异，因此在测定时，必须根据各品种项下的规定选用方法，并严格遵照该方法中规定的操作条件和判定标准进行测定，才能获得准确的结果。

（二）仪器与用具

熔点仪、毛细管。

（三）试剂与试液

1. 传温液

（1）水 用于测定熔点在 80℃ 以下者。用前应先加热至沸使脱气，并放冷。

（2）硅油 熔点介于 80～200℃ 之间者，用黏度不小于 50mm²/s 的硅油；熔点高于 200℃ 者，用黏度不小于 100mm²/s 的硅油。

2. 药品检验用熔点标准品 专供测定熔点时校正温度计用。用前应在研钵中研细，并按所附说明书中规定的条件干燥。

（四）操作方法

1. 第一法　测定易粉碎的固体药品

（1）传温液加热法 取供试品适量，研成细粉，除另有规定外，应按照各药品项下干燥失重的条件进行干燥。若该药品为不检查干燥失重、熔点范围低限在 135℃ 以上、受热不分解的供试品，可采用 105℃ 干燥；熔点在 135℃ 以下或受热分解的供试品，可在五氧化二磷干燥器中干燥过夜或用其他适宜的干燥方法干燥，如恒温减压干燥。

分取供试品适量，置熔点测定用毛细管（简称毛细管，由中性硬质玻璃管制成，长 9cm 以上，内径 0.9～1.1mm，壁厚 0.10～0.15mm，一端熔封；当所用温度计浸入传温液在 6cm 以上时，管长应适当增加，使露出液面 3cm 以上）中，轻击管壁或借助长短适宜的洁净玻璃管，垂直放在表面皿或其他适宜的硬质物体上，将毛细管自上口放入使自由落下，反复数次，使粉末紧密集结在毛细管的熔封端。装入供试品的高度为 3mm。另将温度计（分浸型，具有 0.5℃ 刻度，经熔点测定用对照品校正）放入盛装传温液的容器中，使温度计汞球部的底端与容器的底部距离 2.5cm 以上（用内加热的容器，温度计汞球与加热器上表面距离 2.5cm 以上）；加入传温液以使传温液受热后的液面适在温度计的分浸线处。将传温液加热，俟温度上升至较规定的熔点低限约低 10℃ 时，将装有供试品的毛细管浸入传温液，贴附在温度计上（可用橡皮圈或毛细管夹固定），位置须使毛细管的内容物部分适在温度计汞球中部；继续加热，调节升温速率为每分钟上升 1.0～1.5℃，加热时须不断搅拌使传温液温度保持均匀，记录供试品在初熔至全熔时的温度，重复测定 3 次，取其平均值，即得。

"初熔"系指供试品在毛细管内开始局部液化出现明显液滴时的温度。

"全熔"系指供试品全部液化时的温度。

测定熔融同时分解的供试品时，方法如上述；但调节升温速率使每分钟上升2.5～3.0℃；供试品开始局部液化时（或开始产生气泡时）的温度作为初熔温度；供试品固相消失全部液化时的温度作为全熔温度。遇有固相消失不明显时，应以供试品分解物开始膨胀上升时的温度作为全熔温度。某些药品无法分辨其初熔、全熔时，可以其发生突变时的温度作为熔点。

（2）电热块空气加热法　系采用自动熔点仪的熔点测定法。自动熔点仪有两种测光方式：一种是透射光方式，一种是反射光方式；某些仪器兼具两种测光方式。大部分自动熔点仪可置多根毛细管同时测定。

分取经干燥处理［同（1）法］的供试品适量，置熔点测定用毛细管［同（1）法］中；将自动熔点仪加热块加热至较规定的熔点低限约低10℃，将装有供试品的毛细管插入加热块中，继续加热，调节升温速率为每分钟上升1.0～1.5℃，重复测定3次，取其平均值，即得。

测定熔融同时分解的供试品时，方法如上述，但调节升温速率使每分钟上升2.5～3.0℃。

遇有色粉末、熔融同时分解、固相消失不明显且生成分解物导致体积膨胀或含结晶水（或结晶溶剂）的供试品时，可适当调整仪器参数，提高判断熔点变化的准确性。当透射和反射测光方式受干扰明显时，可允许目视观察熔点变化；通过摄像系统记录熔化过程并进行追溯评估，必要时，测定结果的准确性需经（1）法验证。

自动熔点仪的温度示值要定期采用熔点标准品进行校正。必要时，供试品测定应随行采用标准品校正。

若对（2）法测定结果持有异议，应以（1）法测定结果为准。

2. 第二法　测定不易粉碎的固体药品（如脂肪、脂肪酸、石蜡、羊毛脂等）　取供试品，注意用尽可能低的温度熔融后，吸入两端开口的毛细管（同第一法，但管端不熔封）中，使高达约10mm。在10℃或10℃以下的冷处静置24小时，或置冰上放冷不少于2小时，凝固后用橡皮圈将毛细管紧缚在温度计（同第一法）上，使毛细管的内容物部分适在温度计汞球中部。照第一法将毛细管连同温度计垂直浸入传温液中，供试品的上端应适在传温液液面下约10mm处；小心加热，俟温度上升至较规定的熔点低限尚低约5℃时，调节升温速率使每分钟上升不超过0.5℃，至供试品在毛细管中开始上升时，检读温度计上显示的温度，即得。

3. 第三法　测定凡士林或其他类似物质　取供试品适量，缓缓搅拌并加热至温度达90～92℃时，放入一平底耐热容器中，使供试品厚度达到12mm±1mm，放冷至较规定的熔点上限高8～10℃；取刻度为0.2℃、水银球长18～28mm、直径5～6mm的温度计（其上部预先套上软木塞，在塞子边缘开一小槽），使冷至5℃后，擦干并小心地将温度计汞球部垂直插入上述熔融的供试品中，直至碰到容器的底部（浸没 12mm），随即取出，直立悬置，俟黏附在温度计汞球部的供试品表面浑浊，将温度计浸入 16℃以下的水中 5 分钟，取出，再将温度计插入一外径约 25mm、长 150mm 的试管中，塞紧，使温度计悬于其中，并使温度计汞球部的底端距试管底部约为 15mm；将试管浸入约 16℃的水浴中，调节试管的高度使温度计上分浸线同水面相平；加热使水浴温度以每分钟 2℃的速率升至 38℃，再以每分钟 1℃的速率升温至供试品的第一滴脱离温度计为止；检读温度计上显示的温度，即可作为供试品的近似熔点。再取供试品，照前法反复测定数次；如前后 3 次测得的熔点相差不超过 1℃，可取 3 次的平均值作为供试品的熔点；如 3 次测得的熔点相差超过 1℃时，可再测定 2 次，并取 5 次的平均值作为供试品的熔点。

（五）注意事项

（1）传温液的升温速度，毛细管的内径和壁厚及其洁净与否，以及供试品装入毛细管内的高度及其紧密程度，均将影响测定结果，因此必须严格按照规定进行操作。

（2）初熔之前，毛细管内的供试物可能出现"发毛""收缩""软化""出汗"等现象，在未出现局部液化的明显液滴和持续熔融过程时，均不作初熔判断。但如上述现象严重，过程较长或因之影响初熔点的观察时，应视为供试品纯度不高的标志而予以记录；并设法与正常的该品种作对照测定，以便于最终判断。

"发毛"系指毛细管内的柱状供试物因受热而在其表面呈现毛糙；

"收缩"系指柱状供试物向其中心聚集紧缩，或贴在某一边壁上；

"软化"系指柱状供试物在收缩后变软，而形成软质柱状物，并向下弯塌；

"出汗"系指柱状供试物收缩后在毛细管内壁出现细微液滴，但尚未出现局部液化的明显液滴和持续的熔融过程。

（3）全熔时毛细管内的液体应完全澄清。个别药品在熔融成液体后会有小气泡停留在液体中，此时容易与未熔融的固体相混淆，应仔细辨别。

（4）温度计的校正，温度计除计量校正外，还应经常采用熔点标准品进行校正。通常可在测定供试品时同时进行。

（5）通常采用与被测供试品熔点相近的上下二个熔点标准品进行测定，得出此二点的校正值，并按供试品熔点在二点之间的位置，计算出该点的校正值。

（6）熔点所用的硅油在使用过程中，由于不断加温，其黏度会有所增加，使溶液传温不均匀，在使用一段时间后，需更换新的硅油。

（六）记录

应记录测定用的仪器型号、仪器编号、室温、相对湿度、测定数据等。

（七）结果与判定

（1）对第一法中的初熔、全熔或分解突变时的温度，以及第二法中熔点的温度，都要估读到 0.1℃，并记录突变时或不正常的现象。每一检品应至少重复测定 3 次，3 次读数的极差不大于 0.5℃，且不在合格与不合格边缘时，可取 3 次的均值加上温度计的校正值后作为熔点测定的结果。如 3 次读数的极差为 0.5℃以上时，或在合格与不合格边缘时，可再重复测定 2 次，并取 5 次的均值加上温度计的校正值后作为熔点测定的结果。必要时可选用正常的同一药品再次进行测定，记录其结果并进行比较。

（2）测定结果的数据以修约后的数据报告。经修约后的初熔、全熔或分解突变时的温度均在各品种"熔点"项下规定的范围以内时，判为"符合规定"。

但如有下列情况之一者，即判为"不符合规定"：

① 初熔温度低于规定范围的低限；

② 全熔温度超过规定范围的高限；

③ 分解点或熔点温度处于规定范围之外；

④ 初熔前出现严重的"发毛""收缩""软化""出汗"现象，且其过程较长，并与正常的该药品作对照比较后有明显的差异者。

四、凝点测定法

（一）概述

凝点系指一种物质照下述方法测定，由液体凝结为固体时，在短时间停留不变的最高温度。某些药品具有一定的凝点，纯度变更，凝点亦随之改变。测定凝点可以区别或检查药品的纯度。

（二）仪器与用具

仪器装置见图 11-4，内管 A 为内径约 25mm、长约 170mm 的干燥试管，用软木塞固定在内径约 40mm、长约 160mm 的外管 B 中，管底间距约 10mm。内管用一软木塞塞住，通过软木塞插入刻度为 0.1℃的温度计 C 与搅拌器 D，温度计汞球的末端距内管底约 10mm。搅拌器 D 为玻璃棒，上端略弯，末端先铸一小圈，直径约为 18mm，然后弯成直角。内管连同外管垂直固定于盛有水或其他适

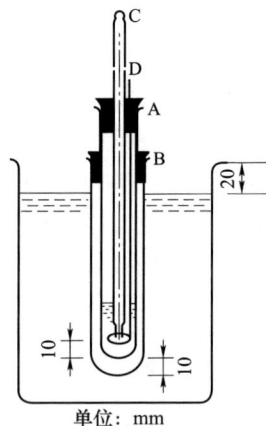

单位：mm

图 11-4 凝点测定仪器装置

宜冷却液的 1000ml 烧杯中，并使冷却液的液面离烧杯口约 20mm。

（三）操作方法

取供试品（如为液体，量取 15ml；如为固体，称取 15～20g，加微温使熔融），置内管中，使迅速冷却，并测定供试品的近似凝点。再将内管置较近似凝点约高 5～10℃的水浴中，使凝结物仅剩极微量未熔融。将仪器按上述装妥，烧杯中加入较供试品近似凝点约低 5℃的水或其他适宜的冷却液。用搅拌器不断搅拌供试品，每隔 30 秒钟观察温度 1 次，至液体开始凝结，停止搅拌并每隔 5～10 秒钟观察温度 1 次，至温度计的汞柱在一点能停留约 1 分钟不变，或微上升至最高温度后停留约 1 分钟不变，即将该温度作为供试品的凝点。

（四）注意事项

（1）如某些药品在一般冷却条件下不易凝固，需另用少量供试品在较低温度使凝固后，取少量作为母晶加到供试品中，方能测出其凝点。

（2）固体供试品在测试前微热熔融时，应注意不可用直火加热，防止局部过热造成部分分解。

（3）取样过少或搅拌速度过快过慢，都可能影响测定结果，应予注意。

（4）凝点测定是以该物质受热至熔融时不分解为前提的，应重复测定数次，以确认该药品在微热熔融时不会分解。检验时应重复测定 2 次，报告 2 次测定结果的均值。

（五）记录

记录操作时的室温、介质（水或其他冷却液）以及重复测定 2 次的数据及其均值。

（六）结果与判定

按各该药品项下规定限度的精度要求，对上述的均值进行修约，作为供试品的凝点；再根据各该药品标准"凝点"项下规定的范围，判定"符合规定"或"不符合规定"。

五、旋光度测定法

（一）概述

平面偏振光通过含有某些光学活性化合物的液体或溶液时，能引起旋光现象，使偏振光的平面向左或向右旋转。旋转的度数，称为旋光度。在一定波长与温度下，偏振光透过每 1ml 含有 1g 旋光性物质的溶液且光路为长 1dm 时，测得的旋光度称为比旋度。以 $[\alpha]_{\lambda}^{t}$ 表示。t 为测定时的温度，λ 为测定波长。通常测定温度为 20℃，使用钠光谱的 D 线（589.3nm），表示为 $[\alpha]_{D}^{20}$。比旋度（或旋光度）可以用于鉴别或检查光学活性药品的纯度，亦可用于测定光学活性药品的含量。使偏振光向右旋转者（顺时针方向，朝光源观测）称为右旋物质，常以"+"号表示；使偏振光向左旋转者（反时针方向）则称为左旋物质，常以"−"号表示。

（二）仪器与用具

旋光仪（读数至 0.01°），标准石英旋光管。

（三）操作方法

旋光度测定一般应在溶液配制后 30 分钟内进行测定。测定旋光度时，将测定管用供试液体或溶液（取固体供试品，按各品种项下的方法制成）冲洗数次，缓缓注入供试液体或溶液适量（注意勿使发生气泡），置于旋光计内检测读数，即得供试液的旋光度。

纯液体样品测定时以干燥的空白测定管校正仪器零点，溶液样品则用空白溶剂校正仪器零点。供试液与空白溶剂用同一测定管，每次测定应保持测定管方向、位置不变。旋光度读数应重复 3 次，取其平均值，按规定公式计算结果。以干燥品或无水物计算。

（四）注意事项

（1）每次测定前应以溶剂作空白校正，测定后，再校正 1 次，以确定在测定时零点有无变动；如第 2 次校正时发现旋光度差值超过±0.01°时表明零点有变动，则应重新测定旋光度。

（2）配制溶液及测定时，均应调节温度至 20℃±0.5℃，或各品种项下规定的温度。

（3）供试的液体或固体物质的溶液应充分溶解，供试液应澄清。

（4）物质的旋光度与测定光源、测定波长、溶剂、浓度和温度等因素有关。因此，表示物质的旋光度时应注明测定条件。

（5）测定管放在旋光计内的位置，供试品和空白应一致，测定管的玻璃片应保持光亮清洁。

（6）当已知供试品具有外消旋作用或旋光转化现象，则应相应地采取措施，对样品制备的时间以及将溶液装入旋光管的间隔测定时间进行规定。

（五）记录与计算

记录操作时的仪器型号、仪器编号、室温、测定温度以及测定数据等。

供试品的比旋度 $[\alpha]$ 按下列公式计算：

$$液体样品 \quad [\alpha]_D^t = \frac{\alpha}{ld}$$

$$固体样品 \quad [\alpha]_D^t = \frac{100\alpha}{lc}$$

式中，D 为钠光谱的 D 线；

t 为测定时的温度，℃；

l 为测定管的长度，dm；

α 为测得的旋光度；

d 为液体的相对密度；

c 为 100ml 溶液中含有被测物质的重量（按干燥品或无水物计算），g。

（六）结果与判定

旋光度测定法多用于比旋度的测定，一般规定的比旋度多有上下限度或最低限度，可根据上述计算公式得出供试品的比旋度，判断样品是否合格。

六、折光率测定法

（一）概述

光线自一种透明介质进入另一透明介质时，由于光线在两种介质中的传播速度不同，使光线在两种介质的平滑界面上发生折射。常用的折光率系指光线在空气中进行的速度与在供试品中进行速度的比值。根据折射定律，折光率（n）是光线入射角的正弦（$\sin i$）与折射角的正弦（$\sin r$）的比值。

$$n = \frac{\sin i}{\sin r}$$

物质的折光率因温度或入射光波长的不同而改变，透光物质的温度升高，折光率变小；入射光的波长越短，折光率越大。折光率以 n_D^t 表示，D 为钠光谱的 D 线，t 为测定时的温度。测定折光率可以区别不同的油类或检查某些药品的纯杂程度。

（二）仪器与用具

折光计又名折射仪，折光计的种类有普氏（Pulfrich）折光计、浸入式（Immersion）折光计和阿培（Abbe）折光计等，通常使用的都是阿培折光计。阿培折光计主要由两个折射棱镜、色散棱镜、观测镜筒、刻度盘和仪器支架等组成。

测定用的折光计须能读数至 0.0001，测量范围 1.3～1.7，如用阿培折光计或与其相当的仪器，测定时应调节温度至 20℃±0.5℃（或各品种项下规定的温度）。

（三）操作方法

测定时应先将仪器置于有充足光线的平台上，但不可受日光直射，并装上温度计，置 20℃恒温室中至少 1 小时，或连接 20℃恒温水浴至少 0.5 小时，以保持稳定温度，然后使折射棱镜上透光处朝向光源，将镜筒拉向观察者，使成一适当倾斜度，对准反射镜，使视野内光线最明亮为止。

将上下折射棱镜拉开，用玻棒或吸管蘸取供试品约 1～2 滴，滴于下棱镜面上，然后将上下棱镜关合并拉紧扳手。转动刻度尺调节钮，使读数在供试品折光率附近，旋转补偿旋钮，使视野内虹彩消失，并有清晰的明暗分界线。再转动刻度尺的调节钮，使视野的明暗分界线恰位于视野内十字交叉处，记下刻度尺上的读数。投影式折光计在读数时眼睛应与读数垂直，测量后要求再重复读数 2 次，取 3 次读数的平均值，即为供试品的折光率。

测定前，折光计读数应使用校正用棱镜或水进行校正，水的折光率 20℃时为 1.3330，25℃时为 1.3325，40℃时为 1.3305。

（四）注意事项

（1）仪器必须置于光线充足且干燥的房间，不可在有酸碱气或潮湿的实验室中使用，更不可放置仪器于高温炉或水槽旁。

（2）大多数供试品的折光率受温度影响较大，一般是温度升高折光率降低，但不同物质升高或降低的值不同，因此在测定时温度恒定至少半小时。

（3）上下棱镜必须清洁，勿用粗糙的纸或酸性乙醚擦拭棱镜，勿用折光计测试强酸性或强碱性供试品或有腐蚀性的供试品。

（4）滴加供试品时注意棒或滴管尖不要触及棱镜，防止棱镜造成划痕。加入量要适中，使在棱镜上生成一均匀的薄层，检品过多，会流出棱镜外部，检品太少，能使视野模糊不清，同时勿使气泡进入样品，以免气泡影响折光率。

（5）读数时视野中的黑白交叉线必须明显，且明确的位于十字交叉线上，除调节色散补偿旋钮外，还应调整下部反射镜或上棱镜透光处的光亮强度。

（6）测定挥发性液体时，可将上下棱镜关闭，将测定液沿棱镜进样孔流入，要随加随读，测固体样品或用标准玻片校正仪器时，只能将供试品或标准玻片置于测定棱镜上，而不能关闭上下棱镜。

（7）测定结束时，必须用能溶解供试品的溶剂如水、乙醇或乙醚将上下棱镜擦拭干净，晾干。

（五）记录

记录操作时的仪器型号、仪器编号、室温、相对湿度以及测定数据等。

（六）结果与判定

根据测定数据，按标准规定的限度或最低限度，判断结果。

七、黏度测定法

（一）概述

黏度系指流体对流动产生阻抗能力的性质。本法用动力黏度、运动黏度或特性黏数表示。

动力黏度也称为黏度系数（η）。假设流体分成不同的平行层面，在层面切线方向单位面积上施加的作用力，为剪切应力（τ），单位是 Pa。在剪切应力的作用下，流体各个平行层面发生梯度速度流动。垂直方向上单位长度内各流体层面流动速度上的差异，称之为剪切速率（D），单位是 s^{-1}。动力黏度即为二者的比值，表达式为 $\eta = d\tau/dD$，单位是 Pa·s。因为 Pa·s 单位太大，常使用 mPa·s。

运动黏度为牛顿流体的动力黏度与其在相同温度下密度的比值，单位是 m^2/s。因为 m^2/s 单位太大，常使用 mm^2/s。

溶剂的黏度 η_0 常因高聚物的溶入而增大，溶液的黏度 η 与溶剂的黏度的比值（η/η_0）称为相对黏度（η_r），通常用乌氏黏度计中的流出时间的比值（T/T_0）表示；当高聚物溶液的浓度较稀时，其相对黏度的对数比值与高聚物溶液浓度的比值，即为该高聚物的特性黏数 [η]。根据高聚物的特性黏数可以计算其平均分子量。

黏度的测定用黏度计。黏度计有多种类型，本法采用平氏毛细管黏度计、乌氏毛细管黏度计和旋转黏度计 3 种测定方法。毛细管黏度计适用于牛顿流体运动黏度的测定；旋转黏度计适用于牛顿流体或非牛顿流体动力黏度的测定。

（二）操作方法

1. 第一法 平氏毛细管黏度计测定法 本法是采用相对法测量一定体积的液体在重力的作用下流经毛细管所需时间，以求得流体的运动黏度或动力黏度。是药品检验中最常用的黏度测定法。

（1）仪器与用具 平氏毛细管黏度计（图 11-5），可根据待测样品黏度范围（《中国药典》2015 年版

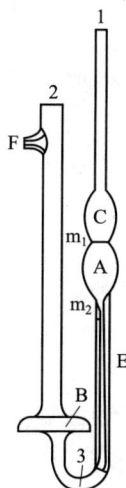

图 11-5 平氏毛细管黏度计

1. 主管 2. 宽管 3. 弯管
A. 测定球 B. 储器 C. 缓冲球
E. 毛细管 F. 支管
m_1，m_2. 环形测定线

四部通则 0633 第一法规定）选择适当内径规格的毛细管黏度计，应定期检定或校准，符合相关规定，且可获得毛细管黏度常数 K 值。

恒温水浴可选用直径 30cm 以上、高 40cm 以上的玻璃水浴槽或有机玻璃水浴槽，附有电动搅拌器与热传导装置。恒温精度应为±0.1℃。除另有规定外，测定温度应为 20℃±0.1℃。

温度计最小分度为不大于 0.1℃，应定期检定，并符合相关规定。

秒表最小分度为不大于 0.2 秒，应定期检定，并符合相关规定。

（2）操作方法　取供试品，照各品种项下的规定，取适当的平氏毛细管黏度计 1 支，在支管 F 上连接一橡皮管，用手指堵住管口 2，倒置黏度计，将管口 1 插入供试品（或供试溶液）中，自橡皮管的另一端抽气，使供试品充满球 C 与 A 并达到测定线 m_2 处，提出黏度计并迅速倒转，抹去黏附于管外的供试品，取下橡皮管使连接于管口 1 上，将黏度计垂直固定于恒温水浴槽中，并使水浴的液面高于球 C 的中部，放置 15 分钟后，自橡皮管的另一端抽气，使供试品充满球 A 并超过测定线 m_1，开放橡皮管口，使供试品在管内自然下落，用秒表准确记录液面自测定线 m_1 下降至测定线 m_2 处的流出时间。不重装试样，依法重复测定 3 次，每次测定值与平均值的差值不得超过平均值的±0.25%。另取一份供试品同法操作。以先后两次取样测得的总平均值按公式计算，即为供试品的运动黏度或动力黏度。

（3）注意事项

① 实验环境温度与黏度测定温度相差不应太大，当室温高于测定温度时，应注意降低室温。

② 在抽气吸取供试溶液时，不得产生断流或气泡。

③ 黏度计应垂直固定于恒温水浴中，不得倾斜，以免影响流出时间。

（4）记录与计算　记录测定温度、平氏黏度计的编号、K 值和毛细管内径、每次流出时间等。测定运动黏度时，还应按相对密度测定法项下的规定，记录有关数据。

计算公式：

$$\nu = Kt$$
$$\eta = Kt \cdot \rho$$

式中，K 为已知黏度的标准液测得的黏度计常数，mm^2/s^2；

　　t 为测得的平均流出时间，s；

　　ρ 为供试品在相同温度下的密度，g/cm^3。

除另有规定外，测定温度应为 20℃±0.1℃，此时，$\rho = d_{20}^{20} \times 0.9982$，$d_{20}^{20}$ 为供试品在 20℃时的相对密度。

2. 第二法　乌氏毛细管黏度计测定法　乌氏毛细管黏度计常用来测定高分子聚合物极稀溶液的特性黏数，以用来计算平均分子量。

（1）仪器与用具　乌氏毛细管黏度计（图11-6），可根据待测样品黏度范围选择适当内径规格的毛细管黏度计。应定期检定或校准，符合相关规定，且可获得毛细管黏度常数 K 值。

恒温水浴可选用直径 30cm 以上、高 40cm 以上的玻璃水浴槽或有机玻璃水浴槽，附有电动搅拌器与热传导装置。恒温精度应在 ±0.1℃内。除另有规定外，测定温度应为 25℃±0.1℃。

温度计最小分度为不大于 0.1℃，应定期检定，并符合相关规定。

秒表最小分度为不大于 0.2 秒，应定期检定，并符合相关规定。

（2）操作方法　取供试品，照各品种项下的规定制成一定浓度的溶液，用 3 号垂熔玻璃漏斗滤过，弃去初滤液（1ml），取续滤液（不得少于 7ml）沿洁净、干燥的乌氏毛细管黏度计的管 2 内壁注入 B 中，将黏度计垂直固定于恒温水浴槽中，并使水

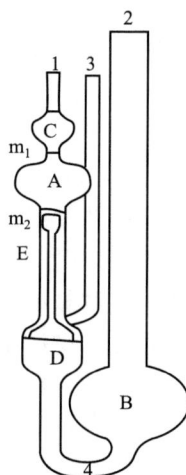

图 11-6　乌氏毛细管黏度计
1. 主管　2. 宽管　3. 侧管　4. 弯管
A. 测定球　B. 储器　C. 缓冲球
D. 悬挂水平储器　E. 毛细管
m_1，m_2. 环形测定线

浴的液面高于球 C 的中部，放置 15 分钟后，将管口 1、3 各接一乳胶管，夹住管口 3 的胶管，自管口 1 处抽气，使供试品溶液的液面缓缓升高至球 C 的中部，先开放管口 3，再开放管口 1，使供试品溶液在管内自然下落，用秒表准确记录液面自测定线 m_1 下降至测定线 m_2 处的流出时间。不重装样品，重复测定 2 次，两次测量的流动时间之差不得超过平均值的 ±0.5%。取两次的平均值为供试液的流出时间（T）。取经 3 号垂熔玻璃漏斗滤过的溶剂同法操作，重复测定 2 次，两次测定值应相同，取平均值为溶剂的流出时间（T_0）。按公式计算特性黏数，即得。

（3）注意事项　测定 T（或 T_0）时，应再将黏度计内壁清洗洁净，并用待测溶液（溶剂）分次淋洗；其他同第一法项下。

（4）记录与计算　记录供试品取样量、供试溶液的制备、测定温度、供试溶液和空白溶剂的流出时间等。

计算公式：

$$特性黏数 [\eta] = \frac{\ln \eta_r}{c}$$

式中，η_r 为 T/T_0；

　　　c 为供试溶液的浓度，g/ml。

3. 第三法　旋转黏度计测定法　本法是通过测定转子在流体内以一定角速度

（ω）相对运动时其表面受到的扭矩（M）的方式来计算牛顿流体（剪切非依赖型）或非牛顿流体（剪切依赖型）动力黏度的。当被测样品为非牛顿流体时，在某一特定转速（n）、角速度（ω）或剪切速率（D）条件下测得的动力黏度又被称为表观黏度。

（1）仪器与用具　旋转黏度计按照测量系统的类型可分为同轴圆筒旋转黏度计、锥板型旋转黏度计和转子型旋转黏度计三类。按测定结果的性质可分为绝对黏度计和相对黏度计两类，其中绝对黏度计的测量系统具有确定的几何形状，其测定结果是绝对黏度值，可以用其他绝对黏度计重现，同轴圆筒旋转黏度计和锥板型旋转黏度计均属于此类；相对黏度计的测量系统不具有确定的几何形状，其测量结果是通过和标准黏度液比较得到的相对黏度值，不能用其他绝对黏度计或相对黏度计重现，除非是采用相同的仪器和转子在相同的测定条件下获得的测定结果，转子型旋转黏度计属于此类。

（2）操作方法与计算　照各品种项下所规定的仪器，进行操作。

① 同轴圆筒旋转黏度计（绝对黏度计）同轴圆筒旋转黏度计包括内筒转动型黏度计（如 Searle 型黏度计）和外筒转动型黏度计（如 Couette 型黏度计）等类型，见图 11-7、图 11-8。二者测定方法和计算公式相同，但内筒转动型黏度计更为常用。取供试品或照各品种项下规定的方法制成的一定浓度的供试品溶液，注入同轴圆筒旋转黏度计外筒中。将内筒浸入外筒内的样品内，至规定的高度。通过马达带动内筒或外筒旋转，测定转动角速度（ω）和转筒表面受到的扭矩（M），根据以下公式代入测量系统的参数，计算样品的动力黏度：

$$\eta = K \cdot \frac{M}{\omega}, \text{ 其中 } K = \frac{1}{4\pi h}\left(\frac{1}{R_i^2} - \frac{1}{R_0^2}\right)$$

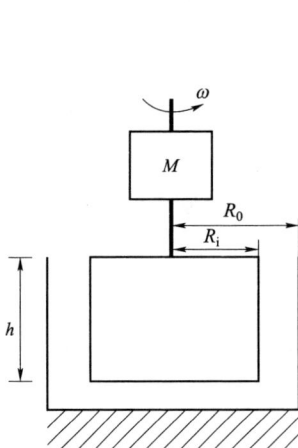

图 11-7　Searle 型黏度计　　　　　图 11-8　Couette 型黏度计

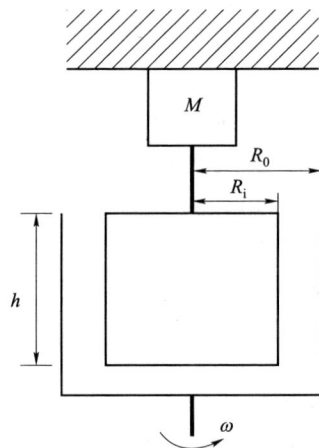

式中，η 为动力黏度，Pa·s；

M 为转筒表面的扭矩，N·m；

h 为内筒浸入样品的深度，m；

ω 为内筒自转角速度，rad·s^{-1}；

R_i 和 R_0 分别为内筒和外筒半径，m；

K 为测量系统的合并常数。

如需采用转筒式流变仪测定供试品或供试品溶液的动力黏度，而具体品种下的黏度测定标准仅提供测量系统的尺寸和转子角速度或转速，可采用以下公式计算所需要的剪切应力或剪切速率的值：

$$\tau = \frac{M}{4\pi h} \times \frac{R_i^2 + R_0^2}{R_i^2 R_0^2}$$

$$D = \frac{R_i^2 + R_0^2}{R_0^2 - R_i^2} \times \omega = \frac{R_i^2 + R_0^2}{R_0^2 - R_i^2} \times \frac{\pi}{30} n$$

式中，τ 为剪切应力，Pa；

D 为剪切速率，s^{-1}；

ω 为内筒自转角速度，rad·s^{-1}；

n 为内筒转速，r/min；

其他参数的意义和单位同前。

② 锥板型旋转黏度计（绝对黏度计）锥板型旋转黏度计的测量系统由圆锥和平板组成，见图 11-9、图 11-10。圆锥与平板之间形成的角度称为锥角（α）。黏性液体样品或半固体样品被加载并充满于圆锥和平板之间的空隙中。马达带动圆锥或平板以恒定的角速度（ω）转动，对黏性流体产生垂直于法向的剪切作用，同时测定马达转动的产生地扭矩（M），根据以下公式代入测量系统的参数，计算样品的动力黏度。

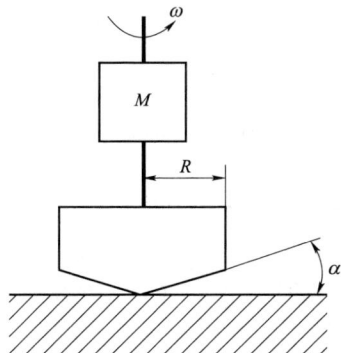

图 11-9　锥板型旋转黏度计（锥转子转动）　图 11-10　锥板型旋转黏度计（平板转动）

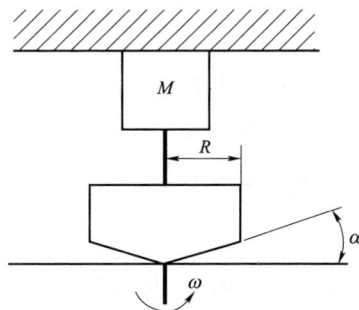

$$\eta = K \cdot \frac{M}{\omega}, \text{ 其中 } K = \frac{3\alpha}{2\pi R^3}$$

式中，η 为动力黏度，Pa·s；

α 为锥角，rad；

M 为扭矩，N·m；

R 为圆锥的半径，m；

ω 为圆锥或平板的转动角速度，rad·s^{-1}；

K 为测量系统的合并常数。

③ 转子型旋转黏度计（相对黏度计）转子型黏度计通过将某些类型的转子（图 11-11），浸入待测样品中，并以恒定的角速度（ω）转动，测定马达转动产生的扭矩（M），根据下列公式计算出待测样品的黏度，$\eta = K \cdot (M/\omega)$，通常情况下，转子型黏度计常数 K 是通过采用标准黏度液校准得到的，故其测定结果为相对黏度。

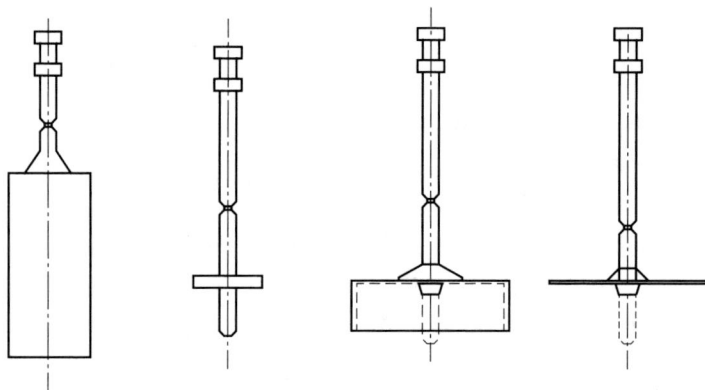

图 11-11　转子型黏度计配备的转子

第二节　检　查

药用辅料的检查方法和项目，与化学原料药大致相同，也是对各种杂质进行检查和控制，本节着重讨论以下检查方法。

一、溶液颜色检查法

本法是将药物溶液的颜色与规定的标准比色液比较，或在规定的波长处测定其吸光度。品种项下规定的"无色"系指供试品溶液的颜色相同于水或所用溶剂，"几乎无色"系指供试品溶液的颜色不深于相应色调 0.5 号标准比色液。

溶液颜色检查法项下收载了三种检查方法：目视比色法、紫外-可见分光光度法和色差计法。

（一）第一法

本法为目视比色法，即将供试品溶液与各色调和色号标准比色液进行比较，以判断结果。

1. 仪器与用具 纳氏比色管，具有10ml刻度标线的25ml纳氏比色管或专用管，管壁薄厚、管径、色泽、刻度标线一致。

2. 试剂与试液

（1）比色用重铬酸钾液 精密称取在120℃干燥至恒重的基准重铬酸钾0.4000g，置500ml量瓶中，加适量水溶解并稀释至刻度，摇匀，即得。每1ml溶液中含0.800mg的$K_2Cr_2O_7$。

（2）比色用硫酸铜液 取硫酸铜约32.5g，加适量的盐酸溶液（1→40）使溶解成500ml，精密量取10ml，置碘量瓶中，加水50ml、醋酸4ml与碘化钾2g，用硫代硫酸钠滴定液（0.1mol/L）滴定，至近终点时，加淀粉指示液2ml，继续滴定至蓝色消失。每1ml硫代硫酸钠滴定液（0.1mol/L）相当于24.97mg的$CuSO_4 \cdot 5H_2O$。根据上述测定结果，在剩余的原溶液中加适量的盐酸溶液（1→40），使每1ml溶液中含62.4mg的$CuSO_4 \cdot 5H_2O$，即得。

（3）比色用氯化钴液 取氯化钴约32.5g，加适量的盐酸溶液（1→40）使溶解成500ml，精密量取2ml，置锥形瓶中，加水200ml摇匀，加氨试液至溶液由浅红色转变至绿色后，加醋酸-醋酸钠缓冲液（pH 6.0）10ml，加热至60℃，再加二甲酚橙指示液5滴，用乙二胺四醋酸二钠滴定液（0.05mol/L）滴定至溶液显黄色。每1ml乙二胺四醋酸二钠滴定液（0.05mol/L）相当于11.90mg的$CoCl_2 \cdot 6H_2O$。根据上述测定结果，在剩余的原溶液中加适量的盐酸溶液（1→40），使每1ml溶液中含59.5mg的$CoCl_2 \cdot 6H_2O$，即得。

（4）各种色调标准贮备液的制备 按表11-1精密量取比色用重铬酸钾液、比色用硫酸铜液和比色用氯化钴液与水，混合摇匀，即得。

表11-1 各种色调标准贮备液配制表

色调	比色用氯化钴液（ml）	比色用重铬酸钾液（ml）	比色用硫酸铜液（ml）	水（ml）
黄绿色	1.2	22.8	7.2	68.8
黄色	4.0	23.3	0	72.7
橙黄色	10.6	19.0	4.0	66.4
橙红色	12.0	20.0	0	68.0
棕红色	22.5	12.5	20.0	45.0

各种色调色号标准比色液的制备按表 11-2 量取各该色调标准贮备液与水，摇匀，即得。

表 11-2　标准比色液制备

色号	0.5	1	2	3	4	5	6	7	8	9	10
贮备液（ml）	0.25	0.5	1.0	1.5	2.0	2.5	3.0	4.5	6.0	7.5	10.0
加水量（ml）	9.75	9.5	9.0	8.5	8.0	7.5	7.0	5.5	4.0	2.5	0

3. 操作方法　除另有规定外，取各品种项下规定量的供试品，加水溶解，置于 25ml 的纳氏比色管中，加水稀释至 10ml。另取规定色调和色号的标准比色液 10ml，置于另一 25ml 纳氏比色管中，两管同置白色背景上，自上向下透视，或同置白色背景前，平视观察，供试品管呈现的颜色与对照管比较，不得更深。如供试品管呈现的颜色与对照管的颜色深浅非常接近或色调不完全一致，使目视观察无法辨别两者的深浅时，应改用第三法（色差计法）测定，并将其测定结果作为判定依据。

4. 注意事项

（1）所用比色管应洁净、干燥，洗涤时不能用硬物洗刷，应用洗液浸泡，然后冲洗、避免表面粗糙。

（2）检查时标准管和供试管应同时操作，背景光线应明亮，光强度应能保证使各相邻色号的标准液清晰分辨。

5. 记录　记录供试品溶液的制备方法、标准比色液的色调色号，比较结果。

6. 结果与判定　供试品溶液如显色，与规定的标准比色液比较，颜色相似或更浅，即判为符合规定；如更深，则判为不符合规定。

（二）第二法

本法利用紫外-可见分光光度法，对药物的溶液颜色进行检验。

1. 仪器　紫外-可见分光光度计。

2. 操作方法　除另有规定外，取各供试品项下规定量的供试品，加水溶解并使成 10ml，必要时滤过，滤液照紫外-可见分光光度法（《中国药典》2015 年版四部通则 0401）于规定波长处测定，吸光度不得超过规定值。

3. 记录　记录仪器型号、仪器编号、测定波长、供试液的制备方法及吸光度读数。

4. 结果与判定　按规定溶剂与浓度配制成的供试液进行测定，如吸光度小于或等于规定值，判为符合规定；大于规定值，则判为不符合规定。

（三）第三法

本法为色差计法，是使用具备透射测量功能的测色色差计直接测定药品溶液的透射三刺激值，对其颜色进行定量表述和分析的方法。当目视比色法难以准确判断供试品与标准比色液之间的色调差异时，应采用本法进行测定与判断。

供试品溶液与标准比色液之间的颜色差异，可以通过分别比较它们与水之间的色差值来测定，也可以通过直接比较它们之间的色差值来测定。

1. 仪器 测色色差计是由照明、探测及读数处理系统三大部分组成。照明系统多为白炽光源，也有用微型脉冲氙灯的；探测器多为硒（硅）光电池、硅光电二极管或光电管，并配以拟合人眼色觉特性的滤光器；读数系统为数字显示表。其输出结果除三刺激值外，还有根据 CIE（国际照明委员会）表色系统自动计算而得的各种色度学参数（可根据需要进行选定）。

仪器首先应符合照度条件，它决定着仪器测色准确度的高低，为减少测色误差，仪器一般配备有专用工作白板、色板或其他基准物质以校正仪器，检定项目除准确度外，还有重复性等。

2. 操作方法 除另有规定外，用水对仪器进行校准，并把水作为第一份样品进行测定，仪器将给出水的颜色值，接着依次取按各品种项下规定的方法配制的供试品溶液和标准比色液，分别进行测定，供试品溶液与水的色差值ΔE^*应不超过标准比色液与水的色差值ΔE^*。

3. 注意事项

（1）测定池应洁净透明，可用洗液浸泡清洗。

（2）在 D65 为光源，10°视场条件下，水的三刺激值分别为$X=94.81$，$Y=100.00$，$Z=107.32$。如测定后水的三刺激值中任一值与标准值的偏差大于 1.5，则应重新校准仪器。

（3）供试品溶液配制后需立即测定，如溶液中含有气泡，可短时超声去除后再行测定。

（4）本法只适用于测定澄清溶液的颜色，如供试品溶液浑浊，则影响颜色测定的结果。

4. 记录 记录仪器型号、仪器编号、供试液的制备方法及测定结果。

5. 结果与判定

（1）如供试品溶液与水的色差值不超过标准比色液与水的色差值，则判定为符合规定，反之则判定为不符合规定。

（2）如品种正文项下规定的色调有两种，且供试品溶液的实际色调介于两种规定色调之间，难以判断更倾向何种色调时，将测得的供试品溶液与水的色差值（ΔE^*）与两种色调标准比色液与水的色差值的平均值比较，不得更深[$\Delta E^* \leqslant (\Delta E^*_{s1} +$

$\Delta E^*_{s2})/2]$。

二、pH 值测定法

（一）概述

pH 值测定法是测定水溶液中氢离子活度的一种方法。pH 值即水溶液中氢离子活度（以每 1000ml 中摩尔数计算）的负对数，$pH=-\lg a_H^+$。实际测定中氢离子活度却难以由实验准确测定，只能是一个近似的数值。为实用方便，溶液的 pH 值规定为由下式测定：

$$pH=pH_s-\frac{E-E_s}{k}$$

式中，E 与 E_S 分别为含有待测液 pH 与标准缓冲液 pH_s 的原电池电动势，V；

pH_S 为标准缓冲液的已知 pH 值；

k 为与温度（t，℃）有关的常数，$k=0.05916+0.000198（t-25）$。

由于待测物的电离常数、介质的介电常数和液接界电位等诸多因素均可影响 pH 值的准确测量，所以实验测得的数值只是溶液的表观 pH 值，它不能作为溶液氢离子活度的严格表征。尽管如此，只要待测溶液与标准缓冲液的组成足够接近，由上式测得的 pH 值与溶液的真实 pH 值还是颇为接近的。

（二）仪器与用具

溶液的 pH 值用酸度计测定。水溶液的 pH 值通常以玻璃电极为指示电极、饱和甘汞电极或银–氯化银电极为参比电极进行测定。现已广泛使用将指示电极与参与电极组合一体的复合电极。测定前，应采用下列标准缓冲液校正仪器，也可用国家标准物质管理部门发放的标示 pH 值准确至 0.01pH 单位的各种标准缓冲液校正仪器。酸度计应定期进行计量检定，并符合国家有关规定。

仪器校正用的标准缓冲液如下。

（1）草酸盐标准缓冲液　精密称取在 54℃±3℃干燥 4～5 小时的草酸三氢钾 12.71g，加水使溶解并稀释至 1000ml。

（2）苯二甲酸盐标准缓冲液　精密称取在 115℃±5℃干燥 2～3 小时的邻苯二甲酸氢钾 10.21g，加水使溶解并稀释至 1000ml。

（3）磷酸盐标准缓冲液　精密称取在 115℃±5℃干燥 2～3 小时的无水磷酸氢二钠 3.55g 与磷酸二氢钾 3.40g，加水使溶解并稀释至 1000ml。

（4）硼砂标准缓冲液　精密称取硼砂 3.81g（注意避免风化），加水使溶解并稀释至 1000ml，置聚乙烯塑料瓶中，密塞，避免空气中二氧化碳进入。

（5）氢氧化钙标准缓冲液　于 25℃，用无二氧化碳的水和过量氢氧化钙经充分振摇制成饱和溶液，取上清液使用。因本缓冲液是 25℃时的氢氧化钙饱和溶液，所以临用前需核对溶液的温度是否在 25℃，否则需调温至 25℃再经溶解平衡后，方可取上清液使用。存放时应防止空气中二氧化碳进入。一旦出现浑浊，应弃去重配。

上述标准缓冲溶液必须用 pH 值基准试剂配制。不同温度时各种标准缓冲液的pH 值参见《中国药典》2015 年版四部通则 0631 的规定。

（三）操作方法

（1）测定之前，按各品种项下的规定，选择两种标准缓冲液（pH 值相差约 3 个单位），使供试液的 pH 值处于二者之间。

（2）开机通电预热数分钟，调节零点与温度补偿（有的可能不需调零），选择与供试液 pH 值较接近的标准缓冲液进行定位，使仪器读数与标示 pH 值一致；再用另一种标准缓冲液进行核对，误差应不大于±0.02pH 单位。若大于此偏差，则应小心调节斜率，使示值与第二种标准缓冲液的规定 pH 值相符。重复上述定位与斜率调节操作，至仪器示值与标准缓冲液的规定 pH 值相差不大于 0.02pH 单位。否则，需检查仪器或更换电极后，再行校正至符合要求。

（3）按规定取样或制备样品，置小烧杯中，用供试液淋洗电极数次，将电极浸入供试液中，轻摇供试液平衡稳定后，进行读数。对弱缓冲液（如水）的测定要特别注意，先用邻苯二甲酸氢钾标准缓冲液校正仪器后，测定供试液，并重新取供试液再测，直至 pH 值的读数在 1 分钟内改变不超过±0.05 单位为止；然后再用硼砂标准缓冲液校正仪器，再如上法测定；2 次 pH 值的读数相差应不超过 0.1，取 2 次 pH 读数的平均值为其 pH 值。

（四）注意事项

测定 pH 值时，应严格按仪器的使用说明书操作，并注意下列事项。

（1）测定时每次更换标准缓冲液或供试品溶液前，应用纯化水充分洗涤电极，然后将水吸尽，也可用所换的标准缓冲液或供试品溶液洗涤，然后用滤纸吸干，再将电极浸入该溶液进行测定。

（2）在测定高 pH 值的供试品和标准缓冲液时，应注意碱误差的问题，必要时选用适当的玻璃电极测定。

（3）配制标准缓冲液与溶解供试品的水，应是新沸过并放冷的纯化水，其 pH 值应为 5.5～7.0。

（4）标准缓冲液一般可保存 2～3 个月，但发现有浑浊、发霉或沉淀等现象时，不能继续使用。

（5）新玻璃电极应在水中浸泡 24 小时后再用或根据电极使用说明书的要求进

行处理，以稳定其不对称电位，降低电阻，平时浸泡在水中，下次使用时可以很快平衡使用。

（五）记录

记录仪器型号、仪器编号、室温、校准标准缓冲液、测定结果等。

（六）结果与判定

根据测定数据，按标准规定的限度，判断结果。

三、脂肪与脂肪油测定法

（一）概述

本法适用于药用或作制剂基质及赋形剂使用的脂类物质的检验，只记述检验脂肪与脂肪油特定的检查项目，各具体品种标准中涉及的一般物理常数测定，照各品种规定的方法进行，在此不再详述。

（二）仪器与用具

离心机（3000 转/分钟）、沙浴锅。

（三）试药与试液

均按《中国药典》2015 年版四部通则 0713 项下规定配制。

（四）操作方法

1. 供试品的预处理　供试品有液体状态，也有固体状态的。固体供试品需经熔化后才能进行有关项目的测定；液体供试品也常因硬脂酸的析出而发生浑浊，因而供试品在测定前应先进行适当处理。浑浊液体供试品的前处理：估算测定所需用的供试品量，取略多于测定用量的供试品，置干燥烧杯中，于 50℃水浴中加热使其完全熔化成澄清液体；加热后如仍显浑浊，可离心沉降或用干燥的保温滤器滤过使澄清。将得到的澄清液体搅匀，趁其尚未凝固，用附有滴管的称量瓶或附有玻勺的称量杯，分别称取下述各项检验所需的供试品。固体供试品应在不高于该品种熔点 10℃的温度下熔化后，离心沉降或滤过，再依法称取。

2. 测定法

（1）相对密度的测定　取经过前处理的供试品，照相对密度测定法测定。

（2）折光率的测定　取经过前处理的供试品，照折光率测定法测定。

（3）熔点的测定　取经过前处理并重新凝固后的供试品，照熔点测定法第二法测定。

（4）脂肪酸凝点的测定

① 脂肪酸的提取　取 20%（g/g）氢氧化钾的甘油溶液 75g，置 800ml 烧杯中，加供试品 50g，于 150℃在不断搅拌下皂化 15 分钟，放冷至约 100℃，加入新沸的水 500ml，搅匀，缓缓加入硫酸溶液（1→4）50ml，加热至脂肪酸明显分离为一个透明层；趁热将脂肪酸移入另一烧杯中，用新煮沸的水反复洗涤，至洗液加入甲基橙指示液显黄色，趁热将澄清的脂肪酸放入干燥的小烧杯中，加无水乙醇 5ml，搅匀，用小火加热至无小气泡逸出，即得。

② 凝点的测定　取按上法制成的干燥脂肪酸，照凝点测定法测定。

（5）酸值的测定　酸值系指中和脂肪、脂肪油或其他类似物质 1g 中含有的游离脂肪酸所需氢氧化钾的重量（mg），但在测定时可采用氢氧化钠滴定液（0.1mol/L）进行滴定。

表 11-3　酸值测定的规定重量

酸值	称重/g	酸值	称重/g
0.5	10	100	1
1	5	200	0.5
10	4	300	0.4
50	2		

除另有规定外，按表 11-3 中规定的重量，精密称取供试品，置 250ml 锥形瓶中，加乙醇-乙醚（1:1）混合液［临用前加酚酞指示液 1.0ml，用氢氧化钠滴定液（0.1mol/L）调至微显粉红色］50ml，振摇使完全溶解（如不易溶解，可缓慢加热回流使溶解），用氢氧化钠滴定液（0.1mol/L）滴定，至粉红色持续 30 秒不褪。以消耗氢氧化钠滴定液（0.1mol/L）的体积（ml）为 A，供试品的重量（g）为 W，照下式计算酸值：

$$供试品的酸值 = \frac{A \times 5.61}{W}$$

滴定酸值在 10 以下的油脂时，可用 10ml 的半微量滴定管。

（6）皂化值的测定　皂化值系指中和并皂化脂肪、脂肪油或其他类似物质 1g 中含有的游离酸类和酯类所需氢氧化钾的重量（mg）。

取供试品适量［其重量（g）约相当于 250/供试品的最大皂化值］，精密称定，置 250ml 锥形瓶中，精密加入 0.5mol/L 氢氧化钾乙醇溶液 25ml，加热回流 30 分钟，然后用乙醇 10ml 冲洗冷凝器的内壁和塞的下部，加酚酞指示液 1.0ml，用盐酸滴定液（0.5mol/L）滴定剩余的氢氧化钾，至溶液的粉红色刚好褪去，加热至沸，如溶液又出现粉红色，再滴定至粉红色刚好褪去；同时做空白试验。以供试品消耗的盐酸滴定液（0.5mol/L）的体积（ml）为 A，空白试验消耗的体积（ml）为 B，供试品的重量（g）为 W，照下式计算皂化值：

$$供试品的皂化值 = \frac{(B-A) \times 28.05}{W}$$

（7）羟值的测定　羟值系指供试品 1g 中含有的羟基，经用下法酰化后，所需氢氧化钾的重量（mg）。

表 11-4　羟值测定的规定重量

羟值	称重/g	羟值	称重/g
10~100	2.0	200~250	0.75
100~150	1.5	250~300	0.60
150~200	1.0		

除另有规定外，按表 11-4 中规定的重量，精密称取供试品，置干燥的 250ml 具塞锥形瓶中，精密加入酰化剂（取对甲苯磺酸 14.4g，置 500ml 锥形瓶中，加乙酸乙酯 360ml，振摇溶解后，缓缓加入醋酐 120ml，摇匀，放置 3 日后备用）5ml，用吡啶少许湿润瓶塞，稍拧紧，轻轻摇动使完全溶解，置 50℃±1℃水浴中 25 分钟（每 10 分钟轻轻摇动）后，放冷，加吡啶-水（3:5）20ml，5 分钟后加甲酚红-麝香草酚蓝混合指示液 8~10 滴，用氢氧化钾（或氢氧化钠）滴定液（1mol/L）滴定至溶液显灰蓝色或蓝色；同时做空白试验。以供试品消耗的氢氧化钾（或氢氧化钠）滴定液（1mol/L）的体积（ml）为 A，空白试验消耗的体积（ml）为 B，供试品的重量（g）为 W，供试品的酸值为 D，照下式计算羟值：

$$供试品的羟值 = \frac{(B-A) \times 56.1}{W} + D$$

（8）碘值的测定　碘值系指脂肪、脂肪油或其他类似物质 100g，当充分卤化时所需的碘量（g）。

取供试品适量 [其重量（g）约相当于 25/供试品的最大碘值]，精密称定，置 250ml 的干燥碘瓶中，加三氯甲烷 10ml，溶解后，精密加入溴化碘溶液 25ml，密塞，摇匀，在暗处放置 30 分钟。加入新制的碘化钾试液 10ml 与水 100ml，摇匀，用硫代硫酸钠滴定液（0.1mol/L）滴定剩余的碘，滴定时注意充分振摇，待混合液的棕色变为淡黄色，加淀粉指示液 1ml，继续滴定至蓝色消失；同时做空白试验。以供试品消耗硫代硫酸钠滴定液（0.1mol/L）的体积（ml）为 A，空白试验消耗的体积（ml）为 B，供试品的重量（g）为 W，照下式计算碘值：

$$供试品的碘值 = \frac{(B-A) \times 1.269}{W}$$

（9）过氧化值的测定　过氧化值系指每 1000g 供试品中含有的其氧化能力与一定量的氧相当的过氧化物量。

除另有规定外，取供试品 5g，精密称定，置 250ml 碘瓶中，加三氯甲烷–冰醋酸（2:3）混合液 30ml，振摇溶解后，加入碘化钾试液 0.5ml，准确振摇萃取 1 分钟，然后加水 30ml，用硫代硫酸钠滴定液（0.01mol/L）滴定，滴定时，注意缓慢加入滴定液，并充分振摇直至黄色几乎消失，加淀粉指示液 5ml，继续滴定并充分振摇至蓝色消失，同时做空白试验。空白试验中硫代硫酸钠滴定液（0.01mol/L）的消耗量不得过 0.1ml。供试品消耗硫代硫酸钠滴定液（0.01mol/L）的体积（ml）为 A，空白试验消耗硫代硫酸钠滴定液（0.01mol/L）的体积（ml）为 B，供试品的重量（g）为 W，照下式计算过氧化值：

$$供试品的过氧化值 = \frac{10\,(A-B)}{W}$$

（10）加热试验　取供试品约 50ml，置烧杯中，在沙浴上加热至 280℃，升温速率为每分钟上升 10℃，观察油的颜色和其他性状的变化。

（11）杂质　取供试品约 20g，精密称定，置锥形瓶中，加石油醚（沸程 60～90℃）20ml 使溶解，用干燥至恒重的垂熔玻璃坩埚滤过（如溶液不易滤过，可添加石油醚适量），用石油醚洗净残渣和滤器，在 105℃干燥至恒重；精密称定，增加的重量即为供试品中杂质的重量。

（12）水分与挥发物　取供试品约 5g，置干燥至恒重的扁形称量瓶中，精密称定，在 105℃干燥 40 分钟取出，置干燥器内放冷，精密称定重量；再在 105℃干燥 20 分钟，放冷，精密称定重量，至连续两次干燥后称重的差异不超过 0.001g，如遇重量增加的情况，则以增重前的一次重量为恒重。减失的重量，即为供试品中含有水分与挥发物的重量。

（五）注意事项

（1）溴化碘溶液的配制　取研细的碘 13.0g，置干燥的具塞玻瓶中，加冰醋酸 1000ml，微温使碘完全溶解；另用吸管插入法量取溴 2.5ml（或在通风橱中称取 7.8g），加入上述碘溶液中，摇匀，即得。为了确定加溴量是否合适，可在加溴前精密取出 20ml，用硫代硫酸钠滴定液（0.1mol/L）滴定，记下消耗的体积（ml）；加溴后，摇匀，精密取出 20ml，加新制的碘化钾试液 10ml，再用硫代硫酸钠滴定液（0.1mol/L）滴定，消耗的体积（ml）应略小于加溴前的 2 倍。

（2）溴化碘溶液的保存　应置具塞玻瓶内，密塞，在暗处保存。

（六）记录与计算

本法包括物理常数测定、定量限度试验与特殊性能试验（如加热试验）等不同类型的分析方法，记录和计算的要求并不相同，可分别参照《中国药典》2015年版四部通则相关项目项下的要求记录与计算。如水分与挥发物的测定，可参照第十章第三节干燥失重测定法项下的规定。

（七）结果与判定

本法中物理常数测定，结果的判定可分别参照本法各项目项下的要求。羟值、皂化值与碘值三项，属定量性质的限度试验，应平行测定 2 份，相对偏差不超过0.3%；酸值与过氧化值的测定仅是一种限度检查，所得结果按有效数字修约规则修约，有效位数应与标准规定相一致，等于或低于规定数值，即可判为符合规定。

四、锥入度测定法

（一）概述

锥入度测定法适用于软膏剂、眼膏剂及其常用基质材料（如凡士林、羊毛脂、蜂蜡）等半固体物质，以控制其软硬度和黏稠度等性质，避免影响药物的涂布延展性。锥入度系指利用自由落体运动，在 25℃下，将一定质量的锥体由锥入度仪向下释放，测定锥体释放后 5 秒内刺入供试品的深度。

（二）仪器与用具

仪器装置由试验工作台、锥体及锥杆、样品杯构成。

（1）试验工作台　由水平底座、支柱、水平升降台、释放装置、水平调节仪、锥入度值显示装置等组成。

（2）锥体及锥杆　锥体由适当材料制成的圆锥体与锥尖组成，表面光滑；锥杆由适宜金属材料制成。共有 3 种锥体及配套锥杆可供选择：Ⅰ 号锥体质量为102.5g±0.05g，配套锥杆质量为 47.5g±0.05g；Ⅱ 号锥体质量为 22.5g±0.025g，配套锥杆质量为 15g±0.025g；Ⅲ 号锥体及锥杆总质量为 9.38g±0.025g。

（3）样品杯　为平底金属圆筒。不同型号的锥体配套使用不同型号的样品杯。

（三）操作方法

测定时应先将仪器置于有充足光线的平台上，调节支脚，观察圆形水准泡，使仪器处于水平状态，并对仪器装置进行必要的调试，使锥尖恰好落于校正器具表面的中心孔处。

除另外规定外，供试品按下述方法之一处理并在 25℃±0.5℃贮存 24 小时后测定。

将供试品小心装满样品杯，并高出样品杯上沿约 5mm，避免产生气泡，在平坦的台面上震动样品杯约 5 分钟，以除去可能混入的气泡。

按照标准规定将供试品熔融后，小心装满样品杯，并高出样品杯上沿约 5mm，避免产生气泡。

在 25℃±0.5℃条件下测定。测定前刮平表面，将样品杯置锥入度仪的底座上，调节位置使其尖端与供试品的表面刚好接触。迅速释放锥体（应在 0.1 秒内完成下落动作）并维持 5 秒后，读出锥入深度，以锥入度单位表示，1 个锥入度单位等于 0.1mm。为保证不同锥体测定结果的可比性，实际测定时应将 II 号锥体和 III 号锥体的测定值依据公式换算成 I 号锥体推测值。

（四）注意事项

（1）供试品的锥入度受温度影响较大，温度升高时，锥入度增大，因此实验室温度与供试品平衡温度相差不应太大。实验室温度应控制在 25℃±2℃。

（2）供试品在装填过程中应避免产生气泡。对于含凡士林的样品，一般经熔融、装样、放冷凝固操作。对于其他样品，除特殊规定外，一般采用振动样品杯的方法减少样品中的气泡。

（3）在 25℃±0.5℃贮存 24 小时期间，应采用适当方法避免样品受周围湿度影响，如用塑料袋将装有样品的样品杯密封。

（4）测定结束后，应及时清理样品杯，杯壁残留物可用溶剂如乙醇清洗擦拭干净，晾干。

（五）记录

记录实验室温度、供试品测定结果等数据。

（六）结果与判定

（1）供试品应平行测定 3 次，计算 3 次测定的平均值。

（2）如单次测定值与平均值之差大于 3.0%，应重复试验，结果以 6 次测定的平均值表示，并计算相对标准偏差（*RSD*）。6 次测定的相对标准偏差应小于 5.0%。

第三节　含量测定

药用辅料含量测定的检验技术，与化学原料药含量测定项下的方法基本一致，本节着重讨论以下方法。

一、氮测定法

（一）概述

本法适用于含氮有机物的含氮量测定，系依据含氮有机物经硫酸消化后，生成的硫酸铵被氢氧化钠分解释放出氨，后者借水蒸气被蒸馏入硼酸液中生成硼酸铵，最后用强酸滴定，依据强酸消耗量可计算出供试品的氮含量。

氮测定法有三种方法，分别是第一法（常量法）、第二法（半微量法）和第三法（定氮仪法），应按各品种项下的具体规定选用。

（二）仪器与用具

（1）第一法（常量法）　仪器装置由 500ml 凯氏烧瓶、氮气球和冷凝管组成。

（2）第二法（半微量法）　仪器装置由 1000ml 圆底烧瓶、连有氮气球的蒸馏器和直形冷凝管等组成，如图 11-12。

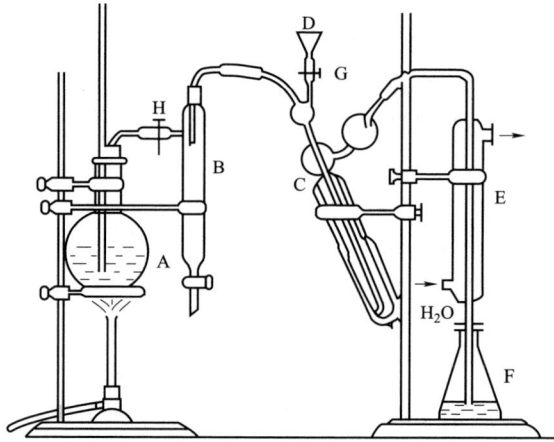

图 11-12　半微量法蒸馏装置

A. 1000ml 圆底烧瓶　B. 安全瓶　C. 连有氮气球的蒸馏器
D. 漏斗　E. 直形冷凝管　F. 100ml 锥形瓶　G, H. 橡皮管夹

（3）第三法（定氮仪法）　半自动定氮仪由消化仪和自动蒸馏仪组成；全自动定氮仪由消化仪、自动蒸馏仪和滴定仪组成。

（4）分析天平　感量为 0.1mg 的天平，适用于精密称取 0.1g 以上者；感量为 0.01mg 的天平，适用于精密称量 0.1g 以下者。

（5）消化应用可调压电炉加热。蒸馏可用可调压电炉或电热套加热。

（6）蒸馏连接用的乳胶管或橡胶管，应用氢氧化钠试液煮 20 分钟，洗去碱液后用水煮沸，洗净，晾干。

（三）试剂与试药

（1）试剂均为化学纯。

（2）滴定液的配制和标定应符合《中国药典》2015 年版四部通则 8006 的规定。硫酸滴定液（0.005mo1/L）用硫酸滴定液（0.05mo1/L）定量稀释制成。

（3）试液、指示液的配制均应符合《中国药典》2015 年版四部通则 8002 和通则 8005 的规定。

（4）硫酸铜用作消化催化剂；硫酸钾（或无水硫酸钠）用以提高硫酸的沸点，也可将硫酸钾与硫酸铜按 10:1 比例混合研匀使用。

（四）操作方法

1. 第一法（常量法） 本法适用于常量法测定含氮化合物中氮的含量。

（1）**称样** 取供试品适量（约相当于含氮量 25～30mg），精密称定，置干燥的 500ml 凯氏烧瓶中。供试品如为固体或半固体，可用定量滤纸包裹加入，也可直接称入。

（2）**消化** 在凯氏烧瓶中依次加入硫酸钾（或无水硫酸钠）10g 和硫酸铜 0.5g，再沿瓶壁缓缓加入硫酸 20ml；若瓶颈上有少量供试品黏附，可用硫酸冲下（保证样品在硫酸液面以下）。加玻璃珠或沸石 2～3 粒，在瓶口置一小漏斗并使烧瓶成 45°斜置，用可调压电炉缓缓加热，此时烧瓶内物质炭化变黑、溶解；继续使溶液的温度保持在沸点以下，等泡沸停止，消化液由黑色渐变棕色时，强热至沸，俟溶液成澄清的绿色后，除另有规定外，继续加热 30 分钟，放冷，沿瓶壁缓缓加水 250ml，摇匀，放冷。

（3）**蒸馏** 沿瓶壁加 40%氢氧化钠溶液 75ml，使流至瓶底自成一液层，加锌粒数粒，用氮气球将凯氏烧瓶与冷凝管连接（氮气球可防止碱液溅入硼酸吸收液）。另取 2%硼酸溶液 50ml，置 500ml 锥形瓶中，加甲基红-溴甲酚绿指示液 10 滴，将冷凝管尖端浸入硼酸溶液的液面下；轻轻摇动凯氏烧瓶，摇匀（防止温度骤然变化引起硼酸接收液倒吸），加热蒸馏（蒸馏时不宜泡沸过高，以免溅满氮气球），至接受液的总体积约为 250ml 时，将冷凝管尖端提出液面，使蒸气冲洗约 1 分钟，用水淋洗尖端，停止蒸馏（蒸馏过程中不可突然降低温度，以免硼酸吸收液倒吸）。

（4）**滴定** 馏出液用硫酸滴定液（0.05mol/L）滴定至溶液由蓝绿色变为灰紫色，并将滴定结果用空白试验（空白馏出液的容积应与供试品所得馏出液的容积基本相等）校正。每 1ml 的硫酸滴定液（0.05mol/L）相当于 1.401mg 的 N。

（5）**空白试验** 照供试品消化、蒸馏、滴定的全过程，以相同条件下做空白试验，用硫酸滴定液（0.05mol/L）滴定至相同的终点，其读数用于校正供试品滴定的读数。

2. 第二法（半微量法） 本法适用于半微量法测定含氮化合物中氮的含量。

（1）**称样** 取供试品适量（约相当于含氮量 1.0～2.0mg），精密称定，置干燥的 30～50ml 凯氏烧瓶中。供试品如为固体或半固体，可用定量滤纸包裹加入，也可直接称入。

（2）**消化** 在凯氏烧瓶中加硫酸钾（或无水硫酸钠）0.3g 与 30%硫酸铜溶液 5 滴，再沿瓶壁用吸管滴加硫酸 2.0ml，并加玻璃珠 1～2 粒，在烧瓶口置一小漏斗，并使烧瓶成 45° 斜置，用小火缓缓加热使消化液保持在沸点以下，并使小火保持在液面下，等泡沸停止，溶液由黑色变为棕黄色时，逐步加大火力强热至沸，俟溶液成澄明的绿色后，除另有规定外，继续加热 10 分钟，放冷，加水 2ml，放冷。

（3）**蒸馏** 按图 11–12 连接蒸馏装置，蒸馏前应蒸洗蒸馏器 15 分钟以上。A 瓶中加水适量与甲基红指示液数滴，加稀硫酸使成酸性，加玻璃珠或沸石数粒。将连有氮气球的蒸馏器和直形冷凝管用水加热蒸气淋洗，并使水自冷凝管尖端反冲洗涤 2～3 次，从加样品口淋洗 1 次，洗涤液排出蒸馏管。取 2%硼酸溶液 10ml，置 100ml 锥形瓶中，加甲基红–溴甲酚绿混合指示液 5 滴，将冷凝管尖端浸入液面下；将凯氏烧瓶中已消化的内容物经漏斗移入连有氮气球的蒸馏器中，用水少量淋洗凯氏烧瓶及漏斗 2～3 次，每次约 3～5ml，再加入 40%氢氧化钠溶液 10ml，用水少量洗涤漏斗 1 次，关闭漏斗（加少量水封闭出口），进行蒸馏（蒸馏时不宜泡沸过高，以免溅至氮气球），至硼酸液由酒红色变为蓝绿色起，继续蒸馏约 10 分钟，将 100ml 锥形瓶下移至冷凝管尖端提出液面，使蒸气继续冲洗约 1 分钟，用水淋洗尖端后停止蒸馏。

（4）**滴定** 馏出液用硫酸滴定液（0.005mol/L）滴定至溶液由蓝绿色变为灰紫色，并将滴定的结果用空白试验（空白馏出液的容积应与供试品所得馏出液的容积基本相等）校正。每 1ml 的硫酸滴定液（0.005mol/L）相当于 0.1401mg 的 N。

（5）**空白试验** 照供试品消化、蒸馏、滴定的全过程，以相同条件下做空白试验，用硫酸滴定液（0.005mol/L）滴定至相同的终点，其读数用于校正供试品滴定的读数。

3. 第三法（定氮仪法） 本法适用于常量及半微量法测定含氮化合物中氮的含量。

根据供试品的含氮量参考第一法（常量法）或第二法（半微量法）称取样品置消化管中，依次加入适量硫酸钾、硫酸铜和硫酸，把消化管放入消化仪中，按照仪器说明书的方法开始消解 [通常为 150℃，5 分钟（去除水分）；350℃，5 分钟（接近硫酸沸点）；400℃，60～80 分钟］至溶液成澄明的绿色，再继续消化 10 分钟，取出，冷却。

将配制好的碱液、吸收液和适宜的滴定液分别置自动蒸馏仪相应的瓶中，按照仪器说明书的要求将已冷却的消化管装入正确位置，关上安全门，连接水源，设定好加入试剂的量、时间、清洗条件及其他仪器参数等，如为全自动定氮仪，即开始自动蒸馏和滴定。如为半自动定氮仪，则取馏出液照第一法或第二法滴定，测定氮的含量。

（五）注意事项

（1）消化过程注意事项如下。

① 消化过程应在通风橱中进行。

② 消化时，若发现瓶壁上有黑点，可适当转动烧瓶，使硫酸回流时将黑点洗下，以保证消化完全。

③ 消化液应放冷后，再沿瓶壁缓缓加水，防止供试液局部过热爆沸，冲出瓶外。

（2）蒸馏装置连接后应严密。

（3）取用的供试品如在 0.1g 以上时，应适当增加硫酸的用量，使消解作用完全，并相应地增加 40%氢氧化钠溶液的用量。

（4）蒸馏过程中若无黑色 CuO 析出，说明加入碱量不足，应补足碱量或重做实验。

（5）配制 40%氢氧化钠溶液时，宜边加边振摇，避免未溶解部分沉积于容器底部而难于溶解。

（6）约 80%以上的氨在最初 1～2 分钟内蒸出，初蒸速度不宜太快，以免氨蒸出后未能及时被吸收而逸失。

（7）锥形瓶加入硼酸溶液和指示剂后应显酒红色；如显绿色，说明锥形瓶有碱性物质污染。

（8）蒸馏出的氨接收液应尽快滴定，避免放置时间过长，影响测定结果。

（9）空白值常为 0.02～0.3ml，空白值为 0 亦属正常。

（10）操作环境应避免氨及碱性气体的干扰。

（六）记录与计算

1. 记录 应记录仪器型号、编号，室温、相对湿度，供试品与试药的名称、规格及取用量，滴定液的名称（可用盐酸滴定液）、F 值及消耗量（ml）。

2. 计算

$$含氮量（\%）=\frac{T \times F(V_S - V_0)}{W} \times 100\%$$

式中，T 为滴定度，mg；

V_S 与 V_0 分别为供试品与空白滴定时硫酸滴定液消耗的体积，ml；

F 为滴定液的 F 值；

W 为供试品的重量，mg。

供试品应测定 2 份，常量定氮的相对偏差一般不得过 0.5%，半微量定氮的相对偏差一般不得过 1.0%；空白 2 份，极差不得大于 0.05ml。

二、甲氧基、乙氧基与羟丙氧基测定法

本法系采用气相色谱法或容量法测定甲基纤维素、乙基纤维素、羟丙纤维素或羟丙甲纤维素等药用辅料中所含的甲氧基、乙氧基和羟丙氧基，当容量法测定结果不符合规定时，以气相色谱法测定结果为判断依据。

（一）第一法（气相色谱法）

本法系利用供试品中的甲氧基（—OCH$_3$）、乙氧基（—OCH$_2$CH$_3$）或（和）羟丙氧基（—OCH$_2$CHOHCH$_3$）与氢碘酸作用，生成易挥发的碘甲烷、碘乙烷或（和）2-碘丙烷，以正辛烷为内标，采用气相色谱法测定碘甲烷、碘乙烷或（和）2-碘丙烷的量，根据测定生成的碘甲烷、碘乙烷或（和）2-碘丙烷的量来计算供试品中甲氧基、乙氧基或（和）羟丙氧基的含量。

1. 仪器与用具 气相色谱仪、色谱柱、电子天平、反应瓶。

2. 试剂与试药 碘甲烷、碘乙烷和 2-碘丙烷，使用前进行标化测定（分析纯以上）。

氢碘酸、己二酸、正辛烷和邻二甲苯，均为分析纯。

3. 操作方法

（1）色谱条件与系统适用性试验 用 25%苯基–75%甲基聚硅氧烷为固定液，涂布浓度为 20%的填充柱，或用 6%氰丙基苯基–94%二甲基硅氧烷（或极性相近的固定液）为固定液的毛细管色谱柱；起始温度为 100℃，维持 8 分钟，再以每分钟 50℃的速率升温至 230℃，维持 2 分钟；进样口温度为 200℃，检测器［氢火焰离子化检测器（FID）或热导检测器（TCD）］温度为 250℃。理论板数按正辛烷峰计算不低于 1500（填充柱）或 10000（毛细管柱），对照品峰与内标物质峰的分离度应符合要求。取对照品溶液 1μl 注入气相色谱仪，连续进样 5 次，计算校正因子，相对标准偏差应不大于 3.0%。

（2）测定 取供试品约 65mg，精密称定，置已称重的反应瓶中（可取 10ml

的顶空进样瓶），加己二酸 80mg，精密加入内标溶液（取正辛烷 0.5g，置 100ml 量瓶中，加邻二甲苯溶解并稀释至刻度，摇匀，即得）与 57%氢碘酸溶液各 2ml，密封，精密称定，于 130～150℃振荡 60 分钟，或在 130～150℃加热 30 分钟后，剧烈振摇 5 分钟，继续在 130～150℃加热 30 分钟，冷却，精密称定，若减失重量小于反应瓶中内容物的 0.50%，且无渗漏，可直接取混合液的上层液体作为供试品溶液；若减失重量大于反应瓶中内容物的 0.50%，则应按上法重新制备供试品溶液。另取己二酸 80mg，置已称重的反应瓶中，精密加入内标溶液与 57%氢碘酸溶液各 2ml，密封，精密称定，根据供试品中所含甲氧基、乙氧基和羟丙氧基的量，用注射器穿刺加入相应的碘甲烷、碘乙烷和 2-碘丙烷对照品，精密称定，两次称重结果相减即为对照品的加入量。振摇约 30 秒，静置，取上层液体作为对照品溶液。取供试品溶液与对照品溶液各 1μl，分别注入气相色谱仪，记录色谱图，按内标法以峰面积计算，并将结果乘以系数［碘甲烷（分子量 141.94）转换为甲氧基（分子量 31.03）系数为 0.2186；碘乙烷（分子量 155.97）转换为乙氧基（分子量 45.06）系数为 0.2889；2-碘丙烷（分子量 169.99）转换为羟丙氧基（分子量 75.09）系数为 0.4417］，即得。

4. 注意事项

（1）碘甲烷、碘乙烷和 2-碘丙烷均应避光保存，放置过程中释放出碘，使溶液颜色逐渐加深，含量降低，故每次测定前应进行标化测定，含量计算时应进行折算。

（2）碘甲烷、碘乙烷和 2-碘丙烷均为极易挥发性物质，应在进样前，打开反应瓶密封盖，取上层液立即测定。

（3）氢碘酸应为无色至微黄色液体，浓度应为 57%，可直接从市场购买。如果氢碘酸颜色加深或浓度偏低，可取氢碘酸试剂置于全玻璃仪器中，加适量次亚磷酸，使氢碘酸的颜色由棕色变为无色，加热，同时缓缓通入氮气，收集 126～127℃的馏分，纯化后的氢碘酸贮存于有良好密封性的棕色玻璃瓶中，充氮保存，浓度约为 57%。

（4）反应条件对反应瓶的密封性要求苛刻，既要反应完全，又要防止渗漏，加热时间以 60 分钟为宜。

（5）羟丙甲纤维素因分子结构位阻较大，加热温度需在 150℃才能与氢碘酸反应完全，其余物质可控制加热温度为 130～150℃

（6）碘甲烷、碘乙烷、2-碘丙烷和氢碘酸均为强刺激性物质，操作过程中应注意安全。

（7）碘甲烷、碘乙烷和 2-碘丙烷的标化

① 纯度测定（气相色谱法） 避光操作。用 6%氰丙基苯基-94%二甲基硅氧烷（或极性相近的固定液）为固定液的毛细管柱；起始温度为 60℃，维持 8 分钟，

再以每分钟 10℃的速率升温至 150℃，维持 10 分钟；进样口温度为 200℃；检测器［氢火焰离子化检测（FID）或热导检测（TCD）］温度为 250℃。取本品 1μl，注入气相色谱仪，记录色谱图，按峰面积归一化法计算主峰相对百分含量，不得低于 99.5%。

② 含量测定（容量法） 避光操作。取乙醇 10ml，置 100ml 量瓶中，精密称定，加碘甲烷（或碘乙烷，或 2-碘丙烷）精密称定，用乙醇稀释至刻度，摇匀；精密量取 20ml，置 100ml 量瓶中，精密加硝酸银滴定液（0.1mol/L）50ml 与硝酸 2ml，时时振摇 2 小时，避光，放置过夜，继续时时振摇 2 小时，用水稀释至刻度，摇匀，滤过，弃去初滤液 20ml，精密量取续滤液 50ml，加硫酸铁铵指示液 2ml，用硫氰酸铵滴定液（0.1mol/L）滴定，并将滴定结果用空白试验校正。每 1ml 硝酸银滴定液（0.1mol/L）相当于 14.19mg 的碘甲烷（CH_3I）、15.60mg 的碘乙烷（C_2H_5I）或 17.00mg 的 2-碘丙烷（C_3H_7I），含碘甲烷（或碘乙烷，或 2-碘丙烷）不得低于 98.0%。

5. 记录与计算

记录仪器天平型号及编号、相对湿度、色谱条件、测定数据等。

计算公式：

$$甲氧基\% = (Q_T/Q_S) \times (W_s/W) \times 0.2186 \times 100\%$$
$$乙氧基\% = (Q_T/Q_S) \times (W_s/W) \times 0.2889 \times 100\%$$
$$羟丙氧基\% = (Q_T/Q_S) \times (W_s/W) \times 0.4417 \times 100\%$$

式中，Q_T 和 Q_S 分别为供试品和对照品的峰面积与其对应的内标物质峰面积之比；

W_s 为对照品的取样量，mg；

W 为供试品的重量（按干燥品计），mg。

（二）第二法（容量法）

1. 羟丙氧基测定 本法系利用供试品中的羟丙氧基（—$OCH_2CHOHCH_3$）在图 11-13 所示装置的蒸馏瓶 D 中与三氧化铬反应生成醋酸，借蒸气发生器 B 产生的水蒸气馏入锥形瓶 G 中，用氢氧化钠滴定液滴定含量；由于在反应过程中会带出少量铬酸进入馏出液，也要消耗氢氧化钠滴定液，因此再采用碘量法测定铬酸的含量，并从计算中扣除后，得出羟丙氧基的含量。

（1）仪器与用具 仪器装置见图 11-13。图中 D 为 25ml 双颈蒸馏瓶，侧颈与外裹铝箔的长度为 95mm 的分馏柱 E 相连接；C 为接流管，末端内径为 0.25～1.25mm，插入蒸馏瓶内；B 为蒸汽发生管（25mm×150mm），亦具末端内径为 0.25～1.25mm 的气体导入管，并与 C 相通；F 为冷凝管，外管长 100mm，与 E 连接；G 为 125ml 具刻度的带玻塞锥形瓶，供收集馏液用。D 与 B 均浸入可控温的电热油浴 A 中，维持温度为 155℃。

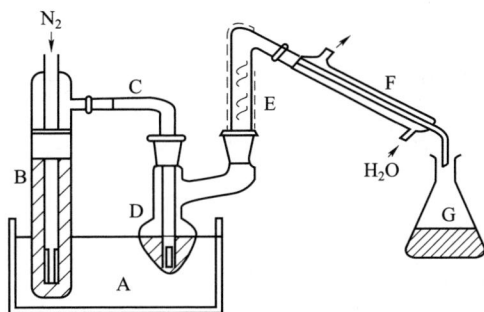

图 11–13 羟丙氧基测定仪器装置

（2）操作方法 取各品种项下规定量的供试品，精密称定，置蒸馏瓶 D 中，加 30%（g/g）三氧化铬溶液 10ml。于蒸汽发生管 B 中装入水至近接头处，连接蒸馏装置。将 B 与 D 均浸入油浴中（可为甘油），使油浴液面与 D 瓶中三氧化铬溶液的液面相一致。开启冷却水，必要时通入氮气流并控制其流速为每秒钟约 1 个气泡。于 30 分钟内将油浴升温至 155℃，并维持此温度至收集馏液约 50ml，将冷凝管自分馏柱上取下，用水冲洗，洗液并入收集液中，加酚酞指示液 2 滴，用氢氧化钠滴定液（0.02mol/L）滴定至 pH 为 6.9～7.1（用酸度计测定），记录消耗滴定液的体积 V_1（ml），而后加碳酸氢钠 0.5g 与稀硫酸 10ml，静置至不再产生二氧化碳气体为止，加碘化钾 1.0g，密塞，摇匀，置暗处放置 5 分钟，加淀粉指示液 1ml，用硫代硫酸钠滴定液（0.02mol/L）滴定至终点，记录消耗滴定液的体积 V_2（ml）。另做空白试验，分别记录消耗的氢氧化钠滴定液（0.02mol/L）与硫代硫酸钠滴定液（0.02mol/L）的体积 V_a 与 V_b（ml）。

（3）注意事项

① 整个装置连接应紧密。

② 称样后，应小心移入蒸馏瓶中，供试品不应黏附在瓶颈壁上，避免供试品未参加反应，使含量偏低。

③ 反应过程中，升温速度不宜太快，油浴温度宜控制在 30 分钟内升温至 155～160℃左右，并一直控制在 160℃以下。通入氮气的速度不能太快，避免生成的醋酸来不及冷却而挥发，影响测定结果。

④ 第一步用氢氧化钠滴定液滴定时，一定要严格控制终点，否则影响测定值。

（4）记录与计算 记录天平型号及室温和相对湿度，供试品与试药的名称、规格及取用量，滴定液的名称、浓度（mol/L）及其消耗量（ml）。

按下式计算：

$$羟丙氧基的含量(\%)=(V_1M_1-KV_2M_2)\times\frac{0.0751}{W}\times100\%$$

式中，K 为空白校正系数（M_1V_a/M_2V_b）；

V_1、V_a 分别为供试品与空白试验消耗氢氧化钠滴定液（0.02mol/L）的体积，ml；

V_2、V_b 分别为供试品与空白试验消耗硫代硫酸钠滴定液（0.02mol/L）的体积，ml；

W 为供试品的重量，g；

M_1 为氢氧化钠滴定液的浓度，mol/L；

M_2 为硫代硫酸钠滴定液的浓度，mol/L；

0.0751 为羟丙氧基（$OCH_2CHOHCH_3$）的毫摩尔质量。

2. 甲氧基测定　本法系利用含有甲氧基的供试品在图 11–14 所示装置的圆底烧瓶 A 中，与氢碘酸加热反应生成挥发性的碘甲烷（沸点 42.5℃），经洗涤管 B 导入吸收管 C 和 D 中，与溴作用产生溴化碘，并氧化成碘酸，经转移至碘瓶中，加入甲酸除去过量的溴后，加入碘化钾和稀硫酸，用硫代硫酸钠滴定液（0.1mol/L）滴定析出的碘，即可计算出甲氧基的含量。

（1）仪器与用具　仪器装置见图 11–14。A 为 50ml 圆底烧瓶，侧部具一内径为 1mm 的支管供导入二氧化碳或氮气流用；瓶颈垂直装有长约 25cm、内径为 9mm 的直形空气冷凝管 E，其上端弯曲成出口向下、并缩为内径 2mm 的玻璃毛细管，浸入内盛水约 2ml 的洗气瓶 B 中；洗气瓶具出口为一内径约 7mm 的玻璃管，其末端为内径 4mm 可拆卸的玻璃管，可浸入两个相连接的接收容器 C、D 中的第一个容器 C 内液面之下。

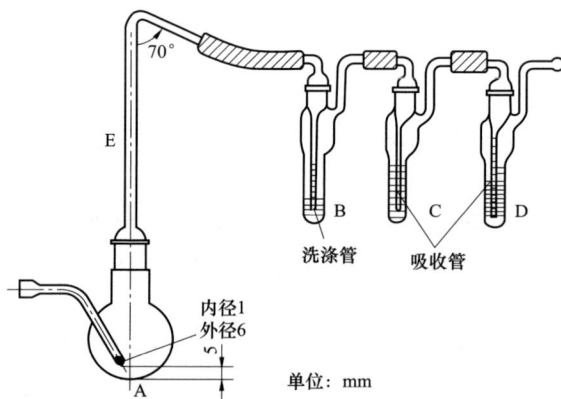

图 11–14　甲氧基测定仪器装置

（2）操作方法　取干燥的供试品（相当于甲氧基 10mg），精密称定，置烧瓶中，加熔融的苯酚 2.5ml 与氢碘酸 5ml，连接上述装置；另在两个接收容器内，分别加入 10%醋酸钾的冰醋酸溶液 6ml 与 4ml，再各加溴 0.2ml；通过支管将 CO_2 或 N_2 气流缓慢而恒速地（每秒 1～2 个气泡为宜）通入烧瓶，缓缓加热使温度控制在恰使沸腾液体的蒸气上升至冷凝管的半高度（约至 30 分钟使油液温度上升至 135～140℃），在此温度下通常在 45 分钟可完成反应（根据供试品的性质而定，如果供试品中含有多于两个甲氧基时，加热时间应延长到 1～3 小时）。而后拆除装置，将两只接收容器的内容物倾入 250ml 碘瓶（内盛 25%醋酸钠溶液 5ml）中，并用水淋洗使总体积约为 125ml，加入甲酸 0.3ml，转动碘瓶至溴的颜色消失，再加入甲酸 0.6ml，密塞振摇，使过量的溴完全消失，放置 1～2 分钟，加入碘化钾 1.0g 与稀硫酸 5ml，用硫代硫酸钠滴定液（0.1mol/L）滴定，并将滴定的结果用空白试验校正。每 1ml 硫代硫酸钠滴定液（0.1mol/L）相当于 0.5172mg 的甲氧基。

（3）注意事项

① 整个装置连接应紧密。

② 称取的供试品应小心置于反应烧瓶 A 的底部中心，保证供试品能全部溶入苯酚 2.5ml 中。

③ 加热反应后生成的碘甲烷借通入的 CO_2 或 N_2 流一起自反应液中蒸馏出来，经过洗涤管，去除干扰物质（碘化氢和碘）。

④ 反应过程中，注意温度的控制，一般控制油浴温度不宜超过 140℃，升温速度不宜太快（约 30 分钟），在到达温度后，45 分钟可完成反应；如果供试品的分子中有 2 个以上甲氧基时，加热时间应延长为 1～3 小时。

⑤ 通入的 CO_2 或 N_2 流应不含 O_2；速度应以每秒 1～2 个气泡为宜，速度太快会将游离碘和氢碘酸等一起蒸出，使结果偏高；速度太慢，则产生的碘甲烷在未到达吸收管之前就被冷凝而损失，使结果偏低。

⑥ 溴应加过量，使反应完全，如加溴量不足，会使含量偏低；并应在加入甲酸密塞振摇时使过量的溴完全消失，以免测得含量偏高。

⑦ 空白试验中应包括除供试品以外的各种所用试剂。

（4）记录与计算　记录天平型号及室温和相对湿度，供试品与试药的名称、规格及取用量，滴定液的浓度（mol/L）及其消耗量（ml）。

计算：

$$甲氧基(\%)=[(V_1-V_2)\times F\times 0.5172/W]\times 100\%$$

式中，V_1、V_2 分别为供试品与空白试验在滴定时消耗硫代硫酸钠滴定液（0.1mol/L）的体积，ml；

F 为硫代硫酸钠滴定液（0.1mol/L）的浓度值与其名义值之比；

W 为供试品的重量，mg；

0.5172 为硫代硫酸钠滴定液（0.1mol/L）对甲氧基的滴定度（mg/ml）。

第四节　检验实例

一、性状

例 11-1　苯甲醇的相对密度测定

仪器：ML204 电子天平，编号××××××。

测定温度：20℃，室温：19℃。

空比重瓶重：21.6142g。

比重瓶+供试品重：31.8763g。

比重瓶+水重：31.4076g。

计算：

$$苯甲醇的相对密度 = \frac{31.8763 - 21.6142}{31.4076 - 21.6142} = 1.048$$

规定：为 1.043～1.049。

结论：符合规定。

例 11-2　苯甲醇的馏程测定

仪器：温度计，编号××××××，校正值：-0.45℃。

大气压 P：101.30kPa，气压修正值：0.00kPa。

试验操作：取本品 100ml，馏速：2ml/min，测定时间：50 分钟。

结果见表 11-5：

表 11-5　苯甲醇的馏程测定结果

馏出第 5 滴时（℃）		剩余 3～4ml（℃）		在馏程范围内的体积（ml）	在馏程范围内的比例（%）
测定值	校正值	测定值	校正值		
204.50	204.05	206.00	205.55	97	97

规定：在 203～206℃馏出的量不得少于 95%（ml/ml）。

结论：符合规定。

例 11-3　苯甲醇的折光率测定

仪器：WAY-2S 数字阿培折射仪，编号××××××。

校正：水，温度：20℃；标准值：1.3330，校正值：1。

测定结果：1.5394；1.5394；1.5394。

平均值：1.5394，修改为 1.539。

规定：为 1.538～1.541。

结论：符合规定。

例 11-4　羟苯甲酯的熔点测定

仪器：MPA100 熔点测定仪，编号××××××。

取干燥失重项下样品测定。初始温度：120℃，升温速率：1℃/分钟。

测定结果：

初熔（℃）：125.2；125.3；125.4；平均：125.3。

终熔（℃）：126.6；126.7；126.8；平均：126.7。

结果：125～127℃。

规定：为 125～128℃。

结论：符合规定。

例 11-5　倍他环糊精的比旋度测定

仪器：ML204 电子天平，编号××××××；

旋光仪，型号：Autopol IV-T/V，编号××××××。

旋光管长：1dm；溶液温度：20℃。

供试品溶液的配制：精密称取本品 1.0106g，置 100ml 量瓶中，加水溶解并稀释至刻度，摇匀，依法测定。

干燥失重：10.5%。

测定结果：+1.456°；+1.456°；+1.456°。

平均结果：+1.456°。

计算：

$$比旋度[\alpha] = \frac{100 \times 1.456°}{1.0106 \times (1 - 10.5\%)} = +161°$$

规定：为+159°～+164°。

结论：符合规定。

例 11-6　二甲基硅油的运动黏度测定

仪器：黏度计平氏黏度计（编号××，内径为 2mm，K=1.025mm²/s²）。

温度：25℃。

流出时间（s）：（1）612.3；612.8；613.5；平均：612.9。

（2）614.2；615.1；613.4；平均：614.2。

计算：

$$两份的平均值 = \frac{612.9 + 614.2}{2} = 613.6（s）$$

$$运动黏度 = 1.025 \times 613.6 = 628.9（mm^2/s）$$

规定：为 $500 \sim 1000 mm^2/s$。

结果：符合规定。

二、鉴别

例 11-7　羟苯甲酯的红外光谱鉴别

仪器：尼高力-360 红外光谱仪，编号×××××。

取本品适量，以 KBr 压片，空白校正，照红外分光光度法（《中国药典》2015 年版四部通则 0402）测定，在 $4000 \sim 400 cm^{-1}$ 范围内扫描。

结果：本品的红外吸收谱图（图 11-15）与对照的图谱（光谱集 853 图）一致。

规定：应与对照的图谱（光谱集 853 图）一致。

结论：符合规定。

三、检查

例 11-8　羟苯甲酯的溶液的澄清度与颜色检查

供试品溶液：取本品 1.0g，加乙醇 10ml 溶解后，依法检查。

结果：溶液澄清无色。

规定：溶液应澄清无色，如显色，与黄色或黄绿色 1 号标准比色液比较，不得更深。

结论：符合规定。

例 11-9　辛酸钠的碱度检查

仪器：酸度计，型号：PB-20，编号×××××。

测定温度：25℃。

供试品溶液：取本品 2.5g，加水 25ml 溶解后，摇匀。

标准缓冲液校正：pH=6.86，pH=9.18，斜率 98.9%。

结果：9.86；9.86；9.87。

平均值：9.9。

规定：为 $8.0 \sim 10.5$。

结论：符合规定。

例 11-10　油酸乙酯的皂化值检查

仪器：ML204 电子天平，编号×××××。

试验操作：精密称取供试品 1.3465g、1.3453g，置 250ml 锥形瓶中，精密加入 0.5mol/L 氢氧化钾乙醇溶液 25ml，加热回流 30 分钟，然后用乙醇 10ml 冲洗冷凝

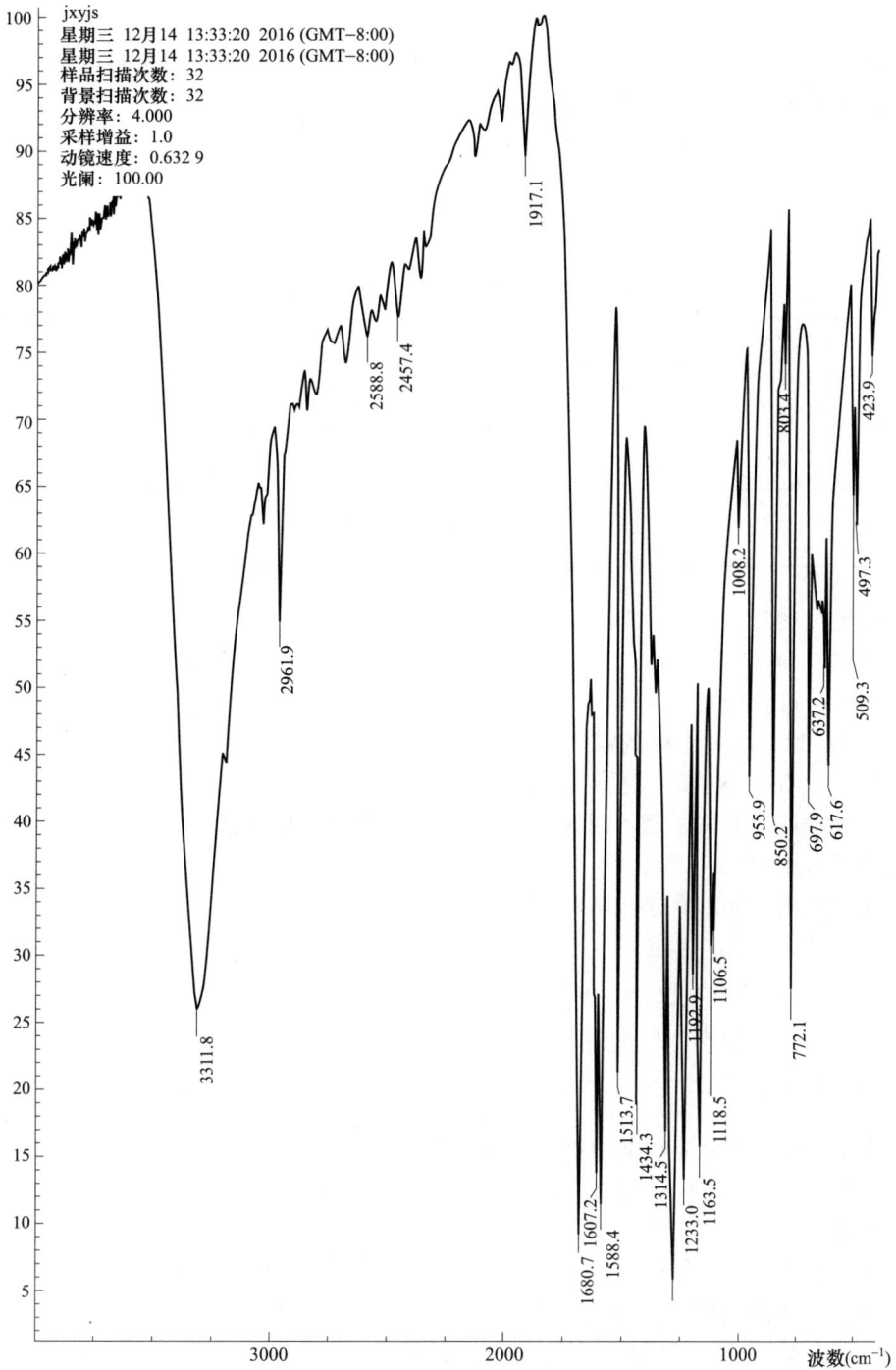

图 11-15　羟苯甲酯的红外光吸收图谱

器的内壁和塞的下部，加酚酞指示液 1.0ml，用盐酸滴定液（0.5mol/L）滴定剩余的氢氧化钾，至溶液的粉红色刚好褪去，加热至沸，如溶液又出现粉红色，再滴定至粉红色刚好褪去；同时做空白试验。

0.5mol/L 盐酸滴定液的 F 值：1.003，标定人：×××，标定时间：×××××××××。

计算结果如下：

表 11-6　油酸乙酯的皂化检查结果

	空白 1	23.10ml	空白 2	23.05ml	平均空白 B	23.08ml
结果与计算	序号	取样量 W（g）	消耗体积 A（ml）	皂化值	平均	修约
	1	1.3465	14.25	184.4965	184.5788	185
	2	1.3453	14.25	184.6611		
公式			$$皂化值=\frac{B-A\times28.05\times F}{W}$$			

结果：185。

规定：为 177～188。

结论：符合规定。

例 11-11　白凡士林的锥入度检查

仪器：ZHR-5A 锥入度测定仪，编号××××××。

试验操作：本品适量，在 85℃±2℃熔融，照锥入度测定法（《中国药典》2015年版四部通则 0983）测定。

测定结果：162 单位；164 单位。

平均结果：163 单位。

规定：为 130～230 单位。

结论：符合规定。

四、含量测定

例 11-12　羧甲淀粉钠中钠的含量测定

仪器：848 全自动电位滴定仪，编号××××××；

ML204 电子天平，编号××××××。

试验操作：精密称取本品 1g，置锥形瓶中，加入 80%乙醇 20ml，搅拌，过滤；重复操作至滤液用硝酸银试液检查不含氯化物为止。取滤渣在 105℃干燥至恒重，精密称取 0.45g，置 150ml 锥形瓶中，加冰醋酸 50ml，摇匀，沸水浴上加热回流 2小时，放冷，移至 100ml 烧杯中，锥形瓶用冰醋酸洗涤 3 次，每次 5ml，洗液并入烧杯中，照电位滴定法（《中国药典》2015年版四部通则0701），用高氯酸滴定液（0.1mol/L）滴定，并将滴定的结果用空白试验校正。每1ml高氯酸滴定液（0.1mol/L）相当于2.299mg的Na。

0.1mol/L高氯酸滴定液的 F 值：1.004，标定人：×××，标定时间：×××××
×××。

计算结果如下：

表11-7 羧甲淀粉中钠的含量计算结果

结果计算	空白1	0.0168ml		空白2	0.0150ml		空白平均 V_0		0.0159ml		
	序号	样品取样量（g）	滤渣取样量 W（mg）	V_1（ml）	稀释倍数	换算系数	含量（%）		平均（%）	d（%）
	1	1.0886	0.4550	5.5211	1	1000	2.7928		2.8	0.4
	2	1.0527	0.4531	5.4546			2.7706			
公式					$含量（\%）=\dfrac{稀释倍数\times(V_1-V_0)\times T\times F}{W\times 换算系数}\times100\%$					
备注					恒重后总重1：m_1=18.4201g m_2=18.4200g 恒重后总重2：m_1=17.0674g m_2=17.0674g					

结果：2.8%。

规定：按80%乙醇洗过的干燥品计算，含钠（Na）应为2.0%～4.0%。

结论：符合规定。

例11-13 羟丙甲纤维素中甲氧基的含量测定

仪器：7890B气相色谱仪，编号××××××；

MS105电子天平，编号××××××。

色谱条件如下。

色谱柱：DB-624毛细管柱（内径0.53mm，柱长30m，液膜厚度：3.0μm）。

检测器：氢火焰离子化检测器（FID）。

程序升温：起始温度为100℃，维持8分钟，再以每分钟5℃的速率升温至230℃，维持2分钟；进样口温度为200℃；检测器温度为250℃。分流比：50:1。

碘甲烷对照品：来源于×××，批号：××××××，含量：99%。

正辛烷对照品：来源于×××，批号：××××××，含量：99.95%。

内标溶液的制备：精密称取正辛烷0.5114g，置100ml量瓶中，加邻二甲苯溶解并稀释至刻度，摇匀，即得。

对照品溶液的制备：取己二酸80mg，置反应瓶中，精密加入内标溶液与57%氢碘酸溶液各2ml，加入碘甲烷约83mg，精密称定，密封，振摇30秒，静置，取上层液体，即得。

供试品溶液的制备：取供试品约 65mg，精密称定，置已称重的反应瓶中，加己二酸 80mg，精密加入内标溶液与 57%氢碘酸溶液各 2ml，密封，精密称定，剧烈振摇 5 分钟，于 150℃加热 30 分钟，剧烈振摇 5 分钟，继续在 150℃加热 30 分钟，冷却，精密称定，若减失重量小于反应瓶中内容物的 0.5%，且无渗漏，可直接取混合液的上层液体作为供试品溶液；若减失重量大于反应瓶中内容物的 0.5%，则应按上法重新制备供试品溶液。

系统适用性试验：取对照品溶液 1μl 注入气相色谱仪，连续进样 5 次，计算校正因子，相对标准偏差应不大于 3.0%。

表 11-8　系统适用性试验结果

	进样次数	1	2	3	4	5
结果	内标峰面积 A_i	2465.75	2493.78	2449.97	2490.08	2491.75
	对照品峰面积 A_r	2001.69	2019.85	1987.37	2016.52	2015.98
	A_i/A_r	1.2318	1.2346	1.2328	1.2348	1.2360
	(A_i/A_r) RSD（%）	0.1				
	相对标准偏差为 0.1%，小于 3.0%（符合规定）					

测定：取供试品溶液与对照品溶液各 1μl 分别注入气相色谱仪，记录色谱图（图 11-16），按外标法以峰面积计算，并将结果乘以系数［碘甲烷（分子量 141.94）转换为甲氧基（分子量 31.03）系数为 0.2186］，即得。

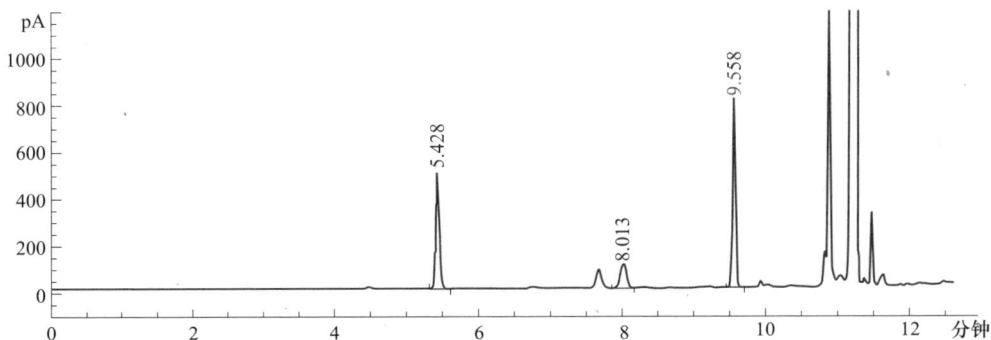

图 11-16　羟丙甲纤维素中甲氧基的含量测定 GC 图谱

碘甲烷对照品的标定如下：

表 11-9　碘甲烷对照品标定结果

	序号	含量（%）	平均值（%）	RSD（%）
对照品含量	1	99.832		
	2	99.831	99.8	0
	3	99.831		
备注	避光操作；程序升温：起始温度为 60℃，维持 8 分钟，再以每分钟 10℃ 的速率升温至 150℃，维持 10 分钟；进样口温度为 200℃；检测器温度为 250℃；进样量 1μl；分流比：50:1			

计算结果见下表：

表 11-10　羟丙甲纤维素中甲氧基含量测定与计算

	序号	W 反应瓶（g）	W 总加热前（g）	W 总加热后（g）	减失重量（%）			
供试品制备	1	17.4081	22.1423	22.1375	0.1			
	2	16.6929	21.4677	21.4631	0.1			

	取样量（g）	稀释倍数	含量（%）	内标浓度（g/ml）				
内标计算	0.5114	100	100	0.005114				

	序号	取样量 W_r（mg）	内标峰面积 A_i	对照品峰面积 A_r	稀释倍数	含量（%）	f 值	平均 f 值	RSD（%）
对照品计算	1	83.28	2465.75	2001.69			2.00199×10^{-4}		
			2493.78	2019.85			2.00655×10^{-4}		
					1	99.8		2.0007×10^{-4}	0.3
	2	83.36	2482.43	2026.39			1.99288×10^{-4}		
			2468.51	2006.63			2.00122×10^{-4}		

	序号	取样量 W_s（mg）	内标峰面积 A_n	供试品峰面积 A_s	稀释倍数	换算系数	含量（%）	平均含量（%）	RSD（%）
供试品计算	1	64.64	2424.89	1905.49			28.3227		
			2318.97	1824.69			28.3605		
					1	0.2186		28.2	0.4
	2	64.63	2335.32	1824.06			28.1566		
			2323.47	1812.99			28.1285		

续表

| 公式 | $$内标浓度 = \frac{内标取样量 \times 内标含量}{内标稀释倍数}$$ $$f = \frac{W_r \times 对照品含量 \times A_i}{A_r \times 对照品稀释倍数 \times 内标浓度}$$ $$含量（\%）= \frac{f \times A_s \times 供试品稀释倍数 \times 换算系数}{W_s \times A_n \times (1 - 水分\%)} \times 100\%$$ （水分 = 4.0%） |

结果：28.2%。

规定：按干燥品计算，甲氧基（—OCH$_3$）的含量应为 27.0%～30.0%。

结论：符合规定。

第十二章 | 制剂检验

　　制剂即药物制剂，是为适应治疗或预防的需要，将药物的活性成分配以药用辅料，按照制药工艺和剂型要求所制成的可以最终提供给用药对象使用的药品。药物制剂用于临床，直接关系到患者的安危，其质量至关重要。因此制剂的检验是药品检验工作中的一个重要组成部分。

　　制剂和原料药物不同，除含有主药外，往往还含有附加剂，附加剂有时会影响主药的检验，因此制剂检验具有成分多样的复杂性，不仅需要考虑有效成分的结构和性质，还要考虑附加成分对检验的干扰。另外，制剂中药物的含量差异也很大，如片剂，有的每片含几百毫克的药物，有的则只含有零点几毫克的药物。在药物制剂中还有一类是复方制剂，复方制剂是含两种或两种以上药物的制剂。复方制剂的检验，不仅要考虑附加剂的影响，还要考虑有效成分药物之间的相互影响。总而言之，药物制剂检验的特点是检验对象成分多样、性质复杂、有效成分含量差异较大，在设计和选择检验方法时，应根据药物的性质、含量的多少以及附加成分对测定方法是否有干扰来确定，着重考虑方法的专属性和灵敏度。

　　同前几章介绍的药品检验一样，制剂检验也包括性状、鉴别、检查和含量测定四个部分。本章主要介绍《中国药典》2015 年版四部各制剂通则检查及制剂其他检查项目和方法，并结合检验实例进行阐述。

第一节　制剂通则检查

　　《中国药典》2015 年版四部通则 0100"制剂通则"中收载的制剂剂型共 38 种，按物态及制法可分为固体制剂、半固体制剂、液体制剂、无菌制剂及其他制剂。每一种剂型项下，都规定有一些检查的项目，该类制剂均要符合这些检查项目的规定，这些项目称为制剂通则检查项目。

一、固体制剂

固体制剂主要有片剂、胶囊剂、颗粒剂、丸剂、散剂、锭剂、茶剂、胶剂、栓剂。

（一）片剂

1. 含义 片剂系指原料药物或与适宜的辅料制成的圆形或异形的片状固体制剂。中药还有浸膏片、半浸膏片和全粉片等。

2. 特点 片剂的特点是原料药物与辅料应混合均匀，剂量准确。凡属挥发性或对光、热不稳定的原料药物，在制片过程中应采取遮光、避热等适宜方法，以避免成分损失或失效；压片前的物料、颗粒或半成品应控制水分，以适应制片工艺的需要，防止片剂在贮存期间发霉、变质；根据依从性需要，片剂（含片、口腔贴片、咀嚼片、分散片、泡腾片、口崩片等）中可加入矫味剂、芳香剂和着色剂；为增加稳定性、掩盖原料药物不良臭味、改善片剂外观等，可对制成的药片包糖衣或薄膜衣。

3. 分类 片剂以口服普通片为主，另有含片、舌下片、口腔贴片、咀嚼片、分散片、可溶片、泡腾片、阴道片、阴道泡腾片、缓释片、控释片、肠溶片与口崩片等。

（1）口服片 系指口服通过胃肠道吸收而发挥作用，为应用最广泛的一类片剂。

（2）含片 系指含于口腔中缓慢溶化产生局部或全身作用的片剂。

（3）舌下片 系指置于舌下能迅速溶化，药物经舌下黏膜吸收发挥全身作用的片剂。

（4）口腔贴片 系指粘贴于口腔，经黏膜吸收后起局部或全身作用的片剂。

（5）咀嚼片 系指于口腔中咀嚼后吞服的片剂。

（6）分散片 系指在水中能迅速崩解并均匀分散的片剂。

（7）可溶片 系指临用前能溶解于水的非包衣片或薄膜包衣片剂。

（8）泡腾片 系指含有碳酸氢钠和有机酸，遇水可产生气体而呈泡腾状的片剂。

（9）阴道片与阴道泡腾片 系指置于阴道内使用的片剂。阴道片和阴道泡腾片的形状应易置于阴道内，可借助器具将阴道片送入阴道。

（10）缓释片 系指在规定的释放介质中缓慢地非恒速释放药物的片剂。

（11）控释片 系指在规定的释放介质中缓慢地恒速释放药物的片剂。

（12）肠溶片 系指用肠溶性包衣材料进行包衣的片剂。

（13）口崩片 系指在口腔内不需要用水即能迅速崩解或溶解的片剂。

4. 通则检查项目和方法 对片剂的质量要求除外观应完整光洁、色泽均匀，有适宜的硬度和耐磨性，以及药典品种项下规定的检验项目外，还应检查"重量差异"和"崩解时限"。此外，阴道片应检查"融变时限"，阴道泡腾片应检查"发泡量"，分散片应检查"分散均匀性"，口腔贴片、阴道片、阴道泡腾片和外用可溶片等局部用片剂应检查"微生物限度"。非包衣片，除另有规定外，应符合片剂脆碎度检查法的要求。

（1）**重量差异** 本法适用于片剂的重量差异检查。目的是为了控制各片重量的一致性，保证用药剂量的准确。

① **操作方法** 取供试品 20 片，精密称定总重量，再分别精密称定每片的重量，计算平均片重，每片重量与平均片重比较（凡无含量测定的片剂或有标示片重的中药片剂，每片重量应与标示片重比较）。

② **注意事项** 在称量前后，均应仔细查对药片数。称量过程中，应避免用手直接接触供试品。已取出的药片，不得再放回供试品原包装容器内。遇有检出超出重量差异限度的药片，应另器保存，供必要时复核用。糖衣片应在包衣前检查片芯的重量差异，符合规定后方可包衣，包衣后不再检查重量差异。薄膜衣片在包衣后也应检查重量差异。

③ **记录与计算** 记录天平型号、仪器编号，记录每次称量数据，求出平均片重，保留三位有效数字。修约至两位有效数字，选择重量差异限度。按表 12-1 中的规定，求出允许片重范围。

表 12-1 片剂重量差异限度

平均片重或标示片重	重量差异限度
0.30g 以下	±7.5%
0.30g 及 0.30g 以上	±5%

④ **结果与判定** 每片重量均未超出允许片重范围；或与平均片重相比较（凡无含量测定的片剂或有标示片重的中药片剂，每片重量应与标示片重比较），均未超出表 12-1 中的重量差异限度；或超出重量差异限度的药片不多于 2 片，且均未超出限度 1 倍；均判为符合规定。每片重量与平均片重相比较，超出重量差异限度的药片多于 2 片；或超出重量差异限度的药片虽不多于 2 片，但其中 1 片超出限度的 1 倍，均判为不符合规定。

凡规定检查含量均匀度的片剂，一般不再进行重量差异检查。

（2）**崩解时限** 除另有规定外，照崩解时限检查法（《中国药典》2015 年版四部通则 0921）检查。

含片的溶化性、舌下片、口崩片均照崩解时限检查法检查。

凡规定检查溶出度、释放度的片剂，一般不再进行崩解时限检查。

具体内容详见本章第二节一、固体制剂中崩解时限检查法。

（3）发泡量　本法适用于阴道泡腾片的发泡量检查。

① 操作方法　除另有规定外，取 25ml 具塞刻度试管（内径 1.5cm，若片剂直径较大，可改为内径 2.0cm）10 支，按平均片重 1.5g 及 1.5g 以下加水量 2.0ml，平均片重 1.5g 以上加水量 4.0ml，加水一定量，置 37℃±1℃ 水浴中 5 分钟，各管中分别投入供试品 1 片，20 分钟内观察最大发泡量的体积，平均发泡体积不得少于 6ml，且少于 4ml 的不得超过 2 片。

② 注意事项　所用的具塞刻度量筒要洁净，内壁不挂水，干燥。恒温水浴，事先调至 37℃±1℃ 后才可使用。供试品不可用手拿取，应用镊子夹取。10 片供试品应分别依次投入相应的具塞刻度试管中，每片应有一定的间隔时间，以便于在 20 分钟内分别充分仔细观察每片的发泡状况，记录其最大发泡量的体积数。

③ 记录与计算　记录每片最大发泡量的体积（ml）。将每片最大发泡量的体积数之和除以 10，得平均发泡体积（ml）。读取每片的体积数时，应先记录二位有效数字，在计算得平均发泡体积后，再修约至个位数。

④ 结果与判定　10 片的平均发泡体积不少于 6ml，且 10 片中每片发泡体积少于 4ml 的不多于 2 片，判为符合规定。10 片的平均发泡体积少于 6ml，或 10 片中每片的发泡体积少于 4ml 的多于 2 片，均判为不符合规定。

（4）分散均匀性　本法适用于分散片的分散均匀性检查。

① 操作方法　采用崩解时限检查装置，不锈钢丝网的筛孔内径为 710μm，水温为 15～25℃；取供试品 6 片，应在 3 分钟内全部崩解并通过筛网。

② 注意事项　水温应严格控制在 15～25℃ 范围内，自供试品加入水中起，开始计时。

③ 记录与计算　记录仪器型号、编号、操作中水的温度，供试品在水中全部崩解并通过筛网所需的时间。

④ 结果与判定　供试品在 3 分钟内全部崩解并通过筛网，判为符合规定。供试品在 3 分钟内不能全部崩解或不能全部通过筛网，均判为不符合规定。

（5）微生物限度　以动物、植物、矿物来源的非单体成分制成的片剂，生物制品片剂，以及黏膜或皮肤炎症或腔道等局部用片剂（如口腔贴片、外用可溶片、阴道片、阴道泡腾片等），照非无菌产品微生物限度检查：微生物计数法（《中国药典》2015 年版四部通则 1105）和控制菌检查法（《中国药典》2015 年版四部通则 1106）及非无菌药品微生物限度标准（《中国药典》2015 年版四部通则 1107）检查，应符合规定。

（二）胶囊剂

1. 含义 胶囊剂系指原料药物或与适宜辅料充填于空心胶囊或密封于软质囊材中制成的固体制剂，主要供口服用。

2. 特点 胶囊剂能掩盖药物的不良气味、提高药物的稳定性；药物在体内的起效快；液态药物的固体剂型化；可延缓药物的释放和定位释药。胶囊剂虽有较多优点，但能使胶囊壁溶解的液体药剂、易溶性及小剂量的刺激性药物、容易风化的药物、吸湿性强的药物不适宜制成胶囊剂。

3. 分类 胶囊剂可分为硬胶囊、软胶囊（胶丸）、缓释胶囊、控释胶囊和肠溶胶囊。

（1）硬胶囊（通称为胶囊） 系指采用适宜的制剂技术，将原料药物或加适宜辅料制成的均匀粉末、颗粒、小片、小丸、半固体或液体等，充填于空心胶囊中的胶囊剂。

（2）软胶囊 系指将一定量的液体原料药物直接包封，或将固体原料药物溶解或分散在适宜的辅料中制备成溶液、混悬液、乳状液或半固体，密封于软质囊材中的胶囊剂。可用滴制法或压制法制备。软质囊材一般是由胶囊用明胶、甘油或其他适宜的药用辅料单独或混合制成。

（3）缓释胶囊 系指在规定的释放介质中缓慢地非恒速释放药物的胶囊剂。

（4）控释胶囊 系指在规定的释放介质中缓慢地恒速释放药物的胶囊剂。

（5）肠溶胶囊 系指用肠溶材料包衣的颗粒或小丸充填于胶囊而制成的硬胶囊，或用适宜的肠溶材料制备而得的硬胶囊或软胶囊。

4. 通则检查项目和方法 对胶囊剂的质量要求，除外观应整洁，不得有黏结、变形、渗漏或囊壳破裂现象，并应无异臭，以及药典品种项下规定的检验项目外，还应检查装量差异、崩解时限。中药胶囊剂还应检查水分和微生物限度。

（1）水分 本法适用于中药硬胶囊剂的水分检查，本项检查的目的在于控制硬胶囊剂在生产过程中或贮存期间带入的水分。硬胶囊内容物为液体或半固体者不检查水分。

① 操作方法 取供试品内容物适量，按照第十章第三节五、杂质检查法中水分测定法各相应项下的方法操作测定。

② 注意事项 同水分测定法各相应方法。

③ 记录与计算 同水分测定法各相应方法。

④ 结果与判定 除另有规定外，不得过 9.0%。

（2）装量差异 本法适用于胶囊剂的装量差异检查，本项检查的目的在于控制每粒胶囊装量的一致性。凡规定检查含量均匀度的胶囊剂，一般不再进行装量差异的检查。

① 操作方法　除另有规定外，取供试品 20 粒（中药取 10 粒），分别精密称定重量，倾出内容物（不得损失囊壳），硬胶囊囊壳用小刷或其他适宜的用具拭净；软胶囊或内容物为半固体或液体的硬胶囊囊壳用乙醚等易挥发性溶剂洗净，置通风处使溶剂挥尽，再分别精密称定囊壳重量，求出每粒内容物的装量与平均装量。

② 注意事项　每粒胶囊的两次称量中，应注意编号顺序以及囊体和囊帽的对号，不得混淆。洗涤软胶囊壳应用与水不混溶又易挥发的有机溶剂，其中以乙醚最好。挥散溶剂时，应在通风处使自然挥散，不得加热或长时间置干燥处，以免囊壳失水。在称量前后，均应仔细查对胶囊数。称量过程中，应避免用手直接接触供试品。已取出的胶囊，不得再放回供试品原包装容器内。

③ 记录与计算　依次记录每粒胶囊及其自身囊壳的称量数据。根据每粒胶囊重量与囊壳重量之差求算每粒内容物重量，保留三位有效数字。每粒内容物重量之和除以 20（中药 10），得每粒平均装量（G），保留三位有效数字。按表 12-2 规定的装量差异限度，求出允许装量范围。遇有超出允许装量范围并处于边缘者，应再与平均装量相比较，计算出该粒装量差异的百分率，再根据表 12-2 规定的装量差异限度作为判定的依据（避免在计算允许装量范围时受数值修约的影响）。

表 12-2　胶囊剂装量差异限度

平均装量或标示装量	装量差异限度
0.30g 以下	±10%
0.30g 及 0.30g 以上	±7.5%（中药±10%）

④ 结果与判定　每粒装量与平均装量相比较（有标示装量的胶囊剂，每粒装量应与标示装量比较），均未超出表 12-2 的装量差异限度；或超过装量差异限度的胶囊不多于 2 粒，且均未超出限度 1 倍；均判为符合规定。每粒的装量与平均装量（或标示装量）相比较，超出装量差异限度的胶囊多于 2 粒；或超出装量差异限度的胶囊虽不多于 2 粒，但有 1 粒超出限度的 1 倍；均判为不符合规定。

凡规定检查含量均匀度的胶囊剂，一般不再进行装量差异的检查。

（3）崩解时限　除另有规定外，照崩解时限检查法（《中国药典》2015 年版四部通则 0921）检查，均应符合规定。

凡规定检查溶出度的胶囊剂，一般不再进行崩解时限的检查。

具体内容详见本章第二节一、固体制剂中崩解时限检查法。

（4）微生物限度　以动物、植物、矿物质来源的非单体成分制成的胶囊剂，生物制品胶囊剂，照非无菌产品微生物限度检查：微生物计数法（《中国药典》2015年版四部通则1105）和控制菌检查法（《中国药典》2015年版四部通则1106）及非无菌药品微生物限度标准（《中国药典》2015年版四部通则1107）检查，应符合规定。

（三）颗粒剂

1. 含义　颗粒剂系指原料药物与适宜的辅料混合制成具有一定粒度的干燥颗粒状制剂。

2. 特点　使用和携带比较方便，溶出和吸收速度较快，显效迅速，稳定性好，口感好。

3. 分类　颗粒剂可分为可溶颗粒（通称为颗粒）、混悬颗粒、泡腾颗粒、肠溶颗粒、缓释颗粒和控释颗粒等。

（1）可溶颗粒　系指颗粒全部溶于水，临用时加一定量的水可调配成液体。

（2）混悬颗粒　系指难溶性原料药物与适宜辅料混合制成的颗粒剂。

（3）泡腾颗粒　系指含有碳酸氢钠和有机酸，遇水可放出大量气体而呈泡腾状的颗粒剂。

（4）肠溶颗粒　系指采用肠溶材料包裹颗粒或其他适宜方法制成的颗粒剂。

（5）缓释颗粒　系指在规定的释放介质中缓慢地非恒速释放药物的颗粒剂。

（6）控释颗粒　系指在规定的释放介质中缓慢地恒速释放药物的颗粒剂。

4. 通则检查项目和方法　对颗粒剂的质量要求，除应色泽一致，无吸潮、结块、潮解等现象，以及药典品种项下规定的检验项目外，还应检查粒度、干燥失重、装量差异或装量、微生物限度。可溶颗粒和泡腾颗粒另应检查溶化性。中药颗粒剂还应检查水分。

（1）粒度　除另有规定外，照粒度和粒度分布测定法（《中国药典》2015年版四部通则0982 第二法双筛分法）测定，不能通过一号筛与能通过五号筛的总和不得超过15%。

具体内容详见本章第二节一、固体制剂中粒度和粒度分布测定法。

（2）水分　本法适用于中药颗粒剂的水分检查，本项检查的目的在于控制颗粒剂的含水量，避免结块变质。

① 操作方法　取供试品内容物适量，按照第十章第三节五、杂质检查法中水分测定法各相应项下的方法操作测定。

② 注意事项　同水分测定法各相应方法。

③ 记录与计算　同水分测定法各相应方法。

④ 结果与判定　除另有规定外，不得过8.0%。

（3）干燥失重　颗粒剂的干燥失重，系指其在规定的条件下干燥后所减失重量的百分率。本法适用于化学药品和生物制品颗粒剂的干燥失重测定。

① 操作方法　取颗粒剂（必要时，迅速捣碎使成 2mm 以下小粒）约 1.0g，置于与供试品同样条件下干燥至恒重的扁形称量瓶中，平铺厚度不可超过 5mm，精密称定。除在药典品种项下另有规定外，含糖颗粒应在 80℃减压干燥，其余均应在 105℃干燥至恒重。干燥后取出称量瓶，置干燥器中放冷至室温，再精密称定重量，重复干燥和称重操作，直至恒重。

② 注意事项　首先要恒重，即连续两次干燥后称重的差异在 0.3mg 以下的重量。干燥至恒重的第二次及以后多次称重，均应在规定条件下继续干燥 1 小时后进行。

③ 记录与计算　记录干燥时的温度、压力，干燥剂的种类，干燥和放冷至室温的时间，称量及恒重数据，计算和结果等。

④ 结果与判定　结果按有效数字修约规则进行修约，有效数字的数位应与标准中的规定一致。除另有规定外，减失重量不得过 2.0%

（4）溶化性　本法适用于可溶颗粒和泡腾颗粒的溶化性检查。混悬颗粒或已规定检查溶出度或释放度的颗粒剂，可不进行溶化性检查。

① 操作方法　除另有规定外，取可溶颗粒 10g，加热水 200ml，搅拌 5 分钟，观察结果。如为泡腾颗粒，应取单剂量颗粒剂 3 袋（瓶），分别置 250ml 烧杯（杯内盛有 200ml 水，水温 15～25℃）中，观察结果。

② 注意事项　热水温度应为 70～80℃。

③ 记录与计算　记录观察到的现象，以及泡腾颗粒剂完全分散或溶解在水中所需的时间。

④ 结果与判定　可溶颗粒剂应全部溶化或显轻微浑浊，但不得有异物。泡腾颗粒剂应迅速产生气体并呈泡腾状，在 5 分钟内 3 袋颗粒均应完全分散或溶解在水中。中药颗粒还不得有焦屑。

（5）装量差异　本法适用于单剂量包装颗粒剂的装量差异检查。

① 操作方法　取供试品 10 袋（瓶），除去包装，分别精密称定每袋（瓶）内容物的重量，求出每袋（瓶）内容物的装量与平均装量。

② 注意事项　试验过程中应避免用手直接接触供试品的内容物。

③ 记录与计算　记录每袋（瓶）内容物的重量。每袋（瓶）内容物重量之和除以 10，得每袋（瓶）的平均装量，准确至平均装量的千分之一。凡无含量测定的颗粒剂，则以其标示装量作为平均装量。按表 12-3 规定的装量差异限度，求出允许装量范围。遇有超出允许装量范围并处于边缘者，应再与平均装量相比较，计算出该袋（瓶）装量差异的百分率，再根据规定的装量差异限度作为判定的依据（避免在计算允许装量范围时受数值修约的影响）。

表 12–3　颗粒剂的装量差异限度

平均装量或标示装量	装量差异限度
1.0g 及 1.0g 以下	±10%
1.0g 以上至 1.5g	±8%
1.5g 以上至 6.0g	±7%
6.0g 以上	±5%

④ 结果与判定　每袋（瓶）的装量均未超出允许装量范围者；或与平均装量相比较〔凡无含量测定的颗粒剂或有标示装量的颗粒剂，每袋（瓶）装量应与标示装量比较〕，均未超出装量差异限度者；或超出装量差异限度的颗粒剂不多于 2 袋（瓶），且均未超出限度的 1 倍；均判为符合规定。

每袋（瓶）的装量与平均装量相比较〔凡无含量测定的颗粒剂或有标示装量的颗粒剂，每袋（瓶）装量应与标示装量比较〕，超出装量差异限度的颗粒剂多于 2 袋（瓶）者；或超出装量差异限度的颗粒剂虽不多于 2 袋（瓶），但有 1 袋（瓶）超出限度的 1 倍；均判为不符合规定。

（6）装量　多剂量包装的颗粒剂，照最低装量检查法（《中国药典》2015 年版四部通则 0942）检查，应符合规定。

具体内容详见本章第二节二、液体制剂中最低装量检查法。

（7）微生物限度　以动物、植物、矿物质来源的非单体成分制成的颗粒剂，生物制品颗粒剂，照非无菌产品微生物限度检查：微生物计数法（《中国药典》2015 年版四部通则 1105）和控制菌检查法（《中国药典》2015 年版四部通则 1106）及非无菌药品微生物限度标准（《中国药典》2015 年版四部通则 1107）检查，应符合规定。规定检查杂菌的生物制品颗粒剂，可不进行微生物限度检查。

（四）丸剂

1. 含义　丸剂系指原料药物与适宜的辅料制成的球形或类球形固体制剂。

2. 特点　丸剂溶散、释放药物缓慢，可延长药效，缓解毒性、刺激性，减弱不良反应；服用方便；制法简便，适用范围广；可掩盖不良气味；可较多容纳黏稠性药物；但由原药材粉末加工而成的丸剂易污染微生物，成品较难符合我国药品卫生标准；剂量较大，儿童服用困难；丸剂生产操作不当易影响溶散。

3. 分类　按赋形剂分类可分为蜜丸、水蜜丸、水丸、糊丸、蜡丸、浓缩丸和滴丸等。化学药丸剂包括滴丸、糖丸等。

（1）蜜丸　系指饮片细粉以炼蜜为黏合剂制成的丸剂。其中每丸重量在 0.5g

（含 0.5g）以上的称大蜜丸，每丸重量在 0.5g 以下的称小蜜丸。

（2）水蜜丸　系指饮片细粉以炼蜜和水为黏合剂制成的丸剂。

（3）水丸　系指饮片细粉以水（或根据制法用黄酒、醋、稀药汁、糖液、含 5%以下炼蜜的水溶液等）为黏合剂制成的丸剂。

（4）糊丸　系指饮片细粉以米粉、米糊或面糊等为黏合剂制成的丸剂。

（5）蜡丸　系指饮片细粉以蜂蜡为黏合剂制成的丸剂。

（6）浓缩丸　系指饮片或部分饮片提取浓缩后，与适宜的辅料或其余饮片细粉，以水、炼蜜或炼蜜和水为黏合剂制成的丸剂。根据所用黏合剂的不同，分为浓缩水丸、浓缩蜜丸和浓缩水蜜丸等。

（7）滴丸　系指原料药物与适宜的基质加热熔融混匀，滴入不相混溶、互不作用的冷凝介质中制成的球形或类球形制剂。

（8）糖丸　系指以适宜大小的糖粒或基丸为核心，用糖粉和其他辅料的混合物作为撒粉材料，选用适宜的黏合剂或润湿剂制丸，并将原料药物以适宜的方法分次包裹在糖丸中而制成的制剂。

4. 通则检查项目和方法　对丸剂的质量要求，除外观应大小均匀、色泽一致，无粘连现象，以及药典品种项下规定的检验项目外，还应检查重量差异、溶散时限、水分、重量（装量）差异或装量、微生物限度。

（1）水分　本法适用于丸剂的水分检查。

① 操作方法　取供试品内容物适量，按照第十章第三节五、杂质检查法中水分测定法各相应项下的方法操作测定。

② 注意事项　同水分测定法各相应方法。

③ 记录与计算　同水分测定法各相应方法。

④ 结果与判定　除另有规定外，蜜丸和浓缩蜜丸中所含水分不得过 15.0%；水蜜丸和浓缩水蜜丸不得过 12.0%；水丸、糊丸、浓缩水丸不得过 9.0%。蜡丸不检查水分。

（2）重量差异

① 滴丸剂　除另有规定外，滴丸剂照下述方法检查，限度见表 12-4，应符合规定。

检查法：取供试品 20 丸，精密称定总重量，求得平均丸重后，再分别精密称定每丸的重量。每丸重量与标示丸重相比较（无标示丸重的，与平均丸重比较），按表 12-4 规定，超出重量差异限度的不得多于 2 丸，并不得有 1 丸超出限度 1 倍。

表 12-4　滴丸剂的重量差异限度

标示丸重或平均丸重	重量差异限度
0.03g 及 0.03g 以下	±15%
0.03g 以上至 0.1g	±12%
0.1g 以上至 0.3g	±10%
0.3g 以上	±7.5%

② 糖丸剂　除另有规定外，糖丸剂照下述方法检查，限度见表 12-5，应符合规定。

检查法：取供试品 20 丸，精密称定总重量，求得平均丸重后，再分别精密称定每丸的重量。每丸重量与标示丸重相比较（无标示丸重的，与平均丸重比较），按表 12-5 规定，超出重量差异限度的不得多于 2 丸，并不得有 1 丸超出限度 1 倍。

表 12-5　糖丸剂的重量差异限度

标示丸重或平均丸重	重量差异限度
0.03g 及 0.03g 以下	±15%
0.03g 以上至 0.3g	±10%
0.3g 以上	±7.5%

③ 其他丸剂　除另有规定外，其他丸剂照下述方法检查，限度见表 12-6，应符合规定。

检查法：以 10 丸为 1 份（丸重 1.5g 及 1.5g 以上的以 1 丸为 1 份），取供试品 10 份，分别称定重量，再与每份标示重量（每丸标示量×称取丸数）相比较（无标示重量的丸剂，与平均重量比较），按表 12-6 规定，超出重量差异限度的不得多于 2 份，并不得有 1 份超出限度 1 倍。

表 12-6　其他丸剂的重量差异限度

标示丸重或平均丸重	重量差异限度
0.05g 及 0.05g 以下	±12%
0.05g 以上至 0.1g	±11%
0.1g 以上至 0.3g	±10%
0.3g 以上至 1.5g	±9%
1.5g 以上至 3g	±8%

续表

标示丸重或平均丸重	重量差异限度
3g 以上至 6g	±7%
6g 以上至 9g	±6%
9g 以上	±5%

包糖衣丸剂应检查丸芯的重量差异并符合规定，包糖衣后不再检查重量差异，其他包衣丸剂应在包衣后检查重量差异并符合规定；凡进行装量差异检查的单剂量包装丸剂及进行含量均匀度检查的丸剂，一般不再进行重量差异检查。

（3）装量差异　除糖丸外，单剂量包装的丸剂，照下述方法检查，限度见表 12–7，应符合规定。

检查法：取供试品 10 袋（瓶），分别称定每袋（瓶）内容物的重量，每袋（瓶）装量与标示装量相比较，按表 12–7 规定，超出装量差异限度的不得多于 2 袋（瓶），并不得有 1 袋（瓶）超出限度 1 倍。

表 12–7　丸剂的装量差异限度

标示装量	装量差异限度
0.5g 及 0.5g 以下	±12%
0.5g 以上至 1g	±11%
1g 以上至 2g	±10%
2g 以上至 3g	±8%
3g 以上至 6g	±6%
6g 以上至 9g	±5%
9g 以上	±4%

（4）装量　装量以重量标示的多剂量包装丸剂，照最低装量检查法（《中国药典》2015 年版四部通则 0942）检查，应符合规定。

以丸数标示的多剂量包装丸剂，不检查装量。

（5）溶散时限　除另有规定外，取供试品 6 丸，选择适当孔径筛网的吊篮（丸剂直径在 2.5mm 以下的用孔径约 0.42mm 的筛网；在 2.5～3.5mm 之间的用孔径约 1.0mm 的筛网；在 3.5mm 以上的用孔径约 2.0mm 的筛网），照崩解时限检查法（《中国药典》2015 年版四部通则 0921）片剂项下的方法加挡板进行检查。小蜜丸、水蜜丸和水丸应在 1 小时内全部溶散；浓缩丸和糊丸应在 2 小时内全部溶散。滴丸剂不加挡板检查，应在 30 分钟内全部溶散，包衣滴丸应在 1 小时内全部溶散。操作过程中如供试品黏附挡板妨碍检查时，应另取供试品 6 丸，以不加挡板进行检查。上述检查，应在规定时间内全部通过筛网。如有细小颗粒状物未通过筛网，但已软化且无硬心者可按符合规定论。

蜡丸照崩解时限检查法（《中国药典》2015 年版四部通则 0921）片剂项下的肠溶衣片检查法检查，应符合规定。

除另有规定外，大蜜丸及研碎、嚼碎后或用开水、黄酒等分散后服用的丸剂不检查溶散时限。

（6）微生物限度 以动物、植物、矿物质来源的非单体成分制成的丸剂，生物制品丸剂，照非无菌产品微生物限度检查：微生物计数法（《中国药典》2015 年版四部通则 1105）和控制菌检查法（《中国药典》2015 年版四部通则 1106）及非无菌药品微生物限度标准（《中国药典》2015 年版四部通则 1107）检查，应符合规定。生物制品规定检查杂菌的，可不进行微生物限度检查。

（五）散剂

1. 含义 散剂系指原料药物或与适宜的辅料经粉碎、均匀混合制成的干燥粉末状制剂。

2. 特点 粉碎程度大，比表面积大、易分散、起效快；外用覆盖面积大，具保护、收敛等作用；制备工艺简单，剂量易于控制，便于小儿服用；储存、运输、携带比较方便。

3. 分类 按给药途径分，散剂可分为口服散剂和局部用散剂。

（1）口服散剂 是指通过消化道给药的制剂。一般溶于或分散于水、稀释液或者其他液体中服用，也可直接用水送服。

（2）局部用散剂 是指通过皮肤口腔、咽喉、腔道等处应用的制剂。可供皮肤、口腔、咽喉、腔道等处应用；专供治疗、预防和润滑皮肤的散剂也可称为撒布剂或撒粉。

4. 通则检查项目和方法 散剂分为口服散剂与局部用散剂，其质量要求除应干燥、疏松、混合均匀、色泽一致，以及各品种项下规定的检验项目外，还应检查外观均匀度、干燥失重、水分、装量差异或装量，以及无菌或微生物限度；局部用散剂及儿科用散剂还应检查粒度。

（1）粒度 除另有规定外，化学药局部用散剂和用于烧伤或严重创伤的中药局部用散剂及儿科用散剂，照下述方法检查，应符合规定。

检查法：除另有规定外，取供试品 10g，精密称定，照粒度和粒度分布测定法（《中国药典》2015 年版四部通则 0982 单筛分法）测定。化学药散剂通过七号筛（中药通过六号筛）的粉末重量，不得少于 95%。

具体内容详见本章第二节一、固体制剂中粒度和粒度分布测定法。

（2）外观均匀度　取供试品适量，置光滑纸上，平铺约 5cm²，将其表面压平，在明亮处观察，应色泽均匀，无花纹与色斑。

（3）水分　中药散剂照水分测定法（《中国药典》2015 年版四部通则 0832）测定，除另有规定外，不得过 9.0%。

（4）干燥失重　化学药和生物制品散剂，除另有规定外，取供试品，照干燥失重测定法（《中国药典》2015 年版四部通则 0831）测定，在 105℃ 干燥至恒重，减失重量不得过 2.0%。

（5）装量差异　单剂量包装的散剂，照下述方法检查，应符合规定。

检查法：除另有规定外，取供试品 10 袋（瓶），分别精密称定每袋（瓶）内容物的重量，求出内容物的装量与平均装量。每袋（瓶）装量与平均装量相比较 [凡有标示装量的散剂，每袋（瓶）装量应与标示装量相比较]，按表 12-8 中的规定，超出装量差异限度的散剂不得多于 2 袋（瓶），并不得有 1 袋（瓶）超出装量差异限度的 1 倍。

表 12-8　散剂装量差异限度

平均装量或标示装量	装量差异限度（中药、化学药）	装量差异限度（生物制品）
0.1g 及 0.1g 以下	±15%	±15%
0.1g 以上至 0.5g	±10%	±10%
0.5g 以上至 1.5g	±8%	±7.5%
1.5g 以上至 6.0g	±7%	±5%
6.0g 以上	±5%	±3%

凡规定检查含量均匀度的化学药和生物制品散剂，一般不再进行装量差异的检查。

（6）装量　除另有规定外，多剂量包装的散剂，照最低装量检查法（《中国药典》2015 年版四部通则 0942）检查，应符合规定。

具体内容详见本章第二节二、液体制剂中最低装量检查法。

（7）无菌　除另有规定外，用于烧伤 [除程度较轻的烧伤（Ⅰ° 或浅Ⅱ° 外）]、严重创伤或临床必须无菌的局部用散剂，照无菌检查法（《中国药典》2015 年版四部通则 1101）检查，应符合规定。

（8）微生物限度　除另有规定外，照非无菌产品微生物限度检查：微生物计数法（《中国药典》2015 年版四部通则 1105）和控制菌检查法（《中国药典》2015 年版四部通则 1106）及非无菌药品微生物限度标准（《中国药典》2015 年版四部通则 1107）检查，应符合规定。凡规定进行杂菌检查的生物制品散剂，可不进行微生物限度检查。

（六）锭剂

1. 含义 锭剂系指饮片细粉与适宜黏合剂（或利用饮片细粉本身的黏性）制成不同形状的固体制剂。

2. 特点 锭剂的形状有球形、长方形、圆柱形、圆锥形等。内服可吞服或研细以水或黄酒化服，外用多是研细用醋或酒调敷，也可作嗅入或外擦药用。

3. 通则检查项目和方法 除另有规定外，锭剂应进行以下相应检查。

（1）重量差异 除另有规定外，照丸剂重量差异项下方法检查，应符合规定。

（2）微生物限度 除另有规定外，照非无菌产品微生物限度检查：微生物计数法（《中国药典》2015 年版四部通则 1105）和控制菌检查法（《中国药典》2015年版四部通则 1106）及非无菌药品微生物限度标准（《中国药典》2015 年版四部通则1107）检查，应符合规定。

（七）茶剂

1. 含义 茶剂系指饮片或提取物（液）与茶叶或其他辅料混合制成的内服制剂。

2. 特点 茶剂制法简单、使用方便、利于贮存、便于携带，并能较多地保留挥发性成分。

3. 分类 茶剂可分为块状茶剂、袋装茶剂和煎煮茶剂。

（1）块状茶剂 可分为不含糖块状茶剂和含糖块状茶剂。不含糖块状茶剂系指饮片粗粉、碎片与茶叶或适宜的黏合剂压制成块状的茶剂；含糖块状茶剂系指提取物、饮片细粉与蔗糖等辅料压制成块状的茶剂。

（2）袋装茶剂 系指茶叶、饮片粗粉或部分饮片粗粉吸收提取液经干燥后，装入袋的茶剂，其中装入饮用茶袋的又称袋泡茶剂。

（3）煎煮茶剂 系指将饮片适当碎断后，装入袋中，供煎服的茶剂。

4. 通则检查项目和方法 除另有规定外，茶剂应进行以下相应检查。

（1）水分

① 不含糖块状茶剂 取供试品，研碎，照水分测定法（《中国药典》2015 年版四部通则 0832）测定，除另有规定外，不得过 12.0%。

② 含糖块状茶剂 取供试品，破碎成直径约 3mm 的颗粒，照水分测定法（《中国药典》2015 年版四部通则 0832）测定，除另有规定外，不得过 3.0%。

③ 袋装茶剂与煎煮茶剂 照水分测定法（《中国药典》2015 年版四部通则

0832）测定，除另有规定外，不得过 12.0%。

（2）溶化性　含糖块状茶剂照下述方法检查，应符合规定。

检查法：取供试品 1 块，加 20 倍量的热水，搅拌 5 分钟，应全部溶化，可有轻微浑浊，不得有焦屑等。

（3）重量差异　块状茶剂照下述方法检查，应符合规定。

检查法：取供试品 10 块，分别称定重量，每块的重量与标示重量相比较，不含糖块状茶剂按表 12-9、含糖块状茶剂按表 12-10 的规定，超出重量差异限度的不得多于 2 块，并不得有 1 块超出限度 1 倍。

（4）装量差异　除另有规定外，袋装茶剂与煎煮茶剂照下述方法检查，应符合规定。

检查法：取供试品 10 袋（盒），分别称定每袋（盒）内容物的重量，每袋（盒）装量与标示装量相比较，按表 12-9 的规定，超出装量差异限度的不得多于 2 袋（盒），并不得有 1 袋（盒）超出限度 1 倍。

表 12-9　不含糖块状茶剂重量差异或装量差异限度

标示重量或标示装量	重量或装量差异限度
2g 及 2g 以下	±15%
2g 以上至 5g	±12%
5g 以上至 10g	±10%
10g 以上至 20g	±6%
20g 以上至 40g	±5%
40g 以上	±4%

表 12-10　含糖块状茶剂重量差异限度

标示重量或标示装量	重量或装量差异限度
6g 及 6g 以下	±7%
6g 以上	±5%

（5）微生物限度　除煎煮茶剂外，照非无菌产品微生物限度检查：微生物计数法（《中国药典》2015 年版四部通则 1105）和控制菌检查法（《中国药典》2015 年版四部通则 1106）及非无菌药品微生物限度标准（《中国药典》2015 年版四部通则 1107）检查，应符合规定。

（八）胶剂

1. 含义 胶剂系指将动物皮、骨、甲或角用水煎取胶质，浓缩成稠胶状，经干燥后制成的固体块状内服制剂。

2. 特点 动物皮为原料经熬炼制成，用驴皮制成的胶称阿胶，用龟甲制成的胶称龟甲胶，用鹿角制成的胶称鹿角胶。

3. 通则检查项目和方法 除另有规定外，胶剂应进行以下相应检查。

（1）水分 取供试品 1g，置扁形称量瓶中，精密称定，加水 2ml，置水浴上加热使溶解后再干燥，使厚度不超过 2mm，照水分测定法（《中国药典》2015 年版四部通则 0832 第二法）测定，不得过 15.0%。

（2）微生物限度 照非无菌产品微生物限度检查：微生物计数法（《中国药典》2015 年版四部通则 1105）和控制菌检查法（《中国药典》2015 年版四部通则 1106）及非无菌药品微生物限度标准（《中国药典》2015 年版四部通则 1107）检查，应符合规定。

（九）栓剂

1. 含义 栓剂系指原料药物与适宜基质制成供腔道给药的固体制剂。

2. 特点 药物不受或少受胃肠道 pH 或酶的破坏；避免药物对胃黏膜的刺激；中下直肠静脉吸收可避免肝脏首过作用；适宜于不能或不愿口服给药的患者；可在腔道起润滑、抗菌、杀虫、收敛、止痛、止痒等局部作用；适宜于不宜口服的药物。

3. 分类 栓剂因施用腔道的不同，分为直肠栓、阴道栓和尿道栓。直肠栓为鱼雷形、圆锥形或圆柱形等；阴道栓为鸭嘴形、球形或卵形等；尿道栓一般为棒状。

4. 通则检查项目和方法 对栓剂的质量要求，除外形应完整光滑、有适宜的硬度、无刺激性和药典品种项下规定的检验项目外，还应检查重量差异、融变时限（缓释栓剂应进行释放度检查，不再进行融变时限检查）和微生物限度。

（1）重量差异 照下述方法检查，应符合规定。

检查法：取供试品 10 粒，精密称定总重量，求得平均粒重后，再分别精密称定每粒的重量。每粒重量与平均粒重相比较（有标示粒重的中药栓剂，每粒重量应与标示粒重比较），按表 12-11 中的规定，超出重量差异限度的不得多于 1 粒，并不得超出限度 1 倍。

表 12-11 栓剂重量差异限度

平均粒重或标示粒重	重量差异限度
1.0g 及 1.0g 以下	±10%
1.0g 以上至 3.0g	±7.5%
3.0g 以上	±5%

（2）融变时限　除另有规定外，照融变时限检查法（《中国药典》2015 年版四部通则 0922）检查，应符合规定。

具体内容详见本章第二节一、固体制剂中融变时限检查法。

（3）微生物限度　除另有规定外，照非无菌产品微生物限度检查：微生物计数法（《中国药典》2015 年版四部通则 1105）和控制菌检查法（《中国药典》2015 年版四部通则 1106）及非无菌药品微生物限度标准（《中国药典》2015 年版四部通则 1107）检查，应符合规定。

二、液体制剂

液体制剂主要有糖浆剂、酊剂、口服溶液剂、口服混悬剂、口服乳剂、合剂、酒剂、搽剂、露剂、涂剂、涂膜剂、灌肠剂、洗剂。

（一）糖浆剂

1. 含义　糖浆剂系指含有原料药物的浓蔗糖水溶液。

2. 特点　糖浆剂中的糖和芳香物质可以掩盖某些药物的苦、咸等不良气味，使药物容易内服，尤受儿童欢迎。将原料药物用新煮沸过的水溶解，加入单糖浆；如直接加入蔗糖配制，则需煮沸，必要时滤过，并自滤器上添加适量新煮沸过的水至处方规定量。根据需要可加入适宜的附加剂。必要时可加入适量的乙醇、甘油或其他多元醇。除另有规定外，糖浆剂应澄清。在贮存期间不得有发霉、酸败、产生气体或其他变质现象，允许有少量摇之易散的沉淀。

3. 通则检查项目和方法　除另有规定外，糖浆剂应进行以下相应检查。

（1）装量　单剂量灌装的糖浆剂，照下述方法检查应符合规定。

检查法：取供试品 5 支，将内容物分别倒入经标化的量入式量筒内，尽量倾净。在室温下检视，每支装量与标示装量相比较，少于标示装量的不得多于 1 支，并不得少于标示装量的 95%。

多剂量灌装的糖浆剂，照最低装量检查法（《中国药典》2015 年版四部通则 0942）检查，应符合规定。

具体内容详见本章第二节二、液体制剂中最低装量检查法。

（2）微生物限度　除另有规定外，照非无菌产品微生物限度检查：微生物计数法（通则 1105）和控制菌检查法（《中国药典》2015 年版四部通则 1106）及非无菌药品微生物限度标准（《中国药典》2015 年版四部通则 1107）检查，应符合规定。

（二）酊剂

1. 含义　酊剂系指将原料药物用规定浓度的乙醇提取或溶解而制成的澄清液体制剂，也可用流浸膏稀释制成。供口服或外用。

2. 特点　酊剂以乙醇为溶剂，杂质含量少，含药量较高，服用剂量少；易保存，不变质。

3. 通则检查项目和方法　酊剂应澄清，久置允许有少量摇之易散的沉淀；应遮光，密封，置阴凉处贮存。除另有规定外，酊剂应进行以下相应检查。

（1）乙醇量　照乙醇量测定法（《中国药典》2015 年版四部通则 0711）测定，应符合各品种项下的规定。

具体内容详见本章第二节二、液体制剂中乙醇量测定法。

（2）甲醇量　照甲醇量检查法（《中国药典》2015 年版四部通则 0871）检查，应符合规定。

具体内容详见本章第二节二、液体制剂中甲醇量检查法。

（3）装量　照最低装量检查法（《中国药典》2015 年版四部通则 0942）检查，应符合规定。

具体内容详见本章第二节二、液体制剂中最低装量检查法。

（4）微生物限度　除另有规定外，照非无菌产品微生物限度检查：微生物计数法（《中国药典》2015 年版四部通则 1105）和控制菌检查法（《中国药典》2015年版四部通则 1106）及非无菌药品微生物限度标准（《中国药典》2015 年版四部通则 1107）检查，应符合规定。

（三）口服溶液剂、口服混悬剂、口服乳剂

1. 含义　口服溶液剂系指原料药物溶解于适宜溶剂中制成的供口服的澄清液体制剂。

口服混悬剂系指难溶性固体原料药物分散在液体介质中制成的供口服的混悬液体制剂。也包括干混悬剂或浓混悬液。

口服乳剂系指两种互不相溶的液体制成的供口服的水包油型液体制剂。

用适宜的量具以小体积或以滴计量的口服溶液剂、口服混悬剂或口服乳剂称为滴剂。

2. 特点　口服溶液剂的溶剂、口服混悬剂的分散介质常用纯化水。根据需要

可加入适宜的附加剂，如抑菌剂、分散剂、助悬剂、增稠剂、助溶剂、润湿剂、缓冲剂、乳化剂、稳定剂、矫味剂以及色素等。制剂应稳定、无刺激性，不得有发霉、酸败、变色、异物、产生气体或其他变质现象。口服乳剂的外观应呈均匀的乳白色，以半径为 10cm 的离心机每分钟 4000 转的转速离心 15 分钟，不应有分层现象。

3. 通则检查项目和方法　对口服溶液剂、口服混悬剂、口服乳剂的质量要求，除不得有发霉、酸败、变色、异物、产生气体或其他变质现象，以及药典各品种项下规定的检验项目外，均应检查微生物限度、装量或重量差异。其中单剂量包装的干混悬剂检查装量差异。此外，口服混悬剂还应加查沉降体积比；干混悬剂还应加查沉降体积比和干燥失重。

（1）装量　除另有规定外，单剂量包装的口服溶液剂、口服混悬液和口服乳剂的装量，照下述方法检查，应符合规定。

检查法：取供试品 10 袋（支），将内容物分别倒入经标化的量入式量筒内，检视，每支装量与标示装量相比较，均不得少于其标示量。

凡规定检查含量均匀度者，一般不再进行装量检查。

多剂量包装的口服溶液剂、口服混悬剂、口服乳剂和干混悬剂照最低装量检查法（《中国药典》2015 年版四部通则 0942）检查，应符合规定。

具体内容详见本章第二节二、液体制剂中最低装量检查法。

（2）装量差异　除另有规定外，单剂量包装的干混悬剂照下述方法检查，应符合规定。

检查法：取供试品 20 袋（支），分别精密称定内容物，计算平均装量，每袋（支）装量与平均装量相比较，装量差异限度应在平均装量的±10%以内，超出装量差异限度的不得多于 2 袋（支），并不得有 1 袋（支）超出限度 1 倍。

凡规定检查含量均匀度者，一般不再进行装量差异检查。

（3）干燥失重　除另有规定外,干混悬剂照干燥失重测定法(《中国药典》2015 年版四部通则 0831）检查，减失重量不得过 2.0%。

（4）沉降体积比　口服混悬剂照下述方法检查，沉降体积比应不低于 0.90。

检查法：除另有规定外，用具塞量筒量取供试品 50ml，密塞，用力振摇 1 分钟，记下混悬物的开始高度 H_0，静置 3 小时，记下混悬物的最终高度 H，按下式计算：

$$沉降体积比 = H/H_0$$

干混悬剂按各品种项下规定的比例加水振摇，应均匀分散，并照上法检查沉降体积比，应符合规定。

（5）微生物限度　除另有规定外，照非无菌产品微生物限度检查：微生物计数法（《中国药典》2015 年版四部通则 1105）和控制菌检查法（《中国药典》2015

年版四部通则 1106）及非无菌药品微生物限度标准（《中国药典》2015 年版四部通则 1107）检查，应符合规定。

（四）合剂

1. 含义 合剂系指饮片用水或其他溶剂，采用适宜的方法提取制成的口服液体制剂（单剂量灌装者也可称"口服液"）。

2. 特点 能综合浸出药材中的多种有效成分，保证制剂的综合疗效；吸收快，奏效迅速；可大量生产，免去临用煎药的麻烦，应用方便；经浓缩工艺，服用量减小，且多加入矫味剂，易为患者接受；成品中多加入适宜的防腐剂，并经灭菌处理，密封包装，质量稳定；若单剂量包装，则携带、保存和服用更方便、准确。但放置时间长易出现沉淀物。

3. 通则检查项目和方法 合剂若加蔗糖作为附加剂，除另有规定外，含蔗糖量应不高于 20%（g/ml）。合剂应澄清，在贮存期间不得有发霉、酸败、异物、变色、产生气体或其他变质现象，允许有少量摇之易散的沉淀。除按各品种项下规定检查相对密度、pH 等项目外，还应检查装量和微生物限度。

除另有规定外，合剂应进行以下相应检查。

（1）装量 单剂量灌装的合剂，照下述方法检查，应符合规定。

检查法：取供试品 5 支，将内容物分别倒入经标化的量入式量筒内，在室温下检视，每支装量与标示装量相比较，少于标示装量的不得多于 1 支，并不得少于标示装量的 95%。

多剂量灌装的合剂，照最低装量检查法（《中国药典》2015 年版四部通则 0942）检查，应符合规定。

具体内容详见本章第二节二、液体制剂中最低装量检查法。

（2）微生物限度 除另有规定外，照非无菌产品微生物限度检查：微生物计数法（《中国药典》2015 年版四部通则 1105）和控制菌检查法（《中国药典》2015 年版四部通则 1106）及非无菌药品微生物限度标准（《中国药典》2015 年版四部通则 1107）检查，应符合规定。

（五）酒剂

1. 含义 酒剂系指饮片用蒸馏酒提取制成的澄清液体制剂。

2. 特点 酒剂辛甘大热，易于发散，吸收；组方灵活，制备简便，易保存；以祛风活血，止痛散瘀效佳；含乙醇量高，久储不变质。小儿、孕妇及心脏病、高血压患者等不宜用。

3. 通则检查项目和方法 酒剂的质量要求，除按各品种项下规定的检查项目外，还应检查总固体、乙醇量、甲醇量、装量和微生物限度。

（1）总固体　含糖、蜂蜜的酒剂照第一法检查，不含糖、蜂蜜的酒剂照第二法检查，应符合规定。

① 第一法　精密量取供试品上清液 50ml，置蒸发皿中，水浴上蒸至稠膏状，除另有规定外，加无水乙醇搅拌提取 4 次，每次 10ml，滤过，合并滤液，置已干燥至恒重的蒸发皿中，蒸至近干，精密加入硅藻土 1g（经 105℃干燥 3 小时、移置干燥器中冷却 30 分钟），搅匀，在 105℃干燥 3 小时，移置干燥器中，冷却 30 分钟，迅速精密称定重量，扣除加入的硅藻土量，遗留残渣应符合各品种项下的有关规定。

② 第二法　精密量取供试品上清液 50ml，置已干燥至恒重的蒸发皿中，水浴上蒸干，在 105℃干燥 3 小时，移置干燥器中，冷却 30 分钟，迅速精密称定重量，遗留残渣应符合各品种项下的有关规定。

（2）乙醇量　照乙醇量测定法（《中国药典》2015 年版四部通则 0711）测定，应符合各品种项下的规定。

具体内容详见本章第二节二、液体制剂中乙醇量测定法。

（3）甲醇量　照甲醇量检查法（《中国药典》2015 年版四部通则 0871）检查，应符合规定。

具体内容详见本章第二节二、液体制剂中甲醇量检查法。

（4）装量　照最低装量检查法（《中国药典》2015 年版四部通则 0942）检查，应符合规定。

具体内容详见本章第二节二、液体制剂中最低装量检查法。

（5）微生物限度　照非无菌产品微生物限度检查：微生物计数法（《中国药典》2015 年版四部通则 1105）和控制菌检查法（《中国药典》2015 年版四部通则 1106）及非无菌药品微生物限度标准（《中国药典》2015 年版四部通则 1107）检查，除需氧菌总数每 1ml 不得过 500cfu，霉菌和酵母菌总数每 1ml 不得过 100cfu 外，其他应符合规定。

（六）搽剂

1. 含义　搽剂系指原料药物用乙醇、油或适宜的溶剂制成的液体制剂，供无破损皮肤揉擦用。

2. 特点　搽剂常用的溶剂有水、乙醇、液状石蜡、甘油或植物油等。搽剂在贮存时，乳状液若出现油相与水相分离，经振摇后应能重新形成乳状液；混悬液若出现沉淀物，经振摇应易分散，并具足够稳定性，以确保给药剂量的准确。易变质的搽剂应在临用前配制。搽剂用时可加在绒布或其他柔软物料上，轻轻涂裹患处，所用的绒布或其他柔软物料须洁净。搽剂吸收快，作用迅速，制备工艺简单，使用方便，对某些皮肤病的治疗有良好的效果。

3. 通则检查项目和方法 除另有规定外，搽剂应进行以下相应检查。

（1）装量 除另有规定外，照最低装量检查法（《中国药典》2015 年版四部通则 0942）检查，应符合规定。

具体内容详见本章第二节二、液体制剂中最低装量检查法。

（2）微生物限度 除另有规定外，照非无菌产品微生物限度检查：微生物计数法（《中国药典》2015 年版四部通则 1105）和控制菌检查法（《中国药典》2015 年版四部通则 1106）及非无菌药品微生物限度标准（《中国药典》2015 年版四部通则 1107）检查，应符合规定。

（七）露剂

1. 含义 露剂系指含挥发性成分的饮片用水蒸气蒸馏法制成的芳香水剂。

2. 特点 露剂服用剂量小，因味道芳香，易为患者接受，且吸收快，服用方便。但生产设备条件要求高，成本较高。

3. 通则检查项目和方法 除另有规定外，露剂应进行以下相应检查。

（1）装量 照最低装量检查法（《中国药典》2015 年版四部通则 0942）检查，应符合规定。

具体内容详见本章第二节二、液体制剂中最低装量检查法。

（2）微生物限度 照非无菌产品微生物限度检查：微生物计数法（《中国药典》2015 年版四部通则 1105）和控制菌检查法（《中国药典》2015 年版四部通则 1106）及非无菌药品微生物限度标准（《中国药典》2015 年版四部通则 1107）检查，应符合规定。

（八）涂剂

1. 含义 涂剂系指含原料药物的水性或油性溶液、乳状液、混悬液，供临用前用消毒纱布或棉球等柔软物料蘸取涂于皮肤或口腔与喉部黏膜的液体制剂。也可为临用前用无菌溶剂制成溶液的无菌冻干制剂，供创伤面涂抹治疗用。

2. 特点 涂剂大多为消毒或消炎药物的甘油溶液，也可用乙醇、植物油等作溶剂。以油为溶剂的应无酸败等变质现象。涂剂在贮存时，乳状液若出现油相与水相分离，经振摇后应能重新形成乳状液；混悬液若出现沉淀物，经振摇应易分散，并具足够稳定性，以确保给药剂量的准确。易变质的涂剂应在临用前配制。涂剂应稳定，根据需要可加入抑菌剂或抗氧剂。除另有规定外，应避光、密闭贮存。对热敏感的品种，应在 2～8℃保存和运输。除另有规定外，涂剂在启用后最多可使用 4 周。涂剂用于烧伤治疗如为非无菌制剂的，应在标签上标明"非无菌制剂"；产品说明书中应注明"本品为非无菌制剂"，同时在适应证下应明确"用于程度较轻的烧伤（Ⅰ°或浅Ⅱ°）"；注意事项下规定"应遵医嘱使用"。

3. 通则检查项目和方法　除另有规定外，涂剂应进行以下相应检查。

（1）装量　除另有规定外，照最低装量检查法（《中国药典》2015 年版四部通则 0942）检查，应符合规定。

具体内容详见本章第二节二、液体制剂中最低装量检查法。

（2）无菌　除另有规定外，用于烧伤［除程度较轻的烧伤（Ⅰ°或浅Ⅱ°外）］或严重创伤的涂剂，照无菌检查法（《中国药典》2015 年版四部通则 1101）检查，应符合规定。

（3）微生物限度　除另有规定外，照非无菌产品微生物限度检查：微生物计数法（《中国药典》2015 年版四部通则 1105）和控制菌检查法（《中国药典》2015 年版四部通则 1106）及非无菌药品微生物限度标准（《中国药典》2015 年版四部通则 1107）检查，应符合规定。

（九）涂膜剂

1. 含义　涂膜剂系指原料药物溶解或分散于含成膜材料的溶剂中，涂搽患处后形成薄膜的外用液体制剂。

2. 特点　涂膜剂的制备工艺简单，无需裱褙材料，不用特殊的机械设备，制造成本低；无首过效应，毒副作用较小，可逐渐释放所含药物起到治疗的作用；同时涂于患处，溶剂挥发后形成薄膜，起到保护创面的作用。该制剂便于携带，使用方便，且不受创面形状、大小和部位的限制。

3. 通则检查项目和方法　除另有规定外，涂膜剂应进行以下相应检查。

（1）装量　除另有规定外，照最低装量检查法（《中国药典》2015 年版四部通则 0942）检查，应符合规定。

具体内容详见本章第二节二、液体制剂中最低装量检查法。

（2）无菌　除另有规定外，用于烧伤［除程度较轻的烧伤（Ⅰ°或浅Ⅱ°外）］或严重创伤的涂膜剂，照无菌检查法（《中国药典》2015 年版四部通则 1101）检查，应符合规定。

（3）微生物限度　除另有规定外，照非无菌产品微生物限度检查：微生物计数法（《中国药典》2015 年版四部通则 1105）和控制菌检查法（《中国药典》2015 年版四部通则 1106）及非无菌药品微生物限度标准（《中国药典》2015 年版四部通则 1107）检查，应符合规定。

（十）灌肠剂

1. 含义　灌肠剂系指灌注于直肠的水性、油性溶液、乳状液和混悬液，以治疗、诊断或营养为目的的液体制剂。

2. 特点　灌肠剂应无毒、无局部刺激性。除另有规定外，灌肠剂应密封贮存。

3. 通则检查项目和方法 除另有规定外，灌肠剂应进行以下相应检查。

（1）装量 除另有规定外，照最低装量检查法（《中国药典》2015 年版四部通则 0942）检查，应符合规定。

具体内容详见本章第二节二、液体制剂中最低装量检查法。

（2）微生物限度 除另有规定外，照非无菌产品微生物限度检查：微生物计数法（《中国药典》2015 年版四部通则 1105）和控制菌检查法（《中国药典》2015 年版四部通则 1106）及非无菌药品微生物限度标准（《中国药典》2015 年版四部通则 1107）检查，应符合规定。

（十一）洗剂

1. 含义 洗剂系指含原料药物的溶液、乳状液或混悬液，供清洗无破损皮肤或腔道用的液体制剂。

2. 特点 洗剂一般具有清洁、消毒、止痒、收敛和保护的作用。制备工艺简单，不用裱褙材料，不需特殊机械设备，使用方便，对某些皮肤病的治疗有良好的效果。

3. 通则检查项目和方法 除另有规定外，洗剂应进行以下相应检查。

（1）装量 除另有规定外，照最低装量检查法（《中国药典》2015 年版四部通则 0942）检查，应符合规定。

具体内容详见本章第二节二、液体制剂中最低装量检查法。

（2）微生物限度 除另有规定外，照非无菌产品微生物限度检查：微生物计数法（《中国药典》2015 年版四部通则 1105）和控制菌检查法（《中国药典》2015 年版四部通则 1106）及非无菌药品微生物限度标准（《中国药典》2015 年版四部通则 1107）检查，应符合规定。

三、半固体制剂

半固体制剂有软膏剂、乳膏剂、糊剂、凝胶剂。

（一）软膏剂、乳膏剂

1. 含义 软膏剂系指原料药物与油脂性或水溶性基质混合制成的均匀的半固体外用制剂。乳膏剂系指原料药物溶解或分散于乳状液型基质中形成的均匀半固体制剂。

2. 特点 软膏剂、乳膏剂细腻、均匀、无粗糙感，黏稠度适宜，易于涂布或粘贴于皮肤、黏膜或创面上，可保护创面、润滑皮肤或起局部治疗作用，性质稳定，长期贮存无酸臭、异味、变色等变质现象产生。一般有比较好的吸水性，所含药物的释放、穿透能力比较强，且无不良刺激性、过敏性。生产工艺简单，使用、携带、贮存较方便。

3. 分类

（1）软膏剂因原料药物在基质中分散状态不同，分为溶液型软膏剂和混悬型软膏剂。溶液型软膏剂为原料药物溶解（或共熔）于基质或基质组分中制成的软膏剂；混悬型软膏剂为原料药物细粉均匀分散于基质中制成的软膏剂。

（2）乳膏剂由于基质不同，可分为水包油型乳膏剂和油包水型乳膏剂。

4. 通则检查项目和方法　有关软膏剂、乳膏剂的质量要求：应无酸败、异臭、变色、变硬等变质现象。乳膏剂不得有油水分离及胀气现象。除各品种项下规定的检查项目外，还应检查粒度、装量、无菌、微生物限度。

（1）粒度　本项目适用于混悬型软膏剂、含饮片细粉的软膏剂粒度检查，目的在于控制药物颗粒的大小，以保证药品疗效。本项目中的粒度系以显微镜下观察到的长度表示。

① 操作方法　取供试品适量，置于载玻片上涂成薄层，薄层面积相当于盖玻片面积，共涂 3 片，覆以盖玻片，注意防止气泡混入，轻压使颗粒分布均匀，照粒度和粒度分布测定法（《中国药典》2015 年版四部通则 0982 第一法显微镜法）进行检查，在 50～100 倍显微镜下，调节焦距使物像清晰，检视盖玻片全部视野，应无凝聚现象，记录大于 180μm 的粒子数。

② 注意事项　取样量应适量（约 0.2～0.5g），若量过多，粒子重叠不易观察、判断；若量过少，代表性差；对于形状不规则的粒子，测量时取其最大值为该粒子的大小。

③ 记录　记录显微镜型号、仪器编号、涂片的张数。记录大于 180μm 的粒子数。

④ 结果与判定　显微镜下所检视的 3 张涂片中，如均未检出大于 180μm 的粒子数，判为符合规定；如检出大于 180μm 的粒子数，判为不符合规定。

（2）装量　照最低装量检查法（《中国药典》2015 年版四部通则 0942）检查，应符合规定。具体内容详见本章第二节二、液体制剂中最低装量检查法。

（3）无菌　用于烧伤 [除程度较轻的烧伤（Ⅰ°或浅Ⅱ°外）] 或严重创伤的软膏剂、乳膏剂，照无菌检查法（《中国药典》2015 年版四部通则 1101）检查，应符合规定。

（4）微生物限度　除另有规定外，软膏剂、乳膏剂照非无菌产品微生物限度检查：微生物计数法（《中国药典》2015 年版四部通则 1105）和控制菌检查法（《中国药典》2015 年版四部通则 1106）及非无菌药品微生物限度标准（《中国药典》2015 年版四部通则 1107）检查，应符合规定。

（二）糊剂

1. 含义 糊剂系指大量的原料药物固体粉末（一般25%以上）均匀地分散在适宜的基质中所组成的半固体外用制剂。

2. 特点 糊剂均匀、细腻，涂于皮肤或黏膜上无刺激性。生产工艺简单，使用、携带、贮存较方便。

3. 分类 糊剂根据基质不同，可分为含水凝胶性糊剂和脂肪糊剂。

4. 通则检查项目和方法 有关糊剂的质量要求：应无酸败、异臭、变色与变硬等变质现象。除各品种项下规定的检查项目外，还应检查装量、微生物限度。

（1）装量 照最低装量检查法（《中国药典》2015年版四部通则0942）检查，应符合规定。具体内容详见本章第二节二、液体制剂中最低装量检查法。

（2）微生物限度 除另有规定外，糊剂照非无菌产品微生物限度检查：微生物计数法（《中国药典》2015年版四部通则1105）和控制菌检查法（《中国药典》2015年版四部通则1106）及非无菌药品微生物限度标准（《中国药典》2015年版四部通则1107）检查，应符合规定。

（三）凝胶剂

1. 含义 凝胶剂系指原料药物与能形成凝胶的辅料制成的具凝胶特性的稠厚液体或半固体制剂。除另有规定外，凝胶剂限局部用于皮肤及体腔，如鼻腔、阴道和直肠。乳状液型凝胶剂又称为乳胶剂。由高分子基质如西黄蓍胶制成的凝胶剂也可称为胶浆剂。小分子无机原料药物如氢氧化铝凝胶剂是由分散的药物小粒子以网状结构存在于液体中，属两相分散系统，也称混悬型凝胶剂。混悬型凝胶剂可有触变性，静止时形成半固体而搅拌或振摇时成为液体。

2. 特点 凝胶剂是近年来兴起的一种药物剂型，将药物溶解或均匀分散于凝胶中，凝胶剂能较长时间与作用部位紧密黏附，有较好的生物黏附性，制法简单，使用舒适。

3. 分类 凝胶剂基质属单相分散系统，有水性与油性之分。

水性凝胶基质一般由水、甘油或丙二醇与纤维素衍生物、卡波姆和海藻酸盐、西黄蓍胶、明胶、淀粉等构成。

油性凝胶基质由液状石蜡与聚乙烯或脂肪油与胶体硅或铝皂、锌皂等构成。

4. 通则检查项目和方法 有关凝胶剂的质量要求：应均匀、细腻，在常温时保持凝胶状，不干涸或液化。除各品种项下规定的一般应检查pH项外，还应进行粒度、装量、无菌、微生物限度检查。

（1）粒度 本项目适用于混悬型凝胶剂粒度检查，目的在于控制药物颗粒的大小，以保证药品疗效。本项目中的粒度系以显微镜下观察到的长度表示。

① 操作方法 取供试品适量,置于载玻片上涂成薄层,薄层面积相当于盖玻片面积,共涂 3 片,覆以盖玻片,注意防止气泡混入,轻压使颗粒分布均匀,照粒度和粒度分布测定法(《中国药典》2015 年版四部通则 0982 第一法显微镜法)进行检查,在 50~100 倍显微镜下,调节焦距使物像清晰,检视盖玻片全部视野,应无凝聚现象,记录大于 180μm 的粒子数。

② 注意事项 取样量应适量(约 0.2~0.5g),若量过多,粒子重叠不易观察、判断;若量过少,代表性差。对于形状不规则的粒子,测量时取其最大值为该粒子的大小。

③ 记录 记录显微镜型号、仪器编号、涂片的张数。记录大于 180μm 的粒子数。

④ 结果与判定 显微镜下所检视的 3 张涂片中,如均未检出大于 180μm 的粒子数,判为符合规定。如检出大于 180μm 的粒子数,判为不符合规定。

(2)装量 照最低装量检查法(《中国药典》2015 年版四部通则 0942)检查,应符合规定。具体内容详见本章第二节二、液体制剂中最低装量检查法。

(3)无菌 除另有规定外,用于烧伤[除程度较轻的烧伤(Ⅰ°或浅Ⅱ°外)]或严重创伤的凝胶剂,照无菌检查法(《中国药典》2015 年版四部通则 1101)检查,应符合规定。

(4)微生物限度 除另有规定外,凝胶剂照非无菌产品微生物限度检查:微生物计数法(《中国药典》2015 年版四部通则 1105)和控制菌检查法(《中国药典》2015 年版四部通则 1106)及非无菌药品微生物限度标准(《中国药典》2015 年版四部通则 1107)检查,应符合规定。

四、无菌制剂

无菌制剂是指法定药品标准中列有无菌检查项目的制剂,包括大小容量注射剂。无菌制剂按生产工艺可分为两类:采用最终灭菌工艺的为最终灭菌产品;部分或全部工序采用无菌生产工艺的为非最终灭菌产品。

无菌制剂有注射剂、眼用制剂、植入剂、冲洗剂。

(一)注射剂

1. 含义 注射剂系指药物与适宜的溶剂或分散介质制成的供注入体内的溶液、乳状液或混悬液,以及供临用前配制或稀释成溶液或混悬液的粉末或浓溶液的无菌制剂。

2. 特点 注射剂由药物和附加剂、溶媒及特制的容器所组成,并需采用避免污染或杀灭细菌等制备工艺的一种剂型。注射剂可以从皮内、皮下、肌肉、穴位、静脉与脊椎腔等部位注射给药。具有药效迅速,作用可靠,适用于不宜口服给药的患者,可使个别药物发挥定位药效,可以穴位注射发挥特有的疗效等特点。

3. 分类　注射剂可分注射液（其中供静脉滴注用的大体积注射液也称静脉输液）、注射用无菌粉末与注射用浓溶液。

（1）注射液　系指原料药物或与适宜的辅料制成的供注入体内的无菌液体制剂，包括溶液型、乳状液型或混悬型等注射液。可用于皮下注射、皮内注射、肌内注射、静脉注射、静脉滴注、鞘内注射、椎管内注射等。其中，供静脉滴注用的大容量注射液（除另有规定外，一般不小于 100ml，生物制品一般不小于 50ml）也可称为输液。中药注射剂一般不宜制成混悬型注射液。

（2）注射用无菌粉末　系指原料药物或与适宜辅料制成的供临用前用无菌溶液配制成注射液的无菌粉末或无菌块状物，一般采用无菌分装或冷冻干燥法制得。可用适宜的注射用溶剂配制后注射，也可用静脉输液配制后静脉滴注。以冷冻干燥法制备的生物制品注射用无菌粉末，也可称为注射用冻干制剂。

（3）注射用浓溶液　系指原料药物与适宜辅料制成的供临用前稀释后静脉滴注用的无菌浓溶液。

4. 通则检查项目和方法　注射剂除应按药典各品种项下规定的检验项目外，还应检查"装量"或"装量差异"、"可见异物"和"无菌"；静脉输液及椎管注射用注射液还应进行"渗透压摩尔浓度"检查；静脉注射、静脉滴注、鞘内注射、椎管内注射的溶液型的注射液、注射用无菌粉末及注射用浓溶液还应进行"不溶性微粒"检查；中药注射液还应进行"中药注射液有关物质""重金属及有害元素残留量"检查；静脉用注射剂还应进行"细菌内毒素"或"热原"检查。

溶液型注射液应澄清；除另有规定外，混悬型注射液中原料药物粒径应控制在 15μm 以下，含 15～20μm（或有个别 20～50μm 者），不应超过 10%，若有可见沉淀，振摇时应容易分散均匀；乳状液型注射液不得有相分离现象；静脉用乳状液型注射液分散相球粒的粒度90%应在 1μm 以下，并不得有大于 5μm 的乳滴。

（1）装量　本法适用于 50ml 及 50ml 以下的单剂量注射液的装量检查，其目的在于保证单剂量注射液的注射用量不少于标示量，以达到临床用药剂量要求。

标示装量为 50ml 以上的注射液和注射用浓溶液，按最低装量检查法标准操作规范检查，应符合规定。

凡规定检查含量均匀度的注射液（如塞替派注射液），可不进行"装量"检查。

① 操作方法　按表 12–12 规定取用量抽取供试品。

表 12–12　装量检查样品取用量

标示装量	供试品取用量（支）
2ml 或 2ml 以下	5
2ml 以上至 50ml	3

取供试品，擦净瓶外壁，轻弹瓶颈部使液体全部下落，小心开启，将每支内容物分别用相应体积的干燥注射器（包括注射器针头）抽尽，注入预经标化的量筒内，在室温下检视，读出每支装量。

如供试品为油溶液或混悬液时，检查前应先微温摇匀，立即按上述方法操作，并冷至室温后检视。

② 注意事项　所用注射器及量筒必须洁净、干燥并经定期校正；其最大容量应与供试品的标示装量相一致，量筒的体积应使待测体积至少占其额定体积的40%。

注射器应配上适宜号数的注射针头，其大小与临床使用情况相近为宜。

③ 记录与计算　主要记录室温，抽取供试品支数，供试品的标示装量，每支供试品的实测装量。

④ 结果与判定　每支供试品的实测装量均不得少于其标示装量；如有少于其标示装量者，即判为不符合规定。

（2）装量差异　本法适用于注射用无菌粉末的装量差异检查。本项检查的目的在于控制各瓶间装量的一致性，以保证使用剂量的准确。

凡规定检查含量均匀度的注射用无菌粉末，可不进行"装量差异"检查。

① 操作方法　取供试品5瓶（支），除去瓶签（若为纸标签，用水润湿后除去纸屑；若为直接在玻璃上印字标签，用适当有机溶剂擦除字迹），容器外壁用乙醇擦净，置干燥器内放置1～2小时，待干燥后，除去铝盖，分别编号，依次放于固定位置。

轻叩橡皮塞或安瓿颈，使其上附着的粉末全部落下，开启容器（注意避免玻璃屑等异物落入容器中），分别迅速精密称定每瓶（支）的重量，倾出内容物，容器用水、乙醇洗净，依次放回原固定位置，在适当的条件下干燥后，再分别精密称定每一容器的重量，即可求出每1瓶（支）的装量和平均装量。

初试中，如有1瓶（支）的装量超过装量差异限度规定时，应另取10瓶（支）按上述方法复试。

② 注意事项　开启安瓿装粉针时，应避免玻璃屑落入或溅失；开启橡皮塞铝盖玻璃瓶装粉针时，应先稍稍打开橡皮内塞使瓶内外的气压平衡，再盖紧后称重。

用水、乙醇洗涤倾去内容物后的容器时，慎勿将瓶外编号的字迹擦掉，以免影响称量结果；并将空容器与原橡胶塞或安瓿颈部配对放于原固定位置。

空容器的干燥，一般可于60～70℃加热1～2小时，也可在干燥器内干燥较长时间。

称量空容器时，应注意瓶身与瓶塞（或折断的瓶颈部分）的配对。

③ 记录与计算　记录每次称量数据。

根据每瓶（支）的重量与其空瓶重之差，求算每瓶（支）内容物重量。

每瓶（支）内容物重量之和除以 5（复试时除以 10），即得平均装量（m），保留三位有效数字。

按表 12–13 规定装量差异限度，求出允许装量范围（$m\pm m\times$装量差异限度）。

④ 结果与判定　每 1 瓶（支）中的装量均未超出允许装量范围（$m\pm m\times$装量差异限度）；或其装量差异均未超过表 12–13 规定者；均判为符合规定。

每 1 瓶（支）中的装量与平均装量相比较，超过装量差异限度的粉针多于 1 瓶者，判为不符合规定。

初试结果如仅有 1 瓶（支）的装量差异超过装量差异限度时，应另取 10 瓶（支）复试。复试结果每 1 瓶（支）的装量差异与装量差异限度相比较，均未超过者，可判为符合规定；若仍有 1 瓶（支）或 1 瓶（支）以上超出时，则判为不符合规定。

表 12–13　注射用无菌粉末装量差异限度

平均装量或标示装量	装量差异限度
0.05g 及 0.05g 以下	±15%
0.05g 以上至 0.15g	±10%
0.15g 以上至 0.50g	±7%
0.50g 以上	±5%

（3）渗透压摩尔浓度　静脉输液、营养液、电解质或渗透利尿药（如甘露醇注射液）等制剂，应在药品说明书上标明其渗透压摩尔浓度，以便临床医生根据实际需要对所用制剂进行适当的处置。正常人体血液的渗透压摩尔浓度范围为 285～310mOsmol/kg，0.9%氯化钠溶液或 5%葡糖糖溶液的渗透压摩尔浓度与人体血液相当。虽然人体本身具有一定的渗透压调节能力，但静脉输液、眼用溶液应尽可能与血液等渗。

除另有规定外，等渗的范围一般为 260～320mOsmol/kg；冰点下降 0.48～0.59℃或渗透压比 0.9～1.1。甘露醇注射液、氨基酸注射液等高渗注射剂及注射用无菌粉末渗透压摩尔浓度的限值，可根据生产工艺及临床使用情况做出相应的规定。

① 操作方法　供试品如为液体，通常可直接测定，但如其渗透压摩尔浓度大于 700mOsmol/kg 或为浓溶液，可用适宜的溶剂（通常为注射用水）稀释至 100～700mOsmol/kg 范围内；如为固体（如注射用无菌粉末），可采用药品标签或说明书中的规定溶剂溶解并稀释至 100～700mOsmol/kg 范围内。需特别注意的是，溶液经稀释后，粒子间的相互作用与原溶液有所不同，一般不能简单地将稀释后溶

液渗透压的测定值乘以稀释倍数来计算原溶液的渗透压摩尔浓度。例如，甘露醇注射液、氨基酸注射液等高渗溶液和注射用无菌粉末可用适宜的溶剂（如注射用水、5%葡萄糖注射液或0.9%氯化钠注射液等）经溶解、稀释后测定，并按照各品种项下规定具体的溶解或稀释方法。

按仪器说明书操作，首先选取适量新沸放冷的水调节仪器零点，然后按《中国药典》2015年版四部通则0632中规定选择两种标准溶液校正仪器，再测定供试品溶液的渗透压摩尔浓度比或冰点下降值（注：供试品溶液的渗透压摩尔浓度比应介于两种标准溶液之间；在0～100mOsmol/kg测定范围内，水可以作为一个标准溶液的使用）。

② 注意事项　为了使测定结果准确并有良好的重现性，应按各仪器说明书规定的取样体积准确取样至测定管中，避免测定溶液中存在气泡。在每次测定后应用水清洗热敏探头并用滤纸吸干。

如重复测定一份样品，需重新取样至另一干净的测定管中，因为降至冰点再融化的溶液，溶质可能已不是均匀分布于溶剂中，易导致过早结晶，影响测定结果的重现性。

（4）可见异物　可见异物系指存在于注射剂中，在规定条件下目视可以观测到的不溶性物质，其粒径或长度通常大于50μm，常用灯检法。本法为注射剂中可见异物检查的常用方法。本法还用于光散射法检出可见异物的供试品的复核确认。本实验所用供试品必须按规定随机抽样。

① 操作方法　液体供试品的检查方法：除另有规定外，除去容器标签，擦净容器外壁。手持容器颈部（装量在10ml及10ml以下的供试品每次可手持2支）轻轻旋转和翻转容器，使药液中存在的可见异物悬浮（注意不使药液产生气泡），并分别在黑色和白色背景下，目视检查，重复3次，总时限为20秒。液体制剂中如有结晶析出，可参照药品使用说明书中溶解结晶方式先进行处理，再进行可见异物检查。

固体供试品的检查方法：除另有规定外，应在100级的洁净环境（如层流净化台）中用适宜的溶剂及适当的方法使药粉全部溶解后，按液体供试品项下的方法检查。配带有专用溶剂的注射用无菌粉末，应先将专用溶剂按溶液型制剂检查合格后，再用以溶解注射用无菌粉末。溶解供试品所选用的适宜溶剂应无可见异物。如为水溶性药物，一般使用不溶性微粒检查用水进行溶解制备，或按各品种项下规定的其他溶剂进行溶解制备。溶剂量应确保药物溶解完全并便于观察。固体供试品溶解所用的适当方法应与其制剂使用说明书中注明的临床使用前处理的方式相同。

② 注意事项　实验室检测时应避免引入可见异物。当制备注射用无菌粉末和无菌原料药供试品溶液时，或供试品溶液的容器不适于检测（如不透明、不规则

形状容器等），需转移至适宜容器中时，均应在 100 级的洁净环境（如层流净化台）中进行。灯检操作应在暗室中进行。

光源采用带遮光板的日光灯，光照度在 1000～4000lx 范围内可以调节。用无色透明容器包装的无色供试品溶液，观察所在处的光照度应为 1000～1500lx；用透明塑料容器包装或用棕色透明容器包装的供试品溶液或有色供试品溶液，观察所在处的光照度应为 2000～3000lx；乳状液或混悬液观察所在处的光照度应约为 4000lx。

③ 结果与判定　各类注射剂在静置一定时间后轻轻旋转时均不得检出烟雾状微粒柱，且不得检出金属屑、玻璃屑、长度或最大粒径超过 2mm 的纤维和块状物等明显可见异物。微细可见异物（如点状物、2mm 以下的短纤维和块状物等）如有检出，除另有规定外，应分别符合下列规定。

溶液型静脉用注射液、注射用浓溶液：20 支（瓶）供试品中，均不得检出明显可见异物。如也未检出微细可见异物，判为符合规定；如检出微细可见异物的供试品仅有 1 支（瓶），另取 20 支（瓶）同法复试，均未检出可见异物，判为符合规定；如仍有 1 支（瓶）或以上供试品检出可见异物，判为不符合规定。

溶液型非静脉用注射液：20 支（瓶）供试品中，均不得检出明显可见异物。如也未检出微细可见异物，判为符合规定；如检出微细可见异物超过 2 支（瓶），判为不符合规定；如不超过 2 支（瓶），则另取 20 支（瓶）同法复试，初、复试的 40 支（瓶）供试品中，检出微细可见异物的供试品不超过 2 支（瓶），判为符合规定，否则判为不符合规定。

溶液型滴眼剂：20 支（瓶）供试品中，均不得检出明显可见异物。如同时也未检出微细可见异物，判为符合规定；如检出微细可见异物超过 3 支（瓶），判为不符合规定；如不超过 3 支（瓶），则另取 20 支（瓶）同法复试，初、复试的 40 支（瓶）供试品中，检出微细可见异物的供试品不超过 3 支（瓶），判为符合规定，否则判为不符合规定。

混悬型、乳状液型注射液及滴眼液：20 支（瓶）供试品中，均不得检出金属屑、玻璃屑、色块（与药品颜色明显不同的固体物质）、纤维等明显可见异物。

临用前配制的溶液型和混悬型滴眼剂：除另有规定外，应符合相应的可见异物规定。

注射用无菌粉末：5 支（瓶）供试品中，均不得检出明显可见异物。如检出微细可见异物，每支（瓶）供试品中检出微细可见异物的数量应符合表 12-14 的规定；如仅有 1 支（瓶）不符合规定，另取 10 支（瓶）同法复试，均符合表 12-14 的规定，判为符合规定；如仍有 1 支（瓶）或以上供试品不符合表 12-14 的规定，判为不符合规定。配带有专用溶剂的注射用无菌粉末，专用溶剂应符合相应的溶液型注射液的规定。

表 12-14　注射用无菌粉末可见异物限度

类别		可见异物限度
化学药		≤4 个
生化药、抗生素药和中药	≥2g	≤10 个
	<2g	≤8 个

无菌原料药：5 份供试品中，均不得检出明显可见异物。如检出微细可见异物，每份供试品中检出微细可见异物的数量应符合表 12-15 的规定；如仅有 1 份不符合规定，另取 10 份同法复试，均符合表 12-15 的规定，判为符合规定；如仍有 1 份或以上供试品不符合表 12-15 的规定，判为不符合规定。

表 12-15　无菌原料药可见异物限度

类别	可见异物限度
化学药	≤2 个
生化药、抗生素药和中药	≤5 个

既可静脉用也可非静脉用的注射剂：应执行静脉用注射剂的标准。

（5）不溶性微粒　除另有规定外，用于静脉注射、静脉滴注、鞘内注射、椎管内注射的溶液型的注射液、注射用无菌粉末及注射用浓溶液照不溶性微粒检查法检查，均应符合规定。常采用光阻法。

① 光阻法　光阻法是当一定体积的供试液通过一窄小的检测区时，与液体流向垂直的入射光，由于被供试液中的微粒阻挡而减弱，因此由传感器输出的信号降低，这种信号变化与微粒的截面积大小相关，再根据通过检测区供试液的体积，计算出每 1ml 供试液中含 10μm 以上（≥10μm）及含 25μm 以上（≥25μm）的不溶性微粒数。

② 操作方法　标示装量为 25ml 或 25ml 以上的静脉用注射液或注射用浓溶液：除另有规定外，取供试品，用水将容器外壁洗净，小心翻转 20 次，使溶液混合均匀，立即小心开启容器，先倒出部分供试品溶液冲洗开启口及取样杯，再将供试品溶液倒入取样杯中，静置 2 分钟或适当时间脱气，置于取样器上（或将供试品容器直接置于取样器上）。开启搅拌，使溶液混匀（避免气泡产生），依法测定至少 3 次，每次取样应不少于 5ml，记录数据；另取至少 2 个供试品，同法测定。每个供试品第一次数据不计，取后续测定结果的平均值计算。

标示装量为 25ml 以下的静脉用注射液或注射用浓溶液：除另有规定外，取供试品，用水将容器外壁洗净，小心翻转 20 次，使溶液混合均匀，静置 2 分钟或适当时间脱气，小心开启容器，直接将供试品容器置于取样器上，开启搅拌或以手缓缓转动，使溶液混匀（避免产生气泡），由仪器直接抽取适量溶液（以不吸入气泡为限），测定并记录数据；另取至少 3 个供试品，同法测定。第一个供试品的数据不计，取后续测定结果的平均值计算。

也可采用适宜的方法，在层流净化台上小心合并至少 3 个供试品的内容物（使总体积不少于 25ml），置于取样杯中，静置 2 分钟或适当时间脱气，置于取样器上。开启搅拌，使溶液混匀（避免气泡产生），依法测定至少 4 次，每次取样应不少于 5ml。第一次数据不计，取后续测定结果的平均值，根据取样体积与每个容器的标示装量体积，计算每个容器所含的微粒数。

上述注射用浓溶液如黏度太大，不便直接测定时，可经适当稀释，依法测定。

静脉注射用无菌粉末：除另有规定外，取供试品，用水将容器外壁洗净，小心开启瓶盖，精密加入适量微粒检查用水（或适宜的溶剂），小心盖上瓶盖，缓缓振摇使内容物溶解，静置 2 分钟或适当时间脱气，小心开启容器，直接将供试品容器置于取样器上，开启搅拌或以手缓缓转动，使溶液混匀（避免气泡产生），由仪器直接抽取适量溶液（以不吸入气泡为限），测定并记录数据；另取至少 3 个供试品，同法测定。第一个供试品的数据不计，取后续测定结果的平均值计算。

也可采用适宜的方法，取至少 3 个供试品，在层流净化台上用水将容器外壁洗净，小心开启瓶盖，分别精密加入适量微粒检查用水（或适宜的溶剂），缓缓振摇使内容物溶解，小心合并容器中的溶液（使总体积不少于 25ml），置于取样杯中，静置 2 分钟或适当时间脱气，置于取样器上。开启搅拌，使溶液混匀（避免气泡产生），依法测定至少 4 次，每次取样应不少于 5ml。第一次数据不计，取后续测定结果的平均值，计算每个容器所含的微粒数。

供注射用无菌原料药：按品种项下规定，取供试品适量（相当于单个制剂的最大规格量），置取样杯或适宜的容器中，精密加入适量微粒检查用水（或适宜的溶剂），缓缓振摇使内容物溶解，静置 2 分钟或适当时间脱气，小心开启容器，将供试品容器置于取样器上，开启搅拌或以手缓缓转动，使溶液混匀（避免气泡产生），由仪器直接抽取适量溶液（以不吸入气泡为限），测定并记录数据；另取至少 3 份供试品，同法测定。第一次数据不计，取后续测定结果的平均值，计算每份所含的微粒数。

③ 注意事项　光阻法不适于黏度过高和易析出结晶的制剂，如乳剂、胶体溶液、混悬液、脂肪乳、甘露醇注射液等，也不适用于进入传感器时容易产生气泡的制剂（如碳酸盐缓冲液制成的制剂）。对于一些溶解性差的样品，样品在管道中与水相混时，可能会在局部析出沉淀，这不仅会使检查结果偏高，也可能造成管

路堵塞，出现该种情况时应考虑采用显微计数法。

供试品的检查数量为确保检查结果具有统计学意义，除另有规定外，一般应取供试品 3 瓶（支）以上进行不溶性微粒检查。在多支样品的测定过程中，应尽量保持操作的一致性（如容器翻转次数、取样方式、除气泡方式、搅拌速度等），以确保测定结果的可靠性。

对于小容量注射液，可以采用直接取样法测定，也可以采用多支内容物合并法测定。直接取样法可考察多支样品检查结果的重现性，体现各容器间的差异。当选用直接取样法测定时，为避免供试品溶液与仪器管路中的水在相溶过程中可能产生的气泡、乳光等导致测定数据偏高的现象，应先将前几个容器的测定数据弃去，使供试品溶液充满管路，然后读取后续容器的测定数据作为供试品的测定结果。在小容量注射液直接取样的检测过程中，一定要避免吸入气泡。一旦吸入气泡，应使用微粒检测用水或其他适宜溶剂对管路进行充分清洗，直至气泡消失。当采用合并法取样时，其关键步骤在于安瓿的打开和内容物的取出。玻璃安瓿是小容量注射剂的主要包装形式，虽然通常都为易折安瓿，但在实际操作中很多安瓿并不"易折"，尽管用砂轮割锯安瓿会大量增加微粒，但有时却是开启安瓿时的必要操作步骤。实际操作中如果在割锯之后直接掰开，会大量引入微粒。经实验比较，认为在保证开启安瓿的情况下应尽量减少划痕的长度和力度，掰开前增加用水清洗的操作过程。安瓿打开后，大量微粒集中于玻璃断口处，经实验比较，认为用干净注射器抽取转移的方法可以减少瓶口碎屑的干扰。此外，采用较粗的针头抽取溶液，可减少气泡的产生。

注射用无菌粉末一般先用微粒检查用水或适宜溶剂溶解后，再采用直接取样法或合并取样法测定。在某些品种（如头孢替唑钠、头孢曲松钠等）的检测中发现，同一批样品采用不同体积的溶剂溶解后，微粒测定结果差异较大，这可能与药物性质等因素有关。经试验研究，这些品种在某一个浓度范围内，不溶性微粒数与主药浓度呈线性关系，故这些品种一般在正文项下均规定了不溶性微粒测试溶液的浓度，应依法操作。

当光阻法测定结果不符合规定时，应采用显微计数法进行复验，并以显微计数法为判断依据。

④ 记录与计算 记录应包括所用仪器型号、样品包装情况、检验数量以及注射用无菌粉末和供注射用无菌原料药的溶解情况等，根据微粒测定仪数据处理器打印出相应的数据，计算出供试品每 1ml（或每个容器或每份样品）中所含 $10\mu m$ 以上（$\geq 10\mu m$）及含 $25\mu m$ 以上（$\geq 25\mu m$）的不溶性微粒数。

⑤ 结果与判定

标示装量为 100ml 或 100ml 以上的静脉用注射液：除另有规定外，每 1ml 中含 $10\mu m$ 及 $10\mu m$ 以上的微粒不得过 25 粒，含 $25\mu m$ 及 $25\mu m$ 以上的微粒不得过 3

粒，判为符合规定。

标示装量为 100ml 以下的静脉用注射液、静脉注射用无菌粉末、注射用浓溶液及供注射用无菌原料：除另有规定外，每个供试品容器（份）中含 10μm 及 10μm 以上的微粒不得过 6000 粒，含 25μm 及 25μm 以上的微粒不得过 600 粒，判为符合规定。

（6）中药注射剂有关物质　注射剂有关物质系指中药材经提取、纯化制成注射剂后，残留在注射剂中可能含有并需要控制的物质。除另有规定外，一般应检查蛋白质、鞣质、树脂等，静脉注射液还应检查草酸盐、钾离子等。

操作方法如下。

蛋白质：除另有规定外，取注射液 1ml，加新配制的 30%磺基水杨酸溶液 1ml，混匀，放置 5 分钟，不得出现浑浊。注射液中如含有遇酸能产生沉淀的成分，可改加鞣酸试液 1～3 滴，不得出现浑浊。

鞣质：除另有规定外，取注射液 1ml，加新配制的含 1%鸡蛋清的生理氯化钠溶液 5ml［必要时，用微孔滤膜（0.45μm）滤过］，放置 10 分钟，不得出现浑浊或沉淀。如出现浑浊或沉淀，取注射液 1ml，加稀醋酸 1 滴，再加氯化钠明胶试液 4～5 滴，不得出现浑浊或沉淀。

含有聚乙二醇、聚山梨酯等聚氧乙烯基物质的注射液，虽有鞣质也不产生沉淀，对这类注射液应取未加附加剂前的半成品检查。

树脂：除另有规定外，取注射液 5ml，加盐酸 1 滴，放置 30 分钟，不得出现沉淀。如出现沉淀，另取注射液 5ml，加三氯甲烷 10ml 振摇提取，分取三氯甲烷液，置水浴上蒸干，残渣加冰醋酸 2ml 使溶解，置具塞试管中，加水 3ml，混匀，放置 30 分钟，不得出现沉淀。

草酸盐：除另有规定外，取溶液型静脉注射液适量，用稀盐酸调节 pH 至 1～2，滤过，取滤液 2ml，滤液调节 pH 至 5～6，加 3%氯化钙溶液 2～3 滴，放置 10 分钟，不得出现浑浊或沉淀。

钾离子：除另有规定外，取静脉注射液 2ml，蒸干，先用小火炽灼至炭化，再在 500～600℃炽灼至完全灰化，加冰醋酸 2ml 使溶解，置 25ml 量瓶中，加水稀释至刻度，混匀，作为供试品溶液。取 10ml 纳氏比色管两支，甲管中精密加入标准钾离子溶液 0.8ml，加碱性甲醛溶液（取甲醛溶液，用 0.1mol/L 氢氧化钠溶液调节 pH 至 8.0～9.0）0.6ml、3%乙二胺四醋酸二钠溶液 2 滴、3%四苯硼钠溶液 0.5ml，加水稀释成 10ml，乙管中精密加入供试品溶液 1ml，与甲管同时依法操作，摇匀，甲、乙两管同置黑纸上，自上向下透视，乙管中显出的浊度与甲管比较，不得更浓。

（7）重金属及有害元素残留量　除另有规定外，中药注射剂照铅、镉、砷、汞、铜测定法（《中国药典》2015 年版四部通则 2321）测定，按各品种项下每日最大使用量计算，铅不得超过 12μg，镉不得超过 3μg，砷不得超过 6μg，汞不得超过 2μg，铜不得超过 150μg。

（8）无菌 无菌检查法系用于检查药典要求无菌的药品、生物制品、医疗器具、原料、辅料及其他品种是否无菌的一种方法。若供试品符合无菌检查法的规定，仅表明了供试品在该检验条件下未发现微生物污染。无菌检查应在无菌条件下进行，试验环境必须达到无菌检查的要求，检验全过程应严格遵守无菌操作，防止微生物污染，防止污染的措施不得影响供试品中微生物的检出。单向流空气区、工作台面及环境应定期按医药工业洁净室（区）悬浮粒子、浮游菌和沉降菌的测试方法的现行国家标准进行洁净度确认。隔离系统应定期按相关的要求进行验证，其内部环境的洁净度须符合无菌检查的要求。日常检验还需对试验环境进行监控。

① 操作方法

薄膜过滤法：一般应采用封闭式薄膜过滤器。无菌检查用的滤膜孔径应不大于 0.45μm，直径约为 50mm。根据供试品及其溶剂的特性选择滤膜材质。使用时，应保证滤膜在过滤前后的完整性。水溶性供试液过滤前应先将少量的冲洗液过滤，以润湿滤膜。油类供试品，其滤膜和过滤器在使用前应充分干燥。为发挥滤膜的最大过滤效率，应注意保持供试品溶液及冲洗液覆盖整个滤膜表面。供试液经薄膜过滤后，若需要用冲洗液冲洗滤膜，每张滤膜每次冲洗量一般为 100ml，冲洗次数一般不少于 3 次，且总冲洗量不得超过 1000ml，以避免滤膜上的微生物受损伤。

直接接种法：本法适用于无法用薄膜过滤法进行无菌检查的供试品，即取规定量供试品分别等量接种至硫乙醇酸盐流体培养基和胰酪大豆胨液体培养基中。除生物制品外，一般样品无菌检查时两种培养基接种的瓶或支数相等；生物制品无菌检查时硫乙醇酸盐流体培养基和胰酪大豆胨液体培养基接种的瓶或支数为 2:1。除另有规定外，每个容器中培养基的用量应符合接种的供试品体积不得大于培养基体积的 10%，同时，硫乙醇酸盐流体培养基每管装量不少于 15ml，胰酪大豆胨液体培养基每管装量不少于 10ml。

② 培养及观察 将上述接种供试品后的培养基容器分别按各培养基规定的温度培养 14 天；接种生物制品供试品的硫乙醇酸盐流体培养基的容器应分成两等份，一份置 30～35℃培养，一份置 20～25℃培养。培养期间应逐日观察并记录是否有菌生长。如在加入供试品后或在培养过程中，培养基出现浑浊，培养 14 天后，不能从外观上判断有无微生物生长，可取该培养液适量转种至同种新鲜培养基中，培养 3 天，观察接种的同种新鲜培养基是否再出现浑浊；或取培养液涂片，染色，镜检，判断是否有菌。

③ 结果判断 阳性对照管应生长良好，阴性对照管不得有菌生长。否则，试验无效。若供试品管均澄清，或虽显浑浊但经确证无菌生长，判供试品符合规定；

若供试品管中任何一管显浑浊并确证有菌生长，判供试品不符合规定，除非能充分证明试验结果无效，即生长的微生物非供试品所含。当符合下列至少一个条件时方可判试验结果无效：

a. 无菌检查试验所用的设备及环境的微生物监控结果不符合无菌检查法的要求。

b. 回顾无菌试验过程，发现有可能引起微生物污染的因素。

c. 供试品管中生长的微生物经鉴定后，确证是因无菌试验中所使用的物品和（或）无菌操作技术不当引起的。

试验若经确认无效，应重试。重试时，重新取同量供试品，依法检查，若无菌生长，判供试品符合规定；若有菌生长，判供试品不符合规定。

（9）细菌内毒素或热原 除另有规定外，静脉用注射剂按各品种项下的规定，照细菌内毒素检查法（《中国药典》2015年版四部通则1143）或热原检查法（《中国药典》2015年版四部通则1142）检查，应符合规定。

（二）眼用制剂

1. 含义 眼用制剂系指直接用于眼部发挥治疗作用的无菌制剂。

2. 特点 眼用制剂种类繁多，质量要求各不相同。

3. 分类 眼用制剂可分为眼用液体制剂（滴眼剂、洗眼剂、眼内注射溶液等）、眼用半固体制剂（眼膏剂、眼用乳膏剂、眼用凝胶剂等）、眼用固体制剂（眼膜剂、眼丸剂、眼内插入剂等）。眼用液体制剂也可以固态形式包装，另备溶剂，在临用前配成溶液或混悬液。

（1）滴眼剂 系指由原料药物与适宜辅料制成的供滴入眼内的无菌液体制剂。可分为溶液、混悬液或乳状液。

（2）洗眼剂 系指由原料药物制成的无菌澄明水溶液，供冲洗眼部异物或分泌液、中和外来化学物质的眼用液体制剂。

（3）眼内注射溶液 系指由原料药物与适宜辅料制成的无菌液体，供眼周围组织（包括球结膜下、筋膜下及球后）或眼内注射（包括前房注射、前房冲洗、玻璃体内注射、玻璃体内灌注等）的无菌眼用液体制剂。

（4）眼膏剂 系指由原料药物与适宜基质均匀混合，制成溶液型或混悬型膏状的无菌眼用半固体制剂。

（5）眼用乳膏剂 系指由原料药物与适宜基质均匀混合，制成乳膏状的无菌眼用半固体制剂。

（6）眼用凝胶剂 系指原料药物与适宜辅料制成的凝胶状无菌眼用半固体制剂。

（7）眼膜剂 系指原料药物与高分子聚合物制成的无菌药膜，可置于结膜囊内缓慢释放药物的眼用固体制剂。

（8）眼丸剂 系指原料药物与适宜辅料制成的球形、类球形的无菌眼用固体制剂。

（9）眼内插入剂 系指原料药物与适宜辅料制成的适当大小和形状、供插入结膜囊内缓慢释放药物的无菌眼用固体制剂。

4. 通则检查项目和方法

（1）可见异物 除另有规定外，滴眼剂照可见异物检查法（《中国药典》2015年版四部通则 0904）中滴眼剂项下的方法检查，应符合规定；眼内注射溶液照可见异物检查法（《中国药典》2015年版四部通则 0904）中注射剂项下的方法检查，应符合规定。

（2）粒度 粒度系指颗粒的粗细程度及粗细颗粒的分布，本法用于测定原料药和药物制剂的粒子大小或粒度分布。除另有规定外，含饮片原粉的眼用制剂和混悬型眼用制剂照下述方法检查，粒度应符合规定。

① 操作方法 目镜测微尺的标定：用以确定使用同一显微镜及特定倍数的物镜、目镜和镜筒长度时，目镜测微尺上每一格所代表的长度。标定时，将镜台测微尺置于载物台上，对光调焦，并移动测微尺使物像在视野中央，取下目镜，旋下接目镜的目镜盖，将目镜测微尺放入目镜筒中部的光栏上（正面向上），旋上目镜盖后反置镜筒上，此时在视野中可同时观察到镜台测微尺的像及目镜测微尺的分度小格，移动镜台测微尺和旋转目镜，使两种量尺的刻度平行，并使左边的"0"刻度重合；然后再寻找第二条重合刻度，记录两条刻度的读数，并根据比值计算出目镜测微尺每小格在该物镜条件下所相当的长度（μm）。由于镜台测微尺每格相当于10μm，故目镜测微尺每一小格的长度为：10×相重合区间镜台测微尺的格数÷相重合区间目镜测微尺的格数。

例如：镜台测微尺 15 格和目镜测微尺 34 格完全重合，则目镜测微尺在该目镜与物镜的组合下，每小格的长度即为 4.4μm（10×15÷34=4.4）。

当测定要用两种放大倍数（即该目镜与不同物镜组合）时，应分别标定。

测定：除另有规定外，取供试品，用力摇匀，黏度较大者可按该品种项下的规定加适量甘油溶液（1→2）稀释，使颗粒分散均匀，照该剂型或品种项下的规定，量取供试品，置载玻片上，盖以盖玻片（注意防止气泡混入），轻压使颗粒分布均匀；半固体可直接涂在载玻片上，立即在 50～100 倍显微镜下检视盖玻片全部视野，应无凝聚现象，并不得检出超过该剂型或品种项下规定的最大颗粒，再在 200～500 倍的显微镜下检视，并用计数器记录该品种规定的视野内的总粒数及规定大小的粒数，并计算其所占比例（%）。

② 注意事项 应注意物镜、目镜的正确选择。所用器具应清洁。盖盖玻片时，用镊子夹取盖玻片，先使其一边与药物接触，慢慢放下，以防止气泡混入，轻压

使颗粒分布均匀。盖玻片、载玻片应平整，光洁、无痕、透明度良好，以免引起散射等现象。直接取样时，取样量应适量，若量过多时，粒子重叠不易观察、判断，若过少代表性差。如为混悬液，振摇时要有一定力度，振摇后应快速取样。如为混悬型软膏剂、混悬型眼用半固体制剂或混悬凝胶剂，在取样混匀过程中应缓慢混匀，以免产生气泡。

③ 结果与判定　每个涂片中大于 50μm 的粒子不得过 2 个（含饮片原粉的除外），且不得检出大于 90μm 的粒子。

（3）沉降体积比　混悬型滴眼剂（含饮片细粉的滴眼剂除外）照下述方法检查，沉降体积比应不低于 0.90。

检查法：除另有规定外，用具塞量筒量取供试品 50ml，密塞，用力振摇 1 分钟，记下混悬物的开始高度 H_0，静置 3 小时，记下混悬物的最终高度 H，按下式计算：

$$沉降体积比=H/H_0$$

（4）金属性异物　除另有规定外，眼用半固体制剂照下述方法检查，应符合规定。

检查法：取供试品 10 个，分别将全部内容物置于底部平整光滑、无可见异物和气泡、直径为 6cm 的平底培养皿中，加盖，除另有规定外，在 85℃ 保温 2 小时，使供试品摊布均匀，室温放冷至凝固后，倒置于适宜的显微镜台上，用聚光灯从上方以 45° 角的入射光照射皿底，放大 30 倍，检视不小于 50μm 且具有光泽的金属性异物数。10 个容器中每个含金属性异物超过 8 粒者，不得过 1 个，且其总数不得过 50 粒；如不符合上述规定，应另取 20 个复试；初、复试结果合并计算，30 个容器中每个含金属性异物超过 8 粒者，不得过 3 个，且其总数不得过 150 粒。

（5）装量差异　除另有规定外，单剂量包装的眼用固体制剂或半固体制剂照下述方法检查，应符合规定。

检查法：取供试品 20 个，分别称定内容物重量，计算平均装量，每个装量与平均装量相比较（有标示装量的应与标示装量相比较）超过平均装量±10%者，不得过 2 个，并不得有超过平均装量±20%者。

凡规定检查含量均匀度的眼用制剂，一般不再进行装量差异检查。

（6）装量

① 单剂量包装　除另有规定外，单剂量包装的眼用液体制剂，照下述方法检查，应符合规定。

检查法：取供试品 10 个，将内容物分别倒入经标化的量入式量筒（或适宜容器）内，检视，每个装量与标示装量相比较，均不得少于其标示量。

② 多剂量包装　多剂量包装的眼用制剂，照最低装置检查法（《中国药典》2015 年版四部通则 0942）检查，应符合规定。

③ 注意事项　开启瓶盖时，应注意避免损失。每个供试品的两次称量中，应注意编号顺序和容器的配对。所用注射器或量筒必须洁净、干燥并经定期检定；其最大刻度值应与供试品的标示装量一致，或使待测体积至少占其额定体积的40%。供试品如为混悬液，应充分摇匀后再做装量检查。呈负压或真空状态的供试品，应在称重前释放真空，恢复常压后再做装量检查。

（7）渗透压摩尔浓度　除另有规定外，水溶液型滴眼剂、洗眼剂和眼内注射溶液按各品种项下的规定，照渗透压摩尔浓度测定法（《中国药典》2015 年版四部通则 0632）测定，应符合规定。

（8）无菌　除另有规定外，照无菌检查法（《中国药典》2015 年版四部通则 1101）检查，应符合规定。

（三）植入剂

1. 含义　植入剂系指由原料药物与辅料制成的供植入人体内的无菌固体制剂。植入剂一般采用特制的注射器植入，也可以手术切开植入。

2. 特点　植入剂在体内持续释放药物，并能维持较长的时间。

3. 通则检查项目和方法　除另有规定外，植入剂应进行以下相应检查。

（1）装量差异　检查法：取供试品 5 瓶（支），除去标签、铝盖，容器外壁用乙醇擦净，干燥，开启时注意避免玻璃屑等异物落入容器中，分别迅速精密称定，倾出内容物，容器用水或乙醇洗净，在适宜条件下干燥后，再分别精密称定每一容器的重量，求出每瓶（支）的装量与平均装量。每瓶（支）装量与平均装量相比较，应符合表 12-16 的规定，如有 1 瓶（支）不符合规定，应另取 10 瓶（支）复试，应符合规定。

表 12-16　植入剂装量差异限度

平均装量	装量差异限度
0.05g 及 0.05g 以下	±15%
0.05g 以上至 0.15g	±10%
0.15g 以上至 0.50g	±7%
0.50g 以上	±5%

（2）无菌　照无菌检查法（《中国药典》2015 年版四部通则 1101）检查，应符合规定。

（四）冲洗剂

1. 含义　冲洗剂系指用于冲洗开放性伤口或腔体的无菌溶液。

2. 通则检查项目和方法　除另有规定外，冲洗剂应进行以下相应检查。

（1）装量　除另有规定外，照最低装量检查法（《中国药典》2015 年版四部通则 0942）检查，应符合规定。

具体内容详见本章第二节二、液体制剂中最低装量检查法。

（2）无菌　除另有规定外，照无菌检查法（《中国药典》2015 年版四部通则 1101）检查，应符合规定。

（3）细菌内毒素或热原　除另有规定外，照细菌内毒素检查法（《中国药典》2015 年版四部通则 1143）或热原检查法（《中国药典》2015 年版四部通则 1142）检查，每 1ml 中含细菌内毒素的量应小于 0.50EU 内毒素。

不能进行细菌内毒素检查的冲洗剂应符合热原检查法的规定。除另有规定外，剂量按家兔体重每 1kg 注射 10ml。

五、其他制剂

本节着重介绍除上述固体制剂、液体制剂、半固体制剂、无菌制剂之外的其他制剂的通则检查项目。

（一）鼻用制剂

1. 含义　鼻用制剂系指直接用于鼻腔，发挥局部或全身治疗作用的制剂。

2. 特点　鼻用制剂种类繁多，质量要求各不相同。

3. 分类　鼻用制剂可分为鼻用液体制剂（滴鼻剂、洗鼻剂、喷雾剂等）、鼻用半固体制剂（鼻用软膏剂、鼻用乳膏剂、鼻用凝胶剂等）、鼻用固体制剂（鼻用散剂、鼻用粉雾剂和鼻用棒剂等）。

鼻用液体制剂也可以固态形式包装，配套专用溶剂，在临用前配成溶液或混悬液。

（1）滴鼻剂　系指由原料药物与适宜辅料制成的澄明溶液、混悬液或乳状液，供滴入鼻腔用的鼻用液体制剂。

（2）洗鼻剂　系指由原料药物制成符合生理 pH 范围的等渗水溶液，用于清洗鼻腔的鼻用液体制剂，用于伤口或手术前使用者应无菌。

（3）鼻用气雾剂　系指由原料药物和附加剂与适宜抛射剂共同装封于耐压容器中，内容物经雾状喷出后，经鼻吸入沉积于鼻腔的制剂。

（4）鼻用喷雾剂　系指由原料药物与适宜辅料制成的澄明溶液、混悬液或乳状液，供喷雾器雾化的鼻用液体制剂。

（5）鼻用软膏剂　系指由原料药物与适宜基质均匀混合，制成溶液型或混悬型膏状的鼻用半固体制剂。

（6）鼻用乳膏剂　系指由原料药物与适宜基质均匀混合，制成乳膏状的鼻用半固体制剂。

（7）鼻用凝胶剂　系指由原料药物与适宜辅料制成凝胶状的鼻用半固体制剂。

（8）鼻用散剂　系指由原料药物与适宜辅料制成的粉末，用适当的工具吹入鼻腔的鼻用固体制剂。

（9）鼻用粉雾剂　系指由原料药物与适宜辅料制成的粉末，用适当的给药装置喷入鼻腔的鼻用固体制剂。

（10）鼻用棒剂　系指由原料药物与适宜基质制成棒状或类棒，供插入鼻腔用的鼻用固体制剂。

4. 通则检查项目和方法

除另有规定外，鼻用制剂应进行以下相应检查。

（1）沉降体积比　混悬型滴鼻剂照下述方法检查，沉降体积比应不低于 0.90。

检查法：除另有规定外，用具塞量筒量取供试品 50ml，密塞，用力振摇 1 分钟，记下混悬物的开始高度 H_0，静置 3 小时，记下混悬物的最终高度 H，按下式计算：

$$沉降体积比=H/H_0$$

（2）递送剂量均一性　定量鼻用气雾剂、混悬型和乳液型定量鼻用喷雾剂及多剂量储库型鼻用粉雾剂照下述方法测定，应符合规定。

① 操作方法　取供试品 1 瓶，振摇 5 秒，弃去 1 喷。至少等待 5 秒后，振摇供试品 5 秒，弃去 1 喷，重复此操作至弃去 5 喷。等待 2 秒后，正置供试品，按压装置，垂直（或接近垂直）喷射 1 喷至收集装置中，采用各品种项下规定溶剂收集装置中的药液，用各品种项下规定的分析方法，测定收集液中的药量。重复测定 10 瓶。

② 结果与判定　符合下述条件之一者，可判为符合规定。

10 个测定结果中，若至少 9 个测定值在平均值的 75%～125% 之间，且全部测定值在平均值的 65%～135% 之间。

10 个测定结果中，若 2～3 个测定值超出 75%～125%，应另取 20 瓶供试品测定，30 个测定结果中，超出 75%～125% 的测定值不多于 3 个，且全部在 65%～135% 之间。

（3）装量差异　除另有规定外，单剂量包装的鼻用固体制剂或半固体制剂照下述方法检查，应符合规定。

检查法：取供试品 20 个，分别称定内容物重量，计算平均装量，每个装量与平均装量相比较（有标示装量的应与标示装量相比较），超过平均装量±10%者，不得过 2 个，并不得有超过平均装量±20%者。

凡规定检查含量均匀度的鼻用制剂，一般不再进行装量差异检查。

（4）装量 除另有规定外，单剂量包装的鼻用液体制剂照下述方法检查，应符合规定。

检查法：取供试品 10 个，将内容物分别倒入经标化的量入式量筒内，在室温下检视，每个装量与标示装量相比较，均不得少于其标示量。

多剂量包装的鼻用制剂，照最低装量检查法（《中国药典》2015 年版四部通则0942）检查，应符合规定。

（5）无菌 除另有规定外，用于手术、创伤或临床必须无菌的鼻用制剂，照无菌检查法（《中国药典》2015 年版四部通则 1101）检查，应符合规定。

（6）微生物限度 除另有规定外，照非无菌产品微生物限度检查：微生物计数法（《中国药典》2015 年版四部通则 1105）和控制菌检查法（《中国药典》2015 年版四部通则 1106）及非无菌药品微生物限度标准（《中国药典》2015 年版四部通则 1107）检查，应符合规定。

（二）流浸膏剂与浸膏剂

1. 含义 流浸膏剂、浸膏剂系指饮片用适宜的溶剂提取，蒸去部分或全部溶剂，调整至规定浓度而成的制剂。

除另有规定外，流浸膏剂系指每 1ml 相当于饮片 1g；浸膏剂分为稠膏和干膏两种，每 1g 相当于饮片或天然药物 2～5g。

2. 通则检查项目和方法 除另有规定外，流浸膏剂、浸膏剂应进行以下相应检查。

（1）乙醇量 除另有规定外，含乙醇的流浸膏照乙醇量测定法（《中国药典》2015 年版四部通则 0711）测定，应符合各品种项下的规定。

具体内容详见本章第二节二、液体制剂中乙醇量测定法。

（2）甲醇量 除另有规定外，含乙醇的流浸膏照甲醇量检查法（《中国药典》2015 年版四部通则 0871）检查，应符合各品种项下的规定。

具体内容详见本章第二节二、液体制剂中甲醇量检查法。

（3）装量 照最低装量检查法（《中国药典》2015 年版四部通则 0942）检查，应符合规定。

具体内容详见本章第二节二、液体制剂中最低装量检查法。

（4）微生物限度 照非无菌产品微生物限度检查：微生物计数法（《中国药典》2015 年版四部通则 1105）和控制菌检查法（《中国药典》2015 年版四部通则 1106）及非无菌药品微生物限度标准（《中国药典》2015 年版四部通则 1107）检查，应符合规定。

（三）膏药

1. 含义 膏药系指饮片、食用植物油与红丹（铅丹）或官粉（铅粉）炼制成膏料，摊涂于裱褙材料上制成的供皮肤贴敷的外用制剂。前者称为黑膏药，后者称为白膏药。

2. 通则检查项目和方法 除另有规定外，膏药应进行以下相应检查。

（1）软化点 照膏药软化点测定法（《中国药典》2015 年版四部通则 2102）测定，应符合各品种项下的有关规定。

具体内容详见本章第二节三、半固体制剂中膏药软化点测定法。

（2）重量差异 取供试品 5 张，分别称定每张总重量，剪取单位面积（cm^2）的裱背，称定重量，换算出裱背重量，总重量减去裱背重量，即为膏药重量，与标示重量相比较，应符合表 12–17 中的规定。

表 12–17 膏药重量差异限度

标示重量	重量差异限度
3g 及 3g 以下	±10%
3g 以上至 12g	±7%
12g 以上至 30g	±6%
30g 以上	±5%

（四）煎膏剂（膏滋）

1. 含义 煎膏剂系指饮片用水煎煮，取煎煮液浓缩，加炼蜜或糖（或转化糖）制成的半流体制剂。

2. 通则检查项目和方法 除另有规定外，煎膏剂应进行以下相应检查。

（1）相对密度 取供试品适量，精密称定，加水约 2 倍，精密称定，混匀，作为供试品溶液。取洁净、干燥并精密称定重量的比重瓶，装满供试品（温度应低于 20℃或各品种项下规定的温度）后，插入中心有毛细孔的瓶塞，用滤纸将从塞孔溢出的液体擦干，置 20℃（或各品种项下规定的温度）恒温水浴中，放置若干分钟，随着供试液温度的上升，过多的液体将不断从塞孔溢出，随时用滤纸将瓶塞顶端擦干，待液体不再由塞孔溢出，迅即将比重瓶自水浴中取出，再用滤纸将比重瓶的外面擦净，精密称定，减去比重瓶的重量，求得供试品的重量后，将供试品倾去，洗净比重瓶，装满新沸过的冷水，再照上法测得同一温度时水的重量，按下式计算，应符合各品种项下的有关规定。

$$供试品相对密度 = \frac{W_1 - W_1 \times f}{W_2 - W_1 \times f}$$

式中，W_1 为比重瓶内供试品溶液的重量，g；

      W_2 为比重瓶内水的重量，g。

$$f = \frac{加入供试品中的水重}{供试品重量 + 加入供试品中的水重量}$$

凡加饮片细粉的煎膏剂，不检查相对密度。

（2）不溶物　取供试品 5g，加热水 200ml，搅拌使溶化，放置 3 分钟后观察，不得有焦屑等异物。

加饮片细粉的煎膏剂，应在未加入细粉前检查，符合规定后方可加入细粉。加入药粉后不再检查不溶物。

（3）装量　照最低装量检查法（《中国药典》2015 年版四部通则 0942）检查，应符合规定。

具体内容详见本章第二节二、液体制剂中最低装量检查法。

（4）微生物限度　照非无菌产品微生物限度检查：微生物计数法（《中国药典》2015 年版四部通则 1105）和控制菌检查法（《中国药典》2015 年版四部通则 1106）及非无菌药品微生物限度标准（《中国药典》2015 年版四部通则 1107）检查，应符合规定。

（五）耳用制剂

1. 含义　耳用制剂系指原料药物与适宜辅料制成的直接用于耳部发挥局部治疗作用的制剂。

2. 特点　耳用制剂种类繁多，质量要求各不相同。

3. 分类　耳用制剂可分为耳用液体制剂（滴耳剂、洗耳剂、耳用喷雾剂等）、耳用半固体制剂（耳用软膏剂、耳用乳膏剂、耳用凝胶剂、耳塞等）、耳用固体制剂（耳用散剂、耳用丸剂等）。耳用液体制剂也可以固态形式包装，另备溶剂，在临用前配成溶液或混悬液。

（1）滴耳剂　系指由原料药物与适宜辅料制成的水溶液，或由甘油或其他适宜溶剂制成的澄明溶液、混悬液或乳状液，供滴入外耳道用的液体制剂。

（2）洗耳剂　系指由原料药物与适宜辅料制成的澄明水溶液，用于清洁外耳道的液体制剂。通常是符合生理 pH 范围的水溶液，用于伤口或手术前使用者应无菌。

（3）耳用喷雾剂　系指由原料药物与适宜辅料制成的澄明溶液、混悬液或乳状液，借喷雾器雾化的耳用液体制剂。

（4）耳用软膏剂　系指由原料药物与适宜基质均匀混合制成的溶液型或混悬型膏状的耳用半固体制剂。

（5）耳用乳膏剂　系指由原料药物与适宜基质均匀混合制成的乳膏状耳用半固体制剂。

（6）耳用凝胶剂　系指由原料药物与适宜辅料制成凝胶状的耳用半固体制剂。

（7）耳塞　系指由原料药物与适宜基质制成的用于塞入外耳道的耳用半固体制剂。

（8）耳用散剂　系指由原料药物与适宜辅料制成粉末状的供放入或吹入外耳道的耳用固体制剂。

（9）耳用丸剂　系指原料药物与适宜辅料制成的球形或类球形的用于外耳道或中耳道的耳用固体制剂。

4. 通则检查项目和方法　除另有规定外，耳用制剂应进行以下相应检查。

（1）沉降体积比　混悬型滴耳剂照下述方法检查，沉降体积比应不低于 0.90。

检查法：除另有规定外，用具塞量筒量取供试品 50ml，密塞，用力振摇 1 分钟，记下混悬物的开始高度 H_0，静置 3 小时，记下混悬物的最终高度 H，按下式计算：

$$沉降体积比 = H/H_0$$

（2）重（装）量差异　除另有规定外，单剂量给药的耳用制剂照下述方法检查，应符合规定。

检查法：取供试品 20 个剂量单位，分别称定内容物，计算平均重（装）量，超过平均重（装）量±10%者不得过 2 个，并不得有超过平均重（装）量±20%者。

凡规定检查含量均匀度的耳用制剂，一般不再进行重（装）量差异的检查。

（3）装量　多剂量耳用制剂，照最低装量检查法（《中国药典》2015 年版四部通则 0942）检查，应符合规定。

具体内容详见本章第二节二、液体制剂中最低装量检查法。

（4）无菌　除另有规定外，用于手术、耳部伤口或耳膜穿孔的滴耳剂与洗耳剂，照无菌检查法（《中国药典》2015 年版四部通则 1101）检查，应符合规定。

（5）微生物限度　除另有规定外，照非无菌产品微生物限度检查：微生物计数法（《中国药典》2015 年版四部通则 1105）、控制菌检查法（《中国药典》2015 年版四部通则 1106）及非无菌药品微生物限度标准（《中国药典》2015 年版四部通则 1107）检查，应符合规定。

（六）吸入制剂

1. 含义 吸入制剂系指原料药物溶解或分散于合适介质中，以蒸气或气溶胶形式递送至肺部发挥局部或全身作用的液体或固体制剂。根据制剂类型，处方中可能含有抛射剂、共溶剂、稀释剂、抑菌剂、助溶剂和稳定剂等，所用辅料应不影响呼吸道黏膜或纤毛的功能。

2. 分类 吸入制剂包括吸入气雾剂、吸入粉雾剂、供雾化器用的液体制剂和可转变成蒸气的制剂。

3. 通则检查项目和方法

【吸入气雾剂】

吸入气雾剂系指含药溶液、混悬液或乳液，与合适抛射剂或液化混合抛射剂共同装封于具有定量阀门系统和一定压力的耐压容器中，使用时借助抛射剂的压力，将内容物呈雾状物喷出，用于肺部吸入的制剂。可添加共溶剂、增溶剂和稳定剂。除另有规定外，吸入气雾剂应进行以下相应检查。

（1）递送剂量均一性

① 检查法 取供试品 1 罐（瓶），振摇 5 秒，弃去 1 喷，将吸入装置插入适配器内，喷射 1 次，抽气 5 秒，取下吸入装置。重复上述过程收集产品说明书中的临床最小推荐剂量。用适当溶剂清洗滤纸和收集管内部，合并清洗液并稀释至一定体积。分别测定标示揿次前（初始 3 个剂量）、中（$n/2$ 吸起 4 个剂量，n 为标示总揿次）、后（最后 3 个剂量），共 10 个递送剂量。

采用各品种项下规定的分析方法，测定各溶液中的药量。

对于含多个活性成分的吸入剂，各活性成分均应进行递送剂量均一性检测。

② 结果与判定 符合下述条件之一者，可判为符合规定。

10 个测定结果中，若至少 9 个测定值在平均值的 75%～125% 之间，且全部在平均值的 65%～135% 之间。

10 个测定结果中，若 2～3 个测定值超出 75%～125%，另取 2 罐（瓶）供试品测定。若 30 个测定结果中，超出 75%～125% 的测定值不多于 3 个，且全部在平均值的 65%～135% 之间。

（2）每瓶总揿次

检查法：取气雾剂 1 罐（瓶），揿压阀门，释放内容物到废弃池中，每次揿压间隔不少于 5 秒。每罐（瓶）总揿次应不少于标示总揿次（此检查可与递送剂量均一性测试结合）。

（3）微细粒子剂量 照吸入制剂微细粒子空气动力学特性测定法（《中国药典》2015 年版四部通则 0951）检查，照各品种项下规定的装置与方法，依法测定，计算微细粒子剂量，应符合各品种项下规定。除另有规定外，微细药物粒子百分比应不少于每吸主药含量标示量的 15%。

呼吸驱动的吸入气雾剂应对以上检查项的操作按各品种使用说明书进行相应调整。

（4）微生物限度　除另有规定外，照非无菌产品微生物限度检查：微生物计数法（《中国药典》2015 年版四部通则 1105）和控制菌检查法（《中国药典》2015 年版四部通则 1106）及非无菌药品微生物限度标准（《中国药典》2015 年版四部通则 1107）检查，应符合规定。

【吸入粉雾剂】

吸入粉雾剂系指固体微粉化原料药物单独或与合适载体混合后，以胶囊、泡囊或多剂量贮库形式，采用特制的干粉吸入装置，由患者吸入雾化药物至肺部的制剂。除另有规定，吸入粉雾剂应进行以下检查。

（1）递送剂量均一性

① 检查法　根据产品说明书准备供试品，将供试品插入适配器内，开启真空泵，抽吸 T 秒。关闭真空泵，取下吸入装置。重复上述过程收集产品说明书中的临床最小推荐剂量。以空白溶剂清洗滤纸和收集管内部，合并清洗液并稀释至一定体积。

胶囊或泡囊型粉雾剂重复上述过程测定 10 个剂量。贮库型粉雾剂分别测定标示揿次前（初始 3 个剂量）、中（$n/2$ 吸起 4 个剂量，n 为标示总揿次）、后（最后 3 个剂量），共 10 个递送剂量。采用各品种项下规定的分析方法，测定各溶液中的药量。

对于含多个活性成分的吸入剂，各活性成分均应进行递送剂量均一性检测。

② 结果与判定　同"吸入气雾剂"项下要求。

（2）微细粒子剂量　照吸入制剂微细粒子空气动力学特性测定法（《中国药典》2015 年版四部通则 0951）检查，照各品种项下规定的装置与方法，依法测定，计算微细粒子剂量，应符合规定。除另有规定外，微细药物粒子百分比应不少于每吸主药含量标示量的 10%。

（3）多剂量吸入粉雾剂总吸次　在设定的气流下，将吸入剂揿空，记录揿次，不得低于标示的总揿次（该检查可与递送剂量均一性测定结合）。

（4）微生物限度　除另有规定外，照非无菌产品微生物限度检查：微生物计数法（《中国药典》2015 年版四部通则 1105）和控制菌检查法（《中国药典》2015 年版四部通则 1106）及非无菌药品微生物限度标准（《中国药典》2015 年版四部通则 1107）检查，应符合规定。

【供雾化器用的液体制剂】

供雾化器用的液体制剂系指通过连续或定量雾化器产生供吸入用气溶胶的溶液、混悬液和乳液。连续型和定量雾化器均是一类通过高压气体、超声震动或其他方法将液体转化为气溶胶的装置。前者为吸入液体制剂，可使被吸入的剂量以一定速率和合适的粒径大小沉积在肺部；后者即为定量吸入喷雾剂，可使一定量的雾化液体以气溶胶的形式在一次呼吸状态下被吸入。

除另有规定外，供雾化器用的液体制剂应进行以下检查。

（1）递送速率和递送总量

① 检查法　连接呼吸模拟器和滤纸（置于滤纸装置中）。按药品说明书，取一定体积的药品置于雾化器中。将雾化器吸嘴与滤纸装置连接，必要时使用吸嘴适配器保证气密性。为保证雾化器的放置方向与实际使用方向一致，可适当倾斜呼吸模拟器和滤纸装置。将呼吸模拟器设定为所需呼吸模式。

开启呼吸模拟器，将雾化器的工作时间设定为 60 秒±1 秒，在呼吸循环的起始时启动雾化器。雾化器的工作时间应能保证定量分析所需的活性物质的量。若 60 秒内滤纸上沉积的活性物质不能满足定量分析要求，可延长雾化器的工作时间；若滤纸饱和，则可缩短雾化器的工作时间。雾化结束后，关闭雾化器。

在过滤装置中放置一张新的滤纸，继续雾化直至雾化完毕。为防止滤纸饱和，必要时可中断雾化更换滤纸。

② 结果与判定　采用各品种项下规定的分析方法，测定各时间段内滤纸和滤纸装置中收集的活性物质量。第一张滤纸收集的活性物质的量与收集时间相比，即为递送速率，所有滤纸和滤纸装置收集的活性物质量的总和，即为递送总量。

（2）微细粒子剂量　照吸入制剂微细粒子空气动力学特性测定法（《中国药典》2015 年版四部通则 0951）检查，照各品种项下规定的装置与方法，依法测定，计算微细粒子剂量，应符合规定。

（3）无菌　除另有规定外，吸入液体制剂照无菌检查法（《中国药典》2015 年版四部通则 1101）检查，应符合规定。

【可转变成蒸气的制剂】

可转变成蒸气的制剂系指可转变成蒸气的溶液、混悬液或固体制剂。通常将其加入到热水中，产生供吸入用的蒸气。可转变成蒸气的制剂应进行微生物限度检查。

除另有规定外，照非无菌产品微生物限度检查：微生物计数法（《中国药典》2015 年版四部通则 1105）和控制菌检查法（《中国药典》2015 年版四部通则 1106）及非无菌药品微生物限度标准（《中国药典》2015 年版四部通则 1107）检查，应符合规定。

（七）喷雾剂

1. 含义　喷雾剂系指原料药物或与适宜辅料填充于特制的装置中，使用时借助手动泵的压力、高压气体、超声振动或其他方法将内容呈雾状物释出，用于肺部吸入或直接喷至腔道黏膜及皮肤等的制剂。

2. 特点 需特定装置，使用方便但成本较高。

3. 分类 喷雾剂按内容物组成分为溶液型、乳状液型或混悬型。按用药途径可分为吸入喷雾剂、鼻用喷雾剂及用于皮肤、黏膜的非吸入喷雾剂。按给药定量与否，喷雾剂还可分为定量喷雾剂和非定量喷雾剂。

定量吸入喷雾剂系指通过定量雾化器产生供吸入用气溶胶的溶液、混悬液或乳液。

4. 通则检查项目和方法

（1）**每瓶总喷次** 多剂量定量喷雾剂照下述方法检查，应符合规定。

检查法：取供试品 4 瓶，除去帽盖，充分振摇，照使用说明书操作，释放内容物至收集容器内，按压喷雾泵（注意每次喷射间隔 5 秒并缓缓振摇），直至喷尽为止，分别计算喷射次数，每瓶总喷次均不得少于其标示总喷次。

（2）**每喷喷量** 除另有规定外，定量喷雾剂照下述方法检查，应符合规定。

检查法：取供试品 4 瓶，照使用说明书操作，分别试喷数次后，擦净，精密称定，再连续喷射 3 次，每次喷射后均擦净，精密称定，计算每次喷量，连续喷射 10 次，擦净，精密称定，再按上述方法测定 3 次喷量，继续连续喷射 10 次后，按上述方法再测定 4 次喷量，计算每瓶 10 次喷量的平均值。除另有规定外，均应为标示喷量的 80%～120%。

凡规定测定每喷主药含量或递送剂量均一性的喷雾剂，不再进行每喷喷量的测定。

（3）**每喷主药含量** 除另有规定外，定量喷雾剂照下述方法检查，每喷主药含量应符合规定。

检查法：取供试品 1 瓶，照使用说明书操作，试喷 5 次，用溶剂洗净喷口，充分干燥后，喷射 10 次或 20 次（注意喷射每次间隔 5 秒并缓缓振摇），收集于一定量的吸收溶剂中，转移至适宜量瓶中并稀释至刻度，摇匀，测定。所得结果除以 10 或 20，即为平均每喷主药含量，每喷主药含量应为标示含量的 80%～120%。

凡规定测定递送剂量均一性的喷雾剂，一般不再进行每喷主药含量的测定。

（4）**递送剂量均一性** 除另有规定外，定量吸入喷雾剂、混悬型和乳液型定量鼻用喷雾剂应检查递送剂量均一性，照吸入制剂或鼻用制剂相关项下方法检查，应符合规定。

（5）**微细粒子剂量** 除另有规定外，定量吸入喷雾剂应检查微细粒子剂量，照吸入制剂微细粒子空气动力学特性测定法（《中国药典》2015 年版四部通则 0951）检查，照各品种项下规定的方法，依法测定，计算微细粒子剂量，应符合规定。

（6）**装量差异** 除另有规定外，单剂量喷雾剂照下述方法检查，应符合规定。

检查法：除另有规定外，取供试品 20 个，照各品种项下规定的方法，求出每个内容物的装量与平均装量。每个的装量与平均装量相比较，超出装量差异限度的不得多于 2 个，并不得有 1 个超出限度 1 倍。

表 12–18 单剂量喷雾剂装量差异限度

平均装量	装量差异限度
0.30g 以下	±10%
0.30g 及 0.30g 以上	±7.5%

凡规定检查递送剂量均一性的单剂量喷雾剂，一般不再进行装量差异的检查。

（7）装量 非定量喷雾剂照最低装量检查法（《中国药典》2015 年版四部通则 0942）检查，应符合规定。

具体内容详见本章第二节二、液体制剂中最低装量检查法。

（8）无菌 除另有规定外，用于烧伤[除程度较轻的烧伤（Ⅰ°或浅Ⅱ°外）]、严重创伤或临床必须无菌的喷雾剂，照无菌检查法（《中国药典》2015 年版四部通则 1101）检查，应符合规定。

（9）微生物限度 除另有规定外，照非无菌产品微生物限度检查：微生物计数法（《中国药典》2015 年版四部通则 1105）和控制菌检查法（《中国药典》2015 年版四部通则 1106）及非无菌药品微生物限度标准（《中国药典》2015 年版四部通则 1107）检查，应符合规定。

（八）气雾剂

1. 含义 气雾剂系指原料药物或原料药物和附加剂与适宜的抛射剂共同装封于具有特制阀门系统的耐压容器中，使用时借助抛射剂的压力将内容物呈雾状物喷出，用于肺部吸入或直接喷至腔道黏膜、皮肤的制剂。

2. 特点 需特定装置，生产和使用成本均较高。

3. 分类 内容物喷出后呈泡沫状或半固体状，则称之为泡沫剂或凝胶剂/乳膏剂。按用药途径可分为吸入气雾剂、非吸入气雾剂。按处方组成可分为二相气雾剂（气相与液相）和三相气雾剂（气相、液相、固相或液相）。按给药定量与否，可分为定量气雾剂和非定量气雾剂。

（1）吸入气雾剂 系指经口吸入沉积于肺部的制剂，通常也被称为压力定量吸入剂。揿压阀门可定量释放活性物质。

（2）鼻用气雾剂 系指经鼻吸入沉积于鼻腔的制剂。揿压阀门可定量释放活性物质。

4. 通则检查项目和方法

（1）每瓶总揿次 定量气雾剂照如下检查方法进行检查：

① 检查法　取供试品 4 瓶，分别除去帽盖、标签及附着物。取其中 1 瓶充分振摇后，在通风橱内，揿压阀门连续喷射于已加入适量吸收液的容器内，注意每次喷射间隔 5 秒并缓缓振摇，直至喷尽为止，计算喷射次数。重复前面操作再分别测定其余 3 瓶供试品。

② 结果与判定　检查 4 瓶，每瓶总揿次均不少于每瓶标示总揿次，判为符合规定。

（2）递送剂量均一性　定量气雾剂照吸入制剂该项下方法进行检查，递送剂量均一性应符合规定。

（3）每揿主药含量　定量气雾剂照下述方法检查，每揿主药含量应符合规定。

检查法：取供试品 1 瓶，充分振摇，除去帽盖，试喷 5 次，用溶剂洗净套口，充分干燥后，倒置于已加入一定量吸收液的适宜烧杯中，将套口浸入吸收液液面下（至少 25mm），喷射 10 次或 20 次（注意每次喷射间隔 5 秒并缓缓振摇），取出供试品，用吸收液洗净套口内外，合并吸收液，转移至适宜量瓶中并稀释至刻度后，按各品种含量测定项下的方法测定，所得结果除以取样喷射次数，即为平均每揿主药含量。每揿主药含量应为每揿主药含量标示量的 80%～120%。

（4）喷射速率　非定量气雾剂照下述方法检查，喷射速率应符合规定。

检查法：取供试品 4 瓶，除去帽盖，分别喷射数秒后，擦净，精密称定，将其浸入恒温水浴（25℃±1℃）中 30 分钟，取出，擦干，除另有规定外，连续喷射 5 秒，擦净，分别精密称重，然后放入恒温水浴（25℃±1℃）中，按上法重复操作 3 次，计算每瓶的平均喷射速率（g/s），均应符合各品种项下的规定。

（5）喷出总量　非定量气雾剂照下述方法检查，喷出总量应符合规定。

检查法：取供试品 4 瓶，除去帽盖，精密称定，在通风橱内，分别连续喷射于已加入适量吸收液的容器中，直至喷尽为止，擦净，分别精密称定，每瓶喷出量均不得少于标示装量的 85%。

（6）每揿喷量　定量气雾剂照下述方法检查，应符合规定。

检查法：取供试品 4 瓶，除去帽盖，分别揿压阀门试喷数次后，擦净，精密称定，揿压阀门喷射 1 次，擦净，再精密称定。前后两次重量之差为 1 个喷量。按上法连续测定 3 个喷量；揿压阀门连续喷射，每次间隔 5 秒，弃去，至 $n/2$ 次；再按上法连续测定 4 个喷量；继续揿压阀门连续喷射，弃去，再按上法测定最后 3 个喷量。计算每瓶 10 个喷量的平均值。除另有规定外，应为标示喷量的 80%～120%。

凡进行每揿递送剂量均一性检查的气雾剂，不再进行每揿喷量检查。

（7）粒度　除另有规定外，中药吸入用混悬型气雾剂若不进行微细粒子剂量测定，应照下述方法作粒度检查。

检查法：取供试品 1 瓶，充分振摇，除去帽盖，试喷数次，擦干，取清洁干燥的载玻片一块，置距喷嘴垂直方向 5cm 处喷射 1 次，用约 2ml 四氯化碳小心冲洗载玻片上的喷射物，吸干多余的四氯化碳，待干燥，盖上盖玻片，移置具有测微尺的 400 倍显微镜下检视，上下左右移动，检查 25 个视野，计数，平均原料药物粒径应在 5μm 以下，粒径大于 10μm 的粒子不得过 10 粒。

（8）装量　非定量气雾剂照最低装量检查法（《中国药典》2015 年版四部通则 0942）检查，应符合规定。

具体内容详见本章第二节二、液体制剂中最低装量检查法。

（9）无菌　除另有规定外，用于烧伤[除程度较轻的烧伤（Ⅰ°或浅Ⅱ°外）]、严重创伤或临床必需无菌的气雾剂，照无菌检查法（《中国药典》2015 年版四部通则 1101）检查，应符合规定。

（10）微生物限度　除另有规定外，照非无菌产品微生物限度检查：微生物计数法（《中国药典》2015 年版四部通则 1105）和控制菌检查法（《中国药典》2015 年版四部通则 1106）及非无菌药品微生物限度标准（《中国药典》2015 年版四部通则 1107）检查，应符合规定。

（九）贴剂

1. 含义　贴剂系指原料药物与适宜的材料制成的供粘贴在皮肤上的可产生全身性或局部作用的一种薄片状制剂。

贴剂可用于完整皮肤表面，也可用于有疾患或不完整的皮肤表面。其中用于完整皮肤表面能将药物输送透过皮肤进入血液循环系统起全身作用的贴剂称为透皮贴剂。

透皮贴剂通过扩散而起作用，药物从贮库中扩散直接进入皮肤和血液循环，若有控释膜和粘贴层则通过上述两层进入皮肤和血液循环。透皮贴剂的作用时间由其药物含量及释药速率所决定。

2. 特点　贴剂有背衬层、药物贮库、粘贴层及临用前需除去的保护层。贴剂的贮库可以是骨架型或控释膜型。保护层起防粘和保护制剂的作用，通常为防粘纸、塑料或金属材料，当除去时，应不会引起贮库及粘贴层等的剥离。贴剂的保护层、活性成分不能透过，通常水也不能透过。

当用于干燥、洁净、完整的皮肤表面，用手或手指轻压，贴剂应能牢牢地贴于皮肤表面，从皮肤表面除去时应不对皮肤造成损伤，或引起制剂从背衬层剥离。

3. 通则检查项目和方法　除另有规定外，贴剂应进行以下相应检查。

（1）含量均匀度　照含量均匀度检查法（《中国药典》2015 年版四部通则 0941）测定，应符合规定。

具体内容详见本章第二节一、固体制剂中含量均匀度检查法。

（2）释放度　照溶出度与释放度测定法（《中国药典》2015 年版四部通则 0931 第四、五法）测定，应符合规定。

具体内容详见本章第二节一、固体制剂中溶出度与释放度测定法。

（3）微生物限度　除另有规定外，照非无菌产品微生物限度检查：微生物计数法（《中国药典》2015 年版四部通则 1105）和控制菌检查法（《中国药典》2015 年版四部通则 1106）及非无菌药品微生物限度标准（《中国药典》2015 年版四部通则 1107）检查，应符合规定。

（十）贴膏剂

1. 含义　贴膏剂系指将原料药物与适宜的基质制成膏状物、涂布于背衬材料上供皮肤贴敷、可产生全身性或局部作用的一种薄片状制剂。

2. 特点　贴膏剂常用的背衬材料有棉布、无纺布、纸等；常用的盖衬材料有防粘纸、塑料薄膜、铝箔-聚乙烯复合膜、硬质纱布等。

3. 分类　贴膏剂包括凝胶贴膏（原巴布膏剂或凝胶膏剂）和橡胶贴膏（原橡胶膏剂）。

（1）凝胶贴膏　系指原料药物与适宜的亲水性基质混匀后涂布于背衬材料上制成的贴膏剂。常用基质有聚丙烯酸钠、羧甲纤维素钠、明胶、甘油和微粉硅胶等。

（2）橡胶贴膏　系指原料药物与橡胶等基质混匀后涂布于背衬材料上制成的贴膏剂。橡胶膏剂的制备方法常用的有溶剂法和热压法。常用溶剂为汽油和正己烷，常用基质有橡胶、热塑性橡胶、松香、松香衍生物、凡士林、羊毛脂和氧化锌等。也可用其他适宜溶剂和基质。

4. 通则检查项目和方法

（1）含膏量　橡胶贴膏照第一法检查，凝胶贴膏照第二法检查。

① 第一法　取供试品 2 片（每片面积大于 $35cm^2$ 的应切取 $35cm^2$），除去盖衬，精密称定，置于有盖玻璃容器中，加适量有机溶剂（如三氯甲烷、乙醚等）浸渍，并时时振摇，待背衬与膏料分离后，将背衬取出，用上述溶剂洗涤至背衬无残附膏料，挥去溶剂，在 105℃干燥 30 分钟，移至干燥器中，冷却 30 分钟，精密称定，减失重量即为膏重，按标示面积换算成 $100cm^2$ 的含膏量，应符合各品种项下的规定。

② 第二法　取供试品 1 片，除去盖衬，精密称定，置烧杯中，加适量水，加热煮沸至背衬与膏体分离后，将背衬取出，用水洗涤至背衬无残留膏体，晾干，在 105℃干燥 30 分钟，移至干燥器中，冷却 30 分钟，精密称定，减失重量即为膏重，按标示面积换算成 $100cm^2$ 的含膏量，应符合各品种项下的规定。

（2）耐热性　除另有规定外，橡胶贴膏取供试品 2 片，除去盖衬，在 60℃

加热 2 小时，放冷后，背衬应无渗油现象；膏面应有光泽，用手指触试应仍有黏性。

（3）赋形性　取凝胶贴膏供试品 1 片，置 37℃、相对湿度 64% 的恒温恒湿箱中 30 分钟，取出，用夹子将供试品固定在一平整钢板上，钢板与水平面的倾斜角为 60°，放置 24 小时，膏面应无流淌现象。

（4）黏附力　除另有规定外，凝胶贴膏照黏附力测定法（《中国药典》2015年版四部通则 0952 第一法）测定、橡胶贴膏照黏附力测定法（《中国药典》2015年版四部通则 0952 第二法）测定，均应符合各品种项下的规定。

① 检查法

第一法：试验前，应将贴膏剂、贴剂（连同包装材料）于 18～25℃、相对湿度 40%～70% 条件下放置 2 小时以上。用蘸有无水乙醇的擦拭材料擦洗倾斜板和不锈钢球表面，用干净的无尘布仔细擦干，如此反复清洗 3 次以上，直至倾斜板和不锈钢球表面经目测检查达到洁净为止。

按各品种项下规定的倾斜角调整倾斜板，取供试品 3 片，分别将黏性面向上用双面胶带固定在倾斜板上两条刻度线之间，其中供试品下端应位于倾斜板的水平下线位置，供试品应平整地贴合在板上。将各品种项下规定的钢球放在起始线上，自斜面顶端自由落下。

第二法：试验前，应将贴膏剂、贴剂（连同包装材料）于 18～25℃、相对湿度 40%～70% 条件下放置 2 小时以上。用蘸有无水乙醇的擦拭材料擦洗试验板和加载板，用干净的无尘布仔细擦干，如此反复清洗 3 次以上，直至试验板和加载板表面经目测检查达到洁净为止。洁净后的试验板和加载板不得用手或其他物体接触。取供试品 3 片，分别将供试品平行于板的纵向粘贴在紧挨着的试验板和加载板的中部，用压辊在供试品上来回滚压 3 次，供试品在板上粘贴后，在室温放置 20 分钟，固定于试验架，记录测试起始的时间或位置。

② 结果判断

第一法：在 3 个供试品各自粘住的钢球中，如果 3 个均为最大钢球球号，或者 2 个为最大钢球球号，另一个钢球球号仅小一号，为符合规定；如果一个为最大钢球球号，另两个钢球球号仅小一号，则应另取 3 片复试，3 片均能粘住最大球号钢球为符合规定。

第二法：位移量或脱落时间应符合各品种项下的规定。试验结果以一组供试品的位移量或脱落时间的算术平均值表示。

（5）含量均匀度　除另有规定外，凝胶贴膏（除来源于动、植物多组分且难以建立测定方法的凝胶贴膏外）照含量均匀度检查法（《中国药典》2015 年版四部通则 0941）测定，应符合规定。

具体内容详见本章第二节一、固体制剂中含量均匀度检查法。

（6）微生物限度　除另有规定外，照非无菌产品微生物限度检查：微生物计数法（《中国药典》2015 年版四部通则 1105）和控制菌检查法（《中国药典》2015 年版四部通则 1106）及非无菌药品微生物限度标准（《中国药典》2015 年版四部通则 1107）检查，凝胶贴膏应符合规定，橡胶贴膏每 10cm^2 不得检出金黄色葡萄球菌和铜绿假单胞菌。

（十一）膜剂

1. 含义　膜剂系指原料药物与适宜的成膜材料经加工制成的膜状制剂。供口服或黏膜用。

2. 通则检查项目和方法　除另有规定外，膜剂应进行以下相应检查。

（1）重量差异

检查法：除另有规定外，取供试品 20 片，精密称定总重量，求得平均重量，再分别精密称定各片的重量。每片重量与平均重量相比较，按表 12-19 的规定，超出重量差异限度的不得多于 2 片，并不得有 1 片超出限度的 1 倍。

表 12-19　膜剂重量差异限度

平均重量	重量差异限度
0.02g 及 0.02g 以下	±15%
0.02g 以上至 0.20g	±10%
0.20g 以上	±7.5%

凡进行含量均匀度检查的膜剂，一般不再进行重量差异检查。

（2）微生物限度　除另有规定外，照非无菌产品微生物限度检查：微生物计数法（《中国药典》2015 年版四部通则 1105）和控制菌检查法（《中国药典》2015 年版四部通则 1106）及非无菌药品微生物限度标准（《中国药典》2015 年版四部通则 1107）检查，应符合规定。

第二节　制剂其他检查

除了制剂通则检查项目外，对于某些制剂还需做一些特殊的检查，如对小剂量的片剂、胶囊剂等，需做含量均匀度的检查；对水溶性较差的药物片剂，需做溶出度的测定等。总之，药物制剂的检查重点是保证制剂的安全性、稳定性、均一性和有效性。

一、固体制剂

（一）崩解时限检查法

1. 简述 本法系用于检查口服固体制剂在规定条件下的崩解情况。

崩解系指口服固体制剂在规定条件下全部崩解溶散或成碎粒，除不溶性包衣材料或破碎的胶囊壳外，应全部通过筛网。

2. 操作方法

（1）仪器装置 采用升降式崩解仪，主要结构为一能升降的金属支架与下端镶有筛网的吊篮（筛孔内径 2.0mm），并附有挡板。升降的金属支架上下移动距离为 55mm±2mm，往返频率为每分钟 30～32 次。但滴丸剂不锈钢丝网的筛孔内径应为 0.42mm。

（2）检查法 将吊篮通过上端的不锈钢轴悬挂于金属支架上，浸入 1000ml 烧杯中，并调节吊篮位置使其下降时筛网距烧杯底 25mm，烧杯内盛有温度为 37℃±1℃的水（或规定的介质），调节液面高度使吊篮上升时筛网在液面下 15mm 处。

① 口服普通片 取供试品 6 片，分别置上述吊篮的玻璃管中，每管各加 1 片（粒），立即启动崩解仪进行检查。

② 中药浸膏片、半浸膏片和全粉片 按上述装置，每管加挡板 1 块，启动崩解仪进行检查。如果供试品黏附挡板，应另取 6 片，不加挡板检查。

③ 薄膜衣片 按上述装置与方法检查，并可改在盐酸溶液（9→1000）中进行检查。中药薄膜衣片，则每管加挡板 1 块，如果供试品黏附挡板，应另取 6 片，不加挡板按上述方法检查。

④ 糖衣片 按上述装置与方法检查，化学药糖衣片一般不加挡板，中药糖衣片则每管加挡板 1 块。如果供试品黏附挡板，应另取 6 片，不加挡板按上述方法检查。

⑤ 肠溶片 按上述装置与方法，先在盐酸溶液（9→1000）中检查 2 小时，每片均不得有裂缝、崩解或软化现象；然后将吊篮取出，用少量水洗涤后，每管加入挡板 1 块，再按上述方法在磷酸盐缓冲液（pH 6.8）中进行检查，1 小时内应全部崩解。如有 1 片不能完全崩解，应另取 6 片复试，均应符合规定。

⑥ 结肠定位肠溶片 除另有规定外，按上述装置照各品种项下规定检查，各片在盐酸溶液（9→1000）及 pH 6.8 以下的磷酸盐缓冲液中均应不得有裂缝、崩解或软化现象，在 pH 7.5～8.0 的磷酸盐缓冲液中 1 小时内应完全崩解。

⑦ 可溶片 除另有规定外，水温为 20℃±5℃，按上述装置和方法检查，各片均应在 3 分钟内全部崩解并溶化。

⑧ 泡腾片 取 1 片，置 250ml 烧杯（内有 200ml 温度为 20℃±5℃的水）中，即有许多气泡放出，当片剂或碎片周围的气体停止逸出时，片剂应溶解或分散在水中，无聚集的颗粒剩留。除另有规定外，同法检查 6 片，各片均应在 5 分钟内崩解。

⑨ 口崩片，除另有规定外，照下述方法检查。

仪器装置：主要结构为一能升降的支架与下端镶有筛网的不锈钢管。升降的支架上下移动距离为 10mm±1mm，往返频率为每分钟 30 次。

崩解篮：不锈钢管，管长 30mm，内径 13.0mm，不锈钢筛网（镶在不锈钢管底部）筛孔内径 710μm。

检查法：将不锈钢管固定于支架上，浸入 1000ml 杯中，杯内盛有温度为 37℃±1℃的水约 900ml，调节水位高度使不锈钢管最低位时筛网在水面下 15mm±1mm。启动仪器。取本品 1 片，置上述不锈钢管中进行检查，应在 60 秒内全部崩解并通过筛网，如有少量轻质上漂或黏附于不锈钢管内壁或筛网，但无硬心者，可作符合规定论。重复测定 6 片，均应符合规定。

⑩ 硬胶囊或软胶囊 除另有规定外，取供试品 6 粒，按口服普通片的装置与方法（化学药胶囊如漂浮于液面，可加挡板；中药胶囊加挡板）进行检查。以明胶为基质的软胶囊可改在人工胃液中进行检查。

⑪ 肠溶胶囊 除另有规定外，取供试品 6 粒，按口服普通片的装置与方法，先在盐酸溶液（9→1000）中不加挡板检查 2 小时，每粒的囊壳均不得有裂缝或崩解现象；继将吊篮取出，用少量水洗涤后，每管加入挡板，再按上述方法，改在人工肠液中进行检查，1 小时内应全部崩解。

⑫ 结肠溶胶囊 除另有规定外，取供试品 6 粒，按口服普通片的装置与方法，先在盐酸溶液（9→1000）中不加挡板检查 2 小时，每粒的囊壳均不得有裂缝或崩解现象；将吊篮取出，用少量水洗涤后，再按上述方法，在磷酸盐缓冲液（pH 6.8）中不加挡板检查 3 小时，每粒的囊壳均不得有裂缝或崩解现象；续将吊篮取出，用少量水洗涤后，每管加入挡板，再按上述方法，改在磷酸盐缓冲液（pH 7.8）中检查，1 小时内应全部崩解。

⑬ 滴丸剂 按口服普通片的装置，但不锈钢丝网的筛孔内径应为 0.42mm；除另有规定外，取供试品 6 粒，按上述方法检查，应在 30 分钟内全部溶散，包衣滴丸应在 1 小时内全部溶散。

以明胶为基质的滴丸，可改在人工胃液中进行检查。

3. 注意事项 在测试过程中，烧杯内的水温（或介质温度）应保持在 37℃±1℃。每测试一次后，应清洗吊篮的玻璃内壁及筛网、挡板等，并重新更换水或规定的介质。

4. 记录与计算 记录应包括仪器型号、仪器编号、制剂类型及测试条件（如包衣、肠溶或薄膜衣、硬或软胶囊、介质等），崩解或溶散时间及现象，肠溶衣片（胶囊）则应记录在盐酸溶液中有无裂缝、崩解或软化现象等。初试不符合规定者，应记录不符合规定的片（粒）数及现象、复试结果等。各剂型规格的限度见表 12-20。

表 12-20　各剂型崩解时限

剂型	崩解时限	剂型	崩解时限
口服普通片	15 分钟	舌下片	5 分钟
中药全粉片	30 分钟	可溶片	3 分钟
中药浸膏片	1 小时	泡腾片	5 分钟
中药半浸膏片	1 小时	口崩片	60 秒钟
化学药薄膜衣	30 分钟	硬胶囊	30 分钟
中药薄膜衣	1 小时	软胶囊	1 小时
糖衣片	1 小时	肠溶胶囊	2 小时/1 小时
肠溶片	2 小时/1 小时	结肠溶胶囊	2 小时/3 小时/1 小时
结肠定位肠溶片	1 小时	滴丸剂	30 分钟
含片	10 分钟	包衣滴丸	1 小时

5. 结果与判定

（1）供试品 6 片（粒），每片（粒）均能在规定的时限内全部崩解（溶散），判为符合规定。如有少量不能通过筛网，但已软化或轻质上浮且无硬心者，可判为符合规定。

（2）初试结果，到规定时限后如有 1 片不能完全崩解（溶散），应另取 6 片复试，各片在规定时限内均能全部崩解（溶散），仍判为符合规定。

（3）初试结果中如有 2 片（粒）或 2 片（粒）以上不能完全崩解（溶散），或在复试结果中有 1 片（粒）或 1 片（粒）以上不能完全崩解（溶散），即判为不符合规定。

（4）肠溶片（胶囊）在盐酸溶液（9→1000）中检查时，如发现裂缝，崩解或软化，即判为不符合规定。

肠溶片（胶囊）初试结果中，在磷酸盐缓冲液（pH 6.8）或人工肠液介质中如有 2 片（粒）或 2 片（粒）以上不能完全崩解，即判为不符合规定，如仅有 1 片（粒）不能完全崩解，应另取 6 片（粒）复试，均应符合规定。

（二）融变时限检查法

1. 简述 本法系用于检查栓剂、阴道片等固体制剂在规定条件下的融化、软化或溶散情况。

2. 操作方法

（1）栓剂 将金属架（专用网篮）装入透明套筒（有机玻璃支撑筒）内，并用挂钩固定后，垂直浸入盛有不少于 4L 的 37℃±0.5℃水的烧杯中，其上端位置应在水面下 90mm 处，烧杯中装有一转动器（翻转架），每隔 10 分钟在溶液中翻转该装置 1 次。

（2）阴道片 同栓剂仪器装置，但应将金属架挂钩的钩端在下，倒置于透明套筒（有机玻璃支撑筒）内，连同透明套筒垂直浸入盛有适量的 37℃±0.5℃水的烧杯中，并调节水液面至上层金属圆板的圆孔恰为均匀的一层水覆盖。

3. 注意事项 在测试过程中，烧杯内的水温应保持 37.0℃±0.5℃。测试栓剂时，在放入供试品后，金属架上的挂钩必须紧密固定在透明套筒的上端，应注意防止挂钩松动和脱落。测试阴道片时，覆盖在上层金属圆板的水层应恰当，以使供试品的片面仅能与水层相接触，而不能全部浸没在水层中。每测试一次后，应清洗金属架及透明套筒，并重新更换介质（水）。

4. 记录 记录仪器型号，融变时间和现象。初试不符合规定者，应记录不符合规定的粒数和现象，复试结果等。

5. 结果与判定

（1）除另有规定外，脂肪性基质的栓剂供试品 3 粒均能在 30 分钟内全部融化、软化或触压时无硬心者；水溶性基质的栓剂供试品 3 粒均能在 60 分钟内全部溶解者；阴道片供试品 3 片均能在 30 分钟内全部溶化或崩解溶散并通过金属圆板的圆孔或仅残留少量时无固体硬心的软性团块者，均判为符合规定。

（2）初试结果，如仅有 1 粒（片）供试品不符合上述要求时，应另取供试品 3 粒（片）进行复试，如复试的 3 粒（片）均能符合上述要求者，仍判为符合规定。

（3）如初试结果中有 2 粒（片）或 3 粒（片）供试品不符合上述要求时，或在复试结果中，仍有 1 粒（片）或 1 粒（片）以上不符合上述要求时，均判为不符合规定。

（三）片剂脆碎度检查法

1. 简述 本法是指片剂在规定的脆碎度检查仪圆筒中滚动 100 次后减失重量的百分数，用于检查非包衣片剂的脆碎情况及其物理强度，如压碎强度等。

2. 操作方法 试验前应调节仪器的转速为每分钟 25 转±1 转，设定试验时间为 4 分钟，即圆筒转动的总次数为 100 次。片重为 0.65g 或以下者取若干片，使其总重约为 6.5g，片重大于 0.65g 者取 10 片。用吹风机吹去片剂脱落的粉末，精密称重，置圆筒中，转动 100 次。取出，同法除去粉末，精密称重，减失重量不得过 1%，且不得检出断裂、龟裂及粉碎的片。本试验一般仅操作 1 次。如减失重量超过 1% 时，应复测 2 次，3 次的平均减失重量不得过 1%，并不得检出断裂、龟裂及粉碎的片。

3. 注意事项 如供试品的形状或大小使片剂在圆筒中形成不规则滚动时，可调节圆筒的底座，使与桌面成约 10° 的角，试验时片剂不再聚集，能顺利下落。对易吸湿的片剂，操作时实验室的相对湿度应控制在 40% 以下。对于形状或大小在圆筒中形成严重不规则滚动或特殊工艺生产的片剂，不适于本法检查，可不进行脆碎度检查。

4. 记录与计算 记录所用仪器型号、每次称量数据。记录试验后检出断裂、龟裂或粉碎的片数。分别求出试验前后供试品的重量，求出减失的重量，再计算减失重量占试验前供试品重量的百分率。

5. 结果与判定

（1）未检出断裂、龟裂或粉碎片，且其减失重量未超过 1% 时，判为符合规定。

（2）减失重量超过 1%，但未检出断裂、龟裂或粉碎片的供试品，应另取供试品复检 2 次。3 次的平均减失重量未超过 1% 时，且未检出断裂，龟裂或粉碎片，判为符合规定；3 次的平均减失重量超过 1% 时，判为不符合规定。

（3）如检出断裂、龟裂或粉碎片的供试品，即判为不符合规定。

（四）溶出度与释放度测定法

1. 简述 溶出度系指活性药物从片剂、胶囊剂或颗粒剂等普通制剂在规定条件下溶出的速率和程度，在缓释制剂、控释制剂、肠溶制剂及透皮贴剂等制剂中也称释放度。

2. 操作方法

（1）测定前，应对仪器装置进行必要的调试，第一法使转篮底部距溶出杯的内底部 25mm±2mm；第二法使桨叶底部距溶出杯的内底部 25mm±2mm；第三法使桨叶底部距溶出杯的内底部 15mm±2mm。

（2）溶出介质的制备 溶出介质要求经脱气处理。可采用的脱气方法：取溶出介质，在缓慢搅拌下加热至约 41℃，并在真空条件下不断搅拌 5 分钟以上；或采用煮沸、超声、抽滤等其他有效的除气方法。如果溶出介质为缓冲液，当需要调节 pH 时，一般调节 pH 至规定 pH±0.05 之内。

（3）将该品种项下所规定的溶出介质经脱气，并按规定量置于溶出杯中，开启仪器的预制温度，一般应根据室温情况，可稍高于 37℃，以使溶出杯中溶出介质的温度保持在 37℃±0.5℃，并应使用 0.1 分度的温度计，逐一在溶出杯中测量，

6 个溶出杯之间的差异应在 0.5℃之内。

（4）从每个溶出杯内取出规定体积的溶液，应立即用适当的微孔滤膜滤过，自取样至滤过应在 30 秒内完成，滤液应澄清。

（5）取样位置　第一法应在转篮的顶端至液面的中点，并距溶出杯内壁不小于 10mm 处。第二法应在桨叶顶端至液面的中点，并距溶出杯内壁不小于 10mm 处。第三法应在桨叶顶端至液面的中点，并距溶出杯内壁不小于 6mm 处。

（6）样品的测定

① 第一法　分别量取经脱气处理的溶出介质，置各溶出杯内，实际量取的体积与规定体积的偏差应不超过±1%，待溶出介质温度恒定在 37℃±0.5℃后，取供试品 6 片（粒、袋），分别投入 6 个干燥的转篮内，将转篮降入溶出杯中，注意供试品表面上不要有气泡，按各品种项下规定的转速启动仪器，计时；至规定的取样时间（实际取样时间与规定时间的差异不得过±2%），吸取溶出液适量，立即用适当的微孔滤膜滤过，自取样至滤过应在 30 秒内完成。取澄清滤液，照该品种项下规定的方法测定，计算每片（粒、袋）的溶出量。

② 第二法与第三法　分别量取经脱气处理的溶出介质，置各溶出杯内，实际量取的体积与规定体积的偏差应不超过±1%，待溶出介质温度恒定在 37℃±0.5℃后，取供试品 6 片（粒、袋），分别投入（当标准正文规定需要使用沉降篮或其他沉降装置时，可将片剂或胶囊剂先装入规定的沉降装置内）6 个溶出杯内，注意供试品表面上不要有气泡，按各品种项下规定的转速启动仪器，计时；至规定的取样时间，吸取溶出液适量，立即用适当的微孔滤膜滤过，自取样至滤过应在 30 秒内完成。取澄清滤液，照该品种项下规定的方法测定，计算每片（粒、袋）的溶出量。

3. 注意事项

（1）在达到该品种规定的溶出时间时，应在仪器开动的情况下取样。自 6 杯中完成取样，时间一般应在 1 分钟以内。

（2）实验结束后，应用水冲洗篮轴、篮体或搅拌桨。转篮必要时可用水或其他溶剂超声处理、洗净。

（3）溶出介质必须经脱气处理，气体的存在可产生干扰，尤其对第一法（篮法）的测定结果。应注意测定时如转篮放置不当，也会产生气体附在转篮的下面，形成气泡致使片剂浮在上面，使溶出度大幅度的下降。

（4）在多次取样时，所量取溶出介质的体积之和应在溶出介质的 1%之内，如超过总体积的 1%时，应及时补充相同体积相同温度的溶出介质，或在计算时加以校正。

（5）由于 0.1mol/L 盐酸溶液对转篮与搅拌桨可能有一定的腐蚀作用，尤其当采用低波长的紫外分光光度法时易产生干扰，应加以注意。

（6）沉降篮的使用要求：加沉降篮的目的是为了防止被测样品上浮或贴壁，致使溶出液的浓度不均匀，或因贴壁致使部分样品的活性成分难以溶出，但只有在各品种项下规定要求使用沉降篮时，方可使用。

（7）测定时，除另有规定外，每个溶出杯中只允许投入供试品1片（粒、袋），不得多投。并应注意投入杯底中心位置。

（8）对无化学对照品的多组分药物的溶出度检查：某些药品如乙酰螺旋霉素、红霉素、吉他霉素、庆大霉素等多组分抗生素仅有微生物效价标准品，而无化学对照品，采用自身对照法可以有效地对这类多组分药物进行溶出度检查。具体操作为：取供试品10片（粒、袋），精密称定，研细，精密称取适量（约相当于平均片重或平均装量），按各品种项下规定的浓度直接溶解稀释，过滤，作为溶出度测定的自身对照溶液，自身对照溶液主药的含量从所称取供试品的量及稀释倍数计算得到，其中平均片重或平均装量的供试品的主药含量以100%标示量计。

4. 记录与计算

（1）记录所用方法、溶出介质、加入量、转速、温度、取样时间、取样体积、滤材等。

（2）测定方法：采用紫外–可见分光光度法或荧光分光光度法时，应记录测定波长与吸光度或荧光强度，用对照品时，应记录称取量与稀释倍数。高效液相色谱法应记录色谱条件与峰面积，对照品的称取量与稀释倍数。

（3）计算溶出量以相当于标示量的百分数表示（%）

① 采用吸收系数（$E_{1cm}^{1\%}$）时的计算：

$$溶出量为标示量（\%）=\frac{A\times10\times S}{E_{1cm}^{1\%}\times W\times100}\times100\%$$

式中，A 为供试品吸光度；

　　　S 为供试品溶出介质的体积（ml）及稀释倍数；

　　　W 为供试品的标示规格，g。

② 采用对照品（或自身对照）时的计算：

$$溶出量为标示量（\%）=\frac{A\times W_r\times S}{A_r\times W\times S_r}\times100\%$$

式中，A 为供试品溶液的吸光度或峰面积；

　　　W_r 为对照品的取用量（自身对照的取用量），mg；

　　　S_r 为对照品的溶解体积及稀释倍数；

　　　A_r 为对照品溶液（或自身对照溶液）吸光度或峰面积；

　　　W 为供试品的标示规格（平均片重或平均装量），mg；

　　　S 为供试品溶出介质的体积及稀释倍数。

5. 结果与判定 第一法、第二法及第三法结果判断方法一致，除另有规定外，符合下述条件之一者，可判为符合规定。

（1）6 片（粒、袋）中，每片（粒、袋）的溶出量按标示量计算，均不低于规定限度（Q）。

（2）6 片（粒、袋）中有 1～2 片（粒、袋）低于规定限度 Q，但不低于 Q–10%，且其平均溶出量不低于规定限度 Q。

（3）6 片（粒、袋）中有 1～2 片（粒、袋）低于规定限度 Q，其中仅有 1 片（粒、袋）低于 Q–10%，且不低于 Q–20%，且其平均溶出量不低于规定限度 Q 时，应另取 6 片（粒、袋）复试；初、复试的 12 片（粒、袋）中有 1～3 片（粒、袋）低于规定限度 Q，其中仅有 1 片（粒、袋）低于 Q–10%，且不低于 Q–20%，且其平均溶出量不低于规定限度 Q。

以上结果判断中所示的 10%、20% 是指相对于标示量的百分率（%）。

（五）含量均匀度检查法

1. 简述 本法用于检查单剂量的固体、半固体和非均相液体制剂含量符合标示量的程度。

除另有规定外，片剂、硬胶囊剂、颗粒剂或散剂等，每一个单剂标示量小于 25mg 或主药含量小于每一个单剂重量 25% 者；药物间或药物与辅料间采用混粉工艺制成的注射用无菌粉末；内充非均相溶液的软胶囊；单剂量包装的口服混悬液、透皮贴剂和栓剂等品种项下规定含量均匀度应符合要求的制剂，均应检查含量均匀度。复方制剂仅检查符合上述条件的组分，多种维生素或微量元素一般不检查含量均匀度。

凡检查含量均匀度的制剂，一般不再检查重（装）量差异；当全部主成分均进行含量均匀度检查时，复方制剂一般亦不再检查重（装）量差异。

2. 操作方法 供试品初试 10 个，如需要复试，另取 20 个。取样应随机抽取，不应采用其他方式筛选。

除另有规定外，取供试品，照各品种项下规定的方法，分别测定每个的响应值（如吸光度或峰面积等）或含量。

3. 注意事项 供试品的主药必须溶解完全，必要时可用乳钵研磨或超声处理，促使溶解，并定量转移至量瓶中。

用紫外–可见分光光度法测定含量均匀度时，所用溶剂需一次配够，当用量较大时，即使是同批号的溶剂，也应混合均匀后使用。

4. 记录与计算

（1）应记录所用检测方法，所用仪器型号（或编号），以及每个测得的响应值等数值。

（2）根据测定的响应值，分别计算出每个以标示量为 100 的相对含量 x_i，求其均值 $\bar{X}$ 和标准差 S 以及标示量与均值之差的绝对值 A（$A=|\,100-\bar{X}\,|$）。

$$S = \sqrt{\frac{\sum_{i=1}^{n}(x_i - \bar{X})^2}{n-1}}$$

（3）每个以标示量为 100 的相对含量和标准差以及标示量与均值之差均应保留至小数点后 2 位。判断式（$A+2.2S$ 或 $A+S$ 或 A^2+S^2 或 $A+1.7S$）的计算结果按照《有效数字和数值的修约及其运算》修约至小数点后 1 位。

（4）当含量测定方法与含量均匀度检查所用方法不同时，而且含量均匀度未能从响应值求出每个含量的情况下，用系数校正法求得每个以标示含量为 100 的相对含量。

（5）可取供试品 10 个，照该品种含量均匀度项下规定的方法，分别测定，得仪器测定的响应值（可为吸光度或峰面积等），求其均值。

5. 结果与判定

（1）若 $A+2.2S \leq L$，即判为符合规定。

（2）若 $A+S > L$，即判为不符合规定。

（3）若 $A+2.2S > L$，且 $A+S \leq L$，则应另取 20 个复试。

根据初、复试结果，计算 30 个单剂的均值 $\bar{X}$、标准差 S 和标示量与均值之差的绝对值 A。再按下述公式计算并判定。

① 当 $A \leq 0.25L$ 时，若 $A^2+S^2 \leq 0.25L^2$，则供试品的含量均匀度符合规定；若 $A^2+S^2 > 0.25L^2$ 则不符合规定。

② 当 $A > 0.25L$ 时，若 $A+1.7S \leq L$，则供试品的含量均匀度符合规定；若 $A+1.7S > L$，则不符合规定。

上述公式中 L 为规定值。除另有规定外，$L=15.0$；单剂量包装的口服混悬剂、内充非均相溶液的软胶囊剂、胶囊型或泡囊型粉雾剂、单剂量包装的眼用、耳用、鼻用混悬剂、固体或半固体制剂 $L=20.0$；透皮贴剂、栓剂 $L=25.0$。

如该品种项下规定含量均匀度的限度为±20%或其他数值时，$L=20.0$ 或其他相应的数值。

（六）粒度和粒度分布测定法

1. 简述 粒度系指颗粒的粗细程度及粗细颗粒的分布，本法用于测定原料药和药物制剂的粒子大小或粒度分布。其中第一法、第二法用于测定药物制剂的粒子大小或限度，第三法用于测定原料药或药物制剂的粒度分布。

2. 操作方法

（1）第一法（显微镜法） 照显微鉴别法标定目镜测微尺。取供试品，用力摇匀，黏度较大者可按各品种项下的规定加适量甘油溶液（1→2）稀释，照该剂型或各品种项下的规定，量取供试品，置载玻片上，覆以盖玻片，轻压使颗粒分布均匀，注意防止气泡混入，半固体可直接涂在载玻片上，立即在 50～100 倍显微镜下检视盖玻片全部视野，应无凝聚现象，并不得检出该剂型或各品种项下规定的 50μm 及以上的粒子。再在 200～500 倍的显微镜下检视该剂型或各品种项下规定的视野内的总粒数及规定大小的粒数，并计算其所占比例（%）。

（2）第二法（筛分法）　筛分法一般分为手动筛分法（单筛分法、双筛分法）、机械筛分法与空气喷射筛分法。

① 手动筛分法

单筛分法：称取各品种项下规定的供试品，置规定号的药筛中（筛下配有密合的接收容器），筛上加盖。按水平方向旋转振摇至少 3 分钟，并不时在垂直方向轻叩筛。取筛下的颗粒及粉末，称定重量，计算其所占比例（%）。

双筛分法：取单剂量包装的 5 袋（瓶）或多剂量包装的 1 袋（瓶），称定重量，置该剂型或品种项下规定的上层（孔径大的）药筛中（下层的筛下配有密合的接收容器），保持水平状态过筛，左右往返，边筛动边拍打 3 分钟。取不能通过大孔径筛和能通过小孔径筛的颗粒及粉末，称定重量，计算其所占比例（%）。

② 机械筛分法　除另有规定外，取直径为 200mm 规定号的药筛和接收容器，称定重量，根据供试品的容积密度，称取供试品 25～100g，置最上层（孔径最大的）药筛中（最下层的筛下配有密合的接收容器），筛上加盖。设定振动方式和振动频率，振动 5 分钟。取各药筛与接收容器，称定重量，根据筛分前后的重量差异计算各药筛上和接收容器内颗粒及粉末所占比例（%）。重复上述操作直至连续两次筛分后，各药筛上遗留颗粒及粉末重量的差异不超过前次遗留颗粒及粉末重量的 5%或两次重量的差值不大于 0.1g，若某一药筛上遗留颗粒及粉末的重量小于供试品取样量的 5%，则该药筛连续两次的重量差异应不超过 20%。

③ 空气喷射筛分法　每次筛分时仅使用一个药筛。如需测定颗粒大小分布，应从孔径最小的药筛开始顺序进行。除另有规定外，取直径为 200mm 规定号的药筛，称定重量，根据供试品的容积密度，称取供试品 25～100g，置药筛中，筛上加盖。设定压力，喷射 5 分钟。取药筛，称定重量，根据筛分前后的重量差异计算药筛上颗粒及粉末所占比例（%）。重复上述操作直至连续两次筛分后，药筛上遗留颗粒及粉末重量的差异不超过前次遗留颗粒及粉末重量的 5%或两次重量的差值不大于 0.1g；若药筛上遗留的颗粒及粉末重量小于供试品取样量的 5%，则连续两次的重量差异应不超过 20%。

（3）第三法（光散射法）　单色光束照射到颗粒供试品后即发生散射现象。由于散射光的能量分布与颗粒的大小有关，通过测量散射光的能量分布（散射角），依据米氏散射理论和弗朗霍夫近似理论，即可计算出颗粒的粒度分布。本法的测量范围可达 0.02～3500μm。所用仪器为激光散射粒度分布仪。根据供试品的性状和溶解性能，选择湿法测定或干法测定；湿法测定用于测定混悬供试品或不溶于分散介质的供试品，检测下限为 20nm，所需要的供试品量通常应达到检测器遮光度范围的 8%～20%，最先进的激光粒度仪对遮光度的下限要求为 0.2%。干法测定用于测定水溶性或无合适分散介质的固态供试品，检测下限为 200nm。通常采用密闭测量法，以减少样品吸潮。所需要的样品量通常应达到检测器遮光度范围的 0.5%～5%。

3. 注意事项

（1）显微镜法 应注意物镜、目镜的正确选择；所用器具应清洁；盖盖玻片时，用镊子夹取盖玻片，先使其一边与药物接触，慢慢放下，以防止气泡混入，轻压使颗粒分布均匀；盖玻片、载玻片应平整，光洁、无痕、透明度良好，以免引起散射等现象；直接取样时，取样量应适量，若量过多时，粒子重叠不易观察、判断，若过少代表性差；如为混悬液，振摇时要有一定力度，振摇后应快速取样；如为混悬型软膏剂、混悬型眼用半固体制剂或混悬凝胶剂，在取样混匀过程中应缓慢混匀，以免产生气泡。

（2）筛分法 实验时需注意环境湿度，防止样品吸水或失水，除另有规定外，一般控制相对湿度在 45% 左右为佳；对易产生静电的样品，可加入不多于 0.5% 的胶质二氧化硅和（或）氧化铝等抗静电剂，以减小静电作用产生的影响；取样前，样品应混合均匀，这对粒度分析结果的准确性至关重要；手动筛分时，应注意过筛幅度、频率、时间和振动力度对结果的影响；理想的清洗药筛的方法是采用空气流或水流，如仍有颗粒残留在孔隙中，可使用刷子小心轻刷。

（3）光散射法 仪器光学参数的设置与待测供试品系统中的粒径分布有关。粒径小于 10μm 的微粒，对系统折光率和吸光度的影响较大；对有色物质、乳化液和粒径小于 10μm 的物质进行粒度分布测量时，为了减少测量误差，应使用米氏理论计算结果，避免使用以弗朗霍夫近似理论为基础的计算公式；对粒径分布范围较宽的供试品进行测定时，不宜采用分段测量的方法，而应使用涵盖整个测量范围的单一量程检测器，以减少测量误差；每次测试完毕，应用洁净水或适宜的溶剂进行管路清洗数次，直到背景正常；由于不同厂家、不同型号的仪器利用的计算原理不尽相同以及使用的检测器的差异，对同一物质进行表征的结果可能不一致，应进行方法学比对。

4. 记录 记录筛号、称量数据、仪器参数、计算结果等。

二、液体制剂

（一）乙醇量测定法

乙醇量测定法有气相色谱法和蒸馏法。蒸馏法系供测定多数流浸膏、酊剂、醑剂、甘油制剂等制剂中的乙醇量，蒸馏法测定专属性较差、误差较大，在实际检验工作中使用较少。若蒸馏法测定结果与气相色谱法不一致，以气相色谱法测定结果为准。

1. 气相色谱法　本法系采用气相色谱法测定各种含乙醇制剂中在 20℃时乙醇（C_2H_5OH）的含量（%）（ml/ml）。

（1）操作方法

① 第一法（毛细管柱法）

色谱条件与系统适用性试验：采用（6%）氰丙基苯基–（94%）二甲基聚硅氧烷为固定液的毛细管柱；起始温度为 40℃，维持 2 分钟，以每分钟 3℃的速率升温至 65℃，再以每分钟 25℃的速率升温至 200℃，维持 10 分钟；进样口温度 200℃；检测器（FID）温度 220℃；采用顶空分流进样，分流比为 1∶1；顶空进样平衡温度为 85℃，平衡时间为 20 分钟。理论板数按乙醇峰计算应不低于 10000，乙醇峰与正丙醇峰的分离度应大于 2.0。

校正因子测定：精密量取恒温至 20℃的无水乙醇 5ml，平行两份；置 100ml 量瓶中，精密加入恒温至 20℃的正丙醇（内标物质）5ml，用水稀释至刻度，摇匀，精密量取该溶液 1ml，置 100ml 量瓶中，用水稀释至刻度，摇匀（必要时可进一步稀释），作为对照品溶液。精密量取 3ml，置 10ml 顶空进样瓶中，密封，顶空进样，每份对照品溶液进样 3 次，测定峰面积，计算平均校正因子，所得校正因子的相对标准偏差不得大于 2.0%。

测定法：精密量取恒温至 20℃的供试品适量（相当于乙醇约 5ml），置 100ml 量瓶中，精密加入恒温至 20℃的正丙醇 5ml，用水稀释至刻度，摇匀，精密量取该溶液 1ml，置 100ml 量瓶中，用水稀释至刻度，摇匀（必要时可进一步稀释），作为供试品溶液。精密量取 3ml，置 10ml 顶空进样瓶中，密封，顶空进样，测定峰面积，按内标法以峰面积计算，即得。

② 第二法（填充柱法）

色谱条件与系统适用性试验：用直径为 0.18～0.25mm 的二乙烯苯-乙基乙烯苯型高分子多孔小球作为载体；柱温 120～150℃。理论板数按正丙醇峰计算应不低于 700；乙醇峰与正丙醇峰的分离度应大于 2.0。

校正因子测定：精密量取恒温至 20℃的无水乙醇 4ml、5ml、6ml，分别置 100ml 量瓶中，精密加入恒温至 20℃的正丙醇（内标物质）5ml，用水稀释至刻度，摇匀（必要时可进一步稀释）。取上述 3 种溶液各适量，注入气相色谱仪，分别连续进样 3 次，测定峰面积，计算校正因子，所得校正因子的相对标准偏差不得大于 2.0%。

测定法：精密量取恒温至 20℃的供试品适量（相当于乙醇约 5ml），置 100ml 量瓶中，精密加入恒温至 20℃的正丙醇 5ml，用水稀释至刻度，摇匀（必要时可进一步稀释），取适量注入气相色谱仪，测定峰面积，按内标法以峰面积计算，即得。

（2）注意事项

① 毛细管柱建议选择大口径、厚液膜色谱柱，规格为 30m×0.53mm×3.00μm。

② 在不含内标物质的供试品溶液的色谱图中，与内标物质峰相应的位置处不得出现杂质峰。

③ 除另有规定外，若蒸馏法测定结果与气相色谱法不一致，以气相色谱法测定结果为准。

④ 采用本法测定时，应避免甲醇或其他成分对测定的干扰。

⑤ 系统适用性试验中，采用填充柱法测定时，可视气相色谱仪和色谱柱的实际情况对柱温度、进样口温度和检测器温度作适当变更，以满足要求；采用毛细管柱法测定时，若出现峰形变差等不符合要求的情况时，可适当升高柱温度进行柱老化后再行测定。

（3）记录与计算　记录色谱图，按内标法以峰面积计算供试品中乙醇的含量。

（4）结果与判定　两次测定的平均相对偏差不得大于 2.0%，否则应重新测定。

2. 蒸馏法　本法系用蒸馏后测定相对密度的方法测定各种含乙醇制剂中在 20℃时乙醇（C_2H_5OH）的含量（%）（ml/ml）。按照制剂的性质不同，选用下列三法中之一进行测定。蒸馏法是将样品按规定稀释后，蒸馏，收集馏液达一定体积后，调节馏液温度至 20℃，测定相对密度，从乙醇相对密度中查得乙醇的含量，再计算样品中乙醇量。该法测定前需对供试品进行不同方法的预处理，操作较繁琐，准确性、重现性不如气相色谱法。

（1）操作方法

第一法

本法系供测定多数流浸膏、酊剂及甘油制剂中的乙醇含量。根据制剂中含乙醇量的不同，又可分为两种情况。

① 含乙醇量低于 30%者　取供试品，调节温度至 20℃，精密量取 25ml，置 150～200ml 蒸馏瓶中，加水约 25ml，加玻璃珠数粒或沸石等物质，连接冷凝管，直火加热，缓缓蒸馏，速度以馏出液液滴连续但不成线为宜。馏出液导入 25ml 量瓶中，待馏出液约达 23ml 时，停止蒸馏。调节馏出液温度至 20℃，加 20℃的水至刻度，摇匀，在 20℃时按相对密度测定法依法测定其相对密度。根据乙醇相对密度表，查出乙醇的含量（%）（ml/ml），即得。

② 含乙醇量高于 30%者　取供试品，调节温度至 20℃，精密量取 25ml，置 150～200ml 蒸馏瓶中，加水约 50ml，如上法蒸馏。馏出液导入 50ml 量瓶中，待馏出液约达 48ml 时，停止蒸馏。按上法测定其相对密度。将查得所含乙醇的含量（%）（ml/ml）与 2 相乘，即得。

第二法

本法系供测定含有挥发性物质如挥发油、三氯甲烷、乙醚、樟脑等的酊剂、醑剂等制剂中的乙醇量。根据制剂中含乙醇量的不同，也可分为两种情况。

① 含乙醇量低于30%者　取供试品，调节温度至20℃，精密量取25ml，置150ml分液漏斗中，加等量的水，并加入氯化钠使之饱和，再加石油醚，振摇提取1～3次，每次约25ml，使干扰测定的挥发性物质溶入石油醚层中，静置待两液分离，分取下层水液，置150～200ml蒸馏瓶中，合并石油醚层并用氯化钠的饱和溶液洗涤3次，每次约10ml，洗液并入蒸馏瓶中，照上述第一法蒸馏（馏出液约23ml）并测定。

② 含乙醇量高于30%者　取供试品，调节温度至20℃，精密量取25ml，置250ml分液漏斗中，加水约50ml，如上法加入氯化钠使之饱和，并用石油醚提取1～3次，分取下层水液，照上述第一法蒸馏（馏出液约48ml）并测定。供试品中加石油醚振摇后，如发生乳化现象时，或经石油醚处理后，馏出液仍很浑浊时，可另取供试品，加水稀释，照第一法蒸馏，再将得到的馏出液照本法处理、蒸馏并测定。供试品如为水棉胶剂，可用水代替饱和氯化钠溶液。

第三法

本法系供测定含有游离氨或挥发性酸的制剂中的乙醇量。供试品中含有游离氨，可酌加稀硫酸，使成微酸性；如含有挥发性酸，可酌加氢氧化钠试液，使成微碱性。再按第一法蒸馏、测定。如同时含有挥发油，除按照上法处理外，并照第二法处理。供试品中如含有肥皂，可加过量硫酸，使肥皂分解，再依法测定。

（2）注意事项

① 任何一法的馏出液如显浑浊，可加滑石粉或碳酸钙振摇，滤过，使溶液澄清，再测定相对密度。

② 蒸馏时，如发生泡沫，可在供试品中酌加硫酸或磷酸，使成强酸性，或加稍过量的氯化钙溶液，或加少量石蜡后再蒸馏。

（3）记录与计算　记录供试品取样量，天平型号，温湿度；记录样品前处理方法，相对密度测定结果；记录在乙醇相对密度表内查出乙醇的含量；计算供试品在20℃时含有乙醇的容量百分数（%）。

供试品的相对密度=供试品重量/水重量

乙醇含量（%）：在乙醇相对密度表（《中国药典》2015年版四部通则0711）内查找供试品的相对密度数据，含乙醇量低于30%者，即得查出相应的乙醇百分含量；如含乙醇量高于30%者，将查得所含乙醇的百分含量与2相乘，即得。

（4）结果与判定

① 供试品溶液中乙醇量在标准所规定的限度范围内，判为符合规定。

② 如标准中未明确规定测定乙醇量采用第几法时，建议采用气相色谱法测定乙醇量，以气相色谱法测定数据为准。

（二）甲醇量检查法

1. 简述 本法系用气相色谱法测定酒剂或酊剂等乙醇制剂中甲醇的含量。

2. 操作方法

（1）第一法（毛细管柱法）

① 色谱条件与系统适用性试验 采用（6%）氰丙基苯基–（94%）二甲基聚硅氧烷为固定液的毛细管柱；起始温度为 40℃，维持 2 分钟，以每分钟 3℃ 的速率升温至 65℃，再以每分钟 25℃ 的速率升温至 200℃，维持 10 分钟；进样口温度 200℃；检测器（FID）温度 220℃；分流进样，分流比为 1:1；顶空进样平衡温度为 85℃，平衡时间为 20 分钟。理论板数按甲醇峰计算应不低于 10000，甲醇峰与其他色谱峰的分离度应大于 1.5。

② 测定法 取供试液作为供试品溶液。精密量取甲醇 1ml，置 100ml 量瓶中，加水稀释至刻度，摇匀，精密量取 5ml，置 100ml 量瓶中，加水稀释至刻度，摇匀，作为对照品溶液。分别精密量取对照品溶液与供试品溶液各 3ml，置 10ml 顶空进样瓶中，密封，顶空进样。按外标法以峰面积计算，即得。

（2）第二法（填充柱法）

① 色谱条件与系统适用性试验 用直径为 0.18～0.25mm 的二乙烯苯–乙基乙烯苯型高分子多孔小球作为载体；柱温 125℃。理论板数按甲醇峰计算应不低于 1500；甲醇峰、乙醇峰与内标物质各相邻色谱峰之间的分离度应符合规定。

② 校正因子测定 精密量取正丙醇 1ml，置 100ml 量瓶中，用水溶解并稀释至刻度，摇匀，作为内标溶液。另精密量取甲醇 1ml，置 100ml 量瓶中，用水稀释至刻度，摇匀，精密量取 10ml，置 100ml 量瓶中，精密加入内标溶液 10ml，用水稀释至刻度，摇匀，取 1μl 注入气相色谱仪，连续进样 3～5 次，测定峰面积，计算校正因子。

③ 测定法 精密量取内标溶液 1ml，置 10ml 量瓶中，加供试液至刻度，摇匀，作为供试品溶液，取 1μl 注入气相色谱仪，测定，即得。

3. 注意事项 如采用填充柱法时，内标物质峰相应的位置出现杂质峰，可改用外标法测定。

4. 记录与计算 记录色谱图，毛细管柱法采用外标法以峰面积计算供试品中甲醇的含量；填充柱法采用内标法以峰面积计算供试品中甲醇的含量。

5. 结果与判定 两次测定的平均相对偏差应小于 10%，否则应重新测定。根据测定的平均值计算，除另有规定外，酒剂或酊剂中甲醇量不得过 0.05%（ml/ml）。

（三）最低装量检查法

1. 简述 本法适用于固体、半固体和液体制剂。除制剂通则中规定检查重（装）

量差异的制剂及放射性药品外，按下述方法检查。

2. 操作方法

（1）重量法　适用于标示装量以重量计的制剂。除另有规定外，取供试品 5 个（50g 以上者 3 个），除去外盖和标签，容器外壁用适宜的方法清洁并干燥，分别精密称定重量，除去内容物，容器用适宜的溶剂洗净并干燥，再分别精密称定空容器的重量，求出每个容器内容物的装量与平均装量。

（2）容量法　适用于标示装量以容量计的制剂。除另有规定外，取供试品 5 个（50ml 以上者 3 个），开启时注意避免损失，将内容物转移至预经标化的干燥量入式量筒中（量具的大小应使待测体积至少占其额定体积的 40%），黏稠液体倾出后，除另有规定外，将容器倒置 15 分钟，尽量倾净。2ml 及以下者用预经标化的干燥量入式注射器抽尽。读出每个容器内容物的装量，并求其平均装量。

3. 注意事项

（1）开启瓶盖时，应注意避免损失。

（2）每个供试品的两次称量中，应注意编号顺序和容器的配对。

（3）所用注射器或量筒必须洁净、干燥并经定期校准合格；其最大容量应与供试品的标示装量一致，或使待测体积至少占其额定体积的 40%。

（4）供试品如为混悬液，应充分摇匀后再做装量检查。

（5）呈负压或真空状态的供试品，应在称重前释放真空，恢复常压后再做装量检查。

4. 记录与计算

（1）记录室温、标示装量、仪器及其规格、每个容器内容物读数（ml）或每个供试品重量及其自身空容器重量及每个容器装量。

（2）每个容器装量之和除以 5（或 3），即得平均装量。

（3）按标示装量计算出平均装量与每个容器装量相当于标示装量的百分率，结果取三位有效数字。

表 12–21　最低装量限度

标示装量	注射液及注射用浓溶液		口服及外用固体、半固体、液体、黏稠液体	
	平均装量	每个容器装量	平均装量	每个容器装量
20g（ml）以下	/	/	不少于标示装量	不少于标示装量的93%
20g（ml）至 50g（ml）	/	/	不少于标示装量	不少于标示装量的95%
50g（ml）以上	不少于标示装量	不少于标示装量的97%	不少于标示装量	不少于标示装量的97%

5. 结果与判定

（1）每个容器的装量百分率不少于允许最低装量百分率，且平均装量百分率不少于标示装量百分率，判为符合规定。

（2）如仅有一个容器的装量不符合规定，则另取 5 个［50g（ml）以上者 3 个］复试，复试结果全部符合规定，仍可判为符合规定。

（3）初试结果的平均装量百分率少于标示装量百分率，或有一个以上容器的装量百分率不符合规定，或在复试中仍不能全部符合规定，均判为不符合规定。

三、半固体制剂

此处仅介绍膏药软化点测定法。

1. 简述 本法系用于测定膏药在规定条件下受热软化时的温度情况，即指按照下述方法测定，膏药因受热下坠达 25mm 时的温度。用于检测膏药的老嫩程度，并可间接反映膏药的黏性。

2. 操作方法 取供试品，置烘箱中微热软化后，取出，刮下膏料，称取 2 份，各 1.8g，分别填充于两个试样环中，并将试样环上口朝下平放在表面涂有少量甘油并平铺于玻璃板上的铝箔纸上，置 75℃±2℃ 的恒温箱中加热熔化至表面平整时，取出，室温放置 1 小时，将试样环移至上支撑板圆环内，装上钢球定位器，与钢球分别同置盛水的烧杯中，在 37℃±1℃ 的恒温水浴中，平衡 20 分钟后，将钢球置于定位器中，自烧杯底部加热，控制每分钟升温 1.0～1.5℃。读取钢球刚触及下支撑板表面时的温度，取平均值作为供试品的软化点。两个测定温度的差值不得过 1.0℃。

3. 注意事项

（1）为保证制备的试样环上表面平整，铝箔纸上所涂甘油以不见液滴为宜，多余部分用棉花揩去。为避免熔化过程试样环中膏料产生气泡，充填的膏料与试样环内壁局部应留有间隙。

（2）软化点较高的供试品在试样环制备条件下不易软化，可适当提高软化温度或延长软化时间。

（3）为避免气泡对测定结果的影响，加入烧杯中的水应为新经脱气处理并放至 37℃ 以下的纯化水。

（4）温度计或温控器探头应垂直安装，使水银球底部或温控器探头底部与试样环底部水平，但不得接触试样环。

（5）升温速度对试验结果影响较大，必须严格按规定控制，为掌握升温速度，可事先预试升温 1～2 次，每分钟不得超过 1.5℃。

（6）试验完毕，钢球、试样环和支架上残余的膏料可用清洗剂超声清洗后及时烘干备用。为便于支架的清洗，可事先在支架下支撑板表面包裹一层铝箔纸。

（7）钢球质量应定期核查，必须严格保持为 3.50g±0.05g。

4. 记录与计算　记录两个测定温度及其差值，并计算平均值。

5. 结果与判定　根据各品种软化点项下规定的范围，判定"符合规定"或"不符合规定"。

四、无菌制剂

（一）抑菌效力检查法

1. 简述　抑菌剂是指抑制微生物生长的化学物质，有时也称防腐剂。抑菌效力检查法系用于测定无菌及非无菌制剂的抑菌活性，用于指导生产企业在研发阶段制剂中抑菌剂浓度的确定。

如果药物本身不具有充分的抗菌效力，那么应根据制剂特性（如水溶性制剂）添加适宜的抑菌剂，以防止制剂在正常贮藏或使用过程中由于微生物污染和繁殖，使药物变质而对使用者造成危害，尤其是多剂量包装的制剂。

在药品生产过程中，抑菌剂不能用于替代药品生产的 GMP 管理，不能作为非无菌制剂降低微生物污染的唯一途径，也不能作为控制多剂量包装制剂灭菌前的生物负载的手段。所有抑菌剂都具有一定的毒性，制剂中抑菌剂的量应为最低有效量。同时，为保证用药安全，成品制剂中的抑菌剂有效浓度应低于对人体有害的浓度。

抑菌剂的抑菌效力在贮存过程中有可能因药物的成分或包装容器等因素影响而变化，因此，应验证成品制剂的抑菌效力在效期内不因贮藏条件而降低。本试验方法和抑菌剂抑菌效力判断标准用于包装未启开的成品制剂。

2. 检查方法

（1）菌种　抑菌效力测定用菌种有金黄色葡萄球菌、铜绿假单胞菌、大肠埃希菌、白色念珠菌、黑曲霉，若需要，制剂中常见的污染微生物也可作为试验菌株。

（2）菌液制备　铜绿假单胞菌、金黄色葡萄球菌、大肠埃希菌、白色念珠菌若为琼脂培养物，加入适量的 0.9%无菌氯化钠溶液将琼脂表面的培养物洗脱，并将菌悬液移至无菌试管内，用 0.9%无菌氯化钠溶液稀释并制成每 1ml 含菌数约为 10^8cfu 的菌悬液；若为液体培养物，离心收集菌体，用 0.9%无菌氯化钠溶液稀释并制成每 1ml 含菌数约为 10^8cfu 的菌悬液。取黑曲霉的新鲜培养物加入 3～5ml 含 0.05%（ml/ml）聚山梨酯 80 的 0.9%无菌氯化钠溶液，将孢子洗脱，然后，用适宜方法吸出孢子悬液至无菌试管内，加入适量的含 0.05%（ml/ml）聚山梨酯 80 的 0.9%无菌氯化钠溶液制成每 1ml 含孢子数 10^8cfu 的孢子悬液。测定 1ml 菌悬液中所含的菌数。

菌液制备后若在室温下放置，应在 2 小时内使用；若保存在 2～8℃，可在 24 小时内使用。黑曲霉的孢子悬液可保存在 2～8℃，在 1 周内使用。

（3）供试品接种　抑菌效力可能受试验用容器特征的影响，如容器的材质、形状、体积及封口的方式等。因此，只要供试品每个包装容器的装量足够试验用，同时容器便于按无菌操作技术接入试验菌液、混合及取样等，一般应将试验菌直接接种于供试品原包装容器中进行试验。若因供试品的性状或每个容器装量等因素需将供试品转移至无菌容器时，该容器的材质不得影响供试品的特性（如吸附作用），特别应注意不得影响供试品的 pH，pH 对抑菌剂的活性影响很大。

取包装完整的供试品至少 5 份，直接接种试验菌，或取适量供试品分别转移至 5 个适宜的无菌容器中（若试验菌株数超过 5 株，应增加相应的供试品份数），每一容器接种一种试验菌，1g 或 1ml 供试品中接菌量为 10^5～10^6cfu，接种菌液的体积不得超过供试品体积的 1%，充分混合，使供试品中的试验菌均匀分布，然后置 20～25℃避光贮存。

（4）存活菌数测定　根据产品类型，按表 12-23、表 12-24、表 12-25 规定的间隔时间，分别从上述每个容器中取供试品 1ml（g），测定每份供试品中所含的菌数，测定细菌用胰酪大豆胨琼脂培养基，测定真菌用沙氏葡萄糖琼脂培养基。

根据存活菌数测定结果，计算 1ml（g）供试品各试验菌所加的菌数及各间隔时间的菌数，并换算成 lg 值。

（5）结果判断　供试品抑菌效力评价标准见表 12-22、表 12-23、表 12-24，表中的"减少的 lg 值"是指各间隔时间测定的菌数 lg 值与 1ml（g）供试品中接种的菌数 lg 值的相差值。表中"A"是指应达到的抑菌效力标准，特殊情况下，如抑菌剂可能增加不良反应的风险，则至少应达到"B"的抑菌效力标准。

表 12-22　注射剂、眼用制剂、用于子宫和乳腺的制剂抑菌效力判断标准

		减少的 lg 值				
		6h	24h	7d	14d	28d
细菌	A	2	3	–	–	NR
	B	–	1	3		NI
真菌	A			2		NI
	B	–	–	–	1	NI

注：NR 为试验菌未恢复生长；NI 为未增加，是指对前一个测定时间，试验菌增加的数量不超过 0.5 lg

表 12–23　耳用制剂、鼻用制剂、皮肤给药制剂、吸入制剂抑菌效力判断标准

		减少的 lg 值			
		2d	7d	14d	28d
细菌	A	2	3	–	NI
	B	–	–	3	NI
真菌	A	–	–	2	NI
	B	–	–	1	NI

注：NI 为未增加，是指对前一个测定时间，试验菌增加的数量不超过 0.5 lg

表 12–24　口服制剂、口腔黏膜制剂、直肠给药制剂的抑菌效力判断标准

	减少的 lg 值	
	14d	28d
细菌	3	NI
真菌	1	NI

注：NI 为未增加，是指对前一个测定时间，试验菌增加的数量不超过 0.5 lg

（二）异常毒性检查法

1. 简述　异常毒性有别于药物本身所具有的毒性特征，是指由生产过程中引入或其他原因所致的毒性。

本法系给予动物一定剂量的供试品溶液，在规定时间内观察动物出现的异常反应或死亡情况，检查供试品中是否污染外源性毒性物质以及是否存在意外的不安全因素。

2. 检查方法

（1）供试品溶液的制备　按品种项下规定的浓度制成供试品溶液。临用前，供试品溶液应平衡至室温。

（2）试验用动物　应健康合格，在试验前及试验的观察期内，均应按正常饲养条件饲养。做过本试验的动物不得重复使用。

（3）非生物制品试验　除另有规定外，取小鼠 5 只，体重 18～22g，每只小鼠分别静脉给予供试品溶液 0.5ml。应在 4～5 秒内匀速注射完毕。规定缓慢注射的品种可延长至 30 秒。除另有规定外，全部小鼠在给药后 48 小时内不得有死亡；如有死亡时，应另取体重 19～21g 的小鼠 10 只复试，全部小鼠在 48 小时内不得有死亡。

（4）生物制品试验　除另有规定外，异常毒性试验应包括小鼠试验和豚鼠

试验，试验中应设同批动物空白对照，观察期内，动物全部健存，且无异常反应，到期时每只动物体重应增加，则判定试验成立。按照规定的给药途径缓慢注入动物体内。

① 小鼠试验法 除另有规定外，取小鼠 5 只，注射前每只小鼠称体重，应为 18～22g。每只小鼠腹腔注射供试品溶液 0.5ml，观察 7 天。观察期内，小鼠应全部健存，且无异常反应，到期时每只小鼠体重应增加，判定供试品符合规定。如不符合上述要求，应另取体重 19～21g 的小鼠 10 只复试 1 次，判定标准同前。

② 豚鼠试验法 除另有规定外，取豚鼠 2 只，注射前每只小鼠称体重，应为 250～350g。每只豚鼠腹腔注射供试品溶液 5.0ml，观察 7 天。观察期内，豚鼠应全部健存，且无异常反应，到期时每只豚鼠体重应增加，判定供试品符合规定。如不符合上述要求，可用 4 只豚鼠复试 1 次，判定标准同前。

（三）升压物质检查法

1. 简述 本法系比较赖氨酸升压素标准品（S）与供试品（T）升高大鼠血压的程度，以判定供试品中所含升压物质的限度是否符合规定。

2. 检查方法

（1）标准品溶液的制备 临用前，取赖氨酸升压素标准品，用氯化钠注射液制成每 1ml 中含 0.1 赖氨酸升压素单位的溶液。

（2）供试品溶液的制备 按品种项下规定的限值，且供试品溶液与标准品溶液的注入体积应相等的要求，制备适当浓度的供试品溶液。

（3）检查法 取健康合格、体重 300g 以上的成年雄性大鼠，用适宜的麻醉剂（如腹腔注射乌拉坦 1g/kg）麻醉后，固定于保温手术台上，分离气管，必要时插入插管，以使呼吸通畅。在一侧颈静脉或股静脉插入静脉插管，供注射药液用，按体重每 100g 注入肝素溶液 50～100 单位，然后剥离另一侧颈动脉，插入与测压计相连的动脉插管，在插管与测压计通路中充满含适量肝素的氯化钠注射液。全部手术完毕后，将测压计的读数调节到与动物血压相当的高度，开启动脉夹，记录血压。缓缓注入适宜的交感神经阻断药（如甲磺酸酚妥拉明，按大鼠每 100g 体重注入 0.1mg，隔 5～10 分钟用相同剂量再注射一次），待血压稳定后，即可进行药液注射。各次注射速度应基本相同，并于注射后立即注入氯化钠注射液约 0.5ml，相邻两次注射的间隔时间应基本相同（一般为 5～10 分钟），每次注射应在前一次反应恢复稳定以后进行。

选定高低两剂量的赖氨酸升压素标准品溶液（ml），高低剂量之比约为 1:0.6，低剂量应能使大鼠血压升高 1.33～3.33kPa，将高低剂量轮流重复注入 2～3 次，如高剂量所致反应的平均值大于低剂量所致反应的平均值，可认为该动物的灵敏度符合要求。

在上述高低剂量范围内选定标准品溶液的剂量（d_S），供试品溶液按品种项下规定的剂量（d_T），照下列次序注射一组 4 个剂量：d_S、d_T、d_T、d_S，然后以第一与第三、第二与第四剂量所致的反应分别比较；如 d_T 所致的反应值均不大于 d_S 所致反应值的一半，则判定供试品的升压物质检查符合规定。否则应按上述次序继续注射一组 4 个剂量，并按相同方法分别比较两组内各对 d_S、d_T 所致的反应值；如 d_T 所致的反应值均不大于 d_S 所致的反应值，则判定供试品的升压物质检查符合规定，如 d_T 所致的反应值均大于 d_S 所致的反应值，则判定供试品的升压物质检查不符合规定；否则应另取动物复试。如复试的结果仍有 d_T 所致的反应值大于 d_S 所致的反应值，则判定供试品的升压物质检查不符合规定。

（四）降压物质检查法

1. 简述　本法系比较组胺对照品（S）与供试品（T）引起麻醉猫血压下降的程度，以判定供试品中所含降压物质的限度是否符合规定。

2. 检查方法

（1）对照品溶液的制备　精密称取磷酸组胺对照品适量，按组胺计算，加水溶解使成每 1ml 中含 1.0mg 的溶液，分装于适宜的容器内，4～8℃贮存，经验证保持活性符合要求的条件下，可在 3 个月内使用。

（2）对照品稀释液的制备　临用前，精密量取组胺对照品溶液适量，用氯化钠注射液制成每 1ml 中含组胺 0.5μg 的溶液。

（3）供试品溶液的制备　按品种项下规定的限值，且供试品溶液与对照品稀释液的注入体积应相等的要求，制备适当浓度的供试品溶液。

（4）检查法　取健康合格、体重 2kg 以上的猫，雌者应无孕，用适宜的麻醉剂（如巴比妥类）麻醉后，固定于保温手术台上，分离气管，必要时插入插管以使呼吸畅通，或可进行人工呼吸。在一侧颈动脉插入连接测压计的动脉插管，管内充满适宜的抗凝剂溶液，以记录血压，也可用其他适当仪器记录血压。在一侧股静脉内插入静脉插管，供注射药液用。试验中应注意保持动物体温。全部手术完毕后，将测压计调节到与动物血压相当的高度（一般为 13.3～20.0kPa），开启动脉夹，待血压稳定后，方可进行药液注射。各次注射速度应基本相同，每次注射后立即注入一定量的氯化钠注射液，每次注射应在前一次反应恢复稳定以后进行，且相邻两次注射的间隔时间应尽量保持一致。

自静脉依次注入上述对照品稀释液，剂量按动物体重每 1kg 注射组胺 0.05μg、0.1μg 及 0.15μg，重复 2～3 次，如 0.1μg 剂量所致的血压下降值均不小于 2.67kPa，同时相应各剂量所致反应的平均值有差别，可认为该动物的灵敏度符合要求。

取对照品稀释液按动物体重每 1kg 注射组胺 0.1μg 的剂量（d_S），供试品溶液按品种项下规定的剂量（d_T），照下列次序注射一组 4 个剂量：d_S、d_T、d_T、d_S。

然后以第一与第三、第二与第四剂量所致的反应分别比较；如 d_T 所致的反应值均不大于 d_S 所致反应值的一半，则判定供试品的降压物质检查符合规定。否则应按上述次序继续注射一组 4 个剂量，并按相同方法分别比较两组内各对 d_S、d_T 剂量所致的反应值；如 d_T 所致的反应值均不大于 d_S 所致的反应值，则判定供试品的降压物质检查符合规定；如 d_T 所致的反应值均大于 d_S 所致的反应值，则判定供试品的降压物质检查不符合规定；否则应另取动物复试。如复试的结果仍有 d_T 所致的反应值大于 d_S 所致的反应值，则判定供试品的降压物质检查不符合规定。

所用动物经灵敏度检查如仍符合要求，可继续用于降压物质检查。

（五）组胺类物质检查法

1. 简述 本法系比较组胺对照品（S）与供试品（T）引起豚鼠离体回肠收缩的程度，以判定供试品中所含组胺类物质的限度是否符合规定。

2. 检查方法

（1）对照品溶液的制备 精密称取磷酸组胺对照品适量，按组胺计算，加水溶解成每 1ml 中含 1.0mg 的溶液，分装于适宜的容器内，4～8℃贮存，在确保收缩活性符合要求的条件下，可在 3 个月内使用。

（2）对照品稀释液的制备 试验当日，精密量取组胺对照品溶液适量，用氯化钠注射液按高、低剂量组（d_{S1}、d_{S2}）配成两种浓度的稀释液，高剂量应不致使回肠收缩达到极限，低剂量 d_{S1} 所致反应值约为高剂量的一半，调节剂量使反应可以重复出现。一般组胺对照品浴槽中的终浓度为 10^{-7}～10^{-9}g/ml，注入体积一般 0.2～0.5ml 为宜，高低剂量的比值（r）为 1:0.5 左右。调节剂量使低剂量能引起回肠收缩，高剂量不致使回肠收缩达极限，且高低剂量所致回肠的收缩应有明显差别。

（3）供试品溶液的配制 按品种项下规定的限值，照对照品稀释液低剂量（d_{S1}）制成适当的浓度。试验时，一般供试品溶液与对照品稀释液的注入体积应相等。

（4）回肠肌营养液的制备 A 液：试验当日，取氯化钠 160.0g、氯化钾 4.0g、氯化钙（按无水物计算）2.0g、氯化镁（按无水物计算）1.0g 与磷酸氢二钠（含 12 个结晶水）0.10g，加纯化水 700ml 使溶解，再加入注射用水适量，使成 1000ml。B 液：取硫酸阿托品 0.5mg、碳酸氢钠 1.0g、葡萄糖（含 1 个结晶水）0.5g，加适量注射用水溶解，加 A 液 50.0ml，混合后加注射用水使成 1000ml，调节 pH 至 7.2～7.4。B 液应临用前制备。

（5）检查法 取健康合格的成年豚鼠，雌雄均可，雌者无孕，体重 250～350g，禁食 24 小时，迅速处死，立即剖腹取出回肠一段（选用远端肠段，该段最敏感）仔细分离肠系膜，注意避免因牵拉使回肠受损，剪取适当长度，用注射器抽取上述溶液 B，小心冲洗去除肠段的内容物。将肠段下端固定于离体器官恒温水浴装置的浴槽底部,上端用线与记录装置相连;浴槽中事先放入一定量的 B 液(约 10~30ml),连续通入 95%O_2 和 5%CO_2 的混合气体,维持恒温(34~36℃),用适当方法记录该回肠收缩幅度。如果使用杠杆,其长度应能使肠段的收缩放大约 20 倍。选择 1g 左右的预负荷,可根据其灵敏度加以调节。回肠放入浴槽后,静置约 15~30 分钟,方可开始注入药液。每次注入药液前,要用 B 液冲洗浴槽 2~3 次。相邻两次给药的间隔时间应一致(约 2 分钟),每次给药前应在前一次反应恢复稳定后进行。

在上述高低剂量范围内选定对照品稀释液的剂量(d_{S_1}、d_{S_2})和供试品溶液按品种项下规定的剂量(d_T),照下列次序准确注入浴槽 6 个剂量:d_{S_2}、d_{S_1}、d_T、d_T、d_{S_1}、d_{S_2},如 d_{S_2} 所致的反应值大于 d_{S_1} 所致反应值并且可重复时判定试验有效。如供试品溶液引起回肠收缩,分别将第二个剂量 d_{S_1} 与第四个剂量 d_T、第五个剂量 d_{S_1} 与第三个剂量 d_T 所致反应值进行比较,若 d_T 所致反应值均不大于 d_{S_1} 所致反应值,即判定供试品组胺类物质检查符合规定;若 d_T 所致反应值均大于 d_{S_1} 所致反应值,即判定供试品组胺类物质检查不符合规定;否则应另取动物按初试方法进行复试,复试结果若 d_T 所致反应值均不大于 d_{S_1} 所致反应值,即判定供试品组胺类物质检查符合规定;只要一个 d_T 所致反应值大于 d_{S_1} 所致反应值,即判定供试品组胺类物质检查不符合规定。如供试品不引起回肠收缩,则按照限值剂量在供试品溶液中加入组胺对照品高、低剂量,并按下列次序准确注入 d_{S_2}、d_{S_1+T}、d_{S_2+T}、d_{S_1},重复一次,若供试品组胺溶液产生的收缩与对应组胺对照液高、低剂量的收缩基本一致,可判定供试品组胺类物质检查符合规定;若供试品组胺溶液产生的收缩与对应组胺对照液高、低剂量的收缩不相符,即减少或无收缩,或不能重复出现,则此试验结果无效,应另取动物重试。组胺类物质检查不能得到有效结果时,可进行供试品的降压物质检查。

(六)过敏反应检查法

1. 简述 本法系将一定量的供试品溶液注入豚鼠体内,间隔一定时间后静脉注射供试品溶液进行激发,观察动物出现过敏反应的情况,以判定供试品是否引起动物全身过敏反应。

供试用的豚鼠应健康合格,体重 250~350g,雌鼠应无孕。在试验前和试验过程中,均应按正常饲养条件饲养。做过本试验的豚鼠不得重复使用。

2. 检查方法

(1) 供试品溶液的制备 除另有规定外,按品种项下规定的浓度制成供试品溶液。

(2) 检查法 除另有规定外,取上述豚鼠 6 只,隔日每只每次腹腔或适宜的途径注射供试品溶液 0.5ml,共 3 次,进行致敏。每日观察每只动物的行为和体征,首次致敏和激发前称量并记录每只动物的体重。然后将其均分为 2 组,每组 3 只,分别在首次注射后第 14 日和第 21 日,由静脉注射供试品溶液 1ml 进行激发。观察激发后 30 分钟内动物有无过敏反应症状。

（3）结果判断　静脉注射供试品溶液 30 分钟内，不得出现过敏反应。如在同一只动物上出现竖毛、发抖、干呕、连续喷嚏 3 声、连续咳嗽 3 声、紫癜和呼吸困难等现象中的 2 种或 2 种以上，或出现二便失禁、步态不稳或倒地、抽搐、休克、死亡现象之一者，判定供试品不符合规定。

（七）溶血与凝聚检查法

1. 简述　本法系将一定量供试品与 2% 的家兔红细胞混悬液混合，温育一定时间后，观察其对红细胞状态是否产生影响的一种方法。

2. 检查方法

（1）2% 红细胞混悬液的制备　取健康家兔血液，放入含玻璃珠的锥形瓶中振摇 10 分钟，或用玻璃棒搅动血液，以除去纤维蛋白原，使成脱纤血液。加入 0.9% 氯化钠溶液约 10 倍量，摇匀，每分钟 1000～1500 转离心 15 分钟，除去上清液，沉淀的红细胞再用 0.9% 氯化钠溶液按上述方法洗涤 2～3 次，至上清液不显红色为止。将所得红细胞用 0.9% 氯化钠溶液制成 2% 的混悬液，供试验用。

（2）供试品溶液的制备　除另有规定外，按品种项下规定的浓度制成供试品溶液。

（3）检查法　取洁净玻璃试管 5 只，编号，1、2 号管为供试品管，3 号管为阴性对照管，4 号管为阳性对照管，5 号管为供试品对照管。按表 12-25 所示依次加入 2% 红细胞悬液、0.9% 氯化钠溶液、纯化水，混匀后，立即置 37℃±0.5℃ 的恒温箱中进行温育。3 小时后观察溶血和凝聚反应。

表 12-25　溶血和凝聚反应

试管编号	1、2	3	4	5
2% 红细胞悬液（ml）	2.5	2.5	2.5	—
0.9% 氯化钠溶液（ml）	2.2	2.5	—	4.7
纯化水（ml）	—	—	2.5	—
供试品溶液（ml）	0.3	—	—	0.3

如试管中的溶液呈澄明红色，管底无细胞残留或有少量红细胞残留，表明有溶血发生；如红细胞全部下沉，上清液无色澄明，或上清液虽有色澄明，但 1、2 号管和 5 号管肉眼观察无明显差异，则表明无溶血发生。

若溶液中有棕红色或红棕色絮状沉淀，轻轻倒转 3 次仍不分散，表明可能有红细胞凝聚发生，应进一步置显微镜下观察，如可见红细胞聚集为凝聚。

（4）结果判断　当阴性对照管无溶血和凝聚发生，阳性对照管有溶血发生，若 2 支供试品管中的溶液在 3 小时内均不发生溶血和凝聚，判定供试品符合规定；若有 1 支供试品管的溶液在 3 小时内发生溶血和（或）凝聚，应设 4 支供试品管进行复试，其供试品管的溶液在 3 小时内均不得发生溶血和（或）凝聚，否则判定供试品不符合规定。

（八）青霉素酶及其活力测定法

1. 简述 青霉素酶是某些细菌产生的可裂解青霉素和部分一、二代头孢菌素类抗生素的基本结构 β-内酰胺环，使其丧失活性的蛋白质。现用蜡样芽孢杆菌（*Bacillus cereus*）来生产青霉素酶。

2. 检查方法

（1）培养基 培养基配方如下。

胨 15g，甘油 50g，氯化钠 4g，0.1%硫酸亚铁（$FeSO_4 \cdot 7H_2O$）溶液 0.5ml，枸橼酸钠 5.88g，20%硫酸镁（$MgSO_4 \cdot 7H_2O$）溶液 1ml，磷酸氢二钾 4g，肉浸液 1000ml。

混合上述成分，调节 pH 使灭菌后为 7.0～7.2，分装于 500ml 锥形瓶内，每瓶 80ml，在 115℃灭菌 30 分钟。

（2）青霉素酶溶液的制备 取蜡样芽孢杆菌的斜面培养物，接种至上述一瓶培养基内，在 25℃摇床培养 18 小时后，取此培养物接种至其余各瓶培养基内，每瓶接种 10ml，同时每瓶加入无菌青霉素 4500 单位，在 25℃摇床培养 24 小时，再加无菌青霉素 2 万单位，继续培养 24 小时，再加无菌青霉素 2 万单位，继续培养 24 小时，离心沉淀菌体，调节 pH 至约 8.5，用滤柱滤过除菌，滤液用无菌操作调 pH 至近中性后，分装于适宜容器内，在 10℃以下贮存，备用。

（3）酶活力测定

① 青霉素溶液的制备 称取青霉素钠（钾）适量，用磷酸盐缓冲液（pH 7.0）溶解成每 1ml 中含青霉素 1 万单位的溶液。

② 青霉素酶稀释液的制备 取青霉素酶溶液，按估计单位用磷酸盐缓冲液（pH 7.0）稀释成每 1ml 中约含青霉素酶 8000～12000 单位的溶液，在 37℃预热。

③ 测定法 精密量取青霉素溶液 50ml，置 100ml 量瓶中，预热至 37℃后，精密加入已预热的青霉素酶稀释液 25ml，迅速混匀，在 37℃准确放置 1 小时，精密量取 3ml，立即加至已精密量取的碘滴定液（0.005mol/L）[精密量取碘滴定液（0.05mol/L）10ml，置 100ml 量瓶中，用醋酸钠缓冲液（pH 4.5）稀释至刻度] 25ml 中，在室温暗处放置 15 分钟，用硫代硫酸钠滴定液（0.01mol/L）滴定，至近终点时，加淀粉指示液，继续滴定至蓝色消失。

空白试验：取已预热的青霉素溶液 2ml，在 37℃放置 1 小时，精密加入上述碘滴定液（0.005mol/L）25ml，然后精密加青霉素酶稀释液 1ml，在室温暗处放置

15分钟，用硫代硫酸钠滴定液（0.01mol/L）滴定。按下式计算：

$$E=(B-A)\times M\times F\times D\times 100$$

式中，E 为青霉素酶活力，单位为 $(ml \cdot h)^{-1}$；

B 为空白滴定所消耗的上述硫代硫酸钠滴定液的容量，ml；

A 为供试品滴定所消耗的上述硫代硫酸钠滴定液的容量，ml；

M 为硫代硫酸钠滴定液的浓度，mol/L；

F 为在相同条件下，每1ml的上述碘滴定液（0.005mol/L）相当于青霉素的效价，单位；

D 为青霉素酶溶液的稀释倍数。

第三节　检验实例

一、鉴别

（一）薄层色谱法（TLC）

例12-1　消炎利胆片中溪黄草的薄层色谱鉴别

【处方】穿心莲868g　溪黄草868g　苦木868g

仪器：薄层色谱数码成像系统，编号×××××××；

MS105电子天平，编号×××××××。

溪黄草对照药材，来源于中国食品药品检定研究院，批号为××××××－××××××。

试验操作如下。

供试品溶液的制备：取本品2片，除去包衣，研细，取0.5g，加水50ml，加热回流30分钟，放冷，离心，取上清液，用乙酸乙酯振摇提取2次，每次40ml，合并乙酸乙酯液，回收溶剂至干，残渣加甲醇2ml使溶解，作为供试品溶液。

对照药材溶液的制备：取溪黄草对照药材0.2g，同供试品溶液的制备方法制成对照药材溶液。

薄层板：硅胶 GF_{254} 薄层板（自制）。

点样量：上述两种溶液各2～5μl。

展开剂：三氯甲烷－丁酮－乙酸乙酯－甲酸（10:1.5:3:0.5），饱和5分钟，照薄层色谱法（《中国药典》2015年版四部通则0502）试验。

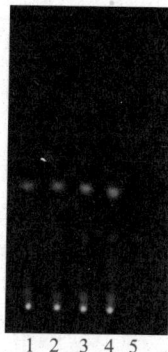

图12-1　消炎利胆片中溪黄草的TLC图谱

1～4. 供试品；5. 溪黄草对照药材

展距：12cm。

检视：置紫外光灯（365nm）下检视。

结果：供试品色谱中，在与对照药材色谱相应的位置上，显相同颜色的荧光斑点。

规定：供试品色谱中，在与对照药材色谱相应的位置上，应显相同颜色的荧光斑点。

结论：符合规定。

（二）高效液相色谱法（HPLC）

例 12-2 芩暴红止咳口服液中暴马子皮的高效液相色谱鉴别

仪器：HP1100 高效液相色谱仪，编号×××××××××；

MS105 电子天平，编号×××××××××。

紫丁香苷对照品，来源于中国食品药品检定研究院，批号为××××××-××××××。

色谱条件与系统适用性试验：Sharpsil-C_{18} 色谱柱（4.6mm×250mm，5μm）；以甲醇-水（20:80）为流动相；检测波长为 265nm；柱温：30℃；流速：1.0ml/min。理论板数按紫丁香苷峰计算应不低于 5000。

试验操作如下。

对照品溶液的制备：取紫丁香苷对照品适量，加甲醇制成每 1ml 含 0.1mg 的溶液，即得。

供试品溶液的制备：取本品 2ml，置 10ml 量瓶中，加甲醇稀释至刻度，混匀，放置 10 分钟，滤过，即得。

测定法：照高效液相色谱法（《中国药典》2015 年版四部通则 0512）试验，分别吸取对照品溶液与供试品溶液各 5μl，注入液相色谱仪。

结果：供试品色谱图中呈现与对照品保留时间相同的色谱峰（图 12-2）。

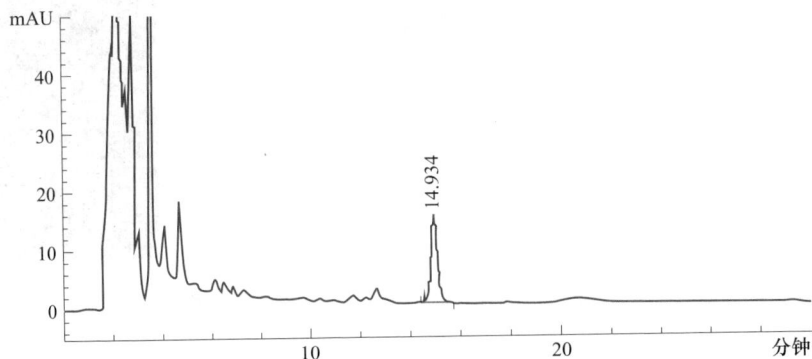

图 12-2 芩暴红止咳口服液的 HPLC 图谱

规定：供试品色谱图中应呈现与对照品保留时间相同的色谱峰。

结论：符合规定。

二、检查

（一）固体制剂

例 12-3 健胃消食片的重量差异检查

仪器：BSA124S–CW 电子天平，编号×××××××××。

标示重量：0.5g/片。

20 片总重量：10.0697g。

平均片重：0.503g。

重量差异限度：±5%。

重量差异上限：0.5×（1+5%）=0.525g。

重量差异下限：0.5×（1-5%）=0.475g。

表 12-26　健胃消食片的重量差异检查结果　　　　（单位：g）

样品编号	重量（g）	样品编号	重量（g）
1	0.505	11	0.507
2	0.500	12	0.503
3	0.508	13	0.499
4	0.512	14	0.499
5	0.504	15	0.504
6	0.502	16	0.501
7	0.508	17	0.503
8	0.503	18	0.496
9	0.501	19	0.505
10	0.505	20	0.506

规定：每片重量与标示片重比较，超过重量差异限度的不得多于 2 片，并不得有 1 片超过限度 1 倍。

结论：符合规定。

例 12-4 甲硝唑阴道泡腾片的发泡量检查

试验操作：取 25ml 具塞刻度试管（内径 1.5cm）10 支，各精密加水 2ml，置 37.0℃水浴中 5 分钟，各管中分别投入本品 1 片，密塞，20 分钟内观察最大发泡量体积。

结果：21.1、19.2、20.0、18.5、18.2、19.0、17.9、20.2、21.3、22.5ml。

平均值：19.8ml。

规定：平均应不少于 10.0ml，且少于 6.0ml 的不得超过 2 片。

结论：符合规定。

例 12-5　克拉霉素分散片的分散均匀性检查

仪器：ZB-1D 崩解仪，编号×××××××××。

筛网孔径：710μm。

溶剂：水；温度：37℃。

挡板：□加挡板　☑不加挡板

结果：供试品 6 片均在 1 分钟内全部崩解并通过筛网。

规定：应在 3 分钟内全部崩解并通过筛网。

结论：符合规定。

例 12-6　金水宝片的崩解时限检查

仪器：ZB-1E 崩解仪，编号×××××××××。

溶剂：水；温度：37℃。

挡板：☑加挡板　□不加挡板

结果：均在 21 分钟内全部崩解。

规定：各片均应 1 小时内全部崩解。

结论：符合规定。

例 12-7　阿司匹林泡腾片的脆碎度检查

仪器：CS-2 脆碎度测试仪，编号×××××××××；

AE163 电子天平，编号×××××××××。

规格：0.5g。

操作方法：试验前应调节仪器的转速为每分钟 25 转，设定试验时间为 4 分钟。取约 15 片，用吹风机吹去片剂脱落的粉末，精密称重（6.5342g），置圆筒中，转动 100 次。取出，同法除去粉末，精密称重（6.5276g）。

结果：减失重量为 0.07%，且未检出断裂、龟裂及粉碎的片。

规定：减失重量不得过 1%，且未检出断裂、龟裂及粉碎的片。

结论：符合规定。

例 12-8　尼群地平片的含量均匀度检查

仪器：MS105 电子天平，编号×××××××××；

ML204 电子天平，编号×××××××××；

LC-20A 高效液相色谱仪，编号×××××××××。

色谱条件与系统适用性试验：色谱柱 TECHMATE C_{18}-ST Ⅱ（4.6mm×250mm，5μm）；以乙腈-四氢呋喃-水（20:24:56）为流动相；流速：1.0ml/min；检测波长为 237nm。理论板数按尼群地平峰计算不低于 3000，尼群地平峰与相邻杂质峰的分离度应符合要求。

对照品：尼群地平，来源于中国食品药品检定研究院，批号×××××××–××××××，含量：99.0%。

标示量：10mg。

试验操作如下。

对照品溶液的制备：精密称取尼群地平对照品约 20mg，置 200ml 量瓶中，加四氢呋喃 24ml，振摇使尼群地平对照品溶解，用乙腈-水（20:56）混合溶液稀释至刻度，摇匀，即得。

供试品溶液的制备：取本品 10 片，分别置 100ml 量瓶中，加水 2ml 振摇使崩解，加四氢呋喃 24ml，振摇 10 分钟，再加乙腈-水（20:56）混合溶液适量，振摇使尼群地平溶解并稀释至刻度，摇匀，用 0.45μm 滤膜滤过，取续滤液，即得。

测定法：精密量取供试品溶液和对照品溶液各 20μl，分别注入液相色谱仪，记录色谱图，按外标法以峰面积计算。

计算公式：

$$校正因子 = \frac{对照品取样量 \times 对照品含量}{对照品峰面积 \times 对照品稀释倍数}$$

$$标示量的百分含量（\%）= \frac{供试品峰面积 \times 校正因子 \times 供试品稀释倍数}{供试品标示量}$$

规定：$A+2.2S \leq 20.0$。

例 12-9 众生片的微生物限度检查

试验操作：取供试品 10g，置锥形瓶中，加 pH 7.0 无菌氯化钠-蛋白胨缓冲液至 100ml，保温振摇，作为 1:10 供试液；取 1:10 供试液 1ml，加 pH 7.0 无菌氯化钠-蛋白胨缓冲液至 10ml，摇匀，作为 1:100 供试液。

表 12-27 众生片的微生物限度检查结果

	平皿号	稀释度			空白对照
		原液	1:10	1:100	
结果	☑需氧菌总数（30～35℃；3天）平皿法（1:10供试液） 1		0	0	0
	2		0	0	0
	平均				
	结果	<10cfu/g			

<table>
<tr><td rowspan="40">结果</td><td rowspan="5">☑霉菌和酵母菌总数（20～25℃；5 天）平皿法（1:10 供试液）</td><td rowspan="2">平皿号</td><td colspan="4">稀释度</td><td rowspan="2">空白对照</td></tr>
<tr><td>原液</td><td>1:10</td><td>1:100</td><td></td></tr>
<tr><td>1</td><td></td><td>0</td><td></td><td></td><td></td></tr>
<tr><td>2</td><td></td><td>0</td><td></td><td></td><td></td></tr>
<tr><td>平均</td><td></td><td></td><td></td><td></td><td></td></tr>
</table>

结果	<10cfu/g

☑大肠埃希菌（30～35℃，18～24 小时）常规（100ml）		供试品	阳性对照	空白对照
	胰酪大豆胨液体培养基	－	＋	－
	麦康凯液体培养基	－	＋	－
	麦康凯琼脂平板	－	＋	－
	MUG-I 实验			－
	结果	未检出		

☑耐胆盐革兰阴性菌（30～35℃，24～48 小时）（10ml）	预培养：取供试品 10g，加胰酪大豆胨液体培养基至 100ml，摇匀，在 20～25℃培养约 2 小时				
		0.1g	0.01g	0.001g	阳性对照	空白对照
	肠道菌增菌液体培养基	－	－	－	＋	－
	紫红胆盐葡萄糖琼脂	－	－	－	＋	－
	结果	<10cfu/g				

☑沙门菌（30～35℃，18～24 小时）（100ml）		供试品	阳性对照	空白对照
	胰酪大豆胨液体培养基	－	＋	－
	RV 沙门增菌液体培养基	－	＋	－
	木糖赖氨酸脱氧胆酸盐琼脂	－	＋	－
	三糖铁琼脂			
	VITEK			
	结果	未检出		

规定：需氧菌总数应不得过：10^4cfu/g；霉菌和酵母菌总数应不得超过 10^2cfu/g；控制菌不得检出：大肠埃希菌（1g）；沙门菌（10g）；耐胆盐革兰阴性菌应小于 10^2cfu/g。

结论：符合规定。

表格说明：表格中，用"+"表示浑浊或有疑似菌落生长；用"–"表示未见浑浊或无疑似菌落生长。

例 12-10　乳增宁胶囊的水分检查

仪器：BSA124S–CW 电子天平，编号××××××××。

干燥条件：常压干燥；温度：105℃。

空称量瓶恒重 5 小时：44.1163g。

空称量瓶恒重 1 小时：44.1163g。

取样：2.0673g（内容物）。

干燥后称量瓶+样品恒重 5 小时：46.1137g。

干燥后称量瓶+样品恒重 1 小时：46.1136g。

水分：3.4%。

规定：不得过 9.0%。

结论：符合规定。

例 12-11　乳增宁胶囊的装量差异检查

仪器：BSA124S–CW 电子天平，编号××××××××。

规格：每粒装 0.5g。

装量差异限度：±10%。

装量差异上限：0.5×（1+10%）=0.550g。

装量差异下限：0.5×（1–10%）=0.450g。

表 12-28　乳增宁胶囊的装量差异检查结果　　　　（单位：g）

样品编号	总重量	胶囊壳重量	内容物重	平均值
1	0.480	0.021	0.459	
2	0.490	0.022	0.468	
3	0.488	0.024	0.464	
4	0.555	0.023	0.532	
5	0.529	0.024	0.505	0.487
6	0.527	0.025	0.502	
7	0.514	0.026	0.488	
8	0.491	0.022	0.469	
9	0.508	0.021	0.487	
10	0.520	0.023	0.497	

结果：10 粒装量均未超出装量差异限度。

规定：每粒装量与标示装量相比较（无标示装量的胶囊剂，与平均装量比较），装量差异限度应在标示装量（或平均装量）的±10%以内。超出装量差异限度的不得多于 2 粒，并不得有 1 粒超出限度 1 倍。

结论：符合规定。

例 12-12 头孢羟氨苄胶囊的溶出度检查

仪器：UV-2401 紫外分光光度计，编号×××××××；

MS105 电子天平，编号×××××××；

RCZ-8B/RZQ-8C 半自动溶出度测定仪，编号×××××××。

对照品：头孢羟氨苄，来源于中国食品药品检定研究院；批号××××××-××××××，含量：94.8%。

溶出方法：第一法（篮法）。

溶出介质：水；体积：900ml；温度：37℃。

转速：100 转/分钟；取样时间：30 分钟。

标示量：0.5g。

试验操作如下。

对照品溶液的制备：精密称取头孢羟氨苄对照品约 26mg，置 100ml 量瓶中，用水溶解并稀释至刻度，摇匀；精密量取 5ml，置 50ml 量瓶中，用水稀释至刻度，摇匀，即得。

供试品溶液的制备：取本品 6 粒，依法操作，取溶出液过滤，精密量取续滤液 2ml，置 50ml 量瓶中，用水稀释至刻度，摇匀，即得。

测定法：取供试品溶液与对照品溶液各适量，照紫外-可见分光光度法（《中国药典》2015 年版四部通则 0401），分别在 237nm 的波长处测定吸光度，计算每片的溶出量。

计算公式：

$$校正因子 = \frac{对照品取样量 \times 对照品含量}{对照品吸收值 \times 对照品稀释倍数}$$

$$溶出量（\%）= \frac{供试品吸收值 \times 校正因子 \times 供试品稀释倍数}{供试品标示量}$$

规定：限度为标示量的 80%，应符合规定。

例 12-13 阿莫西林颗粒的干燥失重检查

仪器：MS205DU 电子天平，编号×××××××。

干燥条件：减压干燥；干燥温度：80℃。

80℃空称量瓶恒重 5 小时：30.6432g。

80℃空称量瓶恒重 1 小时：30.6432g。

取样：1.0101g。

干燥后称量瓶+样品干燥 5 小时：31.6492g。

干燥后称量瓶+样品干燥 1 小时：31.6493g。

水分：0.4%。

规定：不得过 5.0%。

结论：符合规定。

例 12-14　一清颗粒的溶化性检查

试验操作：取本品 1 袋，加热水 200ml，搅拌 5 分钟。

结果：全部溶化。

规定：应全部溶化或轻微浑浊，不得有异物、焦屑。

结论：符合规定。

例 12-15　一清颗粒的装量差异检查

仪器：BSA124S-CW 电子天平，编号×××××××××。

标示装量：7.5g。

装量差异限度：±5%。

装量差异上限：7.5×(1+5%)=7.875g。

装量差异下限：7.5×(1-5%)=7.125g。

表 12-29　一清颗粒的装量差异检查结果　（单位：g）

样品编号	装量	样品编号	装量
1	7.486	6	7.402
2	7.494	7	7.475
3	7.531	8	7.507
4	7.495	9	7.491
5	7.520	10	7.557

结果：10 袋均在±5%限度范围内。

规定：每袋装量与标示装量相比较，超出装量差异限度的不得多于 2 袋，并不得有 1 袋超出限度 1 倍。

结论：符合规定。

例 12-16　一清颗粒的粒度检查（筛分法）

仪器：CP225D 电子天平，编号×××××××××。

取样量：37.191g。

不能通过一号筛与能通过五号筛的总重量：0.746g。

所占比例：2.0%。

规定：不得过 15%。

结论：符合规定。

例 12-17　五子衍宗丸的水分检查

仪器：BSA124S-CW 电子天平，编号×××××××××。

五子衍宗丸为水蜜丸。

干燥条件：常压干燥；温度：105℃。

空称量瓶恒重 5 小时：31.6492g。

空称量瓶恒重 1 小时：31.6493g。

取样：2.2356g。

干燥后称量瓶+样品恒重 5 小时：33.6903g。

干燥后称量瓶+样品恒重 1 小时：33.6902g。

水分：8.7%。

规定：不得过 12.0%。

结论：符合规定。

例 12-18　五子衍宗丸的装量差异检查

仪器：BSA124S-CW 电子天平，编号×××××××××。

五子衍宗丸为水蜜丸。

标示装量：6g/袋。

装量差异限度：±6%。

装量差异上限：6×(1+6%)=6.36g。

装量差异下限：6×(1−6%)=5.64g。

表 12-30　五子衍宗丸的装量差异结果

样品编号	重量（g）	样品编号	重量（g）
1	6.066	6	6.266
2	5.981	7	5.967
3	5.843	8	5.837
4	6.109	9	6.033
5	6.037	10	6.127

规定：超出装量差异限度的不得多于 2 袋，并不得有 1 袋超出限度 1 倍。

结论：符合规定。

例 12-19　五子衍宗丸的溶散时限检查

仪器：ZB-1D 崩解仪，编号×××××××××。

五子衍宗丸为水蜜丸。

筛网孔径：2.0mm。

溶剂：水；温度：37℃。

挡板：☑加挡板　□不加挡板

结果：在 40 分钟内全部溶散。

规定：应在 1 小时内全部溶散。

结论：符合规定。

例 12-20　小儿珍贝散的粒度检查

仪器：CT225D 电子天平，编号×××××××××。

取样量：10.0253g。

能通过六号筛的粉末重量：9.8248g。

所占比例：98%。

规定：不得少于 95%。

结论：符合规定。

例 12-21　小儿珍贝散的外观均匀度检查

试验操作与结果：取供试品适量，置光滑纸上，平铺约 5cm²，将其表面压平，在明亮处观察，色泽均匀，无花纹与色斑。

规定：外观应色泽均匀，无花纹与色斑。

结论：符合规定。

例 12-22　神曲茶的水分检查

仪器：BSA124S-CW 电子天平，编号×××××××××。

方法：《中国药典》2015 年版四部通则 0832 水分测定法第四法（甲苯法）。

取样量：35.7325g。

读水量：1.50ml。

水分：4.2%。

规定：不得超过 5.0%。

结论：符合规定。

例 12-23　吲哚美辛栓的融变时限检查

仪器：RNY-Ⅲ 融变时限检查仪，编号×××××××××。

供试品：取供试品 3 粒，室温放置 1 小时。

温度：37℃；溶剂：水。

结果：供试品 3 粒均在 22 分钟内全部融化。

规定：脂肪性基质的栓剂 3 粒均应在 30 分钟内全部融化、软化或触压时无硬心。

结论：符合规定。

（二）液体制剂

例 12-24　感冒止咳糖浆的装量检查

标示装量：100ml/瓶。

$$最低装量=标示装量×限度\%=100×97\%=97ml$$

平均装量：101.1ml。

表12-31　感冒止咳糖浆的装量检查结果

样品编号	1	2	3
预经标化值（ml）	100.95	100.24	100.54
实测值（ml）	100.5	100.9	100.1
校准值（ml）	101.5	101.1	100.6
平均装量（ml）	(101.5+101.1+100.6)÷3≈101		
标示装量（ml）	100		
每个容器装量占标示装量的百分率	101.5÷100×100%≈102%	101.1÷100×100%≈101%	100.6÷100×100%≈101%

规定：平均装量不少于标示装量，每个容器装量不少于标示装量的97%。

结论：符合规定。

例12-25　藿香正气水的装量检查

标示装量：10ml/支。

最低装量=标示装量×限度%=10×93%=9.3ml

平均装量：10.73ml。

表12-32　藿香正气水的装量检查结果

样品编号	1	2	3	4	5
装量（ml）	10.69	10.79	10.69	10.54	10.95
标示装量（ml）	10				

规定：平均装量不少于标示装量，每个容器装置不少于1支，并不得少于标示装量的93%。

结论：符合规定。

例12-26　参茸补酒的总固体检查（含糖、蜂蜜的酒剂）

仪器：BSA124S-CW电子天平，编号×××××××××。

试验操作：精密量取本品上清液50ml，置蒸发皿中，水浴上蒸至稠膏状，加无水乙醇搅拌提取4次，每次10ml，滤过，合并滤液，置已干燥至恒重的蒸发皿中，蒸至近干，精密加入硅藻土1g（经105℃干燥3小时、移置干燥器中冷却30分钟），搅匀，在105℃干燥3小时，移置干燥器中，冷却30分钟，迅速精密称定重量，扣除加入的硅藻土量，测定，即得。

计算公式：

$$总固体（\%）=\frac{W_3-W_2-W_1}{W_0}\times100\%$$

结果：1.4%。

规定：不得少于 0.3%。

结论：符合规定。

表 12-33　参茸补酒的总固体检查结果

皿号	蒸发皿恒重 W_1/（g）	取样量 W_0（ml）	加入硅藻土重 W_2/（g）	蒸发皿+样品重 W_3/（g）	总固体（%）	平均值（%）
1	131.1838 131.1840		1.1028	132.9950	1.417	
		50				1.4
2	136.8510 136.8512		1.1036	138.6449	1.381	

例 12-27　舒经活络酒的乙醇量检查（气相色谱法）

仪器：气相色谱仪，编号×××××××××。

校正因子测定：精密量取恒温至 20℃的无水乙醇 4ml、5ml、6ml，分别置 100ml 量瓶中，分别精密加入恒温至 20℃的正丙醇（内标物质）5ml，用水稀释至刻度，摇匀，精密量取上述各溶液 1ml，分别置 100ml 量瓶中，用水稀释至刻度，摇匀，取上述三种溶液，分别进样 1μl。

$$校正因子 = \frac{内标峰面积 \times 无水乙醇取样量（ml）}{无水乙醇峰面积 \times 正丙醇取样量（ml）}$$

表 12-34　舒经活络酒乙醇量校正因子测试结果

项目		无水乙醇峰面积	正丙醇峰面积	校正因子	平均 f	RSD（%）
无水乙醇4ml	1	2894	4452	1.231		
	2	2867	4458	1.244		
	3	2817	4374	1.242		
无水乙醇5ml	1	3647	4536	1.244		
	2	3611	4486	1.242	1.238	0.42
	3	3644	4511	1.238		
无水乙醇6ml	1	4317	4428	1.231		
	2	4342	4468	1.235		
	3	4285	4426	1.239		

测定法：精密量取恒温至 20℃的供试品适量（相当于乙醇约 5ml），置 100ml 量瓶中，精密加入恒温至 20℃的正丙醇 5ml，用水稀释至刻度，摇匀，精密量取

该溶液 1ml，置 100ml 量瓶中，用水稀释至刻度，摇匀，进样 1μl。

$$乙醇量（\%）=\frac{乙醇峰面积×正丙醇取样量（ml）×校正因子}{正丙醇峰面积×供试品取样量（ml）}×100\%$$

表 12-35　舒经活络酒乙醇量测试结果

项目	样1	样2
无水乙醇峰面积	4077	4067
正丙醇峰面积	4686	4715
乙醇量（%）	53.9	53.4
平均（%）	54	

结果：乙醇量为 54%。

规定：为 50%～57%。

结论：符合规定。

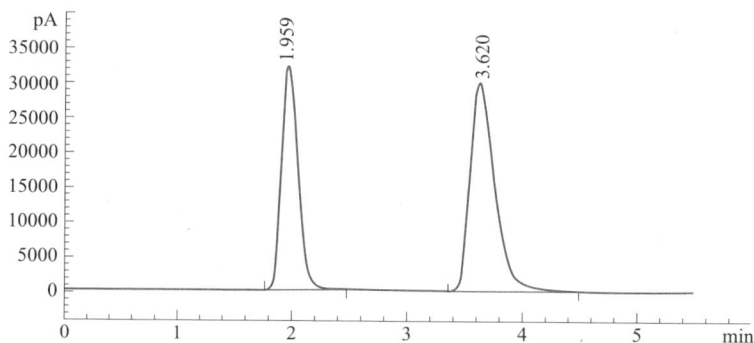

组分名称：乙醇（1.959min）；正丙醇（3.620min）

图 12-3　舒经活络酒的乙醇量气相图谱

例 12-28　舒经活络酒的乙醇量检查（蒸馏法）

仪器：CT225D 电子天平，编号××××××××。

测定方法：蒸馏法。

操作方法：取供试品，摇匀，调节温度至 20℃，精密量取 25ml，置 250ml 分液漏斗中，加水约 50ml，加入氯化钠使之饱和，并用石油醚提取 1～3 次，分取下层水液，蒸馏并测定。

测定温度：20℃。

空比重瓶重量：12.3422g。

空比重瓶加供试液重量：21.8842g。

空比重瓶加水重：22.1984g。

计算公式：在乙醇相对密度表（《中国药典》2015 年版四部通则 0711）内查找供试品的相对密度 0.9681，相应的浓度为 26.5%（ml/ml），含乙醇量高于 30% 者，将查得所含乙醇的百分含量与 2 相乘。

结果：乙醇量（%）=26.5%×2=53%

规定：为 50%～57%。

结论：符合规定。

例 12-29　参茸补酒的甲醇量检查

仪器：气相色谱仪，编号×××××××。

用第二法（填充柱法）检查。

校正因子测定：精密量取正丙醇 1ml，置 100ml 量瓶中，用水溶解并稀释至刻度，摇匀，作为内标溶液。另精密量取甲醇 1ml，置 100ml 量瓶中，用水稀释至刻度，摇匀，精密量取 10ml，置 100ml 量瓶中，精密加入内标溶液 10ml，用水稀释至刻度，摇匀，取 1μl 注入气相色谱仪，连续进样 3～5 次，测定峰面积，计算校正因子。

$$校正因子=\frac{内标峰面积×甲醇取样量（ml）/100×10/100}{甲醇峰面积×正丙醇取样量（ml）/100×10/100}$$

表 12-36　参茸补酒甲醇量校正因子测试结果

项目	1	2	3	4	5
甲醇峰面积	2942	2837	2805	2819	2649
正丙醇峰面积	3816	3660	3618	3666	3858
校正因子（f）	1.297	1.290	1.290	1.300	1.302
f 平均值	1.296				
RSD（%）	0.44				

测定法：精密量取内标溶液 1ml，置 10ml 量瓶中，加供试液至刻度，摇匀，作为供试品溶液，取 1μl 注入气相色谱仪，测定，即得。

$$甲醇量（%）=\frac{甲醇峰面积×正丙醇取样量（ml）/100×1/10×校正因子}{正丙醇峰面积×供试品取样量（ml）/10}×100\%$$

表 12-37　参茸补酒的甲醇量检查结果

项目	样 1	样 2
甲醇峰面积	143	148
正丙醇峰面积	3957	3899
甲醇量（%）	0.0052	0.0055
平均（%）	0.005	

结果：甲醇量为 0.005%（ml/ml）。

规定：不得过 0.05%（ml/ml）。

结论：符合规定。

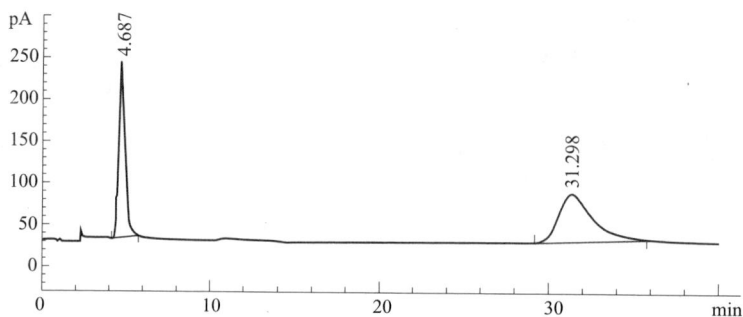

组分名称：甲醇（4.687）；正丙醇（31.298）

图 12-4　甲醇量对照品气相图谱

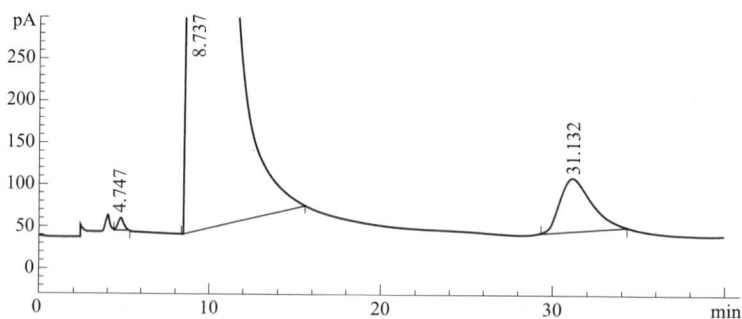

图 12-5　参茸补酒的甲醇量气相图谱

（三）半固体制剂

例 12-30　盐酸特比萘芬乳膏的装量检查

仪器：BSA124S-CW 电子天平，编号××××××××。

标示装量：15g。

标示装量的 93%：13.95g。

表 12-38 盐酸特比萘芬乳膏的装量检查结果 （单位：g）

样品编号	总重量	胶囊壳重量	内容物重	修约	平均值
1	18.545	3.312	15.233	15.2	
2	18.517	3.272	15.245	15.2	
3	18.504	3.451	15.053	15.1	15.1
4	18.659	3.503	15.156	15.2	
5	18.528	3.466	15.062	15.1	

结果：5 支装量均大于标示装量。

规定：每个容器的装量不少于标示装量的 93%，平均装量不少于标示装量。

结论：符合规定。

例 12-31 红霉素软膏的粒度检查（显微镜法）

仪器：S6D 体视显微镜，编号×××××××。

操作方法：取供试品适量，置于载玻片上涂成薄层，薄层面积相当于盖玻片面积，共涂 3 片，覆以盖玻片，注意防止气泡混入，轻压使颗粒分布均匀，照粒度和粒度分布测定法（《中国药典》2015 年版四部通则 0982 第一法显微镜法）进行检查，在 50～100 倍显微镜下，调节焦距使物像清晰，检视盖玻片全部视野，应无凝聚现象，记录大于 180μm 的粒子数。

结果：无凝聚现象，未检出大于 180μm 的粒子。

规定：应不得检出大于 180μm 的粒子。

结论：符合规定。

例 12-32 拔毒膏的软化点检查

仪器：CT225 天平，编号×××××××；

软化点测定仪，编号×××××××。

标示重量：每张净重 0.5g。

取供试品置烘箱中微热软化后，取出，刮下膏料，称取 2 份，各约 1.8g，分别填充于两个试样环中，并将试样环上口朝下平放在表面涂有少量甘油并平铺于玻璃板上的铝箔纸上，置 75℃±2℃ 的恒温箱中加热熔化至表面平整时，取出，室温放置 1 小时，将试样环移至上支撑板圆环内，装上钢球定位器，与钢球分别同置盛水的烧杯中，在 37℃±2℃ 的恒温水浴中，平衡 20 分钟后，将钢球置于定位器中，自烧杯底部加热，控制每分钟升温 1.0～1.5℃。读取钢球刚触及下支撑板表面时的温度，取平均值作为供试品的软化点。

膏料重：1.8324g，1.8719g。

软化点测定结果：56.4℃，56.1℃。

软化点平均结果：56℃。

规定：为 50～65℃。

结论：符合规定。

（四）无菌制剂

例 12-33　硫酸庆大霉素注射液的装量检查

规格：2ml。

试验操作：取本品 5 支，用经校正后的 5ml 注射器抽尽，在室温下检视，每支装量如表 12-39。

表 12-39　硫酸庆大霉素注射液的装量检查结果

序号	预经标化值（ml）	实测值（ml）	校正值（ml）	标示装量（ml）
1	2.0422	2.10	2.144	
2	2.0422	2.05	2.093	
3	2.0422	2.10	2.144	2
4	2.0748	2.05	2.127	
5	2.0748	2.05	2.127	

结果：每支的装量均大于其标示量。

规定：每支的装量均不得少于其标示量。

结论：符合规定。

例 12-34　注射用苯巴比妥钠的装量差异检查

仪器：ML204 电子天平，编号××××××××。

试验操作：取供试品 5 支，除去标签、铝盖，容器外壁用乙醇擦净，干燥，开启时注意避免玻璃屑异物落入容器中，分别迅速精密称定 M_1，然后倾出内容物，容器用水或乙醇洗净，在适宜条件下干燥后，再分别精密称定每一容器的重量 M_2，求出每支的装量与平均装量如表 12-40。

表 12-40　注射用苯巴比妥钠的装量差异检查结果

序号	M_1（g）	M_2（g）	装量（g）
1	15.4465	15.3395	0.1070
2	15.3606	15.2559	0.1047
3	15.1212	15.0161	0.1051
4	14.7620	14.6573	0.1047
5	15.2168	15.1145	0.1023
平均装量（g）	—	—	0.1048

装量差异限度为：±10%，限度范围为 0.0943～0.1150g

结果：每支装量与平均装量相比较，均在装量差异限度范围内。

规定：每瓶（支）装量与平均装量相比较，应在装量差异限度范围内，如有 1 瓶（支）不符合规定，应另取 10 瓶（支）复试，均应在装量差异范围内。

结论：符合规定。

例 12-35　复方氨基酸注射液（18AA）的渗透压摩尔浓度检查

仪器：SMC-30B 渗透压测定仪，编号××××××××。

试验操作：取本品直接测定，平行测定 3 次，结果如表 12-41，计算出平均渗透压摩尔浓度。

表 12-41　复方氨基酸注射液（18AA）的渗透压摩尔浓度检查结果

测定次数	1	2	3	平均值（mOsmol/kg）
渗透压摩尔浓度（mOsmol/kg）	763	763	763	763

结果：763mOsmol/kg。

规定：为 690～850mOsmol/kg。

结论：符合规定。

例 12-36　硫酸庆大霉素注射液的可见异物检查

仪器：YB-2 澄明度检测仪，编号××××××××。

光照度：1500lx。

试验操作：取供试品 20 支，除去容器标签，擦净容器外壁，必要时将药液转移至洁净透明的适宜容器内，将供试品置遮光板边缘处，在明视距离（指供试品至人眼的清晰观测距离，通常为 25cm），手持容器颈部，轻轻旋转和翻转容器（但应避免产生气泡），使药液中可能存在的可见异物悬浮，分别在黑色和白色背景下目视检查，重复观察，总检查时限为 20 秒。

结果：20 支均未检出金属屑、玻璃屑、长度超过 2mm 的纤维、最大粒径超过 2mm 的块状物以及烟雾状微粒沉积物、无法计数的微粒群或摇不散的沉淀，以及蛋白质絮状物等明显可见异物，均未检出微细可见异物。

规定：不得检出金属屑、玻璃屑、长度超过 2mm 的纤维、最大粒径超过 2mm 的块状物以及静置一定时间后轻轻旋转时肉眼可见的烟雾状微粒沉积物、无法计数的微粒群或摇不散的沉淀，以及在规定时间内较难计数的蛋白质絮状物等明显可见异物。如检出点状物、2mm 以下的短纤维和块状物等微细可见异物，除另有规定外，应符合下列规定：静脉用注射液，不得检出明显可见异物；如检出微细可见异物的供试品仅有 1 支（瓶），另取 20 支（瓶）同法复试，均不得检出。

结论：符合规定。

例 12–37　硫酸庆大霉素注射液的不溶性微粒检查

规格：2ml。

仪器：GWF–8JA 微粒检测仪，编号×××××××××。

试验操作：取本品 4 支，按照《中国药典》2015 年版四部通则 0903 测定，检查结果如表 12–42。

表 12–42　硫酸庆大霉素注射液的不溶性微粒检查结果

	样号	每个容器含 10μm 及 10μm 以上的微粒数（个）	平均（个/容器）	每个容器含 25μm 及 25μm 以上的微粒数（个）	平均（个/容器）
数据	1	28		0	
	2	19		5	
	3	26	43	7	14
	4	20		9	
	平均值	22		7	
结果			43 粒，14 粒		

规定：每个供试品容器中含 10μm 及 10μm 以上的微粒不得过 6000 粒，含 25μm 及 25μm 以上的微粒不得过 600 粒。

结论：符合规定。

例 12–38　复方氨基酸注射液（18AA）的不溶性微粒检查

仪器：GWJ–5 智能微粒检测仪，编号×××××××××。

试验操作：取本品 4 支，按照《中国药典》2015 年版四部通则 0903 测定，测定结果如表 12–43。

表 12–43　复方氨基酸注射液（18AA）的不溶性微粒检查结果

	样号		每 ml 含 10μm 及 10μm 以上的微粒数	每 ml 含 25μm 及 25μm 以上的微粒数
数据	供试品 1	1	5.6	0.2
		2	4.6	0
		3	3.8	0
	供试品 2	4	7.6	0
		5	6	0
		6	7.2	0

续表

数据	样号		每ml含10μm及10μm以上的微粒数	每ml含25μm及25μm以上的微粒数
	供试品3	7	1.4	0
		8	2.8	0
		9	3.2	0
	供试品4	10	1.8	0
		11	2.4	0
		12	1.8	0
	平均值		4.0	0
结果			4粒，0粒	

规定：每1ml中含10μm及10μm以上的微粒数不得过25粒，含25μm及25μm以上的微粒数不得过3粒。

结论：符合规定。

例12-39 喜炎平注射液的鞣质检查

操作方法：取本品1ml，加新配制的含1%鸡蛋清的生理氯化钠溶液5ml，放置10分钟。

结果：未出现浑浊和沉淀。

规定：不得出现浑浊和沉淀。

结论：符合规定。

例12-40 喜炎平注射液的树脂检查

操作方法：取本品5ml，加盐酸1滴，摇匀，放置30分钟。

结果：未出现沉淀。

规定：不得出现沉淀。

结论：符合规定。

例12-41 喜炎平注射液的草酸盐检查

操作方法：取本品2ml，加3%的氯化钙溶液3滴，放置10分钟。

结果：未出现浑浊和沉淀。

规定：不得出现浑浊或沉淀。

结论：符合规定。

例12-42 喜炎平注射液的钾离子检查

操作方法：取本品2ml，蒸干，先用小火炽灼至炭化，再在550℃炽灼至完全灰化，加稀醋酸2ml使溶解，置25ml量瓶中，加水稀释至刻度，混匀，作为供试品溶液。取 10ml 纳氏比色管两支，甲管中精密加入标准钾离子溶液 0.8ml，加碱性甲醛溶液（取甲醛溶液，用 0.1mol/L 氢氧化钠溶液调节 pH 至 8.0）0.6ml、3%乙二胺四醋酸二钠溶液 2 滴、3%四苯硼钠溶液 0.5ml，加水稀释成 10ml，乙管中精密加入供试品溶液 1ml，与甲管同时依法操作，摇匀，甲、乙两管同置黑纸上，自上向下透视。

结果：乙管中显出的浊度与甲管比较，更浅。

规定：乙管中显出的浊度与甲管比较，不得更浓。

结论：符合规定。

例 12-43　肿节风注射液的重金属及有害元素检查

仪器：BSA124S-CW 电子天平，编号×××××××；

Agilent7700 ICP-MS，编号×××××××。

仪器条件：反射功率 1600W、采用深度 7.6mm、载气流速 0.79L/min、辅助气流速 0.35L/min、泵速 0.1 转/秒、S/C 温度 2℃、离子透镜 1:3.5V、离子透镜 2:-99.5V、反应模式为氦模式、氦气流速 4.5ml/min。

汞单元素标准溶液，来源于中国计量科学研究院，批号××××××，1000μg/ml。

混合标准物质溶液，来源于中国计量科学研究院，批号××××××，10μg/ml。

试验操作如下。

标准储备液的制备：精密量取汞单元素标准溶液 1ml，置 100ml 量瓶中，用 2%硝酸稀释至刻度，摇匀，即得（即汞的标准储备液浓度为 10μg/ml）；再精密吸取 1ml，置 100ml 量瓶中，用 2%硝酸稀释至刻度，摇匀，即得（即汞的标准储备液浓度为 100ng/ml）。精密量取混合标准物质 5ml，置 50ml 量瓶中，加 2%硝酸稀释至刻度，摇匀，即得铅、镉、砷、铜的混合标准储备液（浓度为 1000ng/ml）。

标准曲线的制备：精密量取混合标准储备液 0、0.5、1.0、2.0、3.0、4.0、5.0ml，分别置 100ml 容量瓶中，用 2%硝酸溶液稀释至刻度，摇匀，即得（即铅、镉、砷、铜的标准曲线系列浓度为 0ng/ml、5ng/ml、10ng/ml、20ng/ml、30ng/ml、40ng/ml、50ng/ml）。精密量取汞标准储备液 0、0.2、0.4、0.8、1.2、2.0ml，分别置 100ml 量瓶中，用 2%硝酸溶液稀释至刻度，摇匀，即得（即汞的浓度为 0ng/ml、0.2ng/ml、0.4ng/ml、0.8ng/ml、1.2ng/ml、2.0ng/ml）。

内标溶液的制备：精密吸取 ^{72}Ge、^{115}In、^{209}Bi 标准溶液 1ml，置 100ml 量瓶中，用 2%硝酸（优级纯）稀释至刻度，摇匀，即得（即 ^{72}Ge、^{115}In、^{209}Bi 的内标溶液浓度为 1μg/ml）。

供试品溶液的制备：精密量取本品 1ml，置聚四氟乙烯消解罐中，加硝酸 5ml，置微波消解仪中进行消解，消解完全后取消解内管置赶酸仪上缓缓加热至红棕色蒸气挥尽，消解罐自然冷却至室温，将消解液转入 50ml 量瓶中，用去离子水少量多次洗涤消解罐，洗液合并于量瓶中，用去离子水稀释至刻度，摇匀，即得。同法同时制备试剂空白溶液。

测定法：测定时的同位素 ^{63}Cu、^{75}As、^{111}Cd、^{202}Hg 和 ^{208}Pb，其中 ^{63}Cu、^{75}As 以 ^{72}Ge 作为内标，^{111}Cd 以 ^{115}In 作为内标，^{202}Hg、^{208}Pb 以 ^{209}Bi 作为内标，标准进样管始终插入内标溶液中，依次从样品管中吸入各个浓度的标准溶液，以测量值为纵坐标，浓度为横坐标，绘制标准曲线。

铅：$y=0.0143x-0.0072$　$R=0.9985$

镉：$y=0.0012x+3.5093\times10^{-6}$　$R=0.9996$

砷：$y=0.0039x+4.0101\times10^{-5}$　$R=0.9965$

汞：$y=0.0038x-7.9327\times10^{-7}$　$R=0.9926$

铜：$y=0.0204x+0.0036$　$R=0.9920$

结果：测得样品中铅 2μg、镉 0.002μg、砷 0.1μg、汞、铜未检出。

规定：按每日最大使用量计算，铅不得超过 12μg，镉不得超过 3μg，砷不得超过 6μg，汞不得超过 2μg，铜不得超过 150μg。

结论：符合规定。

例 12-44　复方氨基酸注射液（18AA）的无菌检查

实验环境：洁净室×××；沉降菌数周边：0cfu/皿；操作台：0cfu/皿。

阳性菌：金黄色葡萄球菌［CMCC（B）26 003］第 3 代。

操作方法：本品为液体供试品。供试品 15 瓶作为供试液，薄膜过滤，不冲洗，分别加入 100ml 硫乙醇酸盐流体培养基和胰酪大豆胨液体培养基，分别置 35℃ 和 25℃ 的培养箱中培养 14 天，逐天观察。结果如表 12-44。

表 12-44　复方氨基酸注射液（18AA）的无菌检查结果

天数	1	2	3	4	5	6	7	8	9	10	11	12	13	14
硫乙醇酸盐流体培养基	−	−	−	−	−	−	−	−	−	−	−	−	−	−
胰酪大豆胨液体培养基	−	−	−	−	−	−	−	−	−	−	−	−	−	−
阳性							+							
阴性							−							
备注	表格中，用"+"表示浑浊或有疑似菌落生长；用"−"表示未见浑浊或无疑似菌落生长													

规定：应符合规定。

结论：符合规定。

例 12–45 氯化钠注射液的无菌检查

实验环境：洁净室×××；沉降菌数周边：0cfu/皿；操作台：0cfu/皿。

阳性菌：金黄色葡萄球菌［CMCC（B）26 003］第 3 代。

方法：薄膜过滤法。

试验操作：本品为液体供试品。取供试品 15 瓶作为供试液。

冲洗液：0.1%无菌蛋白胨水溶液，批号：×××××××。

检查法：100ml/筒分次冲洗，每次 100ml。

培养基：硫乙醇酸盐流体培养基，批号：×××××××。

胰酪大豆胨液体培养基批号：×××××××。

表 12–45 氯化钠注射液的无菌检查结果

	天数	1	2	3	4	5	6	7	8	9	10	11	12	13	14
结果	硫乙醇酸盐流体培养基	−	−	−	−	−	−	−	−	−	−	−	−	−	−
	胰酪大豆胨液体培养基	−	−	−	−	−	−	−	−	−	−	−	−	−	−
	阳性							+							
	阴性							−							
规定		应符合规定													
结论		符合规定													
实验说明		表格中，用"+"表示浑浊或有疑似菌落生长；用"−"表示未见浑浊或无疑似菌落生长													

例 12–46 喜炎平注射液的热原检查

供试品为喜炎平注射液，规格（2ml:50mg），注射剂量 2ml/kg，测温 6 次，测温间隔 30 分钟。初试结果如表 12–46。

表 12–46 喜炎平注射液热原检查结果

兔号	兔重（kg）	初温 1	初温 2	平均体温	测温 1	测温 2	测温 3	测温 4	测温 5	测温 6	采样最高温	采样最大升温	升温总和
1	3.4	38.8	38.6	38.7	38.4	38.6	38.6	38.6	38.4	38.6	38.6	0	
2	3.4	39.2	39.1	39.2	38.9	39.1	38.9	39.1	39.1	39.1	39.1	0	0.1
3	3.6	38.4	38.3	38.4	38.1	38.2	38.2	38.3	38.4	38.5	38.5	0.1	

结果：在初试的 3 只家兔中，体温升高均低于 0.6℃，并且 3 只家兔体温升高总和低于 1.3℃。

结果：在初试的 3 只家兔中，体温升高应均低于 0.6℃，并且 3 只家兔体温升高总和应低于 1.3℃。

结论：符合规定。

例 12-47 **注射用头孢曲松钠的细菌内毒素检查**

规格：1.0g；包装：西林瓶。

标准规定其内毒素限值：0.2EU/mg。

鲎试剂的灵敏度：0.25EU/ml。

$$MVD=cL/\lambda=1.0\times1000\times0.2/0.25=800$$

将样品进行 800 倍稀释作为供试品溶液，可按如下步骤稀释：

① 取本品 1 瓶加水 10ml，溶解混匀后得 10 倍稀释供试品溶液；

② 取①液 0.5ml 加水 4.5ml，混匀后得 100 倍稀释供试品溶液；

③ 取②液 0.5ml 加水 3.5ml，混匀后即得 800 倍稀释供试品溶液。

同时制备 800 倍稀释下的供试品阳性对照溶液，及 2λ 即 0.5EU/ml 的阳性对照溶液。实验结果如表 12-47。

表 12-47 注射用头孢曲松钠细菌内毒素检查结果

供试品	供试品阳性对照	阳性对照	阴性对照
—	++	++	—

结果：实验结果有效，细菌内毒素小于 0.2EU/mg。

规定：细菌内毒素应小于 0.2EU/mg。

结论：符合规定。

例 12-48 **复方氨基酸注射液（18AA）的细菌内毒素检查**

仪器：SPX-150B 生化培养箱，编号××××××××。

实验材料：细菌内毒素工作标准品，来源于中国食品药品检定研究院，批号××××××-×××××××，80EU；

鲎试剂，来源于湛江安度斯生物有限公司，批号××××××，0.25EU/ml；

细菌内毒素检查用水，来源于湛江安度斯生物有限公司，批号××××××，50ml。

操作方法如下。

1. 细菌内毒素稀释

（1）取一支，加水 1ml，经旋涡混合 15 分钟后得① 液（80EU/ml）；

（2）取① 液 0.8ml，加水 7.2ml，旋涡混合 30 秒钟得② 液（8EU/ml）；

（3）取② 液 1ml，加水 7ml，旋涡混合 30 秒钟得③ 液（1EU/ml）；

（4）取③ 液 8ml，加水 8ml，旋涡混合 30 秒钟得④ 液（0.5EU/ml）。

2. 样品稀释 取样品 1ml 加水 1ml，$MVD=cL/\lambda=1\times0.50/0.25=2$。

测定结果见表 12–48。

表 12–48　复方氨基酸注射液（18AA）的细菌内毒素检查结果

项目	样品管 1	样品管 2	阳性对照管		阴性对照管		供试品阳性对照管	
鲎试剂	0.1ml	0.1ml	0.1ml	0.1ml	0.1ml	0.1ml	0.1ml	0.1ml
水	/	/	/	/	0.1ml	0.1ml	/	/
样品	0.1ml	0.1ml	/	/	/	/	/	/
样品稀释的内毒素	/	/	/	/	/	/	0.1ml	0.1ml
内毒素（0.5EU/ml）	/	/	0.1ml	0.1ml	/	/	/
结果（阳性+，阴性−）	−	−	+	+	−	−	+	+
保温	温度：37℃，保温时间自：11:30 至 12:30							

规定：每 1ml 中含内毒素的量应小于 0.50EU。

结论：符合规定。

例 12–49　萘敏维滴眼液的可见异物检查

仪器：TB–2 澄明度仪，编号×××××××。

光照度：3000lx。

操作方法：取本品 20 支（瓶/袋），照可见异物检查法检查和判断。

表 12–49　萘敏维滴眼液的可见异物检查结果

	取本品 20 支（瓶/袋），照可见异物检查法检查和判断		
试验操作	检出	0	支（瓶/袋）微细可见异物样品
	检出	0	支（瓶/袋）明显可见异物样品
结果	检出 0 支微细可见异物样品，检出 0 支明显可见异物样品		

规定：不得检出金属屑、玻璃屑、长度超过 2mm 的纤维、最大粒径超过 2mm 的块状物，以及静置一定时间后轻轻旋转时肉眼可见的烟雾状微粒沉积物、无法计数的微粒群或摇不散的沉淀，以及在规定时间内较难计数的蛋白质絮状物等明显可见异物。如检出微细可见异物（点状物、2mm 以下的短纤维和块状物等）的供试品仅 1 支，符合规定；如检出微细可见异物的供试品有 2～3 支，应另取 20 支同法复试，初、复试的供试品中，超过 3 支检出，不符合规定；如检出微细可见异物的供试品有 3 支以上，不符合规定。

结论：符合规定。

例 12–50　妥布霉素地塞米松滴眼液的粒度检查

仪器：BX41Olympus 显微镜，编号×××××××。

操作方法：取本品一支，用力振摇后快速取样，取一滴置载玻片上，加盖玻片（注意防止气泡混入），在显微镜（10×40）下观察全部视野。

结果：每个涂片中大于 50μm 的粒子为 0 个，且未检出大于 90μm 的粒子。

规定：每个涂片中大于 50μm 的粒子不得超过 2 个（含饮片原粉的除外），且不得检出大于 90μm 的粒子。

结论：符合规定。

例 12-51　妥布霉素地塞米松滴眼液的沉降体积比检查

操作方法：取本品 50ml，置 50ml 具塞量筒中，用力振摇 1 分钟，记下混悬物的开始高度 H_0，静置 3 小时，记下混悬物的最终高度 H。

开始高度 H_0：25.0。

最终高度 H：23.5。

结果：沉降体积比=0.940，修约为 0.94。

规定：应不低于 0.90。

结论：符合规定。

例 12-52　红霉素眼膏的金属性异物检查

操作方法：取样品 10 个，分别将全部内容物置于平底培养皿中，加盖，85℃保温 2 小时，室温放冷至凝固，依法检查不小于 50μm 具有光泽的金属性异物。

放大倍数：30，结果如表 12-50。

表 12-50　红霉素眼膏的金属性异物检查结果

测试	1	2	3	4	5	6	7	8	9
	0	0	0	0	0	0	0	0	0
测试结果	10 个供试品中每个内含金属性异物超过 8 粒者有					0	总数		0

规定：10 个供试品中每个含金属性异物超过 8 粒者，不得过 1 个，且总数不得过 50 粒。

结论：符合规定。

例 12-53　羟丙甲纤维素滴眼液的装量检查

羟丙甲纤维素滴眼液为单剂量包装。

操作方法：取本品 10 支，用经标定的 1ml 注射器抽尽内容物，排尽气泡，静置后读数，结果见表 12-51。

表 12–51 羟丙甲纤维素滴眼液装量检查结果

预检定量具：1.00ml										
样号	1	2	3	4	5	6	7	8	9	10
测得值（ml）	0.41	0.40	0.39	0.40	0.38	0.40	0.37	0.39	0.39	0.39
F	1.0817	1.0817	1.0817	1.0817	1.0817	1.0923	1.0923	1.0923	1.0923	1.0923
装量（ml）	0.44	0.43	0.42	0.43	0.41	0.44	0.40	0.43	0.43	0.43
标示装量（ml）	0.4									

结果：有 0 支少于标示装量。

规定：每个装量与标示装量相比较，均不得少于其标示装量。

结论：符合规定。

例 12–54 萘敏维滴眼液的装量检查

萘敏维滴眼液为多剂量包装。

操作方法：取本品 5 支，开启时注意避免损失，将内容物转移至预经标化的 25ml 干燥量入式量筒中，黏稠液体倾出后，将容器倒置 15 分钟，尽量倾净，读数如表 12–52。

表 12–52 萘敏维滴眼液装量检查结果

序号	预经标化值（ml）	实测值（ml）	校正值（ml）	平均装量（ml）	校正值/标示装量（%）
1	24.99	15.10	15.094		101
2	24.99	15.10	15.094		101
3	24.99	15.00	14.994	15.064	100
4	24.99	15.10	15.094		101
5	24.99	15.05	15.044		100
标示装量	15ml		容器体积	25ml	

结果：每支装量均大于其标示装量的 93%，且平均装量大于标示装量。

规定：每支装量均不少于其标示装量的 93%，且平均装量不少于标示装量。

结论：符合规定。

例 12–55 萘敏维滴眼液的渗透压摩尔浓度检查

仪器：SMC–30B 渗透压测定仪，编号×××××××。

操作方法：取样品直接测定 3 次，取平均值，结果如表 12–53。

表 12-53 萘敏维滴眼液的渗透压摩尔浓度检查结果

测定次数	1	2	3	渗透压摩尔浓度平均值（mOsmol/kg）	修约	渗透压摩尔浓度比（Q_T/Q_s）	修约
供试品 Q_T	272	275	275	274.00	274		
0.9%（g/ml）氯化钠 Q_s	285	285	286	285.33	285	0.96	1.0

结果：渗透压摩尔浓度比为 1.0。

规定：为 0.9～1.1。

结论：符合规定。

例 12-56 萘敏维滴眼液的无菌检查

阳性菌：金黄色葡萄球菌［CMCC（B）26 003］第 3 代。

操作方法：取供试品 15 瓶作为供试液，薄膜过滤，每筒用 0.9%氯化钠溶液 300ml 分次冲洗，每次 100ml。分别加入 100ml 硫乙醇酸盐流体培养基、胰酪大豆胨培养基，分别置 35℃、25℃的培养箱中培养 14 天，逐日观察结果如表 12-54。

表 12-54 萘敏维滴眼液的无菌检查结果

天数	1	2	3	4	5	6	7	8	9	10	11	12	13	14
硫乙醇酸盐流体培养基	−	−	−	−	−	−	−	−	−	−	−	−	−	−
胰酪大豆胨培养基	−	−	−	−	−	−	−	−	−	−	−	−	−	−
阳性							+							
阴性							−							
备注	表格中，用"+"表示浑浊或有疑似菌落生长；用"−"表示未见浑浊或无疑似菌落生长													

规定：应符合规定。

结论：符合规定。

三、含量测定

例 12-57 氯化钠注射液中锌的含量测定

仪器：900T 原子吸收分光光度计，编号×××××××××。

锌单元素标准溶液，来源于中国计量科学研究院，批号××××××。

操作方法如下。

（1）标准储备液的制备 精密量取锌单元素标准溶液（1000μg/ml）5ml，置

100ml 量瓶中，用 2%硝酸溶液稀释至刻度，摇匀，精密量取 25ml，置 100ml 量瓶中，用 2%硝酸溶液稀释至刻度，摇匀，即得浓度为 12.5μg/ml 标准储备液。

（2）标准曲线系列溶液的制备　分别精取标准储备液 0、1.0、2.0、3.0、4.0、5.0ml，置 50ml 量瓶中，加 2%硝酸稀释至刻度，摇匀，即得浓度为 0.25、0.50、0.75、1.00、1.25μg/ml 的标准曲线系列溶液。

$$得线性方程：y=0.18896x+0.00631，r=0.9984$$

（3）供试品溶液的制备　量取本品 250ml，置干燥的烧杯中，加热浓缩至约 20ml，转移至 25ml 量瓶中，加适量水洗涤烧杯，将洗液合并至量瓶中，用水稀释至刻度，摇匀，即得。用水替代本品，同法操作，制成空白溶液。

测定方法：取上述标准曲线系列溶液、空白溶液与供试品溶液，照原子吸收分光光度法（《中国药典》2015 版四部通则 0406）测定。结果见表 12-55。

表 12-55　氯化钠注射液中锌的含量测定结果

	序号	取样量 $V_{样}$（ml）	测得浓度 c（μg/ml）	稀释倍数	换算系数	含量（ng/ml）	平均值（ng/ml）	修约
供试品计算	1	1	0.2431	0.1	1000	24.310	24.500	24.5ng/ml
	2	1	0.2469			24.690		
	线性方程：$y=ax+b$　y：吸收值 A；x：浓度 c（μg/ml）							
	$$含量（ng/ml）=\dfrac{测定浓度 c×稀释倍数×换算系数}{V_{样}}$$							

备注：按照《中国药典》2015 年版二部规定，"氯化钠注射液"不需要检测锌元素含量。该实例来源于检验工作中发现的某一质量问题，采用经方法学验证的非标方法，测定氯化钠注射液中锌的含量。

例 12-58　香砂养胃乳剂含量测定

仪器：薄层色谱扫描仪，编号××××××××；

BT25S 赛多利斯电子天平，编号×××××××。

对照品：辛弗林，来源于中国食品药品检定研究院，批号为××××××，100%。

操作方法如下。

（1）对照品溶液的制备　精密称取辛弗林对照品 13.00mg，置 25ml 量瓶中，加甲醇使溶解并稀释至刻度，作为对照品溶液。

（2）供试品溶液的制备　取装量差异项下的本品，混匀，精密量取 10ml，加水 40ml，混匀，通过已处理好的阳离子交换树脂柱（柱内径 1.5cm，添装 732 型氢型阳离子交换树脂 12cm 高)，用水洗至洗脱液澄明，再用 5%氨溶液 200ml 洗脱，收集洗脱液，减压干燥，残渣加甲醇适量使溶解，并转移至 5ml 量瓶中，加甲醇稀释至刻度，摇匀，作为供试品溶液。

（3）薄层板　1%氢氧化钠溶液制备的以羧甲基纤维素钠为黏合剂的硅胶 G 薄层板（自制）。

（4）展开剂　正丁醇–冰醋酸–水（4:1:5）的上层溶液。

（5）显色剂　喷以 0.5%茚三酮乙醇溶液，置 105℃加热至斑点显色清晰。

（6）扫描条件　测定波长λ_S=515nm，参比波长λ_R=650nm。

结果见表 12–56。

表 12–56　香砂养胃乳剂含量测定结果

对照品计算	对照品取样量（mg）	含量（%）	稀释倍数	对照溶液浓度（mg/ml）	点样体积（μl）	点样量（μl）
					1	0.52
	13.00	100	25		3	1.56

供试品取样及计算	稀释倍数				5			
	供试品取样量（ml）	供试品点样量（μl）	供试品测得值（μg）	平均值（供）（μg）	含量（mg）	平均含量（mg）	修约（mg）	相对平均偏差（%）
	10	2	0.994 0.999	0.997	2.492	2.552	2.6	2.4
	10	2	1.042 1.048	1.045	2.612			

公式	$供试品含量 = \dfrac{平均值（供）\times 供试品稀释倍数 \times 装量}{供试品点样量 \times 取样量}$

例 12–59　盐酸雷尼替丁注射液中雷尼替丁的含量测定

仪器：HP1100 高效液相色谱仪，编号×××××××××；

MS105 电子天平，编号×××××××××。

（1）色谱条件　色谱柱：Hypersil GOLD C_{18}（4.6×150mm，5μm）；柱温：35℃；流动相：A 相为磷酸盐缓冲液（取磷酸 6.8ml 置 1900ml 水中，加入 50%氢氧化钠溶液 8.6ml，加水至 2000ml，用磷酸调节 pH 至 7.1）–乙腈（98:2）；B 相为磷酸盐缓冲液–乙腈（78:22），梯度洗脱按表进行洗脱；检测波长：230nm；流速：1.2ml/min。

表 12-57　雷尼替丁的含量测定流动相条件

时间（分钟）	流动相 A（%）	流动相 B（%）
0	100	0
15	0	100
23	0	100
24	100	0
30	100	0

盐酸雷尼替丁对照品，来源于中国食品药品检定研究院，批号为×××××－××××××，含量为 99.8%。

（2）系统适应性试验　溶液制备：精密称取盐酸雷尼替丁对照品 25.48mg，置 25ml 量瓶中，加 50%氢氧化钠溶液 0.4ml，加水约 15ml，振摇使溶解，用水稀释至刻度，摇匀，室温放置 1 小时后，即得。主成分色谱峰的保留时间约为 12 分钟，杂质 I 的相对保留时间约为 0.85，雷尼替丁峰与杂质 I 峰的分离度应大于 4.0。

（3）系统适应性试验结果　主成分色谱峰的保留时间为 11.700 分钟，杂质 I 的相对保留时间为 0.83，雷尼替丁峰与杂质 I 峰的分离度为 10.33（符合规定）。

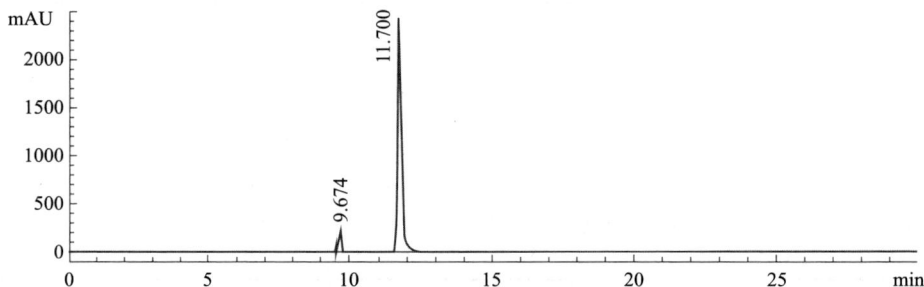

图 12-6　盐酸雷尼替丁系统适用性图谱

（4）测定

对照品溶液的制备：精密称取盐酸雷尼替丁对照品① 11.94mg、② 11.96mg，置 100ml 量瓶中，加水溶解并稀释至刻度，摇匀，即得。

供试品溶液的制备：精密量取本品 2ml，置 100ml 量瓶中，用水稀释至刻度，摇匀，精密量取 5ml，置 25ml 量瓶中，用水稀释至刻度，摇匀，即得。

分别精密吸取上述溶液各 10μl，注入液相色谱仪中，记录色谱图，按外标法以峰面积计算，并将结果乘以 0.8961，即得。计算结果见表 12-58。

表 12–58　盐酸雷尼替丁注射液中雷尼替丁的含量测定

	序号	取样量 W_r (mg)	对照品峰面积 A_r	稀释倍数	对照品含量（%）	f 值	f 平均	RSD (%)
对照品计算	1	11.94	3462.5	100	99.8	3.44148×10^{-5}	3.4436×10^{-5}	0.1
			3465.8			3.43820×10^{-5}		
	2	11.96	3463.7			3.44605×10^{-5}		
			3461.1			3.44864×10^{-5}		

	取样量 V_s (ml)	标示量 (mg/ml)	供试品峰面积 A_s	稀释倍数	换算系数	标示量的百分比（%）	平均（%）	修约（%）	RSD (%)
供试品计算	2	25	3212.8	500	0.8961	99.141	99.011	99.0	0.1
			3209.8			99.048			
			3205.9			98.928			
			3205.9			98.928			

公式：

$$f = \frac{W_r \times 对照品含量}{A_r \times 对照品稀释倍数}$$

$$供试品含量 = \frac{A_s \times f \times 供试品稀释倍数 \times 换算系数}{V_s \times 标示量}$$

结果：99.0%。

规定：含盐酸雷尼替丁按雷尼替丁（$C_{13}H_{22}N_4O_3S$）计算，应为标示量的 93.0%～107.0%。

结论：符合规定。

例 12–60　硫酸庆大霉素片的庆大霉素含量（效价）测定

仪器：抑菌圈测量仪，编号×××××××××；

电子天平，编号×××××××××；

超声波清洗仪，编号×××××××××。

培养基：I 号培养基；培养时间：15 小时。

试验菌：短小芽孢杆菌［CMCC（B）63 202］；加菌量：0.2%。

缓冲液：磷酸盐缓冲液 pH 7.8。

试验操作如下。

取本品 10 片，精密称重为 2.7527g，研细，精密称取 0.6888g，加灭菌水适量，超声使充分溶解并稀释至刻度 100ml 量瓶，定容至刻度作为供试品溶液①。精密量取供试品溶液①5ml 加磷酸盐缓冲液至 50ml 量瓶，定容至刻度作为供试品溶液②。精密量取供试品溶液②5ml 加磷酸盐缓冲液至 50ml 量瓶，定容至刻度作为供试品溶液 H。精密量取供试品溶液②5ml 加磷酸盐缓冲液至 100ml 量瓶,定容至刻度作为供试品溶液 L。

取庆大霉素标准品 40.14mg,加水使溶解并稀释至 25ml,另用移液枪补加水 290μl 作为标准品溶液,同法稀释。

标准品:取样量 40.14mg,稀释倍数为 25 倍。

供试品:10 片总重为 2.7527g,平均片量为 0.275g,取样量为 0.6888g,标示量为 40000u/片,稀释倍数为 100 倍。

公式:

$$标示量\% = \frac{测定效价值 \times 样品稀释倍数 \times 平均重(装)量}{标示量 \times 样品取样量} \times 100\%$$

结果:测得效价值(Pt 值)=949.9089u/ml。为标示量 94.812%,修约为 94.8%。

规定:含硫酸庆大霉素按庆大霉素计算,应为标示量的 90.0%～110.0%。

结论:符合规定。

参考文献

[1] 国家药典委员会. 中华人民共和国药典 2015 年版 [M]. 北京：中国医药科技出版社，2015.

[2] 国家药典委员会. 国家药品标准技术规范国家药品标准工作手册（第四版）[M]. 北京：中国医药科技出版社，2013.

[3] 中国药品生物制品检定所，中国药品检验总所. 中国药品检验标准操作规范 2010 年版 [M]. 北京：中国医药科技出版社，2010.

[4] 中国食品药品检定研究院. 科学检验精神丛书 [M]. 北京：中国医药科技出版社，2015.

[5] 南京药学院. 分析化学 [M]. 北京：人民卫生出版社，1979.

[6] 禹凤英，张惠霞，黄声凤. 药品检验指南 [M]. 郑州：河南医科大学出版社，1998.

[7] 王玉. 药品检验 [M]. 北京：中国医药科技出版社，2011.

[8] 林瑞超，鲁静，马双成，刘玉珍. 实用中药药品检验检测技术指南 [M]. 北京：人民卫生出版社，2015.

[9] 李岭洪. 药品质量检验技术 [M]. 北京：中国医药科技出版社，2009.

[10] 王传辉. 最新药品质量检验检测技术标准规范实施手册 [M]. 北京：中国医药科技电子出版社，2006.

[11] 刘珍. 化验员读本（第四版）[M]. 北京：化学工业出版社，2003.

[12] 马剑文，韩永平，沈克温. 现代药品检验学 [M]. 北京：人民军医出版社，1994.

[13] 夏玉宇. 化验员实用手册 [M]. 北京：化学工业出版社，1999.

[14] 邱细敏，朱开梅. 分析化学（第三版）[M]. 北京：中国医药科技出版社，2012.

[15] 蔡自由，黄月君. 分析化学（第二版）[M]. 北京：中国医药科技出版社，2013.

[16] 郭兴杰，温金莲. 分析化学（第二版）[M]. 北京：中国医药科技出版社，2012.

[17] 张广强，黄世德. 分析化学 [M]. 北京：学苑出版社，2001.

［18］曾元儿，张凌. 分析化学［M］. 北京：科学出版社，2007.

［19］赵冰清. 中药鉴定学［M］. 北京：中国医药科技出版社，2007.

［20］孙启时. 药用植物学（第二版）［M］. 北京：中国医药科技出版社，2009.

［21］杜勤. 药用植物学［M］. 北京：中国医药科技出版社，2011.